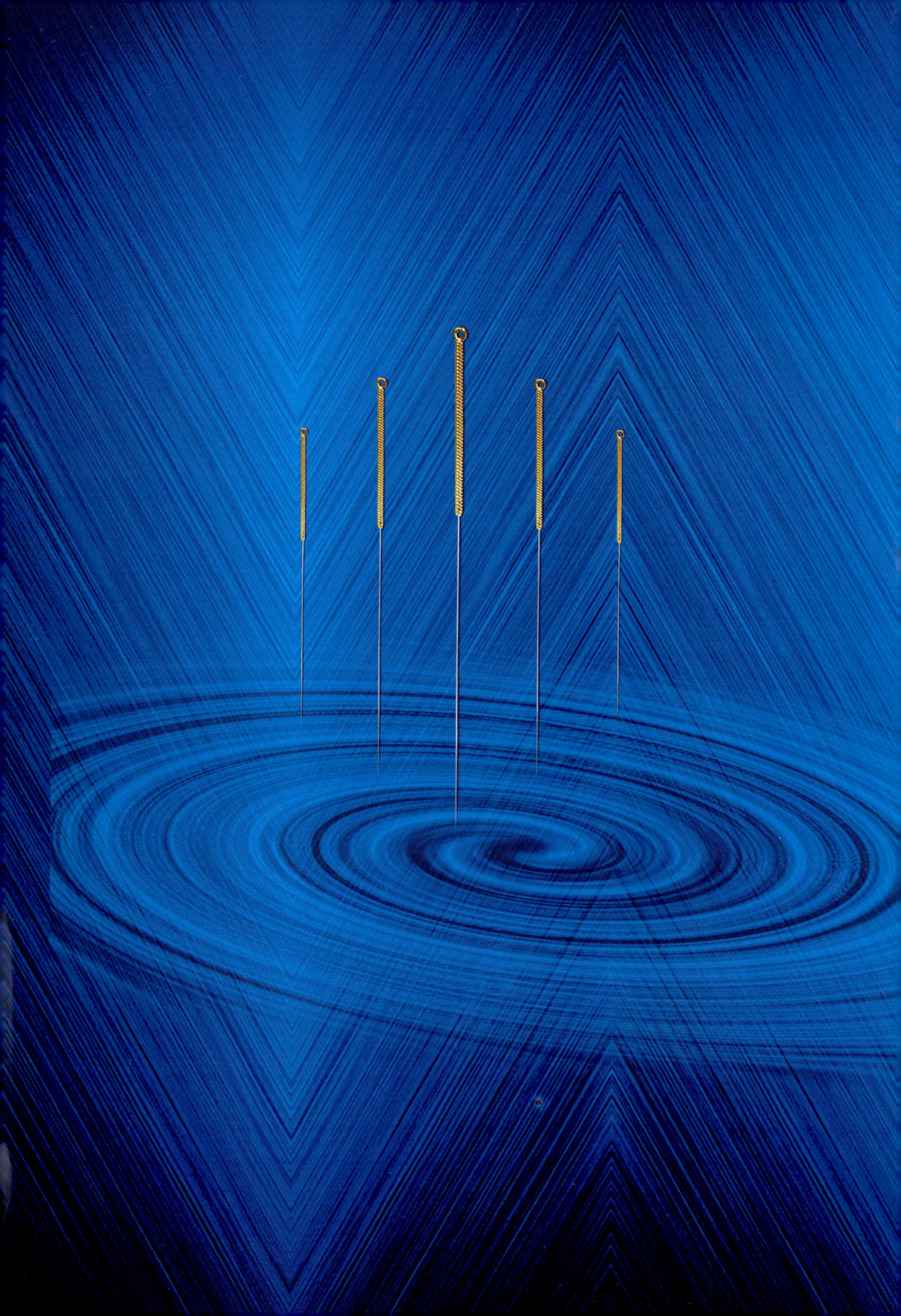

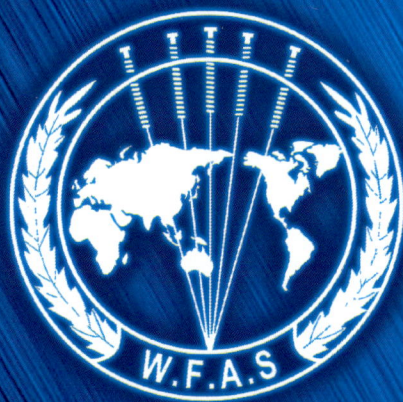

世界针灸学会联合会
世　　针　　堂

国际针灸教育与科普系列丛书

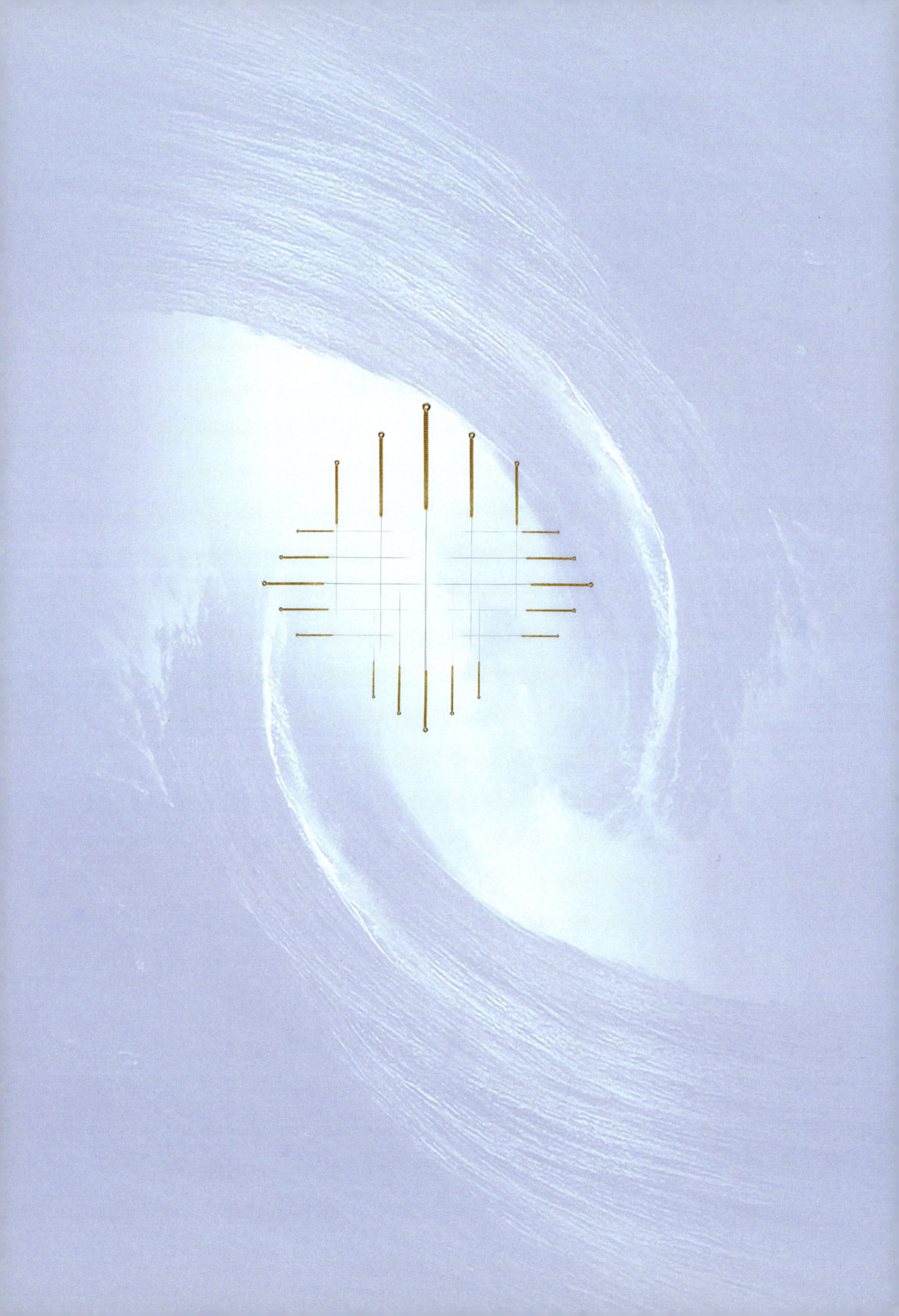

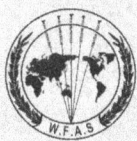

世界针灸学会联合会
世　针　堂

国际针灸教育与科普系列丛书

实用针灸治疗教程

总　主　编　刘保延
执行主编　杜元灏　王宏才　雷正权
主　　审　贾成文　王强虎

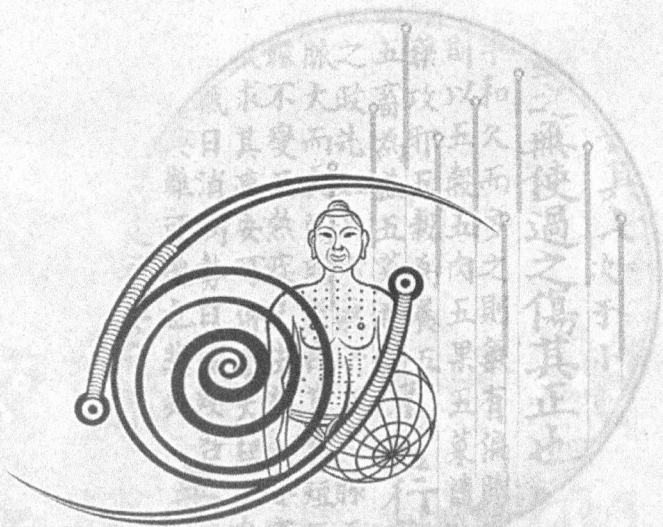

西安交通大学出版社
XI'AN JIAOTONG UNIVERSITY PRESS

图书在版编目(CIP)数据

实用针灸治疗教程 / 刘保延总主编.—西安:西
安交通大学出版社,2017.8
(国际针灸教育与科普系列丛书)
ISBN 978-7-5693-0057-4

Ⅰ.①实…　Ⅱ.①刘…　Ⅲ.①针灸疗法—教材
Ⅳ.①R245

中国版本图书馆 CIP 数据核字(2017)第 211685 号

书　　　名	实用针灸治疗教程	
总 主 编	刘保延	
责任编辑	王　磊　秦金霞	

出版发行　　西安交通大学出版社
　　　　　　(西安市兴庆南路 10 号　邮政编码 710049)
网　　址　http://www.xjtupress.com
电　　话　(029)82668502　82668805(医学分社)
　　　　　　(029)82668315(总编办)
传　　真　(029)82668280
印　　刷　虎彩印艺股份有限公司

开　　本　787mm×1092mm　1/16　印张 28.625　彩页 2　字数 545 千字
版次印次　2017 年 11 月第 1 版　　2017 年 11 月第 1 次印刷
书　　号　ISBN 978-7-5693-0057-4
定　　价　118.00 元

国际针灸教育与科普系列丛书编委会

　　针灸起源于中国，"是中医方面精华之精华"，已经在180多个国家得到不同程度的应用，是我国传统医药在国际上应用最为广泛的疗法之一。2010年"中医针灸"被联合国教科文组织列入"世界非物质文化遗产代表作名录"，成为人类文明财富的重要组成部分。世界针灸学会联合会成立30年来，一直将推动针灸的国际传播和安全有效的使用作为自己的宗旨，得到将近60个国家200多个团体会员的积极响应。近些年来，在中国"一带一路"倡议的鼓舞下，世界针灸学会联合会在"一带一路"的沿线国家，通过"针灸风采行"等活动，开展学术交流、针灸健康讲座，开展义诊，以及与当地医药管理部门、医学组织、大学研究机构寻求合作，促进针灸与当地的传统医药及现代医学相结合、优势互补，推动针灸进入主流医学体系，推动针灸取得合法的地位，这些活动得到了大家的积极响应。

　　中医针灸不只是一种疗法，而且是一种有系统理论的医学体系，她所承载的文化理念，强调"天人合一"的文化内涵，强调利用针灸调动人体自身防病抗病体系，维持人体"稳态"，维护人的健康。中医针灸文化是促进医学目的、医学模式转变的有力支撑，是促进从"疾病治愈向健康维护"转化的强有力工具。她可以在全人群、全生命周期的健康促进中发挥巨大作用。我们也清楚地看到，目前对针灸在养生保健、疾病治疗、机能康复等领域的作用，很多人还知之甚少，如何更好地弘扬中医针灸文化，让世界了解中医针灸，使其造福人类健康，中医针灸在世界范围内的普及提高还任重道远！

　　作为世界针灸学会联合会成立30年庆祝活动的内容之一，由世界针灸学会联合会、世针堂的有关专家牵头，组织陕西中医药大学、天津中医药大学、中国中医科学院等专家，在西安交通大学出版社的支持下，组织编写了此套以教育及科普为主的丛书，内容涵盖了针灸基础、穴位标准、单穴运用、针灸治疗、针灸案例、拔罐技能、推拿技能、艾灸技能、刮痧技能、针灸与养生等。同时采用"纸媒＋互联网"的新媒体结合的传播方式,将线上学习和线下的互动相结合,以期让更多的人了解针灸、体验针灸,让针灸为人类健康做出更大贡献。

世界针灸学会联合会主席

中国针灸学会会长

2017 年 10 月 24 日

针灸是人类对自然医学保健认识及实践的一种优秀的表达体系，是富含华夏智慧与神韵的医疗手段，迄今仍保持着活力并为世界人们所珍重，成为中华文化与文明的载体之一。现有文献显示，自从两千多年前扁鹊针灸治疗虢太子尸厥起，针灸就以其"神奇"的魅力护佑着人类的健康，并逐渐向外传播而获得了许多国家与地区的接受和认可。近年来，针灸在国际社会的影响力日益彰显，2010 年 11 月，中医针灸被列入联合国教科文组织"人类非物质文化遗产代表作名录"；2014 年，世界卫生组织（WHO）"2014—2023 年传统医学战略"的制定，标志着中医针灸已成为全球"卫生服务中一个重要的组成部分"。

针灸的国际化发展成果是一代代针灸人努力推动针灸医学与文化不断传播的结果。向世界传播针灸也是世界针灸学会联合会的目标。今年是世界针灸学会联合会（以下简称"世界针联"）成立 30 周年，中国"三十而立"的古语，意味着一个发展的节点。30 年前，在中国、日本、澳大利亚及韩国等 8 个国家的倡议下，在世界卫生组织的支持下，一个代表全球数十万针灸工作者共同利益的国际组织在中国北京诞生了。世界针联的成立标志着世界针灸发展进入了一个新的时期。30 年过去了，中国和世界的针灸格局发生了巨大的变化。如今，中国针灸已穿透了不同的文化背景，在 183 个国家和地区得到了实际的运用和传播。

针灸已成为世界卫生资源的重要组成部分，在国际上的法律地位日趋上升，在卫生、经济、文化等领域的角色重要性日渐凸显，成为名副其实的中国名片。世界针联 30 年来致力于把这张中国名片打造为世界名片。为此，世界针联在建设国际针灸交流平台，促进针灸立法，推进针灸规范化、标准化，普及针灸知识，提高针灸从业人员素质等方面做出了卓有成效的贡献。世界针联的努力得到了包括中国政府以及国际社会的普遍关注。1998 年世界针联与世界卫生组织建立了非政府正式关系，2010 年世界针联与国际标准组织（ISO）建立了 A 级联络关系。

世针堂为世界针联的一个针灸服务平台和品牌，致力于针灸的推广和传播。为庆祝世界针联的 30 岁生日，也为了更好地向世界传播针灸知识，世针堂精心组织近年来在针灸教育及科普传播方面有一定建树的专家，以近年来针灸医学发展的成果为基础编撰了本套针灸教育及科普系列丛书。

本套丛书包括针灸基础、针灸穴位标准、单穴运用、针灸治疗、针灸案例、拔罐技能、推拿技能、艾灸技能、刮痧技能、针灸与养生等,均为针灸传播中的热点内容,兼顾教材与科普、专业与非专业,力图打造一个适合不同读者群的针灸传播符号。

另外,随着互联网技术在世界范围内的快速发展,世针堂也力图就针灸教育与科普传播方式进行创新,探索利用"纸媒+互联网"优势传播针灸的新方式,运用"互联网+"技术(由于时间关系目前仅在《实用针灸基础学教程》中应用)呈现针灸穴位的定位与操作方法。这一尝试抑或可以引导我们今后的针灸出版传播工作。此外,本套丛书将紧密地与互联网平台结合,不论是电子版阅读,还是线上针灸课程的开展,我们将充分展现本套书所表现的针灸价值。

由于时间关系,不足之处在所难免,期望读者给予指正。最后特别感谢陕西中医药大学针灸推拿学院各位教授的大力支持,感谢参与本丛书的各位专家的努力和无私奉献以及西安交通大学出版社为本书出版所做的艰辛工作。

《国际针灸教育与科普系列丛书》编委会

2017 年 10 月 18 日

目录

针灸治疗学发展简史、范畴与研究目标

　　针灸治疗学是阐述应用针灸等外治法防治疾病的理论及方法,并探讨其有关规律的一门临床学科,是中医临床学科的重要组成与分支。从针灸学的总体构架上可分针灸理论、针灸技术和针灸应用三部分,针灸应用即针灸治疗学是针灸学理论、技术及中医学等各学科知识的综合应用。从古到今,针灸治疗学经过不断的积累和研究,尤其是近年来取得了飞速地发展。本章将介绍针灸治疗学的发展简史、范畴和研究目标。

第一节　针灸治疗学发展简史

从针灸疗法的起源看,非意识性的体表碰触和火的烘烤减轻病痛是其滥觞,可以说针灸疗法的起源与其缓解病痛的作用是相伴而行的,尽管最初这个不成体系的经验积累经历了漫长的时间,但人类对解除病痛的需求正是针灸疗法不断发展的动力。随着针灸临床实践的深入,针灸学的理论与技术体系逐渐形成并日趋完善,反过来又更加理性地指导着针灸临床实践。

一、针灸治疗学的奠基时期

中国古代的医疗技术分为内治法和外治法两大类,针灸是最主要的外治技术,被广泛应用于临床各科,在中医学医疗体系中占有重要地位。《素问》中记载"微针治其外,汤液治其内"和"当今之世,必齐毒药攻其内,镵石治其外",均表明针灸治疗与中药同样重要。针刺疗法伴随着砭石的产生即已萌芽,但只有到了九针的出现和应用,针刺疗法才得以成熟并运用,这个时间大约在春秋战国时代。从春秋战国到《内经》成书前后,此段时间是针灸治疗学的奠基阶段。

现存最早医学文献,马王堆出土的帛书《足臂十一脉灸经》《阴阳十一脉灸经》《五十二病方》及《脉法》中,已经记载了采用灸法、砭法治疗疾病,如用砭石直刺皮肤治疗癫痫,用砭石热熨治疗痔疮;在此期间多以灸法治疗为主,学者们认为与针具的生产水平有关。

《内经》为针灸治疗学的形成奠定了基础,在《内经》中已有针灸治疗专篇记载,如《刺腰痛论》《刺疟论》《癫狂》等;更为重要的是《内经》在针灸治疗原则、针灸治疗作用和选穴、配穴方法等方面为针灸治疗学的建立奠定了理论基础;如治疗原则方面提出了补虚泻实、清热温寒等,对于针灸疏通经络、扶正祛邪、调和阴阳的作用也有了明确认识;对特定穴如下合穴、五输穴等的临床应用进行了论述;在选穴原则方面已经有了局部选穴、远端选穴、循经选穴的实例;配穴上已有了左右配穴、表里经配穴、俞募配穴及手足同名经配穴等方法的记载,出现了一批较为精练的针灸治疗处方,如《灵枢·四时气》中有"飧泄,补三阴之上,补阴陵泉,皆久留之"及"腹中常鸣,气上冲胸,喘不能久立,邪在大肠,刺肓之原,巨虚上廉、足三里"等记载。这些论述对于针灸治疗学的发展影响深远,至今仍在有效地指导着针灸的临床实践,并成为针灸治疗学的主要理论基础。在《内经》中提到的疾病名称达 100 余种,遍及内、外、妇、儿及五官等各科,均可通过针灸治疗。疾病总体上包括经脉病、脏腑病、全身性疾病、多种热病及疟疾、六经病证、急症及神志病等。《内经》时代针刺治疗开始多用灸法,这可能与冶金技术的进步和九针的成熟制作密切相关。

东汉时期的《伤寒论》中论述与针灸治疗相关的内容共有 69 条,尤其是在针药结合治疗疾病方面则首开先例,如《伤寒论》中有"太阳病,初服桂枝汤,反烦不解者,先刺风池、风府,却与桂枝汤愈"的记载。此段时期的针灸文献中已有论述针灸治疗的内容,然而还没有将针灸治疗学分化为独立的体系,但为针灸治疗学的建立积累了重要的理论和经验。

二、针灸治疗学的初步分化与形成期

两晋南北朝是针灸治疗学发展的重要时期。以《针灸甲乙经》为代表的针灸学专著,为针灸治疗学的初步分化与形成奠定了基础。此期临床治疗出现了切脉辨证辨经施治的特点,临床治疗的范围也有所扩大,针灸被列为急症救治的方法之一。

1. 针灸治疗学的初步分化

《针灸甲乙经》中约有三分之一以上的篇幅阐述针灸治疗疾病,共 6 卷(卷 7 ~ 12)54 篇,是对魏晋以前针灸临床治疗经验的系统总结。书中论述了各科疾病的病因病机、证候、主治腧穴、禁忌和预后等,所述病证涉及内、外、妇、儿、五官等各科的 200 多种病证,有针灸处方 800 多个,而且针灸处方中的穴位选用既有单穴,也有多个穴位配合;处方特点是对某一个病症取穴较广,采用依症循经选穴和局部选穴法。其中以内伤杂病为最多,有 38 篇,涉及水肿、头痛、心痛、腰痛、癫狂、尸厥、消渴等多种病症;外感病 6 篇,涉及伤寒热病、寒热发痉、疟疾等;五官科病 5 篇,涉及了耳、目、鼻、喉五官多种病症的病因症治;外科病 3 篇,涉及痈疽、痂疥、马刀瘘等病;妇科及儿科病各 1 篇,分别涉及带下病、乳痈、产余疾、乳余疾、难产、阴寒等妇科病和小儿惊痫、飧泄、脐风、食晦等儿科病。《针灸甲乙经》是现存针灸专著中最早系统论述针灸治疗各科疾病的文献,这标志着针灸治疗学的初步形成和学科分化。

2. 脉症辨证辨经施治的提出

《脉经》则首次系统地创立了通过寸口切脉来进行脏腑、经络辨证,确立针灸治疗方法。如将寸关尺三部脉分主脏腑,又根据其虚实不同,分别取本经或相表里的经脉腧穴治疗;还依据人体脏腑、经络、阴阳、表里相互配合的关系,将脏腑、经脉与三焦关系相对应,对寸关尺出现的 18 种脉象,以上中下三焦分部取穴为主,所用的 20 个穴中以俞穴、募穴和会穴为主进行针灸治疗。如同为浮脉,如出现在寸部,表明病位在心肺,属上焦,宜选用上部腧穴如风池、风府;如出现在尺部,为病位在肾即下焦,当选下部腧穴如横骨、关元等。另外,也主张针、灸、药结合的综合治疗方法及对于五脏病证采用四季不同的针灸治法。

3. 针灸防治急症的兴起

针灸用于急症的治疗,可以追溯到《史记》中记载的扁鹊用针刺三阳五会(百会)治疗虢太子的尸厥症;《五十二病方》《内经》中也有针灸治疗急症的记载。晋代葛洪所撰的《肘后备急方》是一部以治疗急症为主的综合性医著,其中记载了大量的针灸治疗各科急症的方法,如"救卒中恶死方"、"救卒死尸厥方"等,涉及了尸厥、心痛、中风等多种临床急症。所列针灸医方109条,而灸法就有99条;全书所列的72种病证中有近一半病证采用了灸法,反映了针灸疗法尤其是灸法在古代急症治疗中占有重要地位。

4. 针灸治疗外科病的发展

尽管早在《五十二病方》《内经》等早期文献中已有针灸治疗外科病的记载,但作为现存最早的外科学专著《刘涓子鬼遗方》中对于针灸的运用,无疑是针灸向专科病治疗方向深化发展的代表。书中在治疗外科病方面,既有内服汤药,也有外用药和手术治疗,同时有用针灸治疗痈疽、发背、瘰疬、鼠瘘等的记述。采用多种隔物灸治疗外科病,如应用隔莩苈灸、隔豆豉灸治疗寒热、瘰疬,隔蒜灸治疗初生痈疽、发背等。提出了当脓肿在浅表者可用排针法来破脓,如果脓肿部位深在则宜采用火针。尤其重要的是提出了痈疽初发宜灸,脓成宜针的治疗原则,体现了中医外科治疗痈疽早期以消散为主,晚期以排脓引流为主的基本法则,这一法则为后世针灸治疗痈疽所遵从。总之,《刘涓子鬼遗方》中有关针灸治疗的内容,为针灸治疗外科病奠定了基础,为针灸学在外科领域的应用和发展做出了贡献。

三、针灸治疗学的不断积累与发展期

1. 隋唐时期

隋唐时期中医学及临床各科有了进一步发展,尤其是在唐代政府建立了中医学的教育体系,太医署中设立针灸专科,大大地促进了针灸临床的发展。

(1)针灸治疗各科疾病知识的积累:隋代巢元方的《诸病源候论》在应用经络学说解释病因症状方面有独到之处,如提出的妊娠十月诊脉法,以当月何脉养之,主要在何经脉的穴位上诊察。陈延之的《小品方》虽然以方药治疗为主,但亦有相当的内容是论述针灸治疗学。孙思邈的《备急千金要方》大量收录了唐以前的针灸临床文献,并对各科疾病针灸治疗的临床经验进行总结,提出了自己的见解,对后世针灸临床影响深远。书中收录了400余条针灸治疗处方,涉及各科病证100余种,其中许多针灸处方至今仍指导着临床,如治妇人无乳,针少泽、液门、天井;催产针肩井;乳痈灸鱼际等。崔知悌的《骨蒸病灸方》为灸法治疗痨病的专著。成书于唐代的《点烙三十六黄经》,主要论述了36种诸黄证候及其点烙治疗的穴位处方。王焘的《外台秘要》也保存了大量的古籍内容,收集了各科疾病灸疗的方法。总之,针灸治疗各科疾病得到了进一步的发展,中风、横产等急症有了更为详细的针灸治疗方法;针灸在治疗痔疮、脚气、骨蒸等病方面也有了新的进展。

(2)保健灸法的兴起:保健灸包括预防疾病的灸法和无病或体弱的健身灸法等,早在晋代《范汪方》中就有用灸法预防霍乱的记载,而在隋唐时期保健灸则更加盛行。《诸病源候论》和《备急千金要方》中分别论述了灸法预防初生儿口疼及疟疾等。隋唐时期提出的保健穴主要有气海、足三里,这也一直为临床所应用。

(3)热证亦可用灸:张仲景曾提出阴证宜灸,晋代《刘涓子鬼遗方》中则用灸法治疗痈疽,《诸病源候论》也有灸法治疗疮疡,但一般认为所灸之疮为脓未成者,即痈疽之始,正如《小品方》中说:"是以治痈疽方,有灸法者治其始,其始中寒未成热时也……今人多不悟其始,不用温治及灸法也"。但是,孙思邈却在临床实践中不但用灸法治疗痈疽,而且也治疗已成脓者及热证,如他用灸法治疗肠痈、小肠热满、阴虚内热(虚热闭塞)、黄疸(湿热蕴结)等,极大地丰富了灸法治疗热证的学术思想。

(4)针灸医案的出现:古代针灸治疗学专著很少,许多针灸治疗学的内容散在于针灸或中医专著之中。承载古代针灸治疗学经验和学术思想的最重要形式即是古代针灸治疗医案,迄今为止首例针灸医案为《史记》中记载的扁鹊用针刺三阳五会(百会)治疗虢太子的尸厥症。隋唐以前针灸病案很少,且均出自史书,唐代始有医书记载针灸医案,如《传信方》中记载了灸法治疗痔疮的病案;孙思邈在《千金翼方》中记载了甄权的几个针灸病案;《外台秘要》中记述了张文仲灸至阴穴治疗妇人横产的著名医案,至今艾灸至阴穴纠正胎位不正为临床所遵从。我国学者通过对自春秋战国到清代的古代针灸医案 521 例的分析,发现涉及病症达 145 种,这些医案为针灸治疗学积累了重要的资料。

2. 宋金元时期

宋金元时代,针灸治疗学不断深化,宋初的医科分为方脉科、疡科和针科三科,并且已渐具备了医院的诊疗机构形式,这也极大地促进了针灸临床的发展;金代医科已经细化为十科。以窦材、王执中、窦汉卿等为代表的针灸临床学家对针灸治疗学的发展做出了突出贡献。

(1)经脉病候的补充:元代《丹溪心法》的"十二经脉见证"对于《灵枢经》的经脉病候进行了大量的充实,尤其是提出的"手足阳明合生见证"对针灸临床具有重要的指导意义,因为在临床上一个病证往往有数经合生所致,并不是简单的一个经脉病变所成,这显示了他从临床实践所悟的真知灼见。

(2)重视灸法助阳补肾、补益脾胃治疗疾病:宋朝的窦材十分重视扶护阳气在防病治病中的作用,他善用于施灸的穴位有 27 个,但最多用的是关元、气海、命关(食窦穴)、中脘等胸腹部 4 个穴位,在治疗伤寒、虚劳、咳喘、疟疾、黄疸、消渴、中风、厥证、噎病反胃、心痛、胁痛、腰痛、暴注、休息痢、半身不遂、淋证、水肿、鼓胀、痫证、小儿慢惊风、足痿等病时,均以上述 4 个穴为主。许叔微亦强调用灸肾俞、关元补肾的方法治疗疾病。宋代的王执中在《针灸资生经》"肾虚"中说："百病皆生于肾……肾虚亦生百病"，他常用灸肾俞、气海等补肾治疗疾病。元代的王好古也以灸脐（神阙）及脐下穴（阴交、气海、石门、关元、中极）温补脾肾治疗阴证。王执中对于虚损诸证以灸法补益脾胃为要，李东垣、罗天益、王国瑞均重视温补脾胃。脾胃为后天之本，灸脾胃的俞募穴及腹部诸穴、足三里等，以温补脾胃的方法具有重要的临床指导意义。

（3）重视针灸敏感压痛点治疗疾病：王执中临证选穴，不拘泥于穴位的分寸，非常重视疾病在人体上出现的敏感压痛点，选此作为治疗的穴位，这是王氏针灸治疗疾病的一大特点，在临床上颇有实际意义。如他在《针灸资生经》中说："凡有哮与喘者，为按肺俞，无不酸痛，皆为缪刺肺俞，令灸而愈"，"足之不能行……但按略酸疼，即是受病处，灸之无不效也"，"背疼乃作劳所致……予尝于膏肓受害侧，去脊骨四寸，隐隐微疼，按之则疼甚，漫以小艾灸三壮，即不疼，他日复连肩上疼，即灸肩疼处愈"。

（4）痈疽归经灸法的创立：刘完素在前人循经选穴的基础上，创立了痈疽归经灸法，他指出："凡疮须分经络部分、俞穴远近"。如疮从背出者，当从足太阳五输穴选穴：至阴、通谷、束骨、昆仑、委中；从鬓出者，当从足少阳五输穴选穴；从髭出者，当从足阳明五输穴选穴。元代胡元庆在《痈疽神秘灸经》中将发于各种部位的痈疽归于十四经，然后循经选穴施灸。这些论述对于外科病辨证归经治疗具有重要的指导意义。

3. 明清时期

明清时期针灸治疗学随着临床实践而不断丰富发展，尤其是明代针灸人才辈出，针灸著作甚多，形成了历史上针灸发展的高潮，各种针法、灸法的出现对丰富针灸治疗学起到巨大的推动作用。清代末期朝廷诏令在太医院废除针灸，对针灸临床有一定影响，但民间的针灸医疗依然兴盛。

（1）大量临床经验总结的歌赋：针灸歌赋产生于金元，明代达到了鼎盛时期，尤其是一批针灸临床治疗经验总结的歌赋对后世影响深远，如徐凤的《针灸大全》载有《席弘赋》《马丹阳天星十二穴并治杂病歌》《四总穴歌》等；高武的《针灸聚英》载有《肘后歌》《百症赋》等，对于推广、普及针灸治疗知识起到了积极作用。

（2）针灸治疗范围的进一步扩大：此期有一大批著作对针灸临床经验进行了总结，如《普济方》卷 417～424 中，收录了各科 194 种病症的针灸治疗处方；《针灸大成》卷 8～9 则分门别类地收录了大量的各科病症针灸治疗方法，为一部具有代表性的针灸专著。针灸治疗急症和外科病的范围明显扩大，急症可概括为两类，一类为紧急病症，起病突然；一类为慢性病的急性发作。到明清时期，针灸治疗急症的范围包括了中风、厥脱、卒头痛、血崩、中暑、高热、喘促、难产、霍乱、暴聋、肠痈等内外妇儿的 50 余种急症。针灸治疗外科病的范围涉及了疮疡类、皮肤病类、肛部疾患、肿瘤类及其他类。经络辨证、针药结合治疗外科病的应用更加成熟。如明代汪机《外科理例》曰:"痈疽初发,必先当头灸之,以开其户;次看所发分野属何经脉,即内用所属经脉之药引经,以发其表;外用所属经脉之俞穴针灸,以泄其邪。内外交治,邪无容矣。"

四、针灸治疗学的成熟分化期与现代研究

在古代,针灸学基本上以一个学科门类在发展,没有明确地将针灸学科进行二级分化。古代针灸学教程一般以医家专著直接作为教材,如《针灸甲乙经》《针灸大成》等。针灸治疗学的学科成熟分化和教育体系的建立则在现代,以承淡安为代表的现代针灸学家和教育家为针灸学科的发展做出了巨大贡献。全国范围内针灸教育体系的建立,以及针灸治疗学真正形成一门完整的学科始于20世纪的70~80年代。当时中医院校创建针灸系,在教学体系中首先开始对针灸学进行二级学科分化,针灸治疗学才真正成为一门独立的二级学科;全国中医药高等院校针灸专业第一版《针灸治疗学》教材的编写,为本学科的教学内容和知识构架奠定了基础;其后经过二版、三版、四版教材的不断完善,目前针灸治疗学的教学体系已趋于成熟。

近年来,针灸治疗学的研究也取得了较大的发展。针灸治疗痛症以及内、外、妇、儿各科病症的疗效观察、针灸治疗方案的优化以及针灸治病机制的研究极大地推动了针灸治疗学的发展。尤其是针灸镇痛机制的深入研究,为针灸治疗痛症提供了科学依据。研究认为,针刺镇痛是在针刺刺激的作用下,机体内发生的一个从外周到中枢各级水平,涉及神经、体液等许多因素,包括致痛与抗痛两个方面复杂的动态过程;有许多中枢神经递质与针刺镇痛有关,如单胺类递质、内源性阿片样肽、乙酰胆碱和氨基酸类递质等。针灸治疗各系统疾病的机制研究,也取得了新进展,研究发现针刺通过调整心血管系统功能对冠心病等发挥治疗作用;针刺对血压具有双向调整作用,可治疗高血压、低血压。针刺可通过降低迷走神经的紧张度,缓解支气管痉挛;并使支气管黏膜的血管收缩,渗出减少,气道阻力减低,改善肺通气功能,可治疗支气管哮喘等呼吸系统疾病。针刺可通过调整胃的运动、胃液的分泌等治疗多种胃病;针刺对胆道口括约肌有明显的解痉作用,且能促进胆总管的收缩,胆汁分泌,均有利于胆道结石的排出。针刺对肾与膀胱功能有良好的调整作用,可治疗遗尿、尿失禁、尿潴留、排尿困难等泌尿系统病;针刺可调整子宫的功能,可用于催产、引产及分娩镇痛等,尤其是近年来,有报道针灸在治疗多囊卵巢综合征方面有一定疗效,证实了针刺具有调节内分泌的功能。针刺对血液成分具有调整作用,治疗放化疗引起的白细胞减少症、缺铁性贫血、脾性全血细胞减少症和红细胞过多症等。针刺能提高人体抗病能力及免疫功能,对于病毒或细菌引起的多种疾病有良好的治疗作用,有抗炎退热作用,对发热者有明显降温作用,如感冒、痢疾、肠炎、结膜炎等。

近年来,我国学者在针灸病谱研究方面取得了突破性进展,研究表明国外针灸治疗的

病症已涉及了 100 多种,我国针灸治疗的病症已达 16 个系统的 500 多种,显示了针灸治疗疾病的广阔前景。《针灸临床指南》的制定已走到了世界的前列,我国已完成了偏头痛、抑郁症、带状疱疹、周围性面瘫、假性延髓麻痹等病的临床指南。另外,随着循证医学的兴起和普及,用循证医学方法开展多中心的针灸疗效观察,针灸治疗方案的优化,以及对针灸治疗疾病疗效的系统评价与 Meta 分析等,也在国内外迅速开展,针灸治疗学面临着良好的发展机遇。

目前,针灸治疗学已经以一个整体学科的面貌迅速发展,成为一门较成熟的中医临床分支学科。针灸治疗学既依赖于传统的中医临床诊疗学的理论基础,又创造性地拓展了自己富有特色的学科领域,成为一门崭新的基于传统中医临床各学科和现代临床学科之上的新学科。

第二节　针灸治疗学的范畴与研究目标

一、针灸治疗学的范畴

针灸治疗学的范畴是在中医针灸学的历史发展中逐渐形成,并在临床实践中不断完善和丰富的。总体而言针灸治疗学的范畴包括治疗方式和临床应用两部分。

1. 治疗方式范畴

针灸属于外治法,是中医学最主要的外治技术。正如《内经》所云:"微针治其外,汤液治其内"。因此,在《内经》时代,规范的针灸治疗方式的范畴仅仅限于用针(九针)及艾灸治疗疾病,这是针灸治疗方式的基本内涵,也是"针灸"一词产生的基础。随着针灸临床实践的不断深入,针灸治疗方式也有了更为丰富的外延,即将众多作用于经络腧穴的外治方式与方法均纳入针灸治疗的范畴,即针灸治疗方式已经超出了传统的针刺和艾灸方法。如在晋代《肘后备急方》中,葛洪明确提到了"指针",救卒中恶死方有"令爪其病人人中,取醒"的记载。宋代《针灸资生经》提出了"天灸",即用刺激性药物,使局部起泡,是穴位贴敷法的一种。尤其是现代研制的激光针、电针、皮肤针、微波针,以及发明的穴位割治法、埋线法、离子导入法、磁疗法、电热灸等等,极大地丰富了针灸治疗方式。随着针灸治疗学的成熟分化,针灸治疗方式已经有了更为宽泛的外延。因此,判定一种治疗方法是否属于针灸治疗范畴,应该看治疗是否以针灸经络理论为指导,如拔罐法、刮痧法产生的时代很早,在古代只是属于外治法之一,后世之所以将其归入针灸治疗范畴,正是由于这些外治法离不开针灸经络理论的指导。随着临床实践不断深入和科技的发展,新的治疗技术及器材的不断出现,现代针灸治疗学的方式已经包括多种外治方法,不仅仅局限于传统的针刺和艾灸范畴。

2. 临床应用范畴

针灸治疗学的临床应用范畴随着临床实践的不断深化而发展和扩大,在古代其应用的范畴主要包括治疗疾病和预防保健。根据目前针灸治疗应用的情况,其应用范畴可概括为以下几个方面。

（1）治疗疾病：由于针灸是治疗方式，不像其他学科如内科、外科、妇科、儿科、五官科等以疾病范围命名，因此，临床各科都有大量适应于针灸治疗的病症，即针灸治疗的病症范围非常广泛。1979 年世界卫生组织提出 43 种疾病，建议各国采用针灸治疗。我国学者近年的研究结果发现，国内临床证据显示针灸可治疗 519 种病证，国外采用针灸治疗有效的病证也达到了 116 种，国内外临床证据综合后显示，针灸可对 532 种病证发挥不同程度的治疗作用。

（2）防病强体：由于针灸具有扶正祛邪作用，可提高机体的免疫功能，增强对疾病的防御能力，调节亚健康状态，自古以来就用于增强体质和预防疾病。如明代《医说》记载："若要安，三里莫要干"。《外台秘要》说："凡人年三十以上，若不灸三里，令人气上冲目"。因此，针灸可应用于保健及预防医学。

（3）针刺麻醉：针刺麻醉是在针刺镇痛作用的基础上，依据经络脏腑理论，采取循经、辨证、局部取穴，以及按神经节段、神经干分布取穴的原则进行针刺，或辅以少量药物，在患者清醒状态下施行手术的一种麻醉方法，简称"针麻"。1958 年我国研究者公开发表了针刺麻醉的临床研究成果，从而扩大了针灸治疗学的临床应用范畴。目前我国已在 100 多种外科手术上成功地应用了针刺麻醉，其中部分手术适宜于单纯针刺麻醉，优越性较明显；有些手术则适宜于针麻和药物麻醉结合的复合麻醉，以发挥两种麻醉之长。

（4）美容益颜：在古代应用针灸治疗面部皮肤病症已有明确记载，但运用针灸方法进行美容则是近年来我国及日本等国家新兴起的美容方法之一。通过针灸达到除皱、增加面部皮肤的红润感，消除皮肤的松弛及黑眼袋、鱼尾纹，促进下颌等面部皮肤的紧实感和恢复皮肤弹性等，延缓面部皮肤衰老、美容益颜，都是针灸美容的内容。另外，针灸治疗面部病症，如色素沉着性皮肤病（黄褐斑、雀斑）以及扁平疣等，也常被归入针刺美容的内容，但针灸美容和治疗面部皮肤病有一定区别，针灸美容属于保健医学范畴。

（5）其他方面：在外科手术前后、肿瘤放化疗后毒副作用以及某些生理过程中应用针灸，是现代针灸治疗范畴扩大的重要方面。针灸可用于手术前精神紧张与焦虑，静脉复合全麻患者术后中枢抑制；手术后疼痛、胃肠道反应以及各种并发症，如腹部手术后的肠麻痹、肠胀气、排尿排便困难，乳腺癌及盆腔手术后的肢体淋巴水肿等的治疗。针灸可用于肿瘤放化疗后毒副反应的治疗，如化疗后外周血象异常、胃肠道副反应、恶心呕吐、疲劳等；另外癌症的高热、潮热、疼痛等也有用针灸治疗的报道。在某些生理过程中应用针灸有很好的作用，如针灸可减轻分娩痛及其导致的不良影响，针刺可提高女性胚胎移植受孕的成功率等。

二、针灸治疗学的研究目标

针灸治疗学本身是一门临床学科，其研究目标以提高临床疗效、探索针灸适宜病症和新疗法为中心，以不断优化针灸治疗方案为基础，以解释针灸治病原理和相关科学问题为发展的动力。针灸治疗疾病的疗效评价是针灸治疗学首要研究的目标之一，各科疾病非常复杂，从古到今针灸疗法治疗各科疾病积累了丰富的经验，但是由于这些知识的获得都是来源于临床经验，我们需要应用现代科研方法，对针灸治疗疾病的疗效进行科学评价，这样才会得出更加科学的针灸适宜病症。针灸治疗方案的筛选和优化、针灸治病机制的研究、经络辨证论治体系的研究以及针灸治疗学相关的科学问题都是本学科研究的目标和任务。

CHAPTER TWO　第二章

针灸治病特点与临床诊治规律

第一节　针灸治病特点

针灸治疗疾病的特点是由其自身的作用性质所决定的,了解其治病特点对于指导临床正确选择适宜病症和针灸疗法,以及预测针灸疗效与患者预后都具有重要的指导意义。

一、调节属性

针灸疗法属于外治法,针刺属于机械刺激,艾灸属温热性刺激,这是与内治法即药物疗法的本质性区别之一。不论针刺还是艾灸都是通过刺激体表的经络腧穴,以调节机体阴阳气血、脏腑功能及筋肉活动等,达到治疗疾病的目的。针灸治疗疾病的该特点称为"刺激属性"或"调节属性"。

针灸治病依赖的是刺激腧穴,疏通经络并通过经络而发挥调节效应,正如《灵枢经·九针十二原》说:"余欲勿使被毒药,无用砭石,欲以微针通其经脉,调其血气……"以及《灵枢经·刺节真邪》云:"用针之类,在于调气。"这里的"调"字非常准确地说明了针刺的调节属性。针灸所谓的补泻,也主要是通过调节机体的功能状态,包括脏腑的功能、气血的运行等来实现的。尽管中药治病也强调调节阴阳及脏腑功能,但中药是以物质为基础的调节和补泻,与针刺单纯以刺激来调节脏腑功能有本质的区别。

现代研究表明,针灸治疗疾病的本质是由刺激体表经络腧穴而引发的机体一系列生理学、生物学等反应性调节效应;因此,针灸的作用实质是"启动"、"促进"、"调整",而不是外源性物质的补充,是依靠促进、激发机体自身的调节功能和自我康复能力,使机体从病态向正常生理状态转归。针灸的作用性质就决定了它的作用峰值(最大效能)是有限的,不可能跨越人体自身调节功能的极限值,这就是针灸作用的"效能有限性"。灸法与针刺相较而言,由于灸法存在温热刺激性质,因此,灸法在治疗寒性疾患时,其温热散寒、温通经络和温补脏腑之阳等调整作用要优于针刺。另外,针灸的调节作用还表现出双向良性调节、生理性调节及多系统整体性调节等特点。

二、效应快捷

针刺治病起效所需的时程短,疗效快,这是其治病的作用属性所决定的,针刺的这种特点称为"效应快捷"。正如《灵枢经·九针十二原》说:"为刺之要,气至而有效。效之信,若风之吹云,明乎若见苍天",形象地说明了针刺疗效确切显著而快捷。《马丹阳天星十二穴并治杂病歌》云:"疟疾不思食,针着便惺惺。"即指针刺内庭穴能泻热、降胃气,患者针后立即感到神清而爽。《肘后歌》曰:"腰腿疼痛十年春,应针不了便惺惺",是指久患腰腿疼痛者,针刺治疗未结束而患者已感到轻松。这些论述均描述了针刺治病的快捷效应。如临床上失眠的患者常感到头目胀而昏沉,椎动脉型颈椎病患者出现眩晕等,针刺风池穴持续行针 1~3 分钟,患者常有头目清爽或眩晕即刻减轻的感觉;功能性单纯性胃肠痉挛出现的胃痛、腹痛,针刺足三里常可立即止痛等。

生理学研究表明,人体作为一个有机整体,在病理情况下或失代偿时,机体存在许多反应和自身调节途径,但神经反应和调节机制常常是其他反应和调节的前奏。神经系统是针刺作用发挥所依赖的重要途径之一,具有反应迅速、调节速度快等特点,这正是针刺疗法在治疗疾病时疗效快捷的原因。针刺与内服药物的作用发挥所需时程相较而言,针刺的作用时程显然迅速而快,尤其是任何体内给药必须通过血液循环而把药物输送到病灶部位或一定部位,需要一定时间,而且内服药物还要通过吸收后必须达到一定的血药浓度才能发挥良好的药理学效应,这些过程都需要时间。针刺却可直接通过刺激神经、经络发挥立即或瞬间的反射性调节效应,这正是针刺治疗疾病的优势之一。

三、作用安全

药物治疗作为外源性物质的干预,其毒副作用是无法避免的,这是由其作用实质所决定的。由于针灸只能激发人体自身的生理调节功能,促进机体释放某些自身可分泌产生的固有物质,针灸不会使机体产生新的物质,从而避免了对机体的毒性损害,这正是针灸被称为"绿色疗法"的原因所在。美国国立卫生院的评价是针灸疗法对许多疾病具有显著疗效,作用确切而副作用极小,可以广泛应用。针刺引起的副作用极小,如进针时引起的疼痛,偶尔出现的晕针现象等。但是,针灸的一些副作用以及出现的意外事故是操作不当所造成的,通过技能训练是完全可以减轻和克服的。况且针灸的所谓"副作用"与药物的副作用是有本质区别的,对人体的生理状态不会异常扰动,对健康不会产生毒性损害。

四、适应证广

针灸作为外治法的一种疗法,在内、外、妇、儿、五官科等各科中都有其适宜治疗的疾病,从古到今随着针灸临床实践的不断深化,针灸治疗的病症也在不断地扩大,尤其是各科的疼痛性疾病、功能失调性疾病更为适宜。总体上而言,凡是依靠促进机体自身调节功能可以实现良性转归的疾病,都是针灸的适应范围。在临床上针灸治疗疾病的效应情况也有差别,某些疾病可单用针灸治疗就可取得良好疗效,部分疾病针灸可作为主要治疗方法,但为了提高疗效有必要结合药物或其他疗法,还有一类疾病针灸只能作为辅助治疗手段,这些都是针灸的适应证,熟悉这些具体情况对于指导针灸临床非常重要。

总之,针灸的效能是建立在人体自我调节功能的基础上,这就是说针灸的作用效价不能离开人体的自我调节功能而独立存在,认识到针灸作用的这一特点就会科学地预测针灸的效能,也就是说要抓住疾病发生发展的过程和阶段,科学而灵活地运用针灸治疗疾病,当疾病处于通过促进自身调节功能难以实现疾病的良性转归时,应及时运用药物或其他疗法,以免延误病情。

第二节　针灸临床诊治规律

　　针灸临床诊疗过程中所运用的诊治方法,既包括中医临床上的四诊及各种辨证方法,又有针灸临床自身独特的方法即经络辨证。辨证论治是中医学的基本特点之一,也是针灸临床必须遵循的基本原则;但是针灸疗法属于外治法,与传统的内治法有显著的不同,尤其是在经络学说指导下的经络辨证、辨经选穴施治规律更是针灸临床的特色所在。因此,中医学的辨证论治理论对于针灸临床具有一定的普适性,而经络辨证更是其临床诊治的核心和特征。本节将从辨病、辨证、辨经三个方面讨论针灸临床的诊治规律及特点。

一、辨病

1. 中医与西医辨病的区别

　　中医学的特点是辨证论治,但中医并非不辨病,不论辨证还是辨病,都是中医学对疾病的诊断方法。相对而言,辨证诊断侧重于把握一个病的局部阶段病候特征,以及不同疾病的横向联系和共同规律;而辨病诊断则侧重于一个病的个体特征和发生发展的全貌,与辨证诊断比较,辨病诊断往往需要漫长的、完整的观察和探索。如对于肺痨的认识,在《内经》及《金匮要略》等医籍中并无肺痨病名,大多归到虚劳、虚损一类病症中。晋代《肘后备急方》则已认识到其传染性,唐代《备急千金要方》提出"痨热生虫在肺",明确其病位在肺,为感染"痨虫"所致,因此,辨病是一个逐步深化的过程。

　　中医学与西医学在对疾病的认识和命名上有明显的区别,这是由于历史条件的限制和中医对疾病认识的方法学所决定的。中医没有也不可能采用如同西医一样的以实验室检查为基础的命名原则,而主要是根据对临床表现的观察来进行命名。因此,中医除有少数的病名与西医病名具有对应性和特异性外,大多数都是临床症状和特征类病名。但是,由于中医学本身固有的特点和认识疾病的方法学,一直将这些症状类病名当作具体的疾病来看待,一方面是在长期的临床实践中积累了丰富的经验,同时在中医理论指导下也逐渐形成了对其病因病机、临床特点、鉴别诊断、发展变化、转归预后的系统认识,并形成了相应的辨证论治方法和体系。中医学的宝贵经验和丰富的学术思想正是通过对这些具体疾病的认识来体现的。长期的临床实践证明,这种以症状和体征命名的疾病,在中医学这个特殊的理论体系中,不仅具有与西医关于疾病概念的同等意义,而且还能有效地指导着中医临床。因此,在临床上我们首先要按照中医学的思维特点和知识对疾病进行辨别和诊断,这对于病因病机分析和辨证论治具有重要的指导意义,是发挥中医特色的具体体现。

2. 辨病因与辨病位

在针灸临床上,按照中医辨病的思维,首先要根据病因分清是外感还是内伤病,外感病是由外感六淫所致,以祛除外邪为主,常选肺经、督脉等经穴;内伤病是由于七情、饮食劳倦、气血津液输布失常及病理代谢产物而发病,以调理脏腑功能为主,常选背俞穴、募穴、下合穴、原穴等。其次要按照病位辨别是脏腑病还是头面躯体部经络肢节的病证。一般而言躯体部的经脉筋骨病变位置表浅,定位明确;从病机而言,躯体病变多为经络气血阻滞,或经筋受损、功能失调,表现为疼痛、麻木、肿胀以及肢体运动障碍等。躯体性疼痛定位明显,呈刀割样、针刺样等,常见于骨、软组织的病变,以及以自发的、灼烧样、触痛样为特点的神经痛。因此,经络辨证非常适宜,以疏通经络、舒筋活络、活血止痛等为基本的治法。内脏病位置较深,定位模糊,按照中医脏腑、六因、气血津液等辨证最为适宜;内脏病变多表现出复杂的症状和体征,是内外因素导致的脏腑功能失调;内脏性疼痛的特点是钝痛、绞榨性痛,定位较模糊,以协调脏腑功能、扶正祛邪等为基本的治法。由于躯体与内脏病在发病机制和治疗上明显不同,辨别躯体病与内脏病对于病因病机的分析和确定针灸治法与选穴等具有重要的指导意义。

3. 中西医双重辨病

由于中医学以症状类命名的病名可能包括多种西医的病种,其优点是把握共性,异病同治,化繁就简,但其缺点是对每个疾病的个性认识不足。如呕吐、腹痛、胃痛、黄疸等,这些病名包括了多种西医疾病,不同疾病有其自身的发生发展规律和临床证候学特点,以及不同的预后,因此,辨病是临床上首要的诊疗技能,现代临床上西医的疾病诊断也应该作为中医临床辨病的重要补充。但是,中医的病名对针灸临床也十分重要,比如胃脘痛包含了许多疾病,胃痉挛、消化性溃疡、慢性胃炎等等,但在针灸治疗的选穴上却都可以胃脘痛作为主要的一致主症,因此,可以中脘、内关、足三里作为这些病的共同主穴,再根据临床具体情况给予配穴,这是我们采用中医病名指导针灸选穴处方的最大优越性。

人类对疾病的认识是不断发展的,临床上我们既要有扎实的中医辨病知识和能力,也要吸收西医学的疾病诊断技术,具备中西医双重诊断的能力,这样才能适应临床的需要,对于我们应用针灸治疗疾病有所裨益。例如,面对一个中医诊断为漏肩风的患者,如果经多次针灸治疗毫无效果,我们就有必要给患者进行肩关节的 X 线或 CT 等影像学检查,要排除肺癌等恶性病导致的肩关节粘连;又如对于胃痛的患者,要鉴别是单纯性胃痉挛、胃炎还是消化性溃疡,它们的临床特点和病理机制是不同的,更重要的是要排除胃癌,否则不仅针灸疗效不佳,还可能延误患者的病情。因此,我们要具有中西医双重辨病的能力。

二、辨证

辨证论治是中医学的基本特点之一,中医临床的辨证方法十分丰富,如八纲辨证、脏腑辨证、气血津液辨证等。在中医临床的发展过程中,经络学说也对中医辨证方法产生着深远的影响,如张仲景在《伤寒论》中创立的六经辨证,以及古人通过体表络脉的形态与色泽变化辨别疾病的虚实寒热等。但是,针灸作为外治法,其本质特征与临床思维与内治法有所不同,因此,我们在针灸临床上要突出针灸自身的辨证思维体系,不能盲目而机械地照搬内治法的辨证和思维模式。总体上而言,针灸临床上最有指导意义的是八纲辨证。本节简要论述八纲辨证对针灸临床的指导意义。

1. 阴阳

阴阳是八纲辨证的总纲,所有疾病都可概括为阴证、阳证两个方面。《伤寒论》中提出了病在三阳多用针刺,病在三阴多用灸法。病在三阳者,多系外邪初中,正气未衰的实证或热证,宜用针刺,以泄热邪。病在三阴者,宜用灸法,以温中散寒,回阳救逆;如果证属阴阳两虚时,也多用灸法,正如《灵枢经·官能》云:"针所不为,灸之所宜……阴阳皆虚,火自当之"。

2. 表里

表里是辨别病位及病邪深浅的纲领。一般而言,表证宜浅刺,里证宜深刺。如扁平疣病位在表皮,局部穴位可浅刺、围刺、透刺;体表的红丝疔可沿红丝线用三棱针点刺出血;而坐骨神经痛病位较深,针刺环跳穴时宜用长针深刺。外感表证初期可选大椎、肺俞等浅表点刺出血;胃肠等病属里证,可深刺中脘、天枢等。正如《素问·刺要论》云:"病有沉浮,刺有深浅,各至其理,无过其道。"

3. 寒热

寒热是辨别疾病性质的纲领。寒属阴,多用灸法;热属阳,多用针刺法。《灵枢经·经脉》云:"凡诊络脉,脉色青则寒且痛,赤则热。胃中有寒,手鱼之络多青矣;胃中有热,鱼际络赤。其暴黑者,留久痹也;其有赤有青有黑,寒热气也;其青短者,少气也。"即古人通过观察络脉的色泽变化可辨别疾病的寒热及虚实属性。

4. 虚实

虚实是辨别疾病正邪盛衰的纲领。实证以邪气盛为主,虚证则以正气不足为临床表现;虚证用补法,实证用泻法。另外,针灸临床上通过观察体表络脉的见与不见、隆起与凹陷情况以及色泽的变化,也有助于辨别疾病的虚实。正如《灵枢经·经脉》云:"凡此十五络者,实则必见,虚则必下,视之不见,求之上下,人经不同,络脉所异别也。"

由于在针灸治疗原则中将详细论述清热与温寒、补虚与泻实,此处不做详述。

三、辨经

辨经就是按照经脉病候临床表现特征或病变部位进行归经,以及辨别经络虚实的临床辨证方法,是经络辨证的核心内容,是针灸临床上独具特点的辨证方法,因此,对针灸临床具有重要的指导意义。辨经的方法主要包括辨候归经和辨位归经。

1. 辨候归经

经脉病候特征性表现主要根据《灵枢·经脉》中记载的十二经脉"是动病"和"所生病"以及《难经》中奇经八脉的病候内容进行辨经。临床上可根据患者所出现的证候,结合其所联系的脏腑,进行辨证归经,如《灵枢·经脉》篇论述手太阴肺经病候为"是动则病肺胀满,膨膨而喘咳,缺盆中痛,甚则交两手而瞀,此为臂厥。是主肺所生病者,咳,上气,喘喝,烦心,胸满,臑臂内前廉痛厥,掌中热。气盛有余,则肩背痛,风寒,汗出中风,小便数而欠,气虚则肩背痛寒,少气不足以息,溺色变。"即当患者临床表现为上述证候时可辨为手太阴肺经病。《素问·骨空论》曰:"冲脉为病,逆气里急","督脉为病,脊强反折"等,这些病候的论述都为督脉、冲脉病证的辨别奠定了基础。另外,《内经》中还记载了经筋、十五络脉的病候,对于临床辨候归经具有指导意义。

2. 辨位归经

就是按照经络循行特点,对病变部位进行辨经。如头痛,痛在前额者多与阳明经有关,痛在两侧者多与少阳经有关,痛在后项者多与太阳经有关,痛在巅顶者多与督脉、足厥阴经有关,这是根据头部经脉分布特点辨证归经。又如当下肢外侧出现疼痛、麻木时可辨为少阳经病证,后侧出现病痛时则归为太阳经病证;腰痛以脊柱正中为特点时归为督脉病证,若以脊柱两侧疼痛为主或有明显压痛点时可归为足太阳经病证。临床上部位归经的常用方法包括经络望诊、经络切诊以及经络穴位的电、热测定等。

(1)经络望诊:是通过医生直接观察经络所过部位的皮表所发生的各种异常变化,对病变进行归经的方法。经络望诊时要全面观察经络腧穴的色泽或形态变化,如色素沉着、皮疹、局部隆起、凹陷或松弛等,根据这些特征性变化所在的经脉可进行归经。

(2)经络切诊:是在经络腧穴部位上运用按压、触摸等方法来寻找局部的异常反应,如压痛、结节、条索状物或松软、凹陷感等,对病变进行归经的方法。当人体出现疾病时,常在有关经络腧穴按压时出现较敏感的酸、麻、胀或痛感,甚或向远端延经络走行方向放射,尤其以压痛最常见,在急性疾病时,其明显程度常和病情呈正相关。皮肤下出现结节或条索状物,称为阳性反应物,反应物有多种形态,其大小数目也不同,有梭形、球形、扁平形甚或呈串珠形等,常是疾病的反应点或部位。经络按诊的部位通常在背部穴位、胸腹部的募穴以及四肢部位的原穴、郄穴、下合穴等。经络切诊既有助于病变的归经,又可诊察相关的脏腑病变,同时为针灸临床选穴提供直接的依据。

3. 辨经虚实

辨别经络的虚实有助于判定脏腑的虚实。前文已述,古人可通过观察体表络脉的见与不见、隆起与凹陷情况以及色泽的变化等辨别疾病的虚实寒热。近年来,经络穴位皮肤电、知热感度测定等方法被广泛应用于临床。穴位皮肤电测定是利用经络经穴测定仪检测腧穴部位的电参数,以判断经脉气血盛衰的方法,包括探测经络穴位皮肤导电量的变化和检测经络腧穴上引出电流的大小。测定时多选择各经的原穴,也可同时测井穴、郄穴、背俞穴或募穴。通过对所测定的数据分析,可进行经络或脏腑虚实的辨证。知热感度测定是以线香或其他热源刺激十二井穴或背俞穴以诊察疾病的方法,此方法可测定人体腧穴对热刺激的感受度,比较左右差别,分析各经气血的盛衰。如刺激时间长而数值高时出现痛觉,一般属于虚证,反之则属于实证。如果两侧均高或均低,则提示左右经可能均虚或俱实。

总之,针灸临床上通过辨病、辨证、辨经相结合,才能全面地把握疾病的本质和特征,为制定正确的针灸理、法、方、穴、术奠定基础,从而达到提高临床疗效的目的。

第三节　针灸临床诊疗的宏观规律思考

首先我们分析一下疾病的基本分类,因为对疾病的分类可深刻地反映人们对疾病规律特征认识的方法学和诊疗思维模式。

一、中西医对疾病的分类

西医学在对疾病的分类上从有无器质性病变可分为功能性、器质性疾病;从是否由微生物所致分为感染性和非感染性;从疾病能否自愈分为自限性和非自限性疾病;从疾病治疗的手段方式分内科、外科病;从人群特点分妇科病、儿科病、老年病;从病变部位分眼科、口腔科、耳鼻喉科等;从基因角度分遗传性与非遗传性疾病;从系统归属,可分为神经、消化、循环、泌尿生殖、呼吸、免疫等系统病,这是内科学最主要的分类方法;目前较为权威的是按照 CID_{10} 的分类,更为系统和全面。

中医学对疾病的分类如从病因可分为外因、内因、不内外因致病(三因);从疾病发生途径分外感病、内伤病等;从病性分为阴阳、表里、寒热、虚实等;从气血津液分,气病、血病、津液病等;从患者特征分女科病、小儿病等(与西医分类相同);从病变器官组织分眼科病、喉科病等(与西医分类相同);从病变所在部位分如头面门、肢体门病等;从脏腑及系统分,脏病、腑病。目前大内科普遍对疾病的分类按照五脏系、外感病、气血津液病、头面肢体经络病证进行分类。

二、针灸临床的疾病分类与诊疗设想

对于外治法的针灸疗法而言,我们如何对疾病进行分类才会有高屋建瓴式地指导治疗规律的总体把握呢? 也就是说如何从疾病分类来进行针灸治疗的基本规律分析和总结,从而找出其具有的普适性的治疗特点和规律来。《内经》云:“知其要者,一言而终。不知其要,流散无穷”;《景岳全书》云:“医道虽繁,而可以一言蔽之者,曰阴阳而已”;《素问·至真要大论》曰:“内者内治,外者外治”。有感于先贤的古训,再三思考,笔者认为针灸既然以刺激体表为特征来治疗疾病,是否体表病变(阳病)和内部病变(阴病)在治疗上表现出不同的大规律来? 因为,体表病变(阳病)针灸可直接触及即直达病所,并且是以外治外的特点,抓住病灶局部、体表—体表的远隔联系是重点;而内部病变则不然,必须经过一定的途径将针灸的刺激进行反射或传导,以达内部的靶器官与组织,是以外治内的特征。于是,我们是否可按病变部位,将疾病分为两大类,将人体疾病从大体上分为阳病(体外病、躯体病)和阴病(体内病、内脏病),这样将有助于针灸诊疗大规律的把握。

1. 阳病(体外病、躯体病)与阴病(体内病、内脏病)的临床特点与治疗大法

一般而言躯体部的皮肉脉筋骨病变属于阳病、躯体病,位置表浅,定位明确;从病机而言,躯体病变多为经络气血阻滞,或经筋受损、功能失调,表现为疼痛、麻木、肿胀、运动障碍等。如疼痛定位明显,呈刀割样、针刺样常见于躯体部的骨、软组织病变;以自发的、灼烧样、触痛样为特点的为躯体部的外周神经痛;而酸楚疼痛多为肌肉痛等。躯体病以经络辨证更为适宜,以疏通经络、舒筋活络、活血止痛等为基本治疗大法,具有以外治外的特点。

内脏病位置较深,定位模糊;从病机而言是内外等各种因素导致的脏腑功能失调,多表现出复杂的内外症状和证候群。内脏性疼痛的特点是钝痛、绞榨性痛、定位不明确。在定位诊断上可参照西医学,另外,俞募穴等特定穴的诊断也有重要意义。内脏病以协调脏腑功能、扶正祛邪等为基本治疗大法,针灸治疗脏腑病是以外治内的特点。

由于躯体与内脏病在发病机理和治则上明显不同,因此,辨别躯体病与内脏病对于病因病机的分析和确定针灸治法与选穴等具有重要的宏观指导意义。比如,针对一个胁痛的患者,我们必须首先分清是属于躯体病还是内脏病,躯体性胁痛主要见于肋间神经痛、肋软骨炎、带状疱疹后遗神经痛等;而内脏性胁痛是肝胆疾患的反应;在治法、穴位选择和刺灸方法等方面也截然不同,前者疏通经络,以局部选穴为主配远端的肝胆经穴,重点在局部刺络、拔罐、灸法、电针等;但是后者必须以调理肝胆为要,以肝俞、胆俞为主配合肝胆经远端选穴,胁局部的选穴和刺络拔罐等显然没有针对性。当然,临床上也存在阳病与阴病并存,可进行阴阳同治,但还是要遵循上述的针灸治疗规律。

2. 躯体病为何以经典的经络系统指导更有成效

由于躯体病的病变部位很明确,可进行经络辨证、辨位归经,对选穴有重要的指导意义(沿经局部、邻近、远端选穴配穴)。因此,躯体病是经络辨证非常适宜的疾病谱。我们对古代、现代(国内外)的针灸病谱研究表明:肌肉骨骼系统与结缔组织病变、外周神经系统等躯体病等为针灸的最主要适应症。为什么经典的经络体系对躯体病指导如此有效?

因为人体肢体部位的肌肉、神经、血管的走行基本是呈现纵行分布的主趋势,与传统的经络纵向分布高度相近。从生物力学看,一条纵行肌肉的局部损伤、劳损,必然也导致整条肌肉的痉挛或相连接的软组织的痉挛或劳损。因此,在病变部位的上下、远近沿经络

选穴配方,意义重大。这就是针灸治疗躯体病的线性选穴、配穴规律。对于肢体纵向分布的神经、血管、肌肉,传统的经络可作为这些组织的复合的、整体的粗线条来指导我们选穴,其优越性就是具有化繁就简、把握总规律。对于针刺疗法而言,经络概念是符合大智慧的思维,因为一根毫针刺入机体,我们无法做到单独仅刺激某一种结构和组织,任何一次毫针刺入机体的医疗行为都必然刺激到皮肤、肌肉、神经、血管(当然在针刺治疗不同疾病时,针刺的主要刺激结构有所侧重,如刺激神经干、神经节等),因此,我们无法纯化针刺的单组织结构刺激,这是这种疗法无法改变的自身属性所决定的。那么既然每次针刺刺激都牵涉到针体所经过的复合结构,我们把这些复合结构给一个概念就非常有必要,那就是腧穴或穴位,这些复合结构的位点也必须有一个概念来统领,这就是经络的概念。

事实上,经络的认识也是肇始于从躯体的体表疾病的认识和治疗实践过程中,在认真研读《帛书》中较早的版本"足臂十一脉灸经"后,可以看出十一条经脉主要是单纯皮表走行的描述,除"足少阴脉出肝"、"臂太阴脉之心"的记载外,其余经脉与内脏没有关联,揭示出:"经络最初很可能只与肢体体表的疾病及其治疗有关,其作为联系人体内外的通道的功能不过是后世的发展"。因此,我们完全有理由推测,在《帛书》时代及早期,十一条脉主要是用于治疗躯体病的经脉理论体系。其后在《内经》时代,《灵枢·经脉》则发展为十二条脉,并将经脉与脏腑相连,但在病候中躯体病也占了极大的篇幅。这是因为古人首先发现和总结的是关于人体上下远隔部位的关联,后来才发现了体表与内脏之间的关联,也就是说认识和感悟体表与内脏间的联系规律远比体表的上下、远近之间联系规律要困难和复杂得多。杨上善曰:"十二经脉入脏腑者以为内经,行于四肢及皮肤者以为外经也"。黄龙祥教授甚至认为:"相对于经脉体表循行部分—外经而言,其行于体内与联系脏腑部分则称作'内经',在古人看来,外经与内经的意义是不同的,内经多称作'络'或'大络',外经则称作'经'或'脉'……较之经脉的体表循行线,内经循行路线显得模糊笼统。这是因为,体表经脉循行路线可以通过两个途径加以界定,其一将经脉起止点连线上的脉动点作为标志点;其二将该经病候部位作为参照点,采用这两种方法描记的循行路线自然明确、具体。而体内循行部分没有这两种因素加以限定,因而其循行路线不可能具体,我们甚至不知道像肝、胆、脾这类既不对称、又不居中的脏器是如何与左右相应经脉联系的。"客观地说明了躯体体表经脉系统的直观性、实用性以及治疗躯体病的指导意义,也隐喻了经典经脉系统有关内脏联系部分的模糊性和某些主观性问题。

我们必须清醒地认识到,传统的以纵向线性联系为特点的经典经络体系,在体表与体表、体表与内脏的横向联系方法,依然存在重大的缺陷,也就是缺乏横向联系的经络系统(当然目前横向联系的经脉只有一条带脉而已)。比如,临床上肋间神经痛、带状疱疹的针灸治疗选择相应的夹脊穴,从经络系统的循行上根本无法讲通,这其实上就是现代解剖学脊神经在体表的节段性横向分布支配的原因。目前,我们在选穴原则上没有按西医理论选穴这一条,使得上述的夹脊穴方义解释遇到瓶颈。

3. 内脏病用经典经脉体系指导选穴存在明显缺陷

用经典经脉系统指导内脏病治疗选穴有一定意义,但困惑很多,何以见得?因为古人自己就很困惑,要不然为什么会有针对内脏病的俞募穴概念产生,而且大多与对应的经脉无关呢?这说明以纵行为主线的经典经络在指导治疗内脏病时效果并不满意。看来人体内脏与体表的联系区点,仅从传统的纵行经络难以满意解释,于是乎许多离经叛道的特定穴概念(俞募穴、八会穴等等)出现了。这实际上是古人针灸临床实践的经验事实的反映,尽管他们并不知晓人体的这些横向联系规律有脊神经的节段性分布规律(对内脏而言,皮肤感觉与内脏传入神经关联的脊神经节段性分布特点),以及自主神经系统(主要是交感干)对内脏的支配规律等,但在他们的针灸临床实践中一定初步感悟到了人体横向联系规律存在的事实,智者也一定初步感悟到了人体体表、脏腑、组织、器官之间联系的丰富与奥秘,并不只是传统经典 12 或 14 条经脉描述那么简单。正如《素问·举痛论》中解释"心与背相引而痛"时说:"寒气客于背俞之脉则脉泣,……其俞注于心"。俞募穴等体表与内脏横向联系规律的选穴理论,或可称为腧穴配伍的横向点性、线性或面性规律,与传统经典纵向经络系统的纵向选穴规律有别。其实五脏六腑之气输注于背部膀胱经的背俞穴,从经典的经络理论是很难自圆其说的,既然膀胱经如此重要,岂不是"膀胱应该是五脏六腑之大主吗"! 也就是说经典的以纵向分布规律为特点的经络系统学说有缺陷,对人体体表与内脏组织的横向联系方面严重存在不足。因此,黄龙祥教授认为:"背俞穴原本就不是经脉理论框架下的产物,而是属于另一理论……"(《经脉理论还原与重构大纲》)。完全依靠经典的经络系统指导针灸临床是不够的。其实在古人的针灸理论中也存在许多超越经典经络体系的概念和认知,如俞募穴、气街、八会穴、八脉交会穴、四海概念,包括对症选穴、奇穴以及现代的按照西医解剖学选穴等等,都是经典十二经脉理论之外的补充。

4. 提高针灸治疗内脏病疗效的设想

要按照自主神经支配内脏的规律及脊神经的体表分布与内脏的关联规律等,在人体建立针灸治疗内脏病的新穴位、穴区。

首先要抓住交感神经干的节段性支配规律;其次,按照脊神经的躯体传入神经与内脏的传入神经在相同或相近的脊髓感觉神经元的交会关系选穴,如内关穴的传入神经元主要为 C_6-T_1,在 C_{7-8} 节段的分布密度最大,并与心脏的传入纤维呈现重合关系,也就是说脊髓的背角感觉神经元将其联系起来,这种联系基本上也遵循同节段的原则。另外,就是超节段的体表与内脏联系方式,这也是最难的一种选穴方法,传统经脉指导下的选穴以及临证经验选穴在这方面可能积累了一定的经验。如内关穴治胃病是临床常用的经验,现代研究发现[15]其对胃功能发挥调节可能是通过激活延髓内与内脏传入信息相关的中枢神经核团神经元而实现的,类似的超节段联系规律值得进一步研究。

近年来,国外研究发现 C_{1-3} 高位颈髓被认为是对内脏伤害性传入发挥调制作用的神经结构,因此,针灸治疗内脏痛和调节内脏功能时,高位颈髓的脊—丘束(STT)神经元的外周感受野分布就显得格外重要,临床上要治疗内脏疼痛和调节内脏的功能活动,头面部和颈肩部取穴应该是一个不错的选择,这是新近研究对内脏选穴思路的贡献。另外,耳郭上有迷走神经分支,因此选择其分野的穴位,可治疗顽固性呃逆、呕吐、高血压、癫痫、抑郁症等(《系统针灸学》)。

因此,按照上述五种思路,在人体建立针灸治疗内脏病的新穴位、穴区、新处方,这是提高针灸治疗内脏病疗效的必由之路。

另外,针灸治疗腹腔脏器的病证,疗效要由于胸腔脏器病证,一个重要的原因就是针刺不可能进入胸腔是重要的制约因素;当然心肺不分昼夜永动的特点,它们运动的失常是其产生急症的重要原因,针灸的效能是有效的。针灸治疗肺系(呼吸系统病症),以鼻病疗效优越(因为针感容易达鼻部,完全可按躯体病治疗),其次是气管、支气管病证,肺脏自身病证很有限;对于心脏的节律问题有一定的调节作用。腹腔脏腑以胃、肠、子宫、膀胱的病证为主,疗效之所以较胸腔脏器病证疗效优越,原因是针刺可以进入腹腔,针感容易直达病所。另外,更加重要的原因是腹腔脏器的舒缩、蠕动等功能失常是其常见的病证,而且并不会像心肺运动失常出现那样严重的后果(立即危及生命),因此,给针灸留下了治疗的时间和机会。

总之,相对而言针灸治疗躯体病较易,治疗内脏病较难,原因之一是内脏病复杂,危害性大;原因之二则是躯体病病位表浅,应用经典经络指导躯体病治疗基本符合神经、血管、肌肉的大体走行规律,同时也符合生物力学的一些规律,而且由于病位表浅,最容易触及病位,气至病所;内脏病的治疗需要精准性反射途径,也就是要掌握体表与内脏的特异性直接联系才能产生有效的调整作用。

我们必须以科学的态度在临床实践中去探索和发现刺激位点(影子)确实和内脏(物体)直接联系的规律,这样才不至于犯形而上学的错误。体表与内脏的联系目前最有基础的结构是神经系统,正如苏格兰医生 William Cullen 和 John Brown 所说:"一个正确的平衡和受到适度刺激的神经系统在维持人体健康方面起到关键的作用"(《剑桥世界人类疾病史》)。以神经系统为基础,探索体表—内脏之间的联系是目前最有意义的研究课题,尽管针灸疗法不能简单地认为只有神经系统参与,包括目前的阿是穴问题,其与内脏的对应关系必须呈现规律性才可能有意义,没有规律的现象都是偶然事件。

其实,在中医中药治病的历史发展过程中,一直就存在着两种流派,一是取类比象,一是实用主义的药物治疗(《剑桥世界人类疾病史》)。针灸治病也同样,即取类比象的针灸治疗理论就是经脉指导下的选穴治疗,经验穴位知识治疗就是针对病症的经验用穴,不存在经脉理论的指导。我们要以开放的视角,求实的精神,认真将两者思维下的针灸治疗规律进行归纳、总结和整合,才能使针灸疗法的理论体系更加完善,有利于针灸疗效的彰显。我们既要重视经典经络系统的说理价值和其下隐藏的有关人体体表—体表、体表—内脏联系的科学部分,又要以科学的态度认识其不足和缺陷,以发展和包容的思维把一切有利于针灸治疗技巧和疗法提高的技术、方法和理论(包括现代西医)进行兼收并蓄,才能不断发展和提高针灸理论和临床疗效。

针灸疗效的决定因素、特色优势与临床思维特征

第一节　针灸疗效的决定因素

　　针灸作为一种疗法,从理论上讲具有一定的普适性,但也有自己的适宜范围,因为任何一种疗法的作用都有其优势和局限性,如外科手术产生的原因正是由于某些疾病使用药物治疗无法解决。因此,理性认识任何一种疗法的优势和局限性是临床医生必须具有的素质,这正是希腊医生、解剖学之父查尔塞顿的赫罗菲留斯(Herophilus of Chalcedon)所说的"高明的医生懂得,什么可能,什么不可能"的意义所在。

　　早在唐代,药王孙思邈在《备急千金要方》中就说:"若针而不灸,灸而不针,非良医。针灸而不药,药而不针灸,亦非良医。"这就是中国民间常说"一针二灸三用药"理念的出处。显然他深刻地认识到了针、灸、药各自的特点优势和局限性。针灸疗效的决定因素主要包括以下几个方面。

一、疾病的性质

　　疾病的性质是决定针灸疗效的关键因素之一,针灸治疗疾病的实质是促进机体自我调节功能,针灸治病本身绝不是外源性物质的补充,因此,针灸的效能是建立在人体自我调节机能的基础上的,这就是说针灸的作用效价不能离开人体的自我调节机能而独立存在。疾病的性质非常复杂,致病原因和发病过程千差万别,因此,疾病的性质决定着治疗方法的选用。人体在疾病发生初期,机体自身可通过神经、免疫调节等抗病机制以抵御疾病的发生发展,如果仅靠机体自身的这种防病抗病能力不能阻止疾病的进展,人体就会发生疾病,出现失代偿期,甚至形成病理结构的变化。实践证实,人体仅靠自身的调节和抗病机制阻止疾病的发生是有限的,而针灸对机体自身的潜在抗病能力过程有一定的促进和激发作用,但不可能逾越机体潜在的自身抗病能力的极限值。而且同一种疾病常有发病阶段和类型的不同,这些因素都影响着针灸的疗效。当我们清楚地认识到针灸的这一特点时,就会科学地预测针灸的效能,也就是说要抓住疾病发生发展的过程和阶段,科学而灵活地运用针灸治疗疾病,当疾病处于通过促进自身调节功能可实现疾病的良性转归时,我们要及时运用针灸进行治疗。当疾病处于通过促进自身调节功能难以实现疾病的良性转归时,我们应及时的运用药物或手术等其他疗法。一般而言,当疾病处于初期、早期或恢复期,尤其是功能失调性疾病和疼痛性疾病,针灸常会有较好的疗效。另外,患者的机能状态,对针灸疗法的敏感性也是十分重要的因素。

二、刺激参数与方式

由于针灸疗法是外治法,针刺本身属于机械刺激,不论针刺还是艾灸都是通过刺激体表的经络腧穴或者通过刺激神经系统而达到治疗疾病的目的。因此,刺激参数是影响针灸作用的关键因素。从广义上讲毫针刺法的刺激参数应包括进针方向、进针深度、具体手法操作的强度和时间,及留针时间的长短等环节;而狭义的刺激参数是指与毫针刺激量及效应密切相关的量学因素,主要包括手法操作的强度和时间两大要素。

(1)刺激的强度:针刺刺激的强度是通过手法作用力的强弱而实现的。生理学研究表明,外加刺激必须达到一定的强度,才能引起细胞的兴奋或产生动作电位,即足够的刺激强度是引起细胞兴奋的基本条件。同样针刺的有效刺激强度是激发经络功能的基本条件。在毫针刺法中,有效的刺激强度是以得气为标志的,也就是说能使针下产生得气的最小刺激强度是激发经气功能的阈刺激量。总体而言,可通过得气的强弱来判定刺激量的大小,分为轻、中、重三种不同的刺激量。轻者,针下感应柔和;中者,针下感应明显;重者,针下感应强烈。具体而言,则以捻转、提插针体的频率、幅度和角度来决定刺激量的大小。另外,在捻转、提插操作中,当术者手、腕、臂同时用力时,刺激量就大,若仅用手指力量刺激量就小。

(2)刺激的时间:生理学认为,刺激触发动作电位的条件,不但要有足够的强度,而且还要有最短而又有效的刺激作用持续时间。如果刺激作用时间过短,无论刺激强度多高,也不能触发动作电位。同样针刺强度足够时,也必须持续一定的时间才能达到激发经气的作用。在施行针刺手法时,作用力持续的时间直接关系着疗效,因为,这关系到一次针刺是否达到了有效的刺激治疗量。古人在论述针刺时以"得气"为标志,但临床实践证明,仅仅以"得气"作为一次有效的治疗量是不够的,必须注意得气持续的时间。如现代研究表明,椎基底动脉供血不足时,在风池穴用捻转手法持续 1~3 分钟常常有明显的治疗作用,如果仅仅使局部"得气"后,不再持续行针,治疗作用较差。急性胃痛、呕吐、牙痛、晕车时,针刺手法持续 1~3 分钟,或更长时间,才能达到有效的刺激量。尤其是当要达到气至病所时,更要持续操作足够的时间。因此,根据患者的具体病证和情况,确定作用力持续的最佳时间参数是提高临床疗效的关键之一。另外,刺激强度的变化率也不可忽视,如果刺激强度增加过慢,尽管达到了阈强度也不能触发细胞兴奋。

在毫针操作中,由于患者自身的敏感性不同,对刺激阈的要求也不一样,要注意针刺刺激强度的及时增加和调整。如果持续操作时间较长,要注意捻转及提插手法的强度、频率及幅度,如果长时间用固定的刺激参数,人体可能会产生耐受性,而降低针刺效应。在《内经》中早有"刺婴儿者,速刺而疾发针,日可再。"的记载,说明古人已经认识到要正确掌握针刺作用持续的时间,及时进行下一次治疗。每一次针刺治疗后,其作用会持续一定的时间,这又因病种而异。如现代研究表明,中风患者常常在针刺治疗后约20分钟,脑血流改善最明显,持续6小时左右即明显衰减,这就表明在6小时后应进行第2次治疗。又如偏头痛发作期间、慢性阑尾炎腹痛发作时,每日针刺2~3次,可取得更好的疗效。

灸法与针刺相较而言,由于灸法存在温热刺激性质,因此,灸法比针刺在治疗寒性疾患时,灸法的温热散寒、温通经络和温补脏腑之阳等作用要优于针刺。当然这并不是否定灸法在某些情况下治疗热症的作用。

3. 施术部位

施术部位是决定针灸疗效的第三个因素,在临床上针对疾病选择合适的腧穴是非常重要的。全面掌握腧穴性能和主治特点,对提高针灸疗效至关重要。例如清泻热邪主要选大椎、井穴等,补气主要选用气海,治疗脏腑病证主要选用俞募穴,治疗急性病证主要选用井穴和郄穴,治疗热性病证选荥穴等。另外,五输穴还具有金、木、水、火、土的属性,阳经井穴属金,阴经腧穴属木,可按照"虚则补其母,实则泻其子"的原则选穴。例如肺阴不足,可选用肺经的经渠,因经渠为肺经的经穴,在五行中属于金,金生水,故可补益肺阴。

第二节　针灸的特色优势与临床思维特征

一、针灸的特色优势

"特色"是事物所表现的独特的色彩、风格；"优势"是能超过对方的有利形势。特色是由事物本身的性质决定的，所以是不变的；优势则是在与它事物比较中产生的，是相对的，可以发生变化的。优势与特色结合起来谈，重点在优势上。因为优势依特色而存在，优势明显则特色突出；特色借优势而彰显，没有优势，特色也就没有意义。

针灸学特色可概括为理论上的特色、技术上的特色和防病强体及治疗病种的特色四个大的方面。理论上的特色集中地表现在经络学说、腧穴理论、辨经治疗等；经络、腧穴构成了针灸学的基本特色，成为针灸治疗疾病的理论和临床基础，判定一种疗法是否属于针灸学范畴，其治疗的核心是否以经络、腧穴理论为指导就成为唯一的标准。技术上的特色主要包括各种针具、针刺操作技术、灸法、拔罐法等等，这些具体的技术手段和操作方法构成了针灸学极具特色的技术体系，是治疗疾病的具体技术载体。防病强体是针灸疗法的特色之一，近年来广泛用于亚健康的防治。治疗病种特色主要表现在对功能失调性、疼痛性疾病及感觉、运动功能障碍性疾病等方面。

所谓针灸的优势也就是说针灸所独特具有的而其他疗法没有的或其他疗法有但针灸更强的方面。从这种观点出发，针灸理论、针灸技术的特色是其独有的知识和技术体系，是针灸的优势之一；针灸治疗病种的优势，具体体现在疗效优势或疗效相当但无毒副作用以及减毒增效等方面。如周围性面瘫、假性延髓麻痹、腹部术后肠麻痹及排尿困难、癔证等都是目前针灸疗效具有明显优势的治疗病种，这一优势是针灸最实用最重要的优势，需要我们深入研究，因为不管针灸有多少优势，最终要落实到治病的优势上来，这是针灸存在的意义所在。另外，针灸的卫生经济学也是优势之一，而且还有治疗过程的人性化、提高患者的生存质量、无毒性、操作简便、适宜基层运用等等都可看作针灸的其他优势。

二、针灸的临床思维特征

针灸的临床思维特征与中医内治法有很大区别，主要体现在针灸疗法治病的本质、独特视角、可用因子与方药内治法完全不同。

1. 针灸疗法与中医方药内治法治病的本质区别

针灸疗法属于外治法，完全依靠外源性的刺激作用于躯体某些部位，以促进、激发机体自我调节机能而实现疾病从病理失衡状态向正常生理状态的良性向愈转归，即机体的自我调节机能和自我修复能力是针灸发挥疗效的基础。针灸体表刺激引发的机体一系列生理学、生物学等反应性调节效应是针灸治病的本质。因此，针灸的作用实质是"启动"、"促进"、"调整"，而不是外源性物质成分的补充和干预，由于机体自我调节和修复能力是有限的，这就决定了针灸的作用峰值（最大效能）亦是有限的，不可能跨越人体自身调节机能的极限值，这就是针灸作用的"效能有限性"特点。

从宏观上而言，凡是依靠外源性刺激所能激发的自身调节机能和自我康复能力的效能可以实现疾病的向好或向愈转归的疾病，都是针灸疗法的适宜病谱；反之，就不是针灸疗法所能及。国外在针灸医疗的定位上认为："针术、灸术和饮食养生术不是为起死回生服务的，而是作为一种刺激来矫正失常状态的"。实质上也表明了机体自身的调节机能是针灸疗法效能的基础和不可逾越的鸿沟。只有清楚地认识到针灸疗法的治病本质，才能正确发挥其临床优势，总结其诊疗规律，做到扬长避短。

尽管内服中药治病也强调调节阴阳及脏腑功能，但中药是以外源性物质成分的摄入为基础的调节和补泻，与针灸单纯以刺激来调节脏腑机能有本质的区别。针灸不可能使机体产生新的物质，只能使机体原有的失衡机能与物质（内源性物质）重归其正常的状态和量，这也正是针灸没有毒性作用的优势，完全是一种顺势绿色疗法。

2. 针灸疗法与中医方药内治法的临床视角不同

针灸人与中医方脉人的视角不同。中医内科方脉大家秦伯未先生认为："所有病证，包括病因病机在内，都是脏腑生理病理的反映……八纲、六经、三焦和卫气营血的辨证都离不开脏腑，离开了脏腑就会落空。还有经络，好象自成一个独立系统，其实也是以脏腑为基础，……脏腑是中医理论体系的核心，经络是构成人体整体的重要部分，临床上必须重视脏腑发病及其用药法则，同时也要注意经络的联系和药物的归经"。也就是说内治法思维中，脏腑为人体生理病理和诊疗的中心，临床辨证、治疗，核心就是脏腑。因此，唐容川说："业医不知脏腑，则病原莫辨，用药无方"。

但是，在针灸人的思维中，应以经络为中心，体表的皮肤、肌肉等软组织以及体内的脏腑组织器官都是经络的附属部分，经络才是生命的维持和生理状态调节的主体。因为对于针灸疗法这种外治法，我们的着眼点（诊断）、着力点（治疗）均在经络部分，何以见得？

《灵枢·经别》说:"夫十二经脉者,人之所以生,病之所以成;人之所以治,病之所以起;学之所以始,工之所以止也。"窦材在《扁鹊心书》中云:"学医不知经络,开口动手便错。盖经络不明,无以识病证之根源,究阴阳之传变"。

3. 针灸疗法的理论体系——经络学说中的脏腑与中医脏象中脏腑的区别

中医脏象学说中脏腑的概念实质上既有解剖学上的部分概念,但更有中医思维下的功能性集合体的抽象概念,这种抽象的中医脏腑概念是古人对人体各系统生理功能、疾病状态的某种抽象性、模糊态、系统性归纳分类和临床治疗用药经验的归类、记忆的一种范式,这种思维归类范式重视的是脏腑的功能性集合体的抽象概念,某种意义上讲,这种脏象学说下的脏腑及其功能、病理候象不是解剖学实体脏器所能代替的,其重点在于说理,指导中医临床诊断疾病和用方药治病的思辨思维范式;然而经络学说则不然,经络体系注重的是线性的体表—体表、体表—内脏的联系途径,在经络的循行路径描述和归属脏腑的标识中,我们可以清楚地看出,脏腑的部位是明确的,也就是说经络体系的脏腑与解剖学上实体的脏器是一致的。这是经络学说与脏象学说中脏腑概念的最大区别。那么,脏象学说中的脏腑概念能指导针灸疗法吗?我们能否大胆地推理,针灸疗法更应该走自己的路,与现代解剖学、生理学接轨,用中医的脏象学说指导针灸临床是在指导思想上的严重偏差!经络学说中的脏腑概念既然是有明确部位的解剖学实体脏器,

那么与现代医学的融合就有充分的理由,尽管人体各部之间的联系是奇妙而复杂的,目前的解剖学、神经生理学也并非穷尽了人体的复杂联系规律。正因为如此,我们对经典的经络学说所论述的人体不同部位之间的联系也不能轻易地抛弃和否定,但沿着人体不同部位之间真正联系的结构和途径去研究针灸疗效的规律永远是正确的思路,也是提高针灸疗效的必由之路。

4. 针灸疗法与方药内治法的作用方向及可用因子不同

相对于远隔部位的治疗作用,内治法的方药临床,辨证核心就是脏腑,以脏腑为中心,在诊疗的思路上是从内向外辐射性联系(所谓的脏象)。内服中药治病是以直接先到体内,以调脏腑,以脏治其象病,即以内治内,以内治外,总方向是从内到外的外向性作用。针灸治病是以外刺激作用于体表的经络腧穴或相关部位,从体表刺激发挥以外治外,以外治内的内向性作用;这就是内治法和外治法作用方向的区别。

如果我们宏观上把体内的脏腑组织称为"脏位",将体表的器官组织看作"象位",内治法的治疗重点在内部脏位,外治法的刺激治疗着力点在外部象位。中医内治法的脏象学说指导下的诊疗体系,实质上以调理脏腑为出发点,其远隔部位或体表象位的治疗作用是以血运之脉为载体,通过药物的性味(成分)的输布到达全身,对相关的象位的功能或病灶发挥主要的干预,脏与体表的联系是非常模糊的泛化式,其侧重点不是经脉式的线性联系;例如肾主骨生髓、其华在发,绝不是经脉理论指导下的线性联系范式。针灸疗法是外

部(象位)的刺激发挥治内脏,内治法中绝没有以象治脏的思维,因此,针灸与内治法的根本区别就是反向思维,只有把握了外部(象位)与内脏之间的直接的线性联系规律才可能做到以外治内。针灸疗法以联系之脉为载体,通过刺激的线性输布对远隔部位的组织器官发挥调节作用。

还有一个更大的区别,针灸在治疗某些体表躯体病时,可直接作用于病变局部,并不需要通过内脏来调治,在机制上更不需与脏象学说牵强附会。比如斑秃用梅花针直接局部叩刺,视神经萎缩针刺球后,效果都很好;这时候针刺局部治疗就是直接改善微循环、促进局部毛囊的代谢和毛发的新生、刺激视神经的修复;从针灸理论解释就是疏通经脉、祛瘀生新、通调气血。但如果用脏象中医理论解释就是益肾生发、滋肝明目,显然是牵强附会、舍近求远;况且局部叩刺、球后针刺难道有益肾、益肝的作用吗? 这种解释显示是内治法的思维将针灸疗法的理论导入错误的轨道!

在针灸临床上,坐骨神经痛、肩周炎、外周神经损伤、腱鞘囊肿、网球肘等躯体类疾病是针灸疗法的优势病种,如针对肩周炎的治疗,分析先后3个版次的规划教材《针灸学》在处方上略有差异,但在病机和治疗方解上均没有脏腑辨证的论述,治疗上也没有内治法思路即采用脏腑辨证的思路去从调内脏以调治者。尤其在新世纪后的《针灸学》教材中,独立设置头面躯体痛证或头面肢体经络病证。其实在《内科学》教材中也一直独立列有一章即"肢体经络病证",以别于内脏病证的诊治规律。著名针灸专家毕福高也指出:"每当临证,须一并审视,从中寻找侧重的一方。一般来说,痹症属经络病,病位偏浅,涉及面窄,针治中可以重经络轻脏腑。所以对软组织损伤一类的经络阻滞病,只需循经取穴,可不必考虑脏腑"。同样在《中药学》教材中也有一个分类,即是祛风湿类中药,这类中药除了祛风湿而能强筋骨的中药论述了具有补肝肾外,其余药基本都不针对脏腑而言,实质上这就是治疗躯体病痹症的专用中药。

哲学家和科学家们从方法论上早就提出所谓"经济原则",例如,公元6世纪阿林皮奥丢斯(Olympiodious)在《反射光学》中说:"自然不做任何多余的事,或者不做任何不必要的工作"。英国学者格罗色特士特(Grosseteste)也说过:"自然总是以数学上最短和最有可能的方式行动……"。因此,可以推测,针灸刺激体表的疗法在治疗体表躯体病时也一定遵循"经济原则",以最直接最简短的途径去干预,没有必要通过更远的途径内脏—体表联系去干预体表病变。至于通过大脑的整合的远道治疗作用,要么是针灸疗法没有选择好刺激位点,做了不经济的干预;要么最直接最简短的治疗途径作用效应的量效不足,需要其他途径的补充也就是需要大脑整合弥补其作用不足。因此,躯体病以外治外最实用、最经济、最直接,这就是外治法治疗躯体病的合理性与科学内涵。

中医方药治病的可用因子是中药,是无生命的物质(当然也不排除某些利用活体的药材形式),中药本身的性味有自身的独立性或截然不同的差异,因为有自身特殊的物质成分为基础支撑。针灸治病的可用因子是穴位,穴位是在活体的组织上,是有生命的实体,但难以像中药一样具有千差万别的物质基础。比如针对肾的问题,有补肾阳的锁阳、淫羊藿、巴戟天等,有补肾阴的熟地、枸杞子、女贞子等等,可以明显地分为补阴补阳两大类。可是对于肾而言只有肾经,没有肾的阴阳两条经脉区分。因此在大方脉思维的影响下,我们针灸临床便派生出一条经脉上也要分出补肾阴、肾阳的穴位来。如现代太溪被认为专补肾阴而用,肾经上哪个穴位专补肾阳目前尚没有明确的表述,于是在督脉上找出了命门来专补肾阳。太溪、命门好像在现代被定为补肾阴、肾阳的代表穴位。实际上,这是中医方药内治法思维对针灸治疗思路产生影响的真实写照。这种以认识中药性味功效来认识穴位是否正确?值得思考。其实,穴位的功效发挥一方面与所处的部位相关,另一方面更与针灸刺激的方法和方式密切相关。

如果以内治法的观点出发,针灸处方则以调脏腑为要,而以针灸人的思维要紧紧抓住病变局部、体表—体表、体表—内脏的联系规律,把握这种规律的准确性才是提高针灸疗效的使动环节。值得注意的是,脏象理论常常是以脏治象,没有以象治脏的逆向思维,可是在针灸临床上这种逆向思维经常被我们针灸人所泛用,针灸治病的施术部位又常常处在人们意识中内部病变的影子出现的区域,这种思维也常常导致我们的一些错误做法。举个不完全恰当但十分有意义的例子,物体和影子的关系,移动物体影子必然变动,可是再如何刺激影子,物体也不会发生移动。如果我们在针灸治疗中只简单地把集中点放到影子规律上,就容易产生悖论。比如头皮针穴线,大脑皮层分区之外还有个颅骨,如何通过头皮投射区就能精准的刺激到对应的脑区?这很难理解,其实头穴线就是不同脑区的影子!实现物体和影子联系的是第三者"光"的缘故,因此,我们要实现头穴线与脑区的联系,必须寻找第三者就是通过经颅磁刺激或电磁刺激,才能达到两者的真正联系,这时头针的穴线区其实就是起到一种刺激的体表定位而已。我们在针灸临床上应用阿是穴时也要慎重,不能泛化,一定要认真求证,没有规律的东西就不是科学。

CHAPTER FOUR　第四章

针灸处方的类型与组成原则

第一节 针灸处方的类型

针灸处方是在中医理论尤其是经络学说等指导下,在分析病因病机,明确辨证立法的基础上,依据针灸治疗原则、选穴原则和配穴方法,选取腧穴并进行配伍,确立刺灸法而形成的治疗方案。

一、按功效分类

针灸处方按照功效分可分为疏通经络方、协调阴阳方、止痛方、调神开窍方、通窍方、安神利眠方、解表方、通利方、和解方、清热方、补益方、固摄方、理气方、调理经血方、消导方和治风方等。目前针灸处方的功能分类尚处于探索阶段,还没有像中药方剂那样成熟。

二、按穴位多少分类

如果按处方所用的穴位多少,可简单地划分为单穴方、双穴方和多穴方。

1. 单穴方

所谓单穴方是指由单一穴位组成的针灸处方,单穴方是最简单的针灸处方形式,它是人们在长期的临床实践中总结的简便高效处方,这种处方由于取穴少,从而可减少患者的痛苦,同时,可使针灸的神奇疗效得到发扬。单穴方具有以下几个特点:

(1)作用强烈:单穴方所选用的穴位一般具有作用强烈的特点,否则,难以具有足够的治疗作用量,如人中治疗急性腰扭伤,至阴治疗头痛,落枕穴治疗落枕,环跳治疗坐骨神经痛等等,这几个穴位本身都具有较强的作用。

(2)作用单一:单穴方一般多用于治疗病证的主要环节或急性症状,有时是对症治疗,多用于治疗痛证或突然出现的功能障碍等,如素髎抢救中枢性呼吸衰竭,人中抢救晕厥,合谷治疗牙痛等等。

(3)操作需要特殊的手法:由于单方取穴少,因此,为了能达到治疗刺激量,单穴处方对于操作手法的要求就显得更为重要,例如,针刺人中穴治疗晕厥,必须将针刺入后做

360°单方向捻转,施以雀啄手法直到意识恢复;合谷止牙痛,足三里治疗胃痉挛,用捻转泻法,持续 1 分钟,并且在留针期间要不断地间歇行针,方可取得很好疗效,如果仅仅将针刺入,不做强烈的刺激手法,是难以取得良好疗效的。

由于单穴的作用比较单纯,疗效有一定的局限性,而且大多数情况下都是对症治疗,起到缓急的作用,因此,在临床上并不能成为针灸处方的主要组成部分。

2. 双穴方

所谓双穴方是指由两个具有相近或协同作用的穴位组成而形成的处方,相当于中药的"对药"。古代的八脉交会穴的应用是典型的双穴处方,如公孙配内关治疗心、胸、胃疾患;后溪配申脉治疗目内眦、颈项、耳、肩部病证;列缺配照海治疗肺系、咽喉、胸膈疾患。又如足三里配内关治疗胃脘痛,太阳配头维治疗外感头痛等。

3. 多穴方

所谓多穴方是指由三个或三个以上的穴位组合而成的针灸处方,这是针灸临床最常用的处方,因为,这类处方能根据疾病复杂的病因病机,按照治病求本、标本兼治等原则,充分体现针灸配穴方法而谴穴配方。在这类处方中,一般有主穴、辅穴和随症配穴;如治疗中风的"醒脑开窍方"中,主穴为内关、人中、三阴交,辅穴为极泉、尺泽、委中,配穴如手指握固配合谷、八邪,假性延髓麻痹配翳风、风池、上廉泉等等。

三、按组方的理论体系分类

腧穴的组方理论从古到今有多种思维模式,从大体上可分为按经典理论、现代理论以及经典与现代结合处方三大类。

如治疗鼻炎,按照经典理论手阳明大肠经上夹鼻孔,可选迎香、合谷;按照肺开窍于鼻,可选肺俞、尺泽、列缺等。如果按照现代解剖学理论,蝶腭神经节的节后纤维支配鼻部的血管和分泌功能,因此可选针刺蝶腭神经节的方法。临床上,也常将经典理论与现代理论有机结合形成处方。如在治疗肋间神经痛,带状疱疹时,选择阿是穴、支沟、阳陵泉、行间及相应的夹脊穴,正是经典与现代理论结合指导针灸处方的范例。

第二节　针灸处方的组成原则

针灸处方的组成原则包括理论和技术两部分,经络学说是针灸处方的理论基础,尽管针灸处方也包含有脏腑辨证等理论,但它与中药处方的基本区别在于经络学说是针灸处方的基础,这是针灸处方的基本特征,如头面疾患可选至阴穴,其理论基础是足太阳经脉抵达头面,委中治疗腰痛是由于足太阳膀胱经抵达腰部,承山治疗痔疮是因为足太阳经别入肛。因此,熟悉经络循行和交接规律等经络知识,是辨经络而选穴定方的基础;另外,选穴原则和配穴方法都是针灸处方的理论内容。技术部分就是处方中所选腧穴的具体刺灸法。

一、腧穴的选择

腧穴是针灸处方的第一组成要素,腧穴选择是否精当直接关系着针灸的治疗效果。在确定处方穴位时,我们应该遵循基本的选穴原则和配穴方法。

（一）选穴原则

选穴原则是临证选取穴位应该遵循的基本法则,包经典选穴方法与现代选穴方法以及经典与现代结合的选穴方法。

1.经典（传统）选穴方法

经典选穴方法是指古代的选穴方法。

（1）以痛为腧,或局部选位(不言腧穴),针至病所,不需要经脉理论指导:这是初期砭刺治疗的思维遗迹。我们从《九针十二原》和《官针》等篇中,看到这时对于不同的痹症的治疗虽然有不同的针具和刺法,但有一个共同的特征,就是以痛为腧、局部选位。这个阶段的针刺实践主要由皮、肉、脉、筋、骨五体诊疗的"针至病所"的理论支撑。也可以推测,针刺最初可能就是用于治疗躯体体表痛症即痹症的方法,《灵枢·寿夭刚柔》:"久痹不去身者,视其血络,尽出其血"。另外,这种局部直接选位的方法也推广到内脏病与其他器官病症的治疗思维,如《灵枢·杂病》曰:"腹痛,刺脐左右动脉,已刺按之,立已";《灵枢·厥病》云：“耳鸣,取耳前动脉”,都是直接选局部动脉或静脉刺血治病。

局部选穴在治疗体表躯体病变中应用十分广泛,就是在病变局部或邻近的范围内选取相关腧穴的方法,是根据腧穴所普遍共有的近治作用特点而选穴,体现了“腧穴所在,主治所在”的腧穴治疗规律。如眼部疾病取睛明,耳疾选听宫、听会,鼻病选迎香,巅顶痛取百会,胃痛选中脘等,均属于局部选穴;面瘫选风池、翳风,耳病选率谷等属于邻近选穴;这两种选穴方法都属于近部选穴。《素问·调经论》中“病在筋,调之筋;病在骨,调之骨”的论述,也体现了近部选穴的原则。当病变局部出现痛点、压痛点时,在局部阿是穴也是临床上常用的近部选穴方法。这里的局部选穴,并不受经络的约束。

(2)腧穴理论指导选穴:不以经络为指导,而以腧穴主治为依据。以《灵枢·背俞》《邪气脏腑病形》《九针十二原》为代表。如灸背俞穴、十二原穴治疗脏病,以及“合治内腑”的下合穴治病规律,都与经典经脉系统有一定区别。其实,背俞穴治疗脏病也是“以痛为腧”治疗躯体体表痹症向治疗内脏病的进一步发展。

(3)辨证(对症)或证候群选穴:依据病症出现的证候群选择穴位,这种选穴方法《内经》中没有专门论述,但在具体病症治疗中反映的很清楚。如《灵枢·杂病》曰“小腹满大,上走胃,至心,渐渐身时寒热,小便不利,取足厥阴”,这里的足厥阴指经脉原穴太冲。显然是一个不按《灵枢·经脉》病候归经治疗的临床学派。

(4)按病选穴:这是既不遵守十二脉循行联系规律又不按照腧穴理论而选穴的临床经验派,如《灵枢·杂病》曰:“聋而痛者,取手阳明(阳溪)”,耳与大肠经没有直接联系,况且在《经脉》的大肠经病候中也没有记载。

(5)经脉理论指导选穴:以《灵枢·经脉》为代表,将人体的体表与体表、体表与内脏的联系完整而丰富地进行了勾画,并且十二经脉系统首尾相接,形成一个完备的联系大系统。在针灸临床思维上,将人体体表、内脏等的各种疾病理想化地归纳为十二脉统领下的疾病体系大纲,在这一思维下,采用经络辨证归经选该经穴治疗。如《灵枢·寒热病》曰:“臂阳明有入頄遍齿者,名曰大迎,下齿龋取之”;《灵枢·五邪》:“邪在肝,……取之行间以引胁下,……邪在脾胃……,皆调于三里”。

近部选穴:这里的近部选穴是指按照经络的支配规律在病变的局部和临近选穴。如耳病选局部的听会、近部的风池,原因是胆经入耳,听会、风池均为胆经穴。

远部选穴:就是在病变部位所属和相关的经络上,距病位较远的部位选取腧穴的方法,是“经络所过,主治所及”治疗规律的体现。如胃痛选足阳明胃经的足三里,上牙痛选足阳明胃经的内庭,下牙痛选手阳明大肠经的合谷穴等。远部选穴是经络辨证在处方中运用的重要表现形式之一,临床应用十分广泛。在临床上尤其是运用四肢肘膝关节以下的穴位治疗头目、五官、躯干、脏腑病症最为常用,古代“四总穴歌”之“肚腹三里留,腰背委中求,头项寻列缺,面口合谷收”是经典的远部选穴方法。《灵枢经·终始》之“病在上者下取之,病在下者高取之,病在头者取之足,病在腰者取之腘"的论述正是体现了远部选穴的原则。临床上常将近部与远部选穴配合应用,如面瘫局部选颊车、地仓、颧髎,邻近部选翳风、风池,远部选合谷等。辨证选穴及对症选穴则主要针对疾病表现出的证候或某些主要症状而制定的选穴原则。

(6)按照病性寒热、虚实及症状先后次序指导选穴:《灵枢·杂病》曰:"齿痛,不恶清饮,取足阳明;恶清饮,取手阳明"。《灵枢·寒热病》曰:"病始头首者,先取项太阳而汗出;病始于足胫者,先取足阳明而汗出"。这里的手阳明、足阳明分别指阳溪、冲阳穴。

(7)以脉候、尺肤针法及皮肤色诊等指导针灸治疗:如《灵枢终始》曰:"人迎一盛,病在足少阳,一盛而躁,病在手少阳。……脉口一盛,病在足厥阴……人迎一盛,泻足少阳而补足厥阴……,脉口一盛,泻足厥阴而补足少阳"。这种以脉候指导针灸选穴可见于《灵枢》众多篇中,包括三部九候脉候、各经脉的脉候等多种以脉候诊病归经和选穴治疗。另外、尺肤诊、色诊也用于针灸临床。《脉经》则是首次以独取寸口切脉来进行脏腑辨证,根据虚实不同,分别取本经或相表里经腧穴治疗;还依据人体脏腑、经络、阴阳、表里配合的关系,将脏腑、经脉与三焦关系对应,对寸关尺出现的 18 种脉象,以上中下三焦分布取穴为主,所用的 20 个穴中以俞募穴和会穴为主。

(8)以时间指导针灸选穴与部位:如《寒热病》云:"春取络脉,夏取分腠,秋取气口,冬取经输,凡此四时,各以时齐。络脉治皮肤,分腠治肌肉,气口治筋脉,经输治骨髓、五脏"。《顺气一日分为四时》:"脏主冬,冬刺井;色主春,春刺荥……"等。

(9)以经脉之标本、根结、终始等理论为指导:经脉的根、溜、注、入部位与标本、根结联系理论,此类理论主要以手足部腧穴治疗头面肢体、脏腑等远隔部位的病症。《本输》中的五输穴理论是其的特例。

(10)四海、气街理论等:如脑为髓海,其输上出于盖,下在风府,这两穴便可治疗脑腑病。气街理论中有气在胸者,止之膺与背俞,其实与俞募穴概念极为相似。

2. 现代选穴方法

(1)按西医学理论选穴:就是针对某些疾病可按照西医解剖学等知识进行选取有关腧穴的选穴原则。随着中西医结合现代临床的不断发展,运用西医学有关知识指导针灸临床选择腧穴是近年来针灸选穴原则的新拓展。如带状疱疹、肋间神经痛选取相应的夹脊穴,正是根据西医解剖学知识即脊神经的节段性分布与支配特点;针刺蝶腭神经节治疗过敏性鼻炎,正是基于蝶腭神经节内包含有交感神经的认识,能促使血管收缩因而能使鼻黏膜及海绵体内血流量变小、腺体分泌物减少。又如坐骨神经痛选环跳,针刺要求触电感向下肢放射;上肢麻木、运动障碍选颈臂,针刺要求触电感向上肢末端放射,都是基于对坐骨神经、臂丛神经的解剖学知识。另外,按照肌肉的分布进行刺肌肉的排针刺等,浅表性淋巴管炎沿着淋巴管进行点刺出血等。

（2）按现代的微针系统选穴：如头针、耳针、眼针等。

（3）对症选穴：现代总结的许多奇穴，如胆囊穴治疗胆囊病、胰俞治疗糖尿病等。

（二）配穴方法

配穴方法就是在选穴原则的指导下，针对疾病的病位、病因病机等，选取主治作用相同或相近，或对于治疗疾病具有协同作用的腧穴进行配伍应用的方法。临床上穴位配伍的方法多种多样，但总体可归纳为两大类，即按经脉配穴法、按部位配穴法。

1. 按经脉配穴法

按经脉配穴法是以经脉或经脉相互联系为基础而进行穴位配伍的方法，主要包括本经配穴法、表里经配穴法、同名经配穴法。

（1）本经配穴法：当某一脏腑、经脉发生病变时，即选该脏腑、经脉的腧穴配成处方。如胆经郁热导致的少阳头痛，可近取胆经的率谷、风池，远取本经的荥穴侠溪；胃火循经上扰导致的牙痛，可在足阳明胃经上近取颊车，远取该经的荥穴内庭。

（2）表里经配穴法：本法是以脏腑、经脉的阴阳表里配合关系为依据的配穴方法。当某一脏腑经脉发生疾病时，取该经和其相表里的经脉腧穴配合成方。如风热袭肺导致的感冒咳嗽，可选肺经的尺泽和大肠经的曲池、合谷；《灵枢·五邪》载："邪在肾，则病骨痛，阴痹……取之涌泉、昆仑。"另外，原络配穴法是表里经配穴法中的特殊实例，在特定穴的临床应用中将详细论述。

（3）同名经配穴法：是将手足同名经的腧穴相互配合的方法，是基于同名经"同气相通"的理论。如阳明头痛取手阳明经的合谷配足阳明经的内庭；落枕取手太阳经的后溪配足太阳经的昆仑。

2. 按部位配穴法

按部位配穴法是结合身体上腧穴分布的部位进行穴位配伍的方法，主要包括上下配穴法、前后配穴法、左右配穴法。

（1）上下配穴法：是指将腰部以上或上肢腧穴和腰部以下或下肢腧穴配合应用的方法，在临床上应用较为广泛。如胃脘痛可上取内关，下取足三里；阴挺（子宫脱垂）可上取百会，下取三阴交；肾阴不足导致的咽喉肿痛，可上取曲池或鱼际，下取太溪或照海；八脉交会穴的配对应用也属本配穴法，具体配伍应用将在特定穴的临床应用中介绍。

（2）前后配穴法：是指将人体前部和后部的腧穴配合应用的方法，主要指将胸腹部和背腰部的腧穴配合应用，在《内经》中称"偶刺"。本配穴方法常用于治疗脏腑疾患，如膀胱疾患，前取水道或中极，后取膀胱俞或秩边；肺病可前取华盖、中府，后取肺俞；临床上常见的俞、募穴配合应用就属于本配穴法的典型实例。

（3）左右配穴法：是指将人体左侧和右侧的腧穴配合应用的方法。本方法是基于人体十二经脉左右对称分布和部分经脉左右交叉的特点总结而成的。在临床上常选择左右同一腧穴配合运用,是为了加强腧穴的协同作用,如胃痛可选双侧足三里、梁丘等。当然左右配穴法并不局限于选双侧同一腧穴,如左侧偏头痛,可选同侧的太阳、头维和对侧的外关、足临泣;左侧面瘫可选同侧的太阳、颊车、地仓和对侧的合谷。以上介绍的选穴原则和常见的几种配穴方法,在临床应用时要灵活掌握,因为一个针灸处方常是几种选穴原则和多种配穴方法的综合运用,如上述的左侧偏头痛,选同侧的太阳、头维和对侧的外关、足临泣,既包含了左右配穴法,又包含了上下配穴法。因此,选穴原则和配穴方法从理论上提供了针灸处方选穴的基本思路。

3.按病类属配穴法

如腑病选下合穴与其俞募穴配伍;急性病证选郄穴与合穴或下合穴配伍。

二、刺灸法的选择

刺灸法是针灸处方的第二组成要素,包括疗法的选择、操作方法和治疗时机的选择。刺灸法是针灸疗法的技术范畴,是影响针灸疗效的关键环节之一,相同的选穴可因刺灸法的不同而出现不同的治疗效果,因此,在针灸处方中必须重视刺灸法的标识。

1.治疗方法的选择

是针对患者的病情和具体情况而确立的治疗方法,在处方中必须说明治疗采用何种刺灸法,如是用毫针刺法、灸法、火针法,还是用拔罐法、皮肤针法等,均应注明。

2.操作方法的选择

当确立了疗法后,要对疗法的操作进行说明,如毫针刺法用补法还是泻法,艾灸用温和灸还是瘢痕灸等。对于处方中的部分穴位,当针刺操作的深度、方向等不同于常规的方法时,尤其是某些穴位要求特殊的针感或经气传导方向、目标均要特别强调。此外,针刺治疗疾病可每日1次或每日2次等,应根据疾病的具体情况而定。针灸处方中,手法操作类似于中药处方中的剂量问题,针刺手法不同,同一针灸处方可产生不同的效应,这是针灸处方的又一个特点。例如:足三里穴用艾灸或针刺补法可扶助人体正气,用于保健或体虚的虚证患者;当邪气犯胃,胃痉挛出现急性疼痛时,足三里用强烈地捻转泻法,可疏通胃腑气机,解除胃之脉络拘挛而止痛;大椎刺络放血可泻热毒,用灸法可温通督脉阳气、祛散寒邪。临床上,常常会出现针灸处方相同,同一患者因不同医生操作,结果差异很大,这正是由于操作手法的问题所致。例如:在治疗假性延髓麻痹出现的吞咽困难时,针灸处方同样是上廉泉、翳风、风池,但操作手法对疗效的影响非常大,我们的体会是,上廉泉、翳风、风池必须向舌根方向深刺1~2寸深,上廉泉用高频率的提插泻法,使舌咽部发胀感,翳风、风池用小幅度高频率的捻转补法,使针感传向舌咽部,每穴必须操作1分钟,才能有很好的效果。

3.治疗时机的选择

治疗时机是提高针灸疗效的重要方面。一般来说,针灸治疗疾病没有特殊严格的时间要求。但是,当某些疾病的发作或加重呈现明显的规律性时,临床上针灸治疗这类疾病在时间上有极其重要的意义,均应在发作或加重前进行针灸治疗可提高疗效。如痛经在月经来潮前几天开始针灸,直到月经过去为止;女性不孕症,在排卵期前后几天连续针灸等等,因此也应在处方中说明。

针灸病谱

　　世界卫生组织于1979年曾向世界推荐43种疾病可采用针灸治疗,有力地推动了针灸学的普及和应用。近年来,随着针灸临床研究的深化和临床证据的积累,针灸适宜病症的范围不断扩大,由我国学者提出并开展的针灸病谱研究取得了较大的进展。最新研究发现,针灸可对16个系统的532种病症发挥不同程度的治疗作用。本章将介绍针灸病谱概念、研究方法及结果,以及针灸病谱研究方法的思考。

第一节 针灸病谱概念

针灸作为一种自然疗法,完全依赖人体自我调节功能和康复能力而干预疾病的治疗本质,也就决定了它的适宜范围。疾病的病因、类型、发展阶段及发病机制千差万别,因此,针灸治疗疾病的疗效也就不同。从目前针灸临床治疗疾病的实际情况来看,针灸治病的机制从宏观上可分为三大类,即局部的刺激性治疗,远端反射性定向性调节性治疗,以及整体的调节性治疗。比如在针灸治疗肩关节周围炎时,针灸的局部治疗作用是主要的;在治疗单纯性胃肠痉挛时,针刺足三里就是远端反射性定向性调节性治疗;而治疗疟疾、感冒等疾病时,整体的调节性治疗就是主要的作用。从临床实际看,局部治疗作用更突出,远端反射性定向性调节性治疗有较好的疗效,整体性调节作用相对要弱些。这不是否定针灸的整体性调节作用,只是三种情况相对而言。显然,局部治疗的刺激直接到达病所,刺激量直接施加到病变局部,有效的刺激治疗量是针灸发挥作用的核心环节,这从理论上是很容易理解的。正是基于针灸疗法的自身特点,我们就很有必要把针灸适宜病症进行科学而客观地总结分类。于是我国学者于 1999 年首次提出了"针灸病谱"和"针灸等级病谱"的概念。针灸病谱和等级病谱概念的提出,是为了更好地发挥针灸疗法的优势,总结临床研究的成果;对疾病的等级划分是基于目前的临床实际情况,针灸病谱也会随着医学的发展不断变化,我们要不断开发新的针灸病谱。

一、人类疾病谱

人类疾病谱有两种含义,一是指由固定的谱阶组成的疾病过程。疾病谱的变化及趋势预测疾病从发生、发展到结束的自然史是一个连续的过程,这个过程中有很多表现形式,我们将疾病的所有表现形式,即疾病从亚临床表现或先兆表现到临床表现和结局所呈现的所有表现形式称为疾病谱。疾病谱的另一种含义是,某一地区危害人群健康的诸多疾病中,可按其危害程度的顺序排列成疾病谱带。不同地区,疾病的谱带组合情况不尽相同,疾病的这种排列如同光谱谱带一样,能反映某地危害人群疾病的组合情况。

人类疾病谱随着社会的发展也表现出发展变化的趋势,据世界卫生组织制定的疾病和有关健康文献的国际统计分类(ICD10)可知,人类疾病和有关健康问题被分为二十一章,除第二十章疾病和死亡的外因以及第二十一章影响健康状态和与保健机构接触的因素两章不算疾病统计外,其余十九章为疾病的分类和统计。第一章为某些传染病和寄生虫病,编号 A00 – B99,大约有 200 种(类);第二章肿瘤编号 C00 – D48,约 147 种(类);第三章血液及造血器官疾病和某些涉及免疫机制的疾患,编号 D50 – D89 约 40 种(类);第四章内分泌、营养和代谢病编号 E00 – E90,约 91 种(类);第五章精神和行为障碍,编号 F00 – F99,约 100 种(类);第六章神经系统疾病,编号 G00 – G99,约 100 种(类);第七章眼和附器疾病,编号 H00 – H59,约 60 种(类);第八章耳和乳突疾病,编号 H60 – H95,约 36 种(类);第九章循环系统疾病,编号 I00 – I99,约 100 种(类);第十章呼吸系统疾病,编号 J00 – J99,约 100 种类;第十一章消化系统疾病,编号 K00 – K93,约 94 种(类);第十二章皮肤和皮下组织疾病,编号 L00 – L99,约 100 种(类);第十三章肌肉骨骼系统和结缔组织疾病,编号 M00 – M99,约 100 种(类);第十四章泌尿生殖系统疾病,编号 N00 – N99,约 100 种(类);第十五章妊娠、分娩和产褥期,编号 O00 – O99 约 100 种(类);第十六章起源于围生期的某些情况,编号 P00 – P96,约 97 种(类);第十七章先天性畸形、变异和染色体异常,编号为 Q00 – Q99,约 100 种(类);第十八章症状、体征和临床与实验室异常所见,编号为 R00 – R99,约 100 种(类);第十九章损伤、中毒和外因的某些其他后果,编号 S00 – T98,约 199 种类。十九章的病症共计 1964 种(类)。ICD10 中疾病的统计比较细化,如一个疾病病因不同就被变成不同的编号,总体上从 ICD10 归纳的疾病实际情况看,人类目前的疾病数量大约可划分为 1964 种(类)。

二、针灸病谱概念

针灸病谱有广义和狭义之分。广义的针灸病谱是指针灸疗法所适宜的疾病谱。狭义的针灸病谱是依据针灸疗法治疗病种的广泛性(频次)、效能程度和临床证据强度等,对针灸适宜病症的分类和顺序排列形成的疾病谱体系。针灸病谱是以研究针灸疗法所适宜的疾病谱为目的,与人类疾病谱的研究目的既有区别,又有联系。针灸病谱的研究能反映针灸疗法适宜人群疾病的种类、分型及针灸疗法的效能等级,归纳针灸有效性临床证据的分布强度情况,能有效地指导应用针灸疗法防治疾病。针灸病谱根据不同的划分原则,可分为针灸基本病谱、针灸等级病谱。针灸等级病谱又划分为效能针灸等级病谱和循证等级病谱。

(一)基本针灸病谱

基本针灸病谱是指采用针灸治疗可达到治愈、临床治愈或缓解症状,或改善生活质量的病症。即针灸干预后只要有效就可纳入的病症,不管是独立针灸治疗还是针灸为主或为辅助性治疗手段,只有针灸介入疾病的治疗能产生效果就是针灸病谱。因此,这一概念只勾画出针灸治病的基本范围。针灸能否治疗疾病,从理论上讲,由以下几方面所决定:第一是疾病的性质和针灸的自身效能,即是否是针灸疗法的适应证,这决定了针灸对某些疾病能否发挥有效的治疗作用。第二是技术层面问题即"医师因素",即所谓的"未得其术"。第三个因素是患者自身的问题即"患者因素",包括对针灸治疗的敏感性和依从性。由于疾病的情况千差万别,轻重不同,对人体的生命健康危害程度不同,就是同一个疾病也可分为不同的类型,同一疾病同一类型也存在发展的阶段,这直接关系到针灸的疗效和介入时机问题,显然针灸病谱必须进一步细化才更符合实际情况,才更加科学。为此,我国学者提出了"针灸等级病谱"的概念。从我国学者研究的结果看,目前针灸临床研究报道的基本病谱,已涉及十六个系统的 532 种疾病,国外针灸治疗的病谱也达到了 120 多种,这也是针灸医学对人类的巨大贡献。从病谱研究的结果看,肌肉骨骼系统与结缔组织、神经系统、精神和行为障碍、泌尿生殖系统、消化系统、眼和附器、皮肤和皮下组织等病症是针灸治疗最主要的病谱范围,尤其以前两个系统的针灸病谱最多。

(二)等级针灸病谱概念

所谓等级针灸病谱,又称针灸等级病谱,就是按照一定的规则把针灸治疗的疾病进行等级划分,根据规则的不同,提出两个等级病谱的划分体系,即效能等级针灸病谱和循证等级针灸病谱。这两个划分体系均具有各自的意义和特点,效能等级针灸病谱重在研究针灸治疗某种疾病的效能总趋势;而循证等级针灸病谱重在按照目前最高的临床证据等级对疾病的分类。效能等级针灸病谱对临床理性选用针灸疗法更具有指导性,循证等级针灸病谱对研究的选题更有参考价值。同时随着针灸循证证据的不断完善,针灸等级病谱也将不断完善和更加科学化,因此,两种等级分法均具有重要意义。

1.效能等级针灸病谱

效能等级针灸病谱就是根据针灸自身治疗的某种疾病的效能总趋势,我国学者曾将针灸治疗的病症划分为针灸独立治疗、针灸主治疗、针灸辅助治疗和针灸疗效尚不确切等四个等级。即Ⅰ级病谱、Ⅱ级病谱、Ⅲ级病谱和Ⅳ级病谱。但在实际操作中Ⅱ级、Ⅲ级病谱在划分时存在一些新问题,原来的概念界定主要是从理论上阐述,实际应用中不能涵盖部分临床病症的具体情况,因此,在原来概念基础上对等级病谱的内涵又进行了丰富和完善。

(1)Ⅰ级病谱:系指可以独立采用针灸治疗并可获得治愈或临床治愈或临床控制的疾病,针灸能使本类疾病得到本质性治疗,治疗具有实质性意义,即针灸的作用性质和作用量足以对疾病发病环节进行良性干预或消除,如周围性面瘫、癔证等。即针灸对本类疾病能发挥完全治疗作用,可称为针灸"完全治疗"病谱或"独立针灸治疗病谱"。

(2)Ⅱ级病谱:系指以针灸治疗为主,对其主要症状和体征能产生明显治疗作用的疾病,针灸可发挥主治疗作用,但难以达到疾病的完全治疗作用,或称为针灸"部分治疗"病谱或"针灸主治疗病谱"。根据临床实际情况,Ⅱ级病谱概念内涵从以下几个方面界定:

1)Ⅱa级病谱:针灸对本类疾病的本质治疗有明显促进作用,治疗具有实质性意义,针灸在本类疾病的治疗中可发挥主导性作用,但针灸的作用性质和作用量难以对疾病的关键环节给予完全良性干预或消除,仅用针灸疗效有限,有结合其他疗法的必要性。如腰椎间盘突出症,以腰痛或坐骨神经痛为主要症状和体征,针灸可很好地缓解其主要症状和体征,而且对于局部软组织、神经根水肿有一定的促进作用,但是针灸的效能有限,有必要配合牵引等方法治疗;轻中度的胃下垂,针灸可增加胃平滑肌和韧带的张力,但必须配合戴胃托带疗法。如中风病急性期和恢复期治疗情况明显不同,而且发病环节复杂,针灸难以对中风病的治疗达到Ⅰ级病谱的"完全治疗",只能是"部分治疗"。因为,中风恢复期患者的高血脂、高血压、高血糖、高黏血症等都常关系着本病的疗效,肢体功能康复训练也直接关系着疗效,但是在中风恢复期,针灸对肢体功能的恢复这一主要体征能发挥主导性治疗作用,而且效果肯定,因此,恢复期中风可纳入Ⅱ级病谱。

2)Ⅱb级病谱:目前某些疾病保守治疗(西医和中医的药物疗法)等缺乏有效的治疗方法,针灸可作为主要治疗方法,甚至可独立应用针灸治疗,疗效确切但有限,难以达到Ⅰ级病谱的疗效,而且甚至疗效不及Ⅱa的疗效满意度,但在目前医疗水平情况下不失为一种有用的主要治疗方法,或首选的治疗方法。如视神经萎缩,目前没有可靠的治疗方法,针灸对提高视力确有较好疗效,但难以治愈,使视力恢复正常,因此视神经萎缩可归入Ⅱ级病谱。或者某些疾病目前保守治疗方法缺乏高效的针对性治疗,西医也仅仅对症处理,针灸有较好的疗效,但本类疾病可能会出现严重的后果,以针灸治疗为主的多种综合治疗比较符合目前的临床实际,如眼底病变,针灸疗效较好,但有出现视力减退或失明的危险性,因此,归入Ⅱ级病谱。

(3)Ⅲ级病谱:Ⅲ级病谱系指针灸治疗处于从属和辅助地位的疾病或某些疾病目前尚不清楚病因,病情顽固,而目前处于综合性治疗探索性阶段,针灸可缓解部分症状,但仅能作为综合治疗中的一种方法,难以发挥主导性治疗作用,可称为针灸"辅助或协同治疗"病谱。其内涵包括:

1)Ⅲa病谱:针灸的作用效能对本类疾病的本质缺乏确切、足够的治疗意义,针灸的作用性质和作用量难以实现本类疾病的实质性治疗,而仅仅对疾病的非实质性问题或症状起到有限的缓解,如恶性肿瘤,针灸可在癌痛、发热、疲劳等症状有缓解作用,对肿瘤本身缺乏治疗意义;蛔虫症在腹痛、胆绞痛发作时针灸可缓解疼痛,但难以起到杀虫的作用。

2)Ⅲb病谱:疾病危及,后果严重,针灸只能在其他治疗方法保证生命安全的基础上应用以缓解症状,如心肌梗死出现的心绞痛、中枢性呼吸衰竭。

3)Ⅲc病谱:疾病情况复杂,目前西医也无法治愈,但是目前以西医为主要治疗方法,针灸可能对副作用有一定减轻作用,或可有限地降低西医用量,针灸只能作为药物应用基础上的辅助治疗,针灸疗法从客观上可促进、辅助、协同主要疗法,如帕金森病等。

(4)Ⅳ级病谱:系指针灸针对疾病本身治疗疗效尚不确切或其治疗已有明确的高效手段,很少再用针灸治疗的疾病,前者如各种癌症,后者如肺结核等。

2.循证等级针灸病谱

所谓循证等级针灸病谱是指基于现有最好的证据,按照循证医学证据等级,将针灸病谱相应进行等级划分。目前美国等国家在制定有关疾病的指南时,通常把证据等级分为3个等级,强证据、中证据和弱证据,强证据是指荟萃分析的结果阳性或1项以上随机对照临床试验(RCT)的结果一致为阳性;中证据是指1项随机对照临床试验的结果阳性或多项RCT的结果主要为阳性或多项非RCT研究的结果一致为阳性;弱证据是指描述性研究和病例研究的结果阳性,RCT结果不一致,或同时两者。在这一证据等级划分标准基础上,我国学者依据目前临床证据支持针灸有效性的强度情况,将针灸病谱细分为5个等级,即循证Ⅰ级、Ⅱ级、Ⅲ级、Ⅳ级、Ⅴ级针灸病谱,分别指强证据、强中等证据、弱中等证据、弱证据及极弱证据支持针灸有效的病症。根据上述循证等级针灸病谱的分级,可将其归纳如下:

(1)肯定有效病谱:为极力推荐病谱,指强证据表明针灸治疗本病疗效确切的病症。

(2)很可能有效病谱:为推荐病谱,指强中等证据表明针灸治疗本病有效病症。

(3)可能有效病谱:为试用病谱,指弱中证据表明针灸治疗本病有效病症。

(4)或许有效病谱:为探索性病谱,指弱证据、极弱证据表明针灸治疗有效病症。

如果按照循证医学中的证据等级划分目前的针灸病谱,可能会对世界范围内的针灸疗法推广应用产生推动作用,而且这种等级病谱随着研究的不断深入一定是一个不断变化的病谱。因此,本等级病谱要不断跟踪临床研究的最新证据,不断修改和完善。

总之,效能针灸等级病谱和循证针灸等级病谱是两个不同的病谱划分体系,各有侧重点和不同用意,前者主要是基于针灸自身的效能特点,对针灸适宜的每个疾病的治疗程度、范围和治疗最具意义的环节进行分析,后者则主要根据文献的证据可靠性对针灸治疗病症的可能疗效进行评价和分析,因此,这两个病谱划分体系可以相互补充,相互为用。

第二节　针灸病谱研究方法及结论

一、效能等级针灸病谱研究

（一）研究方法

通过问卷调查的形式向全国范围内的针灸临床专家获取意见信息，以期从专家的针灸临床实践经验角度总结效能针灸等级病谱。研究以抽样调查的形式，在具有专业背景的特殊人群中，通过自填式问卷，实施描述性的专业横剖调查。

1.问卷的条目设计

问卷以封闭式题目为主，结合开放式问题为辅的设计原则。以前期文献研究确定的16个系统461种针灸治疗病症为基本条目。每一个病症条目如有具体分期、分型或病因分类，则按照权威通用的临床分期或分型制定亚条目（称为疾病亚型），有239种病症设立了亚型，最后共设立了1104个（病症＋亚型）条目。

每个疾病及亚条目包含的要素有针灸防治病症的结局层次（治愈、整体好转、部分缓解、无效、不清楚）、干预层次（单用针灸、针灸为主、针灸为辅）、结论意向来源（直接经验、间接经验）。同时在每一个病症系统后设置开放式条目，咨询未能涵盖的病症以求完善。格式与内容举例见表3-1、表3-2。

表3-1　肌肉骨骼和结缔组织系统病症专家问卷调查表

病症名称	病症具体信息	您认为针灸治疗本病的结局					您认为针灸治疗本病可			得出前面的结论是基于	
		治愈	有效		无效	不清楚	单用针灸	针灸为主	针灸为辅	直接经验	间接经验
			整体好转	部分缓解							
西医病名	分型、分期或病因										

续表

	病症名称	病症具体信息	您认为针灸治疗本病的结局				您认为针灸治疗本病可		得出前面的结论是基于
1	颈椎病	颈型							
		椎动脉型							
		神经根型							
		脊髓型							
		交感型							
		混合型							

表 3-2 开放式调查表(如果您认为上表还有一些针灸适宜病症没有罗列,可在下表补充)

	病症名	分型、分期或病因	治愈	有效		单用针灸	针灸为主	针灸为辅	直接经验	间接经验
				整体好转	部分缓解					
1										
2										

2. 关于问卷中基本术语的说明

(1)疗效结局栏中的治愈:包括痊愈、临床痊愈或临床控制。治愈亦作"痊愈",是指经过针灸治疗后,致病因素以及疾病过程中发生的各种损害性变化完全消除或得到控制,机体的功能、代谢活动完全恢复正常,形态结构的破坏得到了充分修复,一切症状体征均先后消失,机体的自身调节以及机体对外界环境的适应能力,社会行为包括劳动力也完全恢复正常。临床治愈是指经过针灸治疗后,患者的症状、体征全部消失,但患者组织器官不能恢复到原来的结构,却不影响功能活动、日常生活。临床控制主要指针灸治疗可使病情得到明显控制,从而使疾病不影响患者的生活质量。目前有很多疾病难以根治,经常反复发作或发展,常需要终身治疗,要注意不同疾病其临床治愈或临床控制的标准也不尽相同。

(2)疗效结局栏中的有效:包括临床上的整体好转(显效)和部分缓解(有效)。整体好转是指针灸治疗后,可使病情从整体上得到明显好转,但难以达到治愈(痊愈、临床痊愈和临床控制)的目标。部分缓解主要针对难治性疾病或病情复杂或危重性疾病,针灸能使该类疾病的部分症状或枝节症状得到缓解,甚至是短期临时缓解,但对于疾病本身从总体上难以起到本质性治疗和控制其发展。

（3）疗效结局栏中的无效：是指针灸治疗前后病情没有明显的变化。不清楚是指答卷者对于针灸治疗本病不了解。

（4）针灸疗法干预层次栏：包括单用针灸、针灸为主和针灸为辅。单用针灸是指仅用针灸治疗可使本类病证获得治愈、临床治愈或临床控制。针灸为主是指针灸对本类病证的主要问题可发挥主要治疗作用，但针灸的作用难以达到本类疾病的治愈、临床治愈和临床控制的目标；或临床上以针灸为主有必要结合其他疗法可获得更好疗效已成为共识。针灸为辅是指针灸对本类病证难以发挥主要的治疗作用，常常需要其他方法作为基本治疗，针灸只能作为辅助手段；或本类病证发病机制不清，目前没有可靠的治疗方法而以综合疗法进行探索性治疗，针灸也只能作为综合疗法中的一种，起到缓解部分症状或枝节问题。

3. 调查专家样本数的估算

（1）调查对象的总体估算：按照国家中医药管理局发布的数据表明，2007 年全国拥有中医类医院共 3165 个（31 个省、直辖市、自治区），其中中医医院 2720 个、中西医结合医院 245 个，民族医医院 200 个。一项全国医院针灸科发展现况调查报告显示，平均每所中医医院拥有针灸医师 5.64 名。另有一项全国针灸临床研究调查表明，平均针灸医师的各级职称比例为初级 30.6%、中级 32.8%、高级 36.6%。估算出全国高级职称针灸医师约为 $2720 \times 5.64 \times 36.6\% = 5614$ 名。

（2）全国针灸临床专家抽样数的估算：采用最小样本量的计算公式 $n = Z^2 p(1-p)/e^2 = Z^2/4e^2$，其中 Z：置信区间，p：推测总体的比值，e：抽样误差。规定比例 p 为 50%，查得正态分布表可知 Z 值为 1.96，抽样误差定为 ±5%。从而得出最小样本 n = 384。考虑到问卷回收的脱失率，扩大样本量，我们初步确定样本量为 500 名。

（3）全国针灸专家分配名额的估算与调整：全国 31 个省、直辖市、自治区市的专家分配名额，根据国家中医药管理局发布的 2007 年全国中医类执业医师的分布情况。以各地的执业中医师人数与全国执业中医师的总人数（70727 名）相比，获得每个省的构成比，然后乘以初步确立的 500 名总数，即得到该省的接受调查专家人数。

由于各地针灸发展的不平衡，在初步预算各省的专家人数后，再结合实际情况适当进行调整。天津、上海、北京三个直辖市均调整为 30 名；其余各地区预算名额，当 5 < n < 10，调整为 10 名；n < 5，调整为 5 名；最后实际确立的专家人数为 561 名。

（4）各地专家抽样的具体标准和专家抽取。

1）专家资格的标准：①专家职称，一直从事针灸临床的副主任医师、主任医师。②执业年限，必须在针灸临床上工作 10 年及以上年限。③学术影响，在本地区或全国有一定影响（如兼任各级学术组织理事，或为学科带头人）；或在患者中有较高的知名度，有较多的就诊患者（三级医院平均每日门诊量不少于 50 人次，二级、一级医院及无级别的门诊部每日不少于 30 人次）。

2）专家抽取过程：每个省、自治区、直辖市，聘请一位负责人，依托当地针灸学会，将符合条件的专家进行汇总编号，随机抽取确定的名额。每个省自治区的专家应至少来源于三个医院。

4. 统计方法

自填式部分测量的结局主要有两项，即针灸疗效结局和针灸干预层次。采用模糊综合评判技术（众数集成有效性识别指数及加权平均法）对问卷结果进行分析。模糊综合评判技术对评语集的评判结果依赖于模糊识别，也是对评价函数具体化的体现。首先按照最大隶属原则进行判断，最大的构成比对应的评语集元素就是众数，也就是最大隶属原则的最终评价结局。众数集成有效性的识别指数 a 按照公式 $a = \dfrac{N(\beta - 1)}{2\gamma(N-1)}$，N 指选项的分组数，β 指构成比最高的数，γ 指构成比次高的数，当 $4 < N < 9$ 时，如 $\beta \geqslant 0.7$ 时，则不需计算 a 值，而直接运用最大隶属原则进行判定。如果 $\beta < 0.7$ 时，则需要比较 a 与其最小可接受阈值 a^* 进行判定，a^* 的计算公式为 $\dfrac{N}{2(N-1)}$，按照其中 $N = 3$ 或 5，其阈值分别为 0.75、0.625。

如果 a 值 $< a^*$ 时，说明众数集成有效性识别检验失效，则进一步用加权平均原则，求 A 值。由于加权法是在几个连续的同质的序列中进行应用，因此，当应用该方法时，不清楚选择将被剔除，因为在疗效等级上，不清楚与治愈、整体好转、部分缓解和无效不具有同质性。将疗效四个等级选项赋予权重值，即治愈 1、整体好转 2、部分缓解 3、无效 4；针灸干预层次中，单用针灸 1、针灸为主 2、针灸为辅 3。A = 治愈选项专家构成比 × 1 + 整体好转选项专家构成比 × 2 + 部分缓解选项专家构成比 × 3 + 无效选项专家构成比 × 4。或 A = 单用针灸选项专家构成比 × 1 + 针灸为主 × 2 + 针灸为辅选项专家构成比 × 3。最后计算被评价对象所隶属等级值 A，通常是一个非整数，依次判定被评价对象偏向的等级，以 1.55 为例，如果 A 值为 1.55，说明意见处于第一、第二选项之间，如果大于该值，说明专家研究趋向于第二选项，如果小于该值说明意见趋向于第一选项，其余者依次类推。在自填式答案中，调查问卷首先要处理的是针灸疗效结局的模糊判定，然后以此为基础判断该结局类别所属的干预层次的情况。

（二）研究结果

1. 问卷回收情况

按照预算专家总数和各省、直辖市、自治区分配名额进行问卷发放，共发放 561 份问卷，共回收 537 份，问卷回收率为 95.72%；脱失 24 份，脱失率为 4.28%，31 个省、自治区和直辖市的各地脱失率在 0%～12% 之间，均小于 15%，因此，本次问卷调查有效。其中 13

份问卷不合格,给予剔除,最终合格问卷为 524 份,合格问卷占收回问卷的 97.58%(有效率),回收的合格问卷占总发放问卷的 93.40%。

2. 参与专家基本信息

有效问卷的 524 名专家中,主任医师 271 名,占 51.72%;副主任医师 253 名,占 48.28%。

3. 专家分布地域及医院级别情况

本次涉及全国 31 个省、直辖市和自治区的 110 个行政区、县、市的 226 家医院,其中三甲中医院 78 家,二甲中医院 28 家,三乙中医院 15 家,二乙中医院 2 家,无级别中医院或门诊部 7 家;三甲西医院 62 家,二甲西医院 14 家,一甲西医院 1 家;三乙西医院 6 家,二乙西医院 3 家;三甲中西医结合医院 6 家,二甲中西医结合医院 2 家,三乙中西医结合医院 1 家;三甲藏医院 1 家。

4. 效能针灸病谱结果

根据以上效能等级针灸病谱概念,对全国 31 个省、直辖市、自治区的 524 名副主任医师职称及以上针灸医生的问卷结果,采用模糊综合评判技术进行统计分析,最终对最常见的针灸适宜病症中的 249 种进行了效能等级病谱的划分,其中 128 种病症还包括有 327 种亚型,独立病症名 + 亚型病症名共计 448 种。Ⅰ级病谱有 28 种病症和 35 种病症的 40 种亚型,病症 + 亚型共计 68 种。Ⅱ级病谱 84 种病症和 125 种病症的 234 种亚型,病症 + 亚型共计 318 种。Ⅲ级病谱包括 4 种病症和 42 种病症的 60 种亚型,病症 + 病症的亚型总计 64 种。另外Ⅳ级(系指针灸效能总趋势尚不清楚,需要进一步研究的病症)包括 163 种病症和 150 种病症的 483 种亚型,病症 + 亚型总计 646 种(详细结果见表 3 - 3)。

表 3 - 3　效能等级针灸病谱

系统	疾　病
肌肉骨骼系统及结缔组织疾病	效能Ⅰ级针灸病谱:系指针灸治疗以获得临床治愈结局为主要趋势,在本类病症治疗中针灸效能可发挥足够的治疗效应,可采用单用针灸疗法。肱骨外上髁炎、腱鞘炎、腱鞘囊肿、下颌关节炎、肱骨内上髁炎、肌肉劳损(腰肌劳损等)、腓肠肌痉挛、落枕、颈椎病(颈型)、肩关节周围炎(早期、恢复期)、腰椎间盘突出症(Ⅰ期)、原发性梨状肌综合征
	效能Ⅱ级针灸病谱:针灸治疗以获得整体好转结局为主要趋势,在本类病症治疗中针灸效能可发挥主要的治疗效应,可采用针灸为主要治疗方法,或为了进一步提高疗效,可结合其他疗法。第三腰椎横突综合征、肌筋膜炎、髌下脂肪垫劳损、增生性脊柱炎、脊柱小关节紊乱症、肌腱炎、肋软骨炎、纤维肌痛综合征、多发性肌炎、棘上韧带炎、创伤性关节炎、隐性脊柱裂、跟腱周炎/跟腱炎、冈下肌综合征、前斜角肌综合征、肩胛肋骨综合征、尾骨痛/尾骨综合征、骨质增生症、膝内侧副韧带慢性劳损、颈椎后纵韧带骨化症、骨科手术后部位疼痛、颈椎病(椎动脉型、神经

续表

系统	疾 病
肌肉骨骼系统及结缔组织疾病	根型、交感型、混合型）、肩关节周围炎（冻结期）、腰椎间盘突出症（急性期、恢复期、Ⅱ期）、膝关节骨性关节炎（早期）、类风湿关节炎（早期）、梨状肌综合征（继发性）、强直性脊柱炎（早期）、风湿性关节炎（急性、慢性）、肩手综合征（Ⅰ期、Ⅱ期）、斜颈（肌性、痉挛性）、髌骨软化症（Ⅰ期、Ⅱ期）、滑膜炎（急性、慢性）、滑囊炎（急性、慢性）、骨膜炎（运动损伤性骨膜炎）、股骨头坏死（0 期）、髋关节骨性关节炎（早期）、冈上肌肌腱钙化症（早期）、骨质疏松症（老年性、绝经后） 效能Ⅲ级针灸病谱：针灸治疗以获得部分症状缓解结局为主要趋势，在本类病症治疗中针灸效能发挥着辅助的治疗效应。这类疾病多为疾病的严重型或晚期；或发病机制不清楚，病理机制复杂；或疾病危及患者生命安全；或针灸治疗并非针对原发病而是针对部分症状或并发症等。目前针灸在治疗效能上难以对疾病本身起到主要的治疗作用，在治疗上目前以综合治疗为主，针灸仅可作为治疗方法之一；或应以其他治疗方法为基础，针灸起到配合治疗作用。 椎管狭窄、颈椎病（脊髓型）、腰椎间盘突出症（Ⅲ期）、膝关节骨性关节炎（晚期）、类风湿关节炎（晚期）、强直性脊柱炎（晚期）、髌骨软化症（Ⅲ期）、髋关节骨性关节炎（晚期）、骨质疏松症（继发性）、肩手综合征（Ⅲ期）
神经系统疾病	Ⅰ级：未特指的功能性头痛、股外侧皮神经炎、枕神经痛、臀上皮神经炎、眶上神经痛、周围性面神经麻痹（急性期、恢复期）、原发性坐骨神经痛、偏头痛（轻度、中度）、原发性三叉神经痛（轻度）、面肌痉挛（1 级）、肋间神经痛（原发性） Ⅱ级：桡神经麻痹、带状疱疹后遗神经痛、不宁腿综合征、臂丛神经麻痹、椎－基底动脉综合征、腕管综合征、腓神经麻痹、脑膜炎后遗症、正中神经麻痹、股神经/闭孔神经麻痹、非典型面痛、舌咽神经痛、假性延髓麻痹、脑鸣、急性脑血管病（短暂性脑缺血发作、急性脑血管病恢复期、后遗症期）、周围性面神经麻痹（贝尔面瘫后遗顽固面瘫、亨特面瘫、外伤性面瘫）、坐骨神经痛（继发性）、小儿脑瘫（痉挛型、手足徐动型、肌张力低下型）、偏头痛（重度）、原发性三叉神经痛（中度、重度）、面肌痉挛（2 级）、癫痫（原发性癫痫大发作、原发性癫痫缓解期、原发性癫痫小发作、原发性癫痫简单部分发作、继发性癫痫发作、继发性癫痫缓解期）、截瘫（不完全型）、震颤麻痹（早期）、吉兰－巴雷综合征（恢复期、后遗症）、多发性末梢神经炎（中毒性、营养代谢障碍性、变态反应性、感染性）、重症肌无力（Ⅰ型、ⅡA 型）、肋间神经痛（继发性）、紧张型头痛（反复发作性、慢性）、脊髓炎（恢复期）、丛集性头痛（急性发作、缓解期）、昏厥（反射性）、小儿惊风（急惊风、慢惊风） Ⅲ级：脊髓空洞症、脑萎缩、小脑共济失调、急性脑血管病（急性期）、周围性面神经麻痹（后遗症倒错现象）、小儿脑瘫（共济失调型）、面肌痉挛（3 级、4 级）、癫痫（复杂部分性发作）、震颤麻痹（晚期）、吉兰－巴雷综合征（急性期）、多发性末梢神经炎（结缔组织病等致末梢神经炎）、运动神经元病（肌萎缩侧索硬化症、进行性脊肌萎缩症、原发性侧索硬化症、进行性延髓麻痹）、重症肌无力（ⅡB 型）、脊髓炎（急性期）

续表

系统	疾病
消化系统疾病	Ⅰ级:颞下颌关节紊乱综合征、功能性消化不良、胃肠痉挛(单纯性功能性)、肠胀气(功能性、手术后)、腹泻(功能性)、胃痛(功能性)、小儿疳积(轻度疳气)、膈肌痉挛(呃逆、功能性)
	Ⅱ级:消化性溃疡、小儿厌食症、急性胃肠炎、慢性肠炎、贲门失迟缓症、牙龈炎及牙周炎、反流性食管炎、急性胃炎、胆胃综合征、幽门痉挛、功能性便秘、胃下垂(轻度、中度)、慢性胃炎(浅表性、萎缩性)、胆石症(结石<1cm左右)、慢性溃疡性结肠炎(轻型、中型)、胆囊炎(急性胆囊炎伴结石、急性胆囊炎不伴结石、慢性胆囊炎)、肠梗阻(单纯性不完全性粘连肠梗阻)、直肠肛门脱垂(Ⅰ度)、阑尾炎(单纯性急性阑尾炎、单纯性慢性阑尾炎)、胃轻瘫(原发性、继发性)、肠麻痹(手术后)、腹部手术后诸症(疼痛、腹胀、消化不良)、胃肠痉挛(胃肠疾病出现的胃肠痉挛)、肠粘连(手术后肠粘连、腹部炎症所致肠粘连)、肛肠手术后诸症(疼痛)、唾液分泌障碍(流涎、口干)、胃手术后诸症(残胃排空延迟症、消化不良)、腹泻(肠道疾病出现的腹泻)、胃痛(胃部病变出现的胃痛)、小儿疳积(中度疳积、重度干疳)、口臭(消化不良所致)、膈肌痉挛(器质性或其他疾病伴发呃逆)
	Ⅲ级:胃下垂(重度胃下垂)、胆石症(结石>2cm的胆石症)、慢性非特异性溃疡性结肠炎(重型)
泌尿生殖系统疾病	Ⅰ级:小儿非器质性遗尿症、痛经(原发性)、尿潴留(产后、手术后)、月经不调(功能性)
	Ⅱ级:围绝经期综合征、尿道综合征、经前期综合征、慢性附件炎、遗精、水肿(特发性、经行或绝经期局限于面部、肢体)、乳痛(经行或功能性)、前列腺术后并发症(尿频遗尿)、功能性夜尿增多症、痛经(继发性痛经)、慢性前列腺炎(无菌性、细菌性)、乳腺增生病(小叶增生型)、急性乳腺炎(早期)、尿石病(输尿管中下段结石横径<1cm)、慢性盆腔炎(初期)、前列腺肥大(单纯性尿路梗阻症状)、子宫脱垂(Ⅰ度)、泌尿系感染(膀胱炎、尿道炎)、闭经(功能性)、尿潴留(药物性尿潴留)、尿失禁(膀胱及尿道炎致尿失禁、前列腺肥大所致尿失禁、老年性尿失禁)、泌尿系结石碎石后并发症(腰腹痛)、月经不调(妇科疾病导致的月经不调)
	Ⅲ级:暂无结果
眼和附器病	Ⅰ级:近视(青少年假性近视)、麻痹性斜视(功能性)、外睑腺炎、视疲劳综合征(环境因素所致)、眉棱骨痛(感受风寒或疲劳等所致)
	Ⅱ级:麻痹性斜视(炎症、外伤引起的麻痹性斜视)、睑腺炎(内睑腺炎)、视神经萎缩(视神经炎性、缺血性视神经萎缩)、视疲劳综合征(眼部因素所致、全身因素所致)、眼睑下垂(动眼神经麻痹、提上睑肌损伤、交感神经损伤、重症肌无力致眼睑下垂)、复视(集合功能不足麻痹性斜视致复视)、眼球运动障碍(脑血管病所致眼球运动障碍)、眉棱骨痛(额窦炎引起、眼病引起)
	Ⅲ级:近视(轴性、屈光性近视)、青光眼(高眼压症)、眼球运动障碍(重症肌无力致眼球运动障碍、糖尿病眼肌麻痹致眼球运动障碍)

续表

系统	疾 病
精神和行为障碍	Ⅰ级:胃肠神经官能症、梅核气、癔证、失眠症(轻度)、抑郁症(原发性轻度)、抽动障碍(短暂性)
	Ⅱ级:肠易激综合征、神经衰弱、神经官能症、心脏神经症、脑震荡综合征、神经性呕吐、神经性尿频(精神性)、精神性肩背痛、睡眠障碍(中度、重度失眠症,嗜睡症、梦魇)、痴呆症(轻度血管性痴呆、轻度阿尔茨海默病)、性功能障碍
精神和行为障碍	碍(阳痿、早泄)、抑郁症(原发性抑郁症中度、继发性抑郁症轻度、继发性抑郁症中度)、戒毒综合征(戒烟)、多动障碍(注意力缺陷为主型)、抽动障碍(慢性运动或发声性)、慢性疲劳综合征(儿童青少年型、成人型)、焦虑症(广泛性焦虑症、急性焦虑症)
	Ⅲ级:血管性痴呆(中度、重度)、抑郁症(重度原发性、重度继发性)
皮肤和皮下组织疾病	Ⅰ级:浅层急性淋巴管炎、寻常痤疮(Ⅰ度)、荨麻疹(急性)、局限性脱发(精神因素引起)、湿疹(急性)
	Ⅱ级:黄褐斑、寻常痤疮(Ⅱ度、Ⅲ度寻常痤疮)、荨麻疹(慢性荨麻疹)、局限性脱发(脂溢性)、皮肤瘙痒症(功能性皮肤瘙痒)、神经性皮炎(局限性神经性皮炎)、湿疹(亚急性湿疹)、汗症(多汗症自汗、盗汗症)
	Ⅲ级:寻常痤疮(Ⅳ度)、皮肤瘙痒症(其他疾病伴发皮肤瘙痒)、神经性皮炎(泛发性)、白癜风(寻常型不完全性白斑)
某些感染性疾病和寄生虫病	Ⅰ级:流行性腮腺炎(无并发症)、细菌性痢疾(急性菌痢轻型和普通型无脱水)、带状疱疹
	Ⅱ级:病毒性脑炎恢复期、风疹、脊髓灰质炎(后遗症)、细菌性痢疾(慢性)
	Ⅲ级:暂无结果
呼吸系统疾病	Ⅰ级:上呼吸道感染(普通感冒)、急性扁桃体炎(单纯性)、嗅觉障碍(癔证性)
	Ⅱ级:变应性鼻炎、慢性咽炎、流行性感冒、反复呼吸道感染、慢性气管炎、血管舒缩性鼻炎、急性咽炎、声带麻痹、急性喉炎(轻症)、支气管哮喘(支气管哮喘急性发作、非急性发作期间歇出现、非急性发作期轻度支气管哮喘、非急性发作期中度支气管哮喘)、慢性鼻炎(单纯性、肥厚性)、支气管炎(急性、慢性)、扁桃体炎(化脓性扁桃体炎)、鼻窦炎(急性、慢性)、嗅觉障碍(炎症性、神经性)
	Ⅲ级:支气管哮喘(重度非急性发作期支气管哮喘)

续表

系统	疾　病	
循环系统疾病	Ⅰ级：无	
	Ⅱ级：冠心病、雷诺病、脑供血不足、心悸惊悸、低血压（体质性低血压、体位性低血压）、高血压病（Ⅰ期、原发性高血压头疼眩晕症状）、心律失常（阵发性室上性心动过速、室性早搏、窦性心动过速）	
	Ⅲ级：高血压病（Ⅱ期、Ⅲ期）	
损伤中毒和外因的某些后果	Ⅰ级：急性腰扭伤（不包括韧带完全撕裂或骨折）、踝关节扭伤（不包括韧带完全撕裂或踝尖部撕脱骨折）、中暑先兆（热痉挛）	
	Ⅱ级：晕动病、髌骨劳损、半月板损伤、颅脑损伤并发症后遗症（急性期轻型颅脑损伤、急性期中型颅脑损伤、颅脑损伤致排尿障碍、颅脑损伤致面瘫、颅脑损伤致偏瘫、颅脑损伤致失语、颅脑损伤致智能障碍、颅脑损伤致神经衰弱、颅脑损伤致头痛）、骨折及并发症（腰椎骨折后腹胀便秘、骨折后关节僵直、骨折后屈肌功能障碍、踝关节骨折术后功能障碍）、脊髓损伤及并发症后遗症（脊髓震荡、脊髓损伤马尾综合征、脊髓损伤致大便困难、脊髓损伤致排尿障碍、脊髓损伤并发抑郁症、脊髓损伤致疼痛、脊髓损伤致肌痉挛）、中暑（轻症热衰竭）；药物导致的消化系统副反应（恶心呕吐、流涎）	
	Ⅲ级：脊髓损伤（脊髓完全性损伤截瘫、四肢瘫）	
内分泌及营养代谢障碍	Ⅰ级：无	
	Ⅱ级：肥胖症（单纯性、药源性、内分泌代谢遗传病等引起肥胖）、糖尿病并发症（胃轻瘫、周围神经炎、腹泻）、痛风（原发性痛风急性发作期、原发性痛风间歇期或慢性期、继发性痛风急性发作期、继发性痛风间歇期或慢性期）、原发性高脂血症	
	Ⅲ级：糖尿病（2型糖尿病）	
肿瘤	Ⅰ级：无	
	Ⅱ级：无	
	Ⅲ级：胃癌术后残胃功能障碍、胃癌化疗后腹泻、乳腺肿瘤术后上肢水肿、乳腺肿瘤放化疗后白细胞减少、肺癌患者免疫功能低下、放化疗后白细胞减少症	
妊娠分娩及产褥期病症	Ⅰ级：胎位不正、急性乳汁淤积症（未出现乳腺炎）	
	Ⅱ级：妊娠剧吐（未出现脱失及电解质紊乱）、产后乳汁分泌不足、滞产难产（低张性宫缩乏力所致）、剖宫产术后诸症（肠蠕动障碍、腹胀）	
	Ⅲ级：暂无结果	

续表

系统	疾病
耳和乳突病症	Ⅰ级：无
	Ⅱ级：梅尼埃综合征（发作期、间歇期）、耳聋（突发性耳聋）、耳鸣（功能性、神经性、其他疾病非耳源病引起的耳鸣）
	Ⅲ级：耳聋（传导性、中毒性、老年性、其他神经性耳聋）、耳鸣（耳源性疾病引起的耳鸣）
血液及造血器官病症	Ⅰ级：无
	Ⅱ级：原发性及非放化疗等所致白细胞减少症、营养性贫血
	Ⅲ级：暂无结果

二、循证等级针灸病谱研究

（一）研究方法

1. 检索源

以计算机检索为主，以中国生物医学文献数据库（1978－2008，CBM）、中国知网（1978－2008，CNKI）、万方数字化期刊数据库（1994－2008，WF）和重庆维普数据库（1989－2008，VIP），以及国外三大英文数据库 Cochrane Library、Medline 和 Embase 为检索源，全面收集有关的针灸临床研究文献。所有检索均截至 2008 年 12 月 30 日。

2. 循证证据等级划分标准

（1）文献分级标准：在参照经典的循证医学五级分类法，标准如下：①系统评价、meta 分析或大规模多中心随机对照（A 级）；②单个随机对照（RCT）（B 级）；③随机字样的对照试验、半随机对照试验、非随机对照试验（C 级）；④无对照的病例系列观察（D 级）；⑤个案报道、专家经验等。

（2）循证证据等级强度综合分析标准

Ⅰ级：即强证据，至少有 1 项研究的 A 级文献为阳性结果。

Ⅱ级：即强中证据，至少有 1 项高质量 RCT（B 级）文献为阳性结果，或两项及以上低质量 RCT 为阳性结果。另外对于系统评价中结论认为由于纳入文献质量不高，需要进一步验证的结论，也降为强中证据。

Ⅲ级：即弱中证据，仅有 1 项低质量 RCT 为阳性结果，或 RCT 结果不一致，但大部分 RCT 结果为阳性；或没有 B 级文献，至少有两项及以上 C 级文献结果为一致阳性。

Ⅳ级：即弱证据，仅有 1 项 C 级文献，或者有多篇 C 级文献，但文献结果不一致，大部分结果为阳性。

Ⅴ级：极弱证据,仅有 D 级文献(大于 10 例),或其他非以上情况者。

(二)研究结果

通过对国内外针灸临床证据进行分析和归纳,发现针灸治疗病种达 16 个系统的 532 种,按照证据的循证等级将其分类,获得循证等级针灸病谱系统,Ⅰ级病谱 28 种,Ⅱ级病谱 82 种,Ⅲ级病谱 184 种,Ⅳ级病谱 89 种,Ⅴ级病谱 149 种(详见表 3 - 4)。

表 3 - 4　循证等级针灸病谱

系统	病　症
肌肉骨骼系统及结缔组织疾病	循证Ⅰ级针灸病谱:强证据支持针灸有效的病症。颈椎病、肩周炎、腰椎间盘突出症、肱骨外上髁炎、膝骨性关节炎
	循证Ⅱ级针灸病谱:强中等证据支持针灸有效的病症。风湿性关节炎、强直性脊柱炎、髌骨软化症、纤维肌痛综合征、骨质疏松症、落枕、运动性疲劳
	循证Ⅲ级针灸病谱:弱中等证据支持针灸有效的病症。第三腰椎横突综合征、梨状肌综合征、腱鞘炎、腱鞘囊肿、筋膜炎、增生性脊柱炎、小关节紊乱症、斜颈、膝关节滑膜炎、膝关节滑囊炎、股骨头坏死、颞下颌关节炎、干燥综合征、胫骨骨膜炎、髋关节骨关节炎、骨质增生症、慢性肌肉劳损、椎管狭窄、非特异性腰痛、颈肩综合征、颈椎后纵韧带骨化症
肌肉骨骼系统及结缔组织疾病	循证Ⅳ级针灸病谱:弱证据支持针灸有效的病症。髌下脂肪垫炎、肋软骨炎、白塞病、跟腱周围炎、髂腰三角综合征、青少年特发性脊柱侧弯、氟骨症
	循证Ⅴ级针灸病谱:极弱证据支持针灸有效的病症。创伤性关节炎、骶髂筋膜脂肪疝、腓肠肌痉挛、肱骨内上髁炎、骨骺炎、肌腱炎、棘上韧带炎、脊柱隐性裂、前斜角肌综合征、尾骨痛、腘窝囊肿、系统性红斑狼疮、尺骨茎突炎、陈旧性三角纤维软骨复合体损伤、跗骨窦综合征、致密性骨炎、股四头肌腱末端病、棘突过敏症、冈下肌综合征、退行性跖趾关节炎、肘关节炎、儿童生长痛、脊源性胸痛、十一肋尖综合征、跖管综合征、骨科手术后部位疼痛、内侧副韧带损伤、风湿性肌炎、股内收肌肌管综合征、肩胛肋骨综合征、早期脓性指头炎、挥鞭综合征
神经系统疾病	Ⅰ级:周围性面瘫、坐骨神经痛、功能性头痛
	Ⅱ级:小儿脑瘫、偏头痛、震颤麻痹、带状疱疹后遗神经痛、椎 - 基底动脉供血不足综合征、紧张性头痛、假性延髓麻痹、睡眠呼吸暂停综合征、小儿惊厥
	Ⅲ级:脑血管病、原发性三叉神经痛、面肌痉挛、癫痫、非典型面痛、股外侧皮神经炎、枕神经痛、吉兰 - 巴雷综合征、桡神经麻痹、臀上皮神经炎、不安腿综合征、臂丛神经麻痹、重症肌无力、眶上神经痛、腕管综合征、腓神经麻痹、肋间神经痛、脑积水、脊髓炎、植物状态、昏厥、幻听、小脑共济失调、真性延髓麻痹、肌萎缩性侧索硬化症

续表

系统	病 症
神经系统疾病	Ⅳ级：多发性(末梢)神经炎、脊髓空洞症、脊髓蛛网膜炎、周期性麻痹、丛集性头痛、胸廓出口综合征、脑萎缩、尺神经炎(麻痹)、肝性脑病、延髓背外侧综合征、脊髓亚急性联合变性
	Ⅴ级：四边孔综合征、发作性睡病、运动神经元病、舞蹈病、幻肢痛、多发性硬化、跗管综合征、股神经痛及闭孔神经痛、正中神经麻痹(垂腕症)、大脑脚综合征、视神经脊髓炎、脑鸣、Meige 综合征、尺神经麻痹、胫神经麻痹、舌咽神经痛
消化系统疾病	Ⅰ级：消化性溃疡、小儿疳积
	Ⅱ级：慢性结肠炎、胆石症、肠梗阻、功能性消化不良、胃轻瘫综合征、脂肪肝、腹泻、便秘、肛肠术后诸证、膈肌痉挛
	Ⅲ级：颞下颌关节紊乱综合征、胃下垂、慢性胃炎、口腔溃疡、小儿厌食、胆囊炎、慢性肠炎、急性胰腺炎、急性牙髓炎、胃食管反流性疾病、胆绞痛、肠麻痹、胃肠痉挛、灼口综合征、肝硬化、牙痛、呕吐、颞下颌关节炎、急性冠周炎、淤胆型肝炎(胆小管性)、腹水
	Ⅳ级：阑尾炎、新生儿黄疸、急性胃肠炎、肠粘连、肠胀气、胆汁反流性胃炎、肝纤维化、结肠息肉、肠套叠、牙本质过敏、大便失禁(功能性)、溃疡病穿孔、慢性肝病综合征、上消化道出血、唾液分泌障碍、慢性胰腺炎
	Ⅴ级：幽门痉挛、胆胃综合征、直肠及肛门脱垂、胃扭转、疝(腹部、腹股沟)、肛裂、贲门失迟缓症(贲门痉挛)、先天性巨结肠、舌炎、肛门神经痛、胃石症
泌尿生殖系统疾病	Ⅰ级：慢性前列腺炎、围绝经期综合征
	Ⅱ级：痛经、乳腺增生病、泌尿系结石、不孕症、慢性盆腔炎、不育症、前列腺增生症、经前期综合征、慢性肾功能衰竭、月经不调、多囊卵巢综合征、遗尿症、尿潴留、尿失禁
	Ⅲ级：功能性子宫出血、尿道综合征、闭经、慢性附件炎、慢性肾炎、卵巢早衰、子宫内膜异位症、卵巢囊肿、硅胶囊假体隆乳术后包膜挛缩、神经源性膀胱、泌尿系结石体外碎石后并发症、经行头痛
	Ⅳ级：急性乳腺炎、外阴营养不良、子宫脱垂、未破裂卵泡黄素化综合征、泌尿系感染、慢性附睾炎、药物性乳溢症、盆腔瘀血综合征、小儿神经性尿频、器质性勃起功能障碍
	Ⅴ级：宫颈炎(糜烂)、阴道炎、精索静脉曲张、遗精、包茎嵌顿、男性阴部神经痛综合征、睾丸炎、肾下垂、乳糜尿、盆底肌痉挛综合征、经行乳房胀痛、睾丸腱鞘积液、外阴痛、外阴前庭炎

续表

系统	病 症
眼和附器病	Ⅰ级:无
	Ⅱ级:近视、眼肌麻痹、急性结膜炎
	Ⅲ级:睑腺炎、视神经萎缩、白内障(早期)、青光眼、脉络膜及脉络膜视网膜炎、视网膜色素变性、弱视、视网膜血管闭塞、缺血性视神经病变、视神经炎、视疲劳综合征、复视、干眼症、色觉障碍、准分子激光角膜切除术后炎症及免疫反应
	Ⅳ级:皮质盲、泪溢症、眼肌痉挛、角膜炎(单纯疱疹型)
	Ⅴ级:玻璃体混浊、虹膜睫状体炎、老年性黄斑变性、眼球运动障碍、眼底出血、视网膜静脉周围炎、暴盲、巩膜炎、角膜溃疡、中心性浆液性视网膜炎、眼睑下垂、眼炎
精神和行为障碍	Ⅰ级:睡眠障碍、血管性痴呆
	Ⅱ级:老年性痴呆、抑郁症、肠易激综合征、抽动障碍、焦虑症、强迫症、精神分裂症、戒断综合征
	Ⅲ级:心因性性功能障碍、多动障碍、精神发育迟滞、慢性疲劳综合征、胃肠神经官能症、心脏神经官能症、癔证、唐氏综合征、儿童孤独症、梅核气、创生后应激障碍、慢性酒精中毒精神症状
	Ⅳ级:恐惧症
	Ⅴ级:竞技综合征、睡行症、反应性精神病、神经性呕吐、成人夜磨牙、不定陈诉综合征、精神性肩背痛、酒后狂躁症、脑震荡综合征
皮肤和皮下组织疾病	Ⅰ级:寻常痤疮
	Ⅱ级:局限性脱发、皮肤瘙痒症、神经性皮炎、面部色素沉着、湿疹
	Ⅲ级:鸡眼、白癜风、银屑病、褥疮、增生性瘢痕症、酒糟鼻、玫瑰糠疹、疖痈、皮肤表浅溃疡、局限性硬皮病
	Ⅳ级:腋臭、结节性红斑、接触性皮炎、药疹、自发性多汗证、异位性皮炎、扁平苔藓、汗疱疹
皮肤和皮下组织疾病	Ⅴ级:毛囊炎、皮脂腺囊肿、甲沟炎、进行性色素性皮病、疔疮、脚气感染、急性淋巴结炎、汗管瘤、脐茸(新生儿脐息肉)、外阴硬化萎缩性苔藓、隐翅虫皮炎、颈项部皮赘、急性淋巴管炎

续表

系统	病症
某些特定感染传染性疾病和寄生虫病	Ⅰ级:无
	Ⅱ级:带状疱疹、流行性腮腺炎
	Ⅲ级:病毒性疣、病毒性肝炎、胆道肠道蛔虫症、颈淋巴结核、艾滋病、百日咳、肺结核、疟疾、尖锐湿疣、丹毒、单纯疱疹、病毒性脑炎及后遗症、细菌性痢疾
	Ⅳ级:癣、破伤风、流行性出血热
	Ⅴ级:脊髓灰质炎后遗症、脑脊髓膜炎及其后遗症、风疹、传染性软疣、鹅口疮、钩虫病、霍乱、淋菌性关节炎、阿米巴痢疾、结核性瘘管、霉菌性肠炎、类丹毒、登革热
呼吸系统疾病	Ⅰ级:变应性鼻炎、上呼吸道感染
	Ⅱ级:支气管哮喘、声带小结、支气管高原反应
	Ⅲ级:慢性鼻炎、慢性咽炎、支气管炎、急性扁桃体炎、支气管扩张症、鼻窦炎、肺炎、急性喉炎、流行性感冒、呼吸道易感儿、慢性阻塞性肺疾病、急性咽炎、中枢性呼吸衰竭、咯血、嗅觉障碍、咳嗽、发热、喉肌弱症、功能性失音
	Ⅳ级:声带麻痹、单纯性鼻出血(鼻衄)、鼻前庭炎、高通气综合征、胸膜炎
	Ⅴ级:肺脓肿、喉痉挛、气管炎、血管舒缩性鼻炎
循环系统疾病	Ⅰ级:高血压病、冠心病(心绞痛)、休克(轻中度)
	Ⅱ级:心律失常、痔疮、动脉硬化症、静脉炎
	Ⅲ级:雷诺病、闭塞性血栓性脉管炎、慢性肺源性心脏病、心肌梗死、多发性大动脉炎、低血压、慢性心力衰竭、心脏骤停、慢性心肌炎、慢性脑供血不足、心脏外科手术后并发症
循环系统疾病	Ⅳ级:下肢静脉曲张、高黏血症、低脉压综合征
	Ⅴ级:惊悸、红斑性肢痛、末梢循环不良(厥证)、风湿性心脏病、脑动脉炎
妊娠分娩及产褥期病症	Ⅰ级:强证据支持针灸有效的病症。胎位不正、乳汁过少(缺乳)、分娩痛、滞产难产(宫缩乏力所致)
	Ⅱ级:医疗性流产及并发症、妊娠恶阻、妊娠骨盆痛
	Ⅲ级:剖宫产术后诸症、子宫复旧不全、产后出血、急性乳汁淤积症
	Ⅳ级:过期妊娠、习惯性流产、产后身痛、先兆流产、女性胚胎移植受孕
	Ⅴ级:妊娠水肿、产后耻骨联合分离症、胎盘滞留

续表

系统	病　症
内分泌及营养代谢障碍	Ⅰ级：高脂血症
	Ⅱ级：肥胖症、糖尿病及并发症、甲状腺功能亢进、痛风
	Ⅲ级：单纯性甲状腺肿、高催乳素血症、甲状腺炎、代谢综合征
	Ⅳ级：尿崩症
	Ⅴ级：脚气病(干脚气)、甲状腺功能减退、低血糖
损伤中毒和外因的某些后果	Ⅰ级：手术胃肠道反应
	Ⅱ级：急性腰扭伤、踝关节扭伤、脑外伤及并发症、骨折手术后康复及并发症、脊髓损伤、药源性便秘及流涎，手术后疼痛
	Ⅲ级：CO中毒迟发型脑病及后遗症、有机磷农药和慢性酒精中毒迟发性周围神经病、关节错缝、中暑、晕动病、输液反应、肌内注射后疼痛及硬结、烧伤疼痛
	Ⅳ级：慢性酒精中毒性脑病、食物中毒、冻疮、静脉复合全麻患者术后中枢抑制、宫内避孕器所致子宫出血、肩撞击综合征
	Ⅴ级：髌骨劳损、半月板损伤、喉返神经损伤、慢性正己烷中毒、辐射性肠炎及膀胱炎、输血反应、盆腔术后淋巴水肿
肿瘤	Ⅰ级：放化疗后外周血象异常、放化疗后恶心呕吐
	Ⅱ级：癌症疼痛
	Ⅲ级：子宫肌瘤、肿瘤性厌食症、乳腺癌术后上肢淋巴水肿、放化疗后疲劳
	Ⅳ级：肿瘤术后下肢深静脉血栓形成、癌症高热
	Ⅴ级：神经纤维瘤、血管瘤、良性甲状腺瘤、乳腺纤维瘤、乳腺癌潮热
耳和乳突疾病	Ⅰ级：无
	Ⅱ级：梅尼埃综合征
	Ⅲ级：小儿聋哑、耳聋、耳鸣、前庭中枢性平衡障碍
	Ⅳ级：中耳炎、耳郭浆液性软骨膜炎、外耳炎
	Ⅴ级：化脓性耳软骨炎
血液及造血器官疾病	Ⅰ级：无
	Ⅱ级：原发性及非放化疗等所致白细胞减少症
	Ⅲ级：血小板减少性紫癜
	Ⅳ级：变应性紫癜、再生障碍性贫血、营养性贫血、白血病
	Ⅴ级：镰状细胞病(所致痛症)

第三节　针灸病谱研究方法思考

　　针灸病谱的研究方法主要包括文献研究、临床调查、专家问卷调查等方法,各种方法都有其优点。针灸病谱的研究方法,从科学意义上讲应该通过多中心、大样本、随机对照及盲法的循证医学方法进行研究。但是,针灸疗法在中国应用了几千年,从文献和专家论证角度对针灸病谱进行归纳和总结是有临床基础的。从目前看,针灸病谱的研究要多种方法相互补充。

一、文献研究

　　文献作为人类所特有的承载和传递一切知识信息的载体,是社会进步和人类实践的结晶,是人类不断发展和进步的智慧源泉,因此,作为科技专业人员有效利用文献信息资源是快速积累知识的捷径。针灸学已有两千多年的积累,古今文献非常丰富,为我们研究针灸病谱奠定了坚实的基础,因此,文献研究是目前针灸病谱研究的主要方法之一。由于历史原因和传统医学自身的特点,中医针灸文献的质量差参不齐,符合现代循证医学方法的论文数量有限。主要文献属于病例总结性文献的分析。所谓病例总结是研究者将一组病例进行回顾性总结分析。这类文章是中医学专业杂志中临床文献的主流,由于没有设立对照组和足够的随访,能否作为证据极为可疑。但是,对中医学本身而言,历史所造成的如此丰富的临床文献并非一钱不值,其中不乏掩埋着许多科学的证据和丰富的临床经验,只是观察者缺乏科学研究的素质,设计本身缺乏获得科学证据的框架。鉴于历史的原因,这部分文献作为针灸临床基本病谱归纳的证据材料虽然并非理论上的科学证据,但在一定程度上还是能够反映出针灸临床实践的足迹,因此,完全否认这些文献的价值也是否认现实的盲目的"抛弃主义",不是科学的态度。譬如,张仲景的《伤寒论》《金匮要略》中记载大量的处方,今天用来还是十分有效,在这些处方的形成过程中并没有设计严密的循证医学研究方法学,但并不能因此而否认这些处方的有效性和科学性。世界上没有任何一门自然学科像医学这样复杂,因为医学研究的对象——"人",是动态的生命体,许多问题并非是简单的线性关系，而非线性关系的问题是大量存在的。这就注定了医学知识必须重视医学专家的经验，并不能完全用机械的研究模式去讲什么是科学的，什么是不科学的。因此，充分利用以往的文献进行总结，提出行业的有关标准是每一个学科发展中必须遵循的公理，只是在实践中再进行不断的修订和完善而已。不言而喻，应用现有的针灸文献进行针灸病谱的归纳是无可厚非的。近年来随着循证医学的普及，多中心、大样本、随机对照针灸临床研究证据不断出现，以及研究文献的 Meta 分析都为针灸疗效也提供了高质量的临床证据。

二、临床调查

流行病学研究方法有四种类型，包括描述性研究、分析性研究、实验性研究及理论性研究。针灸病谱的研究应用描述性研究，描述性研究也称描述流行病学，是通过调查、观察，了解所研究问题在人群中分布情况的一类方法。通过这类研究可以把所研究问题在特定时间的频率及其分布特点展示出来。描述性研究中横断面研究是指在特定时间内了解人群中所研究问题及相关因素的情况，收集的资料局限于这一特定的时间断面，因此也称现况研究或现况调查。此研究的特点是以调查人群的所有人为研究对象，同时收集研究事件与研究因素的信息，用于分析的病例为现患患者，研究因素为调查时间断面上存在的因素。针灸病谱的调查适合应用横断面研究，但是考虑到一年四季的疾病发病率不同，因此，针灸病谱的调查至少应不少于一年。又考虑到地域对疾病的影响，流调的范围应在全国的代表性地域同时进行。这种方法的缺点是费时费力，针灸病房的病种有限，大部分患者就诊于门诊，而门诊医师诊断的准确性是影响调查结果的最主要原因。另外，针灸疗效的客观性也难以确认。但这种方法在一定程度上可以反映出目前我国针灸临床治疗病种的情况。

三、专家问卷调查

医学的实践性和经验性，决定了个人或专家的经验或意见的可贵性和实用性。完全否定个人经验和专家意见就等于否定临床医学本身，因为真正的专家都清晰或依稀地看到了针灸病谱这座"金字塔"，甚至他们有些就是这座"金字塔"的建造者。只不过他们在金字塔的不同高度施工，并不完全了解全塔的情况。置于证据等级金字塔最底层的专家意见是指那些未经严格评价的、纯粹的个人经验。由于心理学的原因，专家意见或多或少地在无意间被个人经验所"污染"。但是，中医学本身带有浓厚的个人经验色彩，目前，获得专家的经验和意见是总结针灸病谱最重要的环节之一。在面对专家群体的意见时，我们按照少数服从多数的规则，在一定程度上可纠正某些专家的偏见。但是，对部分在某个病方面确有特长的专家个人经验，我们还要采取谨慎地接受态度。其实，在国际上现行的各种标准、药典等也都是专家组的论证所制定的。因此,采用专家论证对针灸病谱进行界定也是重要的研究方法。

四、循证医学研究方法的运用

从理论上讲,循证医学强调的大样本、多中心、随机、双盲原则是科学的,这样的研究是获得科学证据的最可靠方法,足够大的样本数保证了样本代替总体的可靠性,随机化方法使所有未知的影响因素机会等同地分布到治疗组和对照组,实现了全面同质的比较研究。因此,这种研究所获得的证据是最高级别的。但是,目前针灸此类临床研究非常缺乏,一是研究者的素质问题,二是循证医学中的一些原则很难在针灸研究中实施。由于针灸医学本身的特点,在研究针刺疗法的临床设计中,病例分组可良好地贯彻随机化原则,但是在施加针刺处理因素时,针灸医师却无法贯彻双盲法,因为对于操作者自身而言,自己拥有针灸学专业知识,从治疗的穴位处方上,操作者很清楚患者是哪一组,这样人为的主观因素就在所难免。更何况针刺包含着浓厚的操作技术因素,这就造成了针刺疗法临床疗效的偏移性。因此,理想化的循证医学研究方法在针刺疗法的效果判定上几乎难以完成。目前,我们在进行针灸病谱的研究中也只能贯彻循证医学的精神,做到随机对照和单盲法以及在疗效评价上进行研究者、治疗医师、评价者的三分离。同时在疗效评价上要探索出符合针灸特点的疗效评价体系,目前也缺乏这样的标准可用。

五、西医学理论知识的应用

西医学的生理学、病理学等在揭示人体生命现象、生理及病理状态方面,其微观性、事实性和明确性比中医学更为具体和客观,针灸作用的效能是建立在人体自我调节功能的基础上的,这就是说针灸的作用效价不能离开人体的自我调节功能而独立存在。当我们清楚地认识到针灸作用的这一特点时,我们就会科学地预测针灸作用的效能,也就是说要抓住疾病发生发展的过程和阶段,科学而灵活地运用针灸治疗疾病。当疾病处于通过促进自身调节功能难以实现疾病的良性转归时,我们应及时地运用药物或手术治疗,当疾病处于通过促进自身调节功能可实现疾病的良性转归时,我们要及时运用针灸进行治疗。在疾病的病理变化过程中,西医学认识比较具体、明确,因此,通过借鉴西医学对具体疾病的认识,如疾病发作阶段、分型及预后等情况,从这些方面研究和观察针灸可能的切入点,预测针灸的可能效应对于开发新的针灸病谱具有重要的参考价值。

头面躯体经络病症

　　头面躯体经络病症是指头面、躯干浅表部位以及肢体的病症,是外感、内伤、损伤等各种因素,导致头面躯体部位经络功能失调,气血运行失常,甚或功能障碍、结构失常的一类躯体体表部位的疾病。躯体体表类病症是与内在的脏腑病变相对而言,头面、躯干、肢体是经络主干循行的主要分野,具有防御外邪,保护内在脏腑组织的作用;在生理上以通为顺,在病理上因瘀滞或失养而发病。头面、躯干、肢体经络病证的主要特征为病位表浅而明确,多以筋肉疼痛、麻木、肿胀,或经筋拘急、弛缓等为临床表现。这类病证非常适合于经络辨证,而且是针灸治疗的优势病谱。本章主要按照病位分类论述。

第一节　头面部病症

一、头　痛

　　头痛是最常见的临床症状之一,据报道有近90%的男性和95%的女性都曾有过头痛的经历,大多数头痛不经过特殊治疗即可缓解。西医学认为引起头痛的病因众多,大致可分为原发性和继发性两大类。前者不能归因于某一确切病因,也可称为特发性头痛,曾称为功能性头痛,常见者如偏头痛、紧张型头痛和丛集性头痛等,约占头痛患者的90%以上;后者是由于其他疾病所引起,如颅内病变(脑血管疾病、颅内感染、颅脑外伤或肿瘤等)、全身性疾病(如发热、内环境紊乱、高血压病等)以及滥用精神活性药物等所致的头痛,约占头痛患者的10%,又称为症状性头痛。头痛的种类多,发病机制也非常复杂,但概括而言主要是由于颅内、外痛敏结构内的痛觉感受器受到刺激,经痛觉传导通路到达大脑皮质而引起。

　　中医学认为,头为"诸阳之会"、"清阳之府",手、足三阳经和足厥阴肝经、督脉均上头,因此,各种外邪或内伤因素使头部经络功能失常、气血失调、脉络不通或筋脉失养等,均可导致头痛。本节主要介绍临床上最常见的三种原发性头痛,其他类型的头痛可参照本节进行针灸治疗。

(一)辨病与辨经

　　当患者以头痛为主诉时,临床应重点询问头痛的起病方式、发作频率与时间、持续时间,头痛的部位、性质、疼痛程度及伴随症状;注意询问头痛的诱发因素、前驱症状、头痛加重和减轻的因素;还要全面了解患者的睡眠与职业状况、既往病史和伴随疾病、外伤史、服药史和家族史等一般情况对头痛发病的影响。西医诊断应首先分清原发性与继发性头痛,原发性多为良性病程,继发性则为器质性病变所致,任何原发性头痛的诊断必须建立在排除继发性头痛的基础之上。全面详尽的体格检查尤其是神经系统和头颅、五官的检查,有助于发现头痛的病变所在。神经影像学或腰穿脑脊液等辅助检查,能为颅内器质性病变提供客观依据。

头痛的分类与诊断曾经非常混乱,直到 1988 年国际头痛协会将其分为 13 类 133 种,从而使头痛的诊断治疗等有了规范;2004 年 2 月国际头痛协会又发布了头痛疾病分类第二版(ICHD Ⅱ),将头痛分为三大类;2013 年 7 月发布了第三版(ICHD－Ⅲ)(B 版),将头痛分类为:①原发性头痛:偏头痛(分为无先兆偏头痛、有先兆偏头痛、慢性偏头痛、偏头痛并发症、很可能的偏头痛、可能与偏头痛有关的发作性综合征);紧张型头痛(分为偶发性、频发性、慢性和很可能的紧张型头痛);三叉自主神经性头痛(分为丛集性头痛、阵发性偏侧头痛、短时单侧神经痛样头痛发作、持续性偏侧头痛和很可能的三叉自主神经性头痛);其他原发性头痛(原发性咳嗽头痛、原发性运动头痛、与性行为相关的原发性头痛、原发性霹雳样头痛、冷刺激头痛、外部压力性头痛、原发性刺痛、硬币样头痛、睡眠头痛、新发每日持续头痛);②继发性头痛,头颈部损伤引起的头痛;头颈部血管性病变引起的头痛;非血管性颅内疾病引起的头痛;某一物质或某一物质戒断引起的头痛;感染引起的头痛;内环境紊乱引起的头痛;头颅、颈、眼、耳、鼻、鼻窦、牙齿、口腔或其他面颈部结构病变引起的头面痛;精神疾病引起的头痛;③痛性脑神经病,其他面部疼痛和其他类头痛。

1. 辨病

(1)偏头痛:是一种常见的慢性神经血管性疾患,患病率为 5%～10%,病因可能与内因(遗传易感性)及外因(环境因素)等有关;发病机制目前认为可能与颅内外血管的异常收缩、舒张,扩展性皮质抑制与 5－HT 能神经元功能异常,三叉神经颈复合体与丘脑的神经功能紊乱等有关。另外,环境因素也参与本病的发作。女性多发,尤其是青春期多发病,月经前易发作,妊娠期或绝经后发作减少或停止,提示内分泌和代谢因素也参与本病的发病。

本病多起病于儿童和青春期,中青年期达发病高峰,女性多见,男女患者比例约为 1:2～3,常有遗传背景,约 60% 的患者有家族史。开始常呈激烈的搏动性疼痛,后转为持续性钝痛,中或重度头痛常持续 4～72 小时。临床可分为无先兆和有先兆偏头痛。另外,根据偏头痛的发作持续时间等可分为慢性偏头痛和偏头痛持续状态等。

①无先兆偏头痛:最常见的一型,约占 80%。临床表现为反复发作的一侧额颞部疼痛,呈搏动性,也有少数呈双侧;常伴有恶心、呕吐、畏声、畏光、出汗、全身不适、头皮触痛等症状。本型女性患者常与月经有明显的关系;②有先兆偏头痛:约占 10%,发作前数小时至数日可有倦怠、注意力不集中和打哈欠等前驱症状;在头痛发作前或发生时,常以可逆的局灶性神经系统症状为先兆,表现为视觉、感觉、言语和运动的缺损或刺激症状,最常见为视觉先兆,如视物模糊、暗点、闪光、亮点亮线或视物变形;其次为感觉先兆,如面－手区域分布的感觉障碍。言语和运动先兆少见。先兆症状一般在 5～20 分钟内逐渐形成,持续不超过 60 分钟;③慢性偏头痛:每月发作超过 15 天,持续 3 个月或 3 个月以上,并排

除药物过量引起的头痛;④偏头痛持续状态:发作持续时间≥72小时,而且疼痛程度较严重,但其间可有因睡眠或药物应用获得的短暂缓解。

(2)紧张型头痛:约占头痛患者的40%,是临床最常见的慢性头痛。目前认为周围性和中枢性疼痛机制可能与发病均有关;前者认为与颅周肌肉或肌筋膜结构收缩或缺血、细胞内外钾离子运转异常、炎症介质释放增多等有关;后者认为中枢神经系统功能异常(主要表现为单胺能神经递质慢性或间断性功能障碍),对触觉、电和热刺激的痛觉阈明显下降,易产生痛觉过敏性,可能是引起本病的重要机制。

本病典型病例多在20岁发病,随着年龄的增长患病率增加,两性均可患病,多见于中青年女性。主要为两颞部,部分为枕部、头顶部及全头部的束带样、紧箍感轻中度的持续性钝痛,还有胀痛、压迫痛及麻木感,患者常有疼痛围绕头颈部感觉;工作紧张、眼过度疲劳及姿势不正确常可引起,心理因素可加重头痛症状。临床常分为发作性和慢性两大类:①发作性紧张型头痛,包括偶发性和频发性,偶发性指符合紧张型头痛特征的至少10次发作,平均每月发作<1天,每年发作<12天;频发性者平均每月发作≥1天而<15天,至少3个月以上,每年发作≥12天而<180天。②慢性紧张型头痛,平均每月发作≥15天,3个月以上,每年发作≥180天。

(3)丛集性头痛:临床较为少见,在发作期间患者头痛呈一次接一次的成串发作,称丛集期或丛集发作期,故名丛集性头痛。发病机制尚不明确,研究发现发作期患者脑静脉中降钙素相关基因肽明显增高,提示三叉神经血管复合体参与本病的发病。本病发作常存在昼夜节律和同侧颜面部的自主神经症状,推测可能与日周期节律控制中心和自主神经活动中枢——下丘脑的神经功能紊乱有关。因此,目前认为本病可能是下丘脑神经功能障碍引起的,并有三叉神经血管复合体参与的一种原发性头痛。

本病平均发病年龄较偏头痛晚,约为25岁,部分患者可有家族史。以男性多见,约为女性的3~4倍。头痛位于一侧眼眶周围、框上、眼球后和(或)颞部,呈尖锐、爆炸样、非搏动性剧痛;每次发作持续15分钟到3个小时。疼痛发作期常在每年的春季(或秋季);发作性质为突然发作性剧烈的爆炸性、不变的疼痛,无先兆,几乎于每日同一时间,常在晚上发作,使患者从睡眠中痛醒,病程可持续数周至数月(常为2周至3个月)。伴随症状包括同侧眼结膜充血、流泪、瞳孔缩小、眼睑下垂、鼻塞、流涕或流涎,以及头面部出汗等自主神经症状。临床常分为发作性和慢性两类:①发作性丛集性头痛:至少两次丛集期持续7天~1年,两次丛集期之间无痛的间歇期≥1个月;②慢性丛集性头痛:丛集期>1年,无间歇期或间歇期<1个月。

2. 辨经

头痛常有明确的部位,针灸临床常按照部位归经。对于头痛无明显局限的固定位置,呈全头痛者,可综合应用相关的几条经脉选穴。

（1）阳明头痛：疼痛位于前额、眉棱、鼻根部，又称前额痛、正头痛。

（2）少阳头痛：疼痛位于头侧部，常为单侧，又称侧头痛。

（3）太阳头痛：疼痛位于后枕部，常连及于项，也称后枕痛、后头痛。

（4）厥阴头痛：疼痛位于巅顶部，常连及目系，也称巅顶痛、头顶痛。

（二）治疗

推荐处方

治法　调和气血，通络止痛。

穴方　①阳明头痛：头维、印堂、阳白、阿是穴、合谷、内庭；②少阳头痛：太阳、率谷、风池、阿是穴、外关、侠溪；③太阳头痛：天柱、后顶、风池、阿是穴、后溪、申脉；④厥阴头痛：百会、四神聪、阿是穴、内关、太冲；⑤全头痛：太阳、百会、头维、印堂、风池、合谷。紧张性头痛加阿是穴（枕部、头顶部或在颈项肩部肌肉紧张或压痛处）、太阳、安眠、颈夹脊；丛集性头痛加丝竹空、承泣、迎香；偏头痛加角孙、太阳、完骨。

操作　①毫针刺：常规操作。头痛急性发作时，可先针刺远端腧穴，强刺激持续行针1~3分钟，可每日治疗2次；②结合电针、三棱针法、拔罐法及灸法：毫针刺基础上，头部穴、肢体穴可加电针，用密波或疏密波交替，每次20~30分钟；阿是穴可点刺出血；紧张性头痛在颈项肩部肌肉紧张或压痛处刺络拔罐或用闪罐法。有明显风寒湿证者，头部穴加灸法；风热证可在阿是穴及远端肢体穴位点刺出血，或加耳尖点刺出血，或加背部刺络拔罐。

（三）按语

（1）针灸治疗头痛的效果　主要取决于病因和类型，总体上原发性头痛疗效较好，尤其以紧张型头痛、偏头痛效果好。继发性头痛应以原发病治疗为主，针刺只起到辅助的暂时缓解头痛作用。对于多次治疗无效或逐渐加重的头痛，要查明原因，尤其排除颅内占位性病变。

（2）偏头痛发病的病因　可分为内因与外因，内因主要与遗传有关，偏头痛患者其亲属出现偏头痛的风险是一般人群的3~6倍。另外，内分泌和代谢因素也可能为内因之一。诱发偏头痛发作的外因包括两个方面：①某些食物和药物可诱发。如含酪胺的奶酪、含亚硝酸盐的肉类和腌制品、含苯乙胺的巧克力、含谷氨酸钠的食品添加剂及葡萄酒等；药物包括口服避孕药、血管扩张剂（如硝酸甘油等）；②其他因素。如强光刺激、过劳、应激以及应激后的放松、睡眠过度或过少、禁食、紧张、情绪不稳定等。因此，治疗期间应避免诱发因素。

二、枕神经痛

枕神经痛从大体上可归属于中医的头痛范畴，尤其是太阳头痛，但由于枕部痛中最常见的枕神经痛是一种明确的神经痛,与一般的头痛又有区别,因此,单独论述。枕神经痛是枕大、枕小、耳大神经分布区疼痛的总称,三对神经来自颈$_2$、颈$_3$,分布于枕部,故枕神经痛又称上颈神经痛,以枕大神经痛最多见。本病根据病因可分为原发性和继发性,原发性枕神经痛多发于青壮年,而且发病前大多有受凉、劳累、潮湿、不良姿势的睡眠等诱因;而继发性多为其他疾病造成的继发性神经损害,最常见者为继发于上呼吸道感染、扁桃体炎等之后,也可继发于颈椎病、颈椎结核、外伤、脊髓肿瘤、骨关节炎、颈枕部肌炎、硬脊膜炎或转移瘤等;亦有病因不明者。

本病可归入中医学的后头痛、后枕痛、太阳头痛等,由外感、内伤等因素导致枕部足太阳经气血阻滞不通所致。

（一）辨病与辨经

1.辨病

表现为起源于枕部的一侧性持续性钝痛,向头顶（枕大神经）、乳突部（枕小神经）或外耳（耳大神经）放射,可阵发性加剧,头颈活动、咳嗽时加重,常伴颈肌痉挛。检查枕外隆突下常有压痛,枕神经分布区常有感觉减退或过敏。

2.辨经

疼痛起源于枕部并向头顶放射者,为足太阳、足厥阴经证;向乳突部放射者,为足太阳、足少阳经证;向外耳部放射者,为足太阳、手足少阳经证。

（二）治疗

推荐处方

治法 活血通络,止痛。

穴方 颈夹脊（2～3）、阿是穴、玉枕、天柱、昆仑、后溪。枕大神经痛加百会、通天、太冲;枕小神经痛加完骨、头窍阴、足临泣;耳大神经痛加角孙、外关。

操作 ①毫针刺:常规操作;②结合电针法:头枕部穴位、颈夹脊可加电针,密波或疏密波交替,每次20～30分钟。

三、面痛（三叉神经痛及非典型面痛）

面痛是以眼、面颊部出现的放射性、烧灼样抽掣样疼痛为主要表现的疾病,中医又称为"面风痛"、"面颊痛"。中医学认为本病多与外感风邪、情志不调、外伤等因素有关,面部主要归手、足三阳经所主,各种内外因素使面部经脉气血阻滞,不通则痛,导致本病。

本病包括西医学的三叉神经痛、非典型面痛。三叉神经痛表现为其分布区内短暂的反复发作性剧痛,三叉神经分为眼支、上颌支和下颌支,疼痛常自一侧的上颌支（第2支）或下颌支（第3支）开始,眼支起病者极少见;临床以第2、第3支同时发病者多见。40岁以上患者占70%～80%,女性较多。临床上可分为原发性和继发性。原发性三叉神经痛的病因尚未明确;继发性三叉神经痛多有明确的病因,如颅底或桥小脑角肿瘤、脑膜炎、脑干梗死等,侵犯三叉神经的感觉根或髓内感觉核而引起的疼痛,多伴有邻近结构的损害和三叉神经本身的功能丧失,发病年龄常较轻,有神经系统阳性体征。非典型面痛表现为持续性烧灼样疼痛,无间歇期,与特殊动作或触发刺激无关,疼痛范围超出三叉神经分布区域,常累及颈部皮肤,其发病原因尚不十分清楚,有学者认为它是一种功能性疾病,而也有观点认为是血管因素及三叉神经末梢支受损造成的。

（一）辨病与辨经

1. 辨病

当患者以面部疼痛为主诉即可诊断为中医的面痛,当仅以眉弓部疼痛为主可诊断为眉棱骨痛。中医学面痛主要包括西医学的三叉神经痛、非典型面痛,诊断要点如下:

(1)三叉神经痛:疼痛局限于三叉神经一或两支分布区,发作时表现为以面颊上下颌部突然出现的闪电样、刀割样、针刺样、火灼样或撕裂样剧烈疼痛,持续数秒或一两分钟,突发突止,间歇期完全正常。患者口角、鼻翼、颊部或舌部为敏感区,轻触可诱发,称为扳机点或敏感点。严重者可因疼痛出现面肌反射性抽搐,又称为"痛性抽搐"。病程呈周期性,发作可为数日、数周或数月不等。随着病程迁延,发作次数逐渐增多,发作时间延长,间歇期缩短,甚至为持续性发作,很少自愈。神经系统检查无阳性体征,患者常因恐惧疼痛发作而不敢刷牙、洗脸、进食。

(2)非典型面痛:多发于神经质者,年轻者多见;面部疼痛单侧或双侧、深在,范围较弥散,为持续性烧灼样或痉挛性痛,偶有电击样感觉;疼痛的程度呈波动性,有时可波及头、肩部、上肢,没有扳机点,常伴有自主神经症状,如流泪、鼻塞、面部潮红、结膜充血、出汗等。

2. 辨经

(1)足太阳经证:眉棱骨部位呈电灼样或针刺样疼痛,为三叉神经第1支即眼支痛。

(2)手足阳明及手太阳经证:上颌、下颌部呈电击样疼痛,为三叉神经第2、第3支痛。

(3)手三阳经证:面部呈持续性烧灼样或痉挛性痛,范围弥漫,并可波及到头、肩、上肢部,为非典型面痛。

（二）治疗

推荐处方1

治法 疏通经络,活血止痛。

穴方 ①眼支痛:攒竹、丝竹空、阳白、昆仑、后溪;②上颌支痛:颧髎、迎香、下关、合谷、内庭;③下颌支痛:承浆、地仓、颊车、合谷、内庭;④非典型面痛:阳白、四白、颧髎、下关、地仓、颊车、合谷、内庭、太冲。波及头、肩、上肢部加角孙、肩髃、曲池。

操作 毫针刺,常规操作。面部诸穴可透刺,但刺激强度不宜过大。面痛发作时,首先针刺肢体远端穴,持续捻转行针。颊车、地仓、颧髎,可三棱针点刺,加拔罐法,隔日1次。

推荐处方2

皮内针方　面部寻找扳机点。将揿针刺入,外以胶布固定。2～3日更换1次。

推荐处方3

按照三叉神经解剖分布特点选穴治疗方　面部的感觉由三叉神经感觉根支配,在面部分为三支,眼支从眶上裂孔处出颅,相当于攒竹穴处,即眶上神经;上颌支从眶下孔出颅,相当于颧髎穴处,即眶下神经;下颌支在颏孔处分出,相当于夹承浆穴处,即颏神经。因此,分别以攒竹、颧髎、夹承浆为主穴,可配合远端选穴。

(三)按语

(1)针灸治疗原发性三叉神经痛、非典型面痛有一定的止痛效果,但这两种疾病均较为顽固,需要坚持较长时间的针灸治疗。

(2)对于继发性三叉神经痛,应以原发病治疗为主。对于多次治疗无效或逐渐加重的,应进一步查明病因,以排除颅底或桥小脑角的肿瘤、转移瘤等。

四、眶上神经痛

眶上神经痛中医学称为眉棱骨痛,以眶上缘疼痛为主要症状的病症。眶上神经为三叉神经第一支额神经的较大的终末支,伴眶上动脉由眶上切迹或眶上孔离开眼眶,常在眶内分成内外支,又彼此吻合,支配额、上睑及结膜、顶部皮下。大体上三叉神经痛的第一支痛包括了本病,但是由于眶上神经是其终末支,疼痛重点在眶上缘,部位局限,比三叉神经痛明显轻,发病机制也与其有所不同,因此,单独论述。

目前西医对其疼痛发生的原因尚不清楚,但根据其分布表浅,容易受风寒刺激,疼痛常于感冒后发生,推测可能与病毒感染有关。另外,副鼻窦与眶上神经的通道相邻,故副鼻窦的炎症,特别是额窦的炎症最易累及眶上神经。一般起病较急,一侧单发,双侧同发较少,可阵发性发作,也可持续疼痛,常伴有眼球胀痛及前额、眶内、两颞疼痛,局部不红肿。病情可时轻时重,可伴眩晕、恶心、呕吐等症状。

中医称本病为眉棱骨痛,认为本病系外邪侵袭眼部筋脉,或血气痹阻而致。风寒之邪袭犯眉棱骨部筋脉,寒性收引,凝滞筋脉,血气痹阻,不通则痛;风热邪毒浸淫眼部筋脉,气血不畅,而致眉棱骨痛;或因外伤致气滞血瘀而发疼痛。总之,各种原因导致局部的足太阳、足阳明经气血失调或闭阻不通,均可导致本病。

(一)辨病与辨经

1.辨病

(1)患者具有眉棱骨部痛,可伴眼痛、头痛甚至恶心、呕吐症状,检查眶上切迹有明显压痛,局部无红肿。

（2）排除青光眼、鼻窦炎、虹膜睫状体炎、眼外伤、屈光不正、眼眶肿瘤及颅内占位病变等。

2. 辨经

按经络辨证,上眼睑为目上冈,归足太阳经筋所主;足阳明经至额;因此,本病主要归属足太阳、足阳明经病证。

（二）治疗

推荐处方 1

治法 祛风通络,活血止痛。

穴方 攒竹或阿是穴、印堂、鱼腰、阳白、合谷、内庭、昆仑。

操作 用毫针横刺印堂、痛侧攒竹、鱼腰、阳白,每隔 10 分钟刺激 1 次。合谷针尖斜向上刺,行强刺激捻转泻法 1~3 分钟。当疼痛发作或较强烈时,先刺合谷、内庭、昆仑。攒竹或阿是穴、印堂或鱼腰可接电针,攒竹接正极,密波,刺激强度不可过强,以弱刺激为宜,每次 20 分钟。也可于攒竹、鱼腰、阳白部点刺出血。

推荐处方 2

按照眶上神经解剖分布特点选穴治疗方 一般而言眶上切迹在眼眶上缘中、内 1/3 交界处或离面部正中线 2.5~3cm 处,眶上神经痛在此点可有明显的压痛,但眶上孔的个体差异较大,仅有 21% 为单骨孔,有的人有 2~3 个骨孔或切迹,且从皮肤表面不易触到骨孔,此时应力求找到压痛点作为针刺部位。眶上神经痛可以在眶上切迹直接用手触到神经压痛,攒竹穴位于眉头凹陷处,正好是眶上神经经过眶上切迹离开眼眶之处,因此是局部穴或阿是穴选用的主要部位。另外,局部鱼腰、阳白也是眶上神经分支支配的地方,所以能主治前额疼痛和眉棱骨痛。因此,可选局部眶上神经出颅的眶上切迹处为主穴,毫针刺,或用电针,或点刺法。

（三）按语

眶上神经痛远比三叉神经痛预后好,由于它是三叉神经第一支（额支）的终末支,病变部位比较局限,因此,常独立称为眶上神经痛,针灸对本病疗效好,可达到临床治愈的目的。由于眶上神经分布部位表浅,容易受寒冷刺激而诱发,在治疗期间或治愈后,平素应避免头面部受寒冷刺激,寒冷环境工作者应注意保暖,预防复发。①病因:原发性眶上神经痛的病因尚不十分明确,往往认为与非特异性炎症、神经调节失常及病毒感染有关。眶上神经痛发生的病因较复杂,一般而言由风寒等所引起的眶上神经功能失调、非特异性炎症者,针灸疗效最好;由病毒感染、外伤引起者疗效较差。②病程:病程越长针灸疗效将越差,病程在 1 年以内者疗效较好。

五、周围性面神经麻痹

周围性面神经麻痹,中医学称口眼㖞斜又称卒口僻、口㖞、吊线风,是以口角歪斜于一侧、目不能闭为主要表现的病症,是一种常见病、多发病,不受年龄限制,无明显季节性,发病急速,以一侧面部发病多见。中医学认为,劳作过度,机体正气不足,脉络空虚,卫外不固,风寒或风热之邪乘虚入中面部经络,或头面部外伤,致气血瘀阻,经筋功能失调,筋肉失于约束,出现㖞僻。《灵枢经·经筋》云:"足阳明之筋……卒口僻急者,目不合……颊筋有寒则急引颊移口,有热则筋弛纵缓不胜收故僻",因此,本病主要为足阳明经筋病证,但涉及手足太阳和手阳明经筋。由于足太阳经筋为"目上冈",故额纹消失、不能上提眼睑为足太阳经筋功能失调所致;口颊部主要为手太阳和手、足阳明经筋所主,因此,口歪主要系该三条经筋功能失调所致。

临床上导致周围性面神经麻痹的疾病和病因较多,最常见者为特发性面神经麻痹,亦称面神经炎、贝尔麻痹,是因茎乳孔内面神经非特异性炎症所致,发生机制目前并不十分清楚,一般认为是一种非化脓性面神经炎,病因可能有面神经本身或其外周病变。面神经本身的因素认为系受风寒引起局部营养神经的血管发生痉挛,导致神经缺血、水肿及受压迫,也有认为是风湿性或病毒感染所致;外周因素则有因茎乳孔内骨膜炎致使面神经受压或血循环障碍,导致面神经麻痹。早期病理变化主要是面神经水肿、脱髓鞘,晚期可有轴突变性、萎缩等。另外,面部外伤、吉兰—巴雷综合征、耳源性疾病、腮腺、颌后区病变或后颅窝病变等也可引起周围性面瘫。本节主要介绍特发性面神经麻痹所致的周围性面瘫,其他原因导致的周围性面瘫可参照本节进行治疗。

(一)辨病与辨经

1. 辨病

以一侧口角㖞斜、眼睑闭合不全为主症者,即可诊断为中医的口眼㖞斜。西医诊断应首先分清中枢性面瘫与周围性面瘫,其次确定病因。

(1)特发性面神经麻痹:面瘫急性发作,在数小时至数天内达高峰,部分患者在麻痹前1~2日有病侧耳后持续性疼痛和乳突部压痛;患者常在睡眠醒来时,发现一侧面部肌肉板滞、麻木、瘫痪,额纹消失,不能皱眉,眼裂不能闭合或闭合不全。闭眼时可见眼球向外上方侧转动,露出白色巩膜,称为贝尔征。鼻唇沟变浅,口角下垂,露齿时歪向健侧;鼓气、吹口哨漏气;面颊肌瘫痪,食物易滞留病侧齿龈。

此外,面神经炎可因面神经受损部位不同而出现一些其他临床表现,如病变在茎乳孔以外,则舌无味觉障碍;鼓索以上面神经病变,可出现同侧舌前2/3味觉消失;镫骨肌神经以上部位受损,可出现同侧舌前2/3味觉消失及听觉过敏;损害在膝状神经节,除面瘫、同侧舌前2/3味觉消失及听觉过敏,可兼有乳突部疼痛,外耳道与耳郭部的感觉障碍;损害在膝状神经节以上,如病变在内听道可伴有耳鸣、神经性耳聋,兼有流泪、唾液减少。

针对特发性面神经麻痹的病程分期目前尚无统一标准。一般可分为:①急性期,或面神经炎性水肿进展期,时间为7天左右(1周);②静止期,为发病后7~20天;③恢复期,发病20天以上到3个月;也有人把上述的静止期与恢复期统称为恢复期,而将发病3个月至半年以上定为后遗症期;还有人将面瘫分为初期(发病第一周),中期(发病2~4周),后期(发病第5周以后)。尽管各家的分期不尽相同,但将面瘫分为三期以及对急性期(初期或进展期)的认识却是一致的,均定为7天(1周)左右。根据周围神经损伤后的修复周期为4~6个月的特点,将特发性面神经麻痹的病程分为急性期(1周内)、恢复期(7天~6个月)、后遗症期(6个月以上)较为妥当。

(2)Ramsay-Hunt综合征:由疱疹病毒侵犯膝状神经节所致,除上述膝神经节损伤的表现外,以外耳道、鼓膜出现疱疹为特点。

(3)外伤性周围性面瘫:面瘫有明显的面部外伤史。

周围性与中枢性面瘫鉴别见表6-1。

表6-1 周围性与中枢性面瘫鉴别表

特征	周围性面瘫	中枢性面瘫
面瘫程度	重	轻
症状表现	面部表情肌瘫痪使	病灶对侧下部面部表情肌瘫痪(鼻唇沟变浅和口角下表情动作丧失垂),额支无损(两侧中枢支配),皱额、皱眉和闭眼动作无障碍;病灶对侧面部随意动作丧失而哭、笑等动作仍保存;常伴有同侧偏瘫和中枢性舌下神经瘫
恢复速度	缓慢	较快
常见病因	特发性面神经麻痹	脑血管疾病及脑部肿瘤等

2. 辨经

周围性面瘫总体上属于手足阳明及足太阳经筋病证。额部肌肉(上组表情肌)瘫痪、额纹消失,不能皱眉,为足太阳经筋证;面颊部肌肉(下组表情肌)瘫痪,鼻唇沟变浅,口角下垂㖞斜,为手足阳明及手太阳经筋证。

(二)治疗

推荐处方1

治法 祛风通络,疏调经筋。

穴方　阳白、四白、颧髎、地仓、下关、翳风、风池、合谷。人中沟歪斜加水沟；鼻唇沟浅加迎香；颏唇沟歪斜加承浆；舌麻、味觉减退加廉泉；目合困难加鱼腰、昆仑；流泪加承泣；听觉过敏加听宫、中渚。

操作　在急性期，面部穴位手法不宜过重，针刺不宜过深，取穴不宜过多，肢体远端的腧穴行泻法且手法宜重，一般慎用电针，可配合 TDP 照射、局部热敷等。在恢复期，面部穴位刺激量可适当增加，可进行电针、拔罐或刺络拔罐、灸法等综合运用，亦可配合 TDP 照射、局部热敷等。针灸治疗过程中患者应配合面肌训练，包括抬眉、皱眉、闭眼、皱鼻根、提上唇、示齿、引口角向外上、闭口引口角向后，上下唇撅起等，每日 3~5 次或数次。

①毫针刺：面部穴位采用平刺、斜刺或透刺方法，以平补平泻法为宜；阳白向鱼腰部透刺，颊车透地仓（或颊车、地仓两毫针对刺），合谷选健侧；②结合拔罐或刺络拔罐、电针及灸法：毫针刺后，可行闪罐法，按照面部肌肉的走行，向上向外闪拔 1~3 分钟，每日 1~2 次，也可用三棱针点刺阳白、颧髎、地仓、颊车，加拔罐，每周 2 次；面部拔罐时应以适量出血后即移去火罐为宜，避免导致面部出现皮下瘀血或水疱，影响面容；可以太阳与阳白，地仓与颊车分为两组，分别接电针，用疏波或疏密波交替，每次 20~30 分钟，强度以患者面部肌肉微见跳动而能耐受为度；如通电后，见牙齿咬嚼者，为针刺过深，刺中咬肌所致，应调整针刺的深度。面部穴位均可用艾条灸、隔姜灸或温针灸法等；针对耳后疼痛者，可在翳风穴施雀啄灸法，每次施灸 30 分钟，以局部出现红晕、潮湿为度。总之，上述操作方法以毫针治疗为基础，可根据患者具体情况，单选或综合选用数种刺灸方法。

推荐处方 2

按照解剖学选穴方　上组表情肌即额肌和眼轮匝肌是由面神经的颞支和颧支支配的肌肉，额肌部选阳白、头临泣，沿眼轮匝肌（上下眼睑部及眉棱骨部进行围刺选穴）；下组表情肌颧支（颧肌）、颊支（口轮匝肌和其他口周肌肉）、下颌缘支（下唇肌肉）支配的上述肌肉，沿肌肉进行排刺选穴；颈支支配的颈扩肌选局部选穴。另外，面神经出颅的茎乳孔部即翳风穴，改善椎基底动脉供血的风池穴。

推荐处方 3

毫针特殊刺法治疗方　主要适应于恢复后期、后遗症期以及顽固性面瘫。①口三针滞针牵拉法：在常规针刺攒竹、四白、牵正、颊车基础上，以地仓、口禾髎、夹承浆等口部腧穴为重点，针尖均向内下方刺入 10mm 后向左捻转针柄，感觉手下沉紧涩滞后向外上方缓慢提拉 5 次后留针 30 分钟，每日 1 次。适应于顽固性面瘫或面瘫后遗症期（6 个月以上）；②经筋透刺法：阳白四透（分别透向上星、头维、攒竹、丝竹空），颧髎透地仓、太阳透地仓，地仓、颊车之间阳明经筋排刺；闭目露睛加四白两透，分别透向目内、外眦；口歪甚者加下关，常规针刺风池、翳风、合谷。适应于恢复后期及后遗症期。

推荐处方4

其他特殊刺灸法治疗方 主要适应于恢复期。①药棉灸法：在颊车、地仓、下关部位施药棉灸。取艾绒 30g、当归 10g、川芎 10g、红花 10g，放入适量黄酒中浸泡 1 个月备用。患者侧卧位，将直径为 2cm、厚 0.3cm 的脱脂棉衬里纱布薄垫蘸上适量药液，置于施灸部位，薄垫上放麦粒大小蘸 95% 酒精的棉球一枚，然后点燃施灸，灸时患者局部有温热感。熄火后原薄垫再蘸少许药液，如上法再灸，每次灸 5 壮，5 次为 1 疗程；②管灸法：亦可在基本治疗基础上，加用耳部管灸法（将筒管状即由普通纸张卷成长 6~7cm，直径约 0.5cm 的管状，灸器一端插入外耳道内，将点燃的艾灸对准另一端口熏灸），每次熏灸 10 分钟左右，始终以患者耳内感温暖舒适为准。适应于恢复期。

（三）按语

（1）针灸治疗由特发性面神经麻痹所导致的周围性面瘫有很好的疗效，是目前治疗本病安全有效的首选方法。治疗期间应避免风寒，面部可配合热敷、理疗及按摩；因眼睑闭合不全，灰尘容易侵入，每日点眼药水 2~3 次，以预防感染。

（2）本病预后与面神经损伤程度、瘫痪程度、患者年龄等有密切关系，一般约 80% 的患者可在数周或 1~2 个月内恢复，1 周内味觉恢复提示预后良好，但 6 个月以上无恢复迹象者，预后将较差，大多会遗留后遗症；不完全性面瘫 1~2 个月内可恢复或痊愈，而完全性面瘫一般需要 2~8 个月甚至 1 年时间的恢复，且常遗留后遗症；年轻患者预后良好，老年患者伴乳突疼痛或合并糖尿病、高血压、动脉硬化、心肌梗死等预后较差。肌电图可作为面神经损伤程度的辅助检查。

（3）对于由其他疾病继发的周围性面瘫应在积极治疗原发病的基础上，根据治疗效果再行考虑是否进行针灸康复治疗。面神经麻痹如恢复不全时，常可出现瘫痪肌的挛缩、面肌痉挛或联带运动，称为倒错现象或面瘫后遗症。表现为病侧鼻唇沟的加深，口角被拉向病侧，眼裂变小，易将健侧误为病侧；病侧面肌不自主抽动，紧张时症状更明显，严重时可影响正常工作。联带运动表现为当患者瞬目时则发生病侧上唇轻微颤动；露齿时病侧眼睛不自主闭合；试图闭目时病侧额肌收缩；少数患者还可出现"鳄泪征"，即进食时病侧眼流泪，或颞部皮肤潮红、局部发热、汗液分泌；这可能为面神经修复过程中神经纤维再生时，误入邻近功能不同的神经鞘通路中所致。

六、面肌痉挛

面肌抽搐是指一侧面部肌肉间断性不自主阵挛性抽动或无痛性强直，多限于一侧，两侧受累较少。本病多见于中老年，女性多发。病因未明，可能与有关炎症、面神经根处因蛛网膜炎而形成粘连、面神经受动静脉压迫及精神因素等有关。目前一般认为其发生与面神经通路受到机械性刺激或压迫有关，少部分见于面神经麻痹恢复不完全的患者，推测可能是面神经的异位兴奋或伪突触传导所致。

本病归属中医学面风范畴,属于面部经筋出现筋急的病变。外邪或瘀血阻滞经脉,导致面部经筋功能失调;或邪郁化热、壅遏经脉,可使气血运行不畅,筋脉拘急而抽搐;阴虚血少、筋脉失养,可导致虚风内动而面肌抽搐。

（一）辨病与辨经

1. 辨病

本病主要表现为一侧面部不自主的抽动,双侧患病者约占 0.7%;病程发展十分缓慢,最早累及眼轮匝肌,以下眼睑跳动为主,以后逐渐扩散至一侧面部其他面肌,以口角肌肉抽动最为明显,严重时并可累及同侧颈阔肌;随着病情的发展,肌肉抽搐的程度增加,频率加快;发作时眼裂变小、嘴面歪斜,用眼和讲话极为不便,疲劳、精神紧张、情绪波动、注意力集中、自主运动时抽搐加重,睡眠中消失;少数患者在面颊部存在扳机点,部分患者可伴有同侧舌前味觉及同侧听觉障碍。晚期少数患者可伴患侧面肌轻度瘫痪。神经系统检查无其他阳性体征;肌电图检查可见肌纤维震颤及肌束震颤波。

2. 辨经

（1）足太阳、足阳明经筋证:足太阳经筋为目上冈,足阳明经筋为目下冈,以眼轮匝肌抽动为主。

（2）手足阳明、手太阳经筋证:以面颊、口角部肌肉抽动为主症。

（二）治疗

推荐处方1

治法 舒筋通络,息风止抽。

穴方 ①眼轮匝肌痉挛:攒竹、鱼腰、承泣、瞳子髎、风池、合谷、昆仑;②面颊、口角肌痉挛:阿是穴、颧髎、地仓、颊车、翳风、合谷、太冲。

操作 ①毫针刺:合谷选健侧或双侧。面部穴位采用平刺、斜刺或透刺,可行平补平泻法;阿是穴即在肌肉痉挛最初出现跳动感的部位,或发生痉挛的面肌起始端选择一个或几个点,毫针斜刺,朝单方向捻转使肌纤维缠住针体,行雀啄手法 1 分钟;翳风穴采用提插手法,以患者有强烈的触电感为佳。肢体远端穴位可行较强的捻转或提插泻法;②结合电针及拔罐法:毫针刺基础上,面部腧穴鱼腰或承泣、瞳子髎、颧髎或地仓、颊车,可接电针,密波,强度以患者能够耐受为度,每次 20~30 分钟;可加拔罐法,以闪罐为主,按照面部肌肉抽搐的相反方向（即向下向内）闪拔 1~3 分钟,每日 1~2 次。面部腧穴可用三棱针点刺加拔罐法,每周 2~3 次。

推荐处方2

穴位注射法方 患侧翳风。用2%的利多卡因2ml注入,常规操作,隔日1次。

推荐处方 3

皮内针方　瞳子髎、颧髎或阿是穴（即在肌肉痉挛最初出现跳动感的部位，或发生痉挛的面肌起始端 1 或 2 个点）。消毒后将揿针刺入，外以胶布固定，2～3 日更换 1 次，注意埋针部位卫生，防止感染。局部出现过敏的患者停用。

推荐处方 4

根据解剖学选穴方　按照上组、下组表情肌选穴进行围刺，配翳风、风池、合谷。毫针刺，可加电针，密波，强刺激，20 分钟。

（三）按语

（1）针灸治疗面肌痉挛能够缓解症状，减少发作次数和减轻抽动程度。面肌痉挛为一种缓慢进展的疾病，一般没有自愈倾向。症状不是十分严重的患者，面肌痉挛范围较小，如单纯的眼睑部痉挛为主者针灸疗效较好，经过治疗可达治愈。德国学者 Sold Darseff 和 Nepp 报道应用针刺治疗无器质性单纯性眼睑部痉挛，取得了较好的疗效。面肌抽搐范围较广，症状严重者，针灸疗效较差，大部分面肌痉挛迁延难愈。对于周围性面瘫后遗症所出现的面肌痉挛疗效不理想；病程较长，或病情较重，针刺治疗无效的患者，可行肉毒素 A 局部注射法。

（2）面肌痉挛与面神经麻痹同属于面神经的功能障碍，只是其障碍的性质相反，前者为面神经兴奋性增高，神经放电频繁，后者为神经功能麻痹，神经放电减弱。从临床上看，针灸治疗面神经麻痹的疗效远好于面肌痉挛，提示针刺对神经系统运动功能障碍中，提高神经－肌肉兴奋性的作用要优于抑制性作用，这可能与针刺刺激的兴奋性相对优势有关。西医采用面神经阻滞法，即刻见效，但难以持久，针灸对本病有一定的缓解作用，但疗效也十分有限。

七、颞下颌关节功能紊乱综合征

颞下颌关节功能紊乱综合征是易发生于颞下颌关节区的一种疾病，以开口和咀嚼时颞下颌关节疼痛、弹响、张口受限为主要表现的病症，多发生在 20～40 岁的青壮年，一般以长期的颞下颌关节劳损引起关节韧带及关节囊松弛，甚至造成局部纤维组织增生、粘连；也可以是结构紊乱或器质性改变，造成关节功能明显障碍。病期一般较长，经常反复发作，严重者可伴耳鸣、头晕、头痛等症。

本病属中医"颌痛"、"颊痛"等范畴，认为风寒外袭面颊，寒主收引，致局部经筋拘急；面颊外伤、张口过度，致颞颌关节受损；先天不足、牙关发育不良等因素均可使牙关不利，弹响而酸痛。

（一）辨病与辨经

1. 辨病

颞下颌关节区咀嚼肌区痛，开口痛和咀嚼痛。常为慢性疼痛过程，一般无自发痛、夜间痛和剧烈痛，严重骨关节病急性滑膜炎除外。检查可见体征为关节区压痛；咀嚼肌区压痛或压诊敏感；下颌运动异常，包括开口度过小，但一般无牙关紧闭；开口过程困难；开口度过大，半脱位，以及开口型偏斜、歪曲等；可闻弹响声，破碎音或摩擦音。患者可以有以上一个或数个症状，有时伴有关节区轻度水肿、下颌颤抖、夜间磨牙以及紧咬牙等，也可伴有头痛，耳症，眼症以及关节区不适，沉重感，疲劳感，怕冷等感觉异常。

2. 辨经

本病病位在颞下颌关节区咀嚼肌区，即下关、颊车附近部，属于足阳明经筋证。

（二）治疗

推荐处方

治法 疏调经筋，通利关节。对于有关节脱位者，应手法复位，再进行针灸治疗。

穴方 阿是穴、下关、颊车、听宫、合谷。头晕加风池、百会；耳鸣加耳门、中渚。

操作 毫针刺结合电针法。阿是穴在下颌关节局部明显疼痛点选穴，与颊车配合，带电针，疏密波，刺激 20～30 分钟；余穴毫针刺，常规操作。局部配合 TDP 照射、短波辐射、红外线照射等局部理疗或热敷辅助疗法，可以较好地改善局部血液循环、缓解肌肉痉挛，提高临床疗效。

（三）按语

（1）针刺对本病的疼痛和运动障碍均有疗效，尤其以急性期效果最佳，对功能紊乱性的疗效优于颞颌关节器质性损害。本病预后一般较为良好，在功能期有自愈的可能性，若韧带松弛而发生关节半脱位时，应适当限制下颌骨的过度运动，全脱位者应首先复位，否则针灸难以奏效。

（2）治疗时应调解精神因素，避免各种刺激，形成良好的咀嚼习惯，戒除单侧咀嚼；注意饮食，不吃干硬的食物，避免下颌关节的进一步损伤；可自我按摩，增强颞颌关节抵御外邪的能力。先天性颞颌关节发育不良者，应避免下颌关节的过度活动。指导患者进行功能训练，如张口受限时，进行张口练习；消除有害刺激，如牙周炎，拔除阻生智齿，修复缺牙，矫正错合等。颞颌关节器质性破坏者经保守治疗无效者，可进行手术治疗。

第二节　颈肩部病症

一、落枕

落枕是指突然发生的单纯性颈项强痛,活动障碍,最后可自愈的一种病症,系颈部伤筋,轻者4~5日自愈,重者可延至数周不愈。中医学认为,睡眠姿势不正,或枕头高低不适,或因负重颈部过度扭转,使颈部筋络受损;或风寒侵袭颈背部,寒性收引,使筋络拘急,可导致本病。本病病位在颈项部经筋,与督脉、手足太阳及手足少阳经密切相关;颈部筋脉失和,气血运行不畅是本病总病机。

西医学认为,本病是各种原因导致的颈部肌肉痉挛。由于颈椎关节具有结构较平坦、关节囊松弛、滑动性较大、稳定性差的特点,睡眠时枕头高低不适或睡眠姿势不良,颈椎$_{3\sim7}$悬空,头颈部未能被支托,在肌肉完全放松的情况下,因颈部长时间的屈曲或过度拉伸而致关节受损,如同时又感受风寒之侵袭,则更易诱发。尤其是已有椎间盘退变,在睡眠姿势不适或颈部活动突然超出正常范围时更易导致落枕。

(一)辨病与辨经

1. 辨病

常发生于睡眠后,突然感觉颈项强痛,活动受限,项背牵拉痛,或头向患侧倾斜,颈项肩部压痛明显。临床上应注意与颈椎病进行鉴别,必要时做颈部X线、CT或MRI以排除颈椎病。

2. 辨经

(1)督脉、足太阳经证:颈背部强痛,低头时加重,项背部压痛明显。

(2)手足少阳经证:颈肩部强痛,头歪向患侧,向健侧转动时加重,颈肩部压痛明显。

(二)治疗

推荐处方1

治法　舒筋活血,通络止痛。

穴方 天柱、阿是穴、外劳宫。督脉、足太阳经证加后溪、昆仑;手足少阳经证加肩井、外关。

操作 ①毫针刺:先刺远端穴外劳宫,持续捻转行针,同时嘱患者慢慢活动颈项,一般疼痛即可缓解。再针局部腧穴。②结合灸法及刺络拔罐法:若有感受风寒史,颈部穴位可加艾灸;若由颈项部过度扭转所致可点刺出血,加拔罐。

推荐处方2

拔罐方 患侧项背部。行闪罐法,应顺着肌肉走行进行拔罐。

(三)按语

1.针灸治疗本病疗效好,常立即取效,可作为治疗本病的首选方法,针后可配合推拿和热敷。睡眠时应注意枕头的高低要适度,避免风寒。

2.如果短期内频繁发作落枕,常是颈椎病的早期反应,应注意鉴别诊断。

二、颈椎病

颈椎病是指颈椎间盘退行性病变及颈椎骨质增生,刺激或压迫了邻近的脊髓、神经根、血管及交感神经,并由此产生颈、肩、上肢一系列表现的疾病,称为颈椎骨性关节病,简称颈椎病。人类脊柱中,颈椎体积最小,强度最差,活动度大,活动频率高,单位面积承重大;随着年龄的增长及各种急慢性劳损的累积效应,逐渐导致颈椎间盘髓核脱水、退变,纤维环膨出、破裂,颈椎间隙变窄,椎间韧带损伤、松弛,造成椎体不稳,骨膜受到牵拉和挤压,产生局部微血管破裂与出血、血肿;随着血肿的机化及钙盐的沉着,最后形成骨赘。当突出的椎间盘与增生的骨赘刺激或压迫邻近的脊神经根、椎动脉或脊髓,使其产生损伤、无菌性炎症、修复后反应等,即出现颈椎病临床症状。

本病属于中医学项痹、眩晕等范畴,是因长期低头工作,年老正虚,经气不利等所致,以项部经常疼痛麻木,连及头、肩、上肢,并可伴有眩晕等为主要表现的肢体痹病类疾病。中医学认为,本病发生的内因为筋骨失养及督脉空虚,外因与感受外邪、跌仆损伤、动作失度有关。内、外因素使颈项部经络气血运行不畅,出现颈部疼痛、僵硬、酸胀;瘀滞日久成结,当阻遏颈部血脉时,气血不能上奉,清窍失养,遂出现头痛、眩晕;当瘀结阻滞颈项部有关经络时,则出现肢体疼痛、麻木等症。本病主要与督脉密切相关,可涉及足太阳、手太阳及手阳明经。

(一)辨病与辨经

1.辨病

多起病于中老年,常有颈椎长期劳损或外伤等病史,多见于长期伏案工作者;发病缓慢,呈波浪式发展。临床将颈椎病分为6型,即颈型、神经根型、椎动脉型、交感型、脊髓型和混合型。本节主要介绍临床常见的前三种类型。

（1）颈型：枕颈部痛，颈活动受限，颈肌僵硬，有相应压痛点。X 线片示颈椎生理弧度在病变节段改变。

（2）神经根型：颈痛伴上肢放射痛，颈后伸时加重，受压神经根皮肤节段分布区感觉减弱，腱反射异常，可见肌萎缩，肌力减退，颈活动受限，牵拉试验、压头试验阳性。颈椎 X 线示椎体增生，钩椎关节增生明显，椎间隙变窄，椎间孔变小；CT 检查可见椎体后赘生物及神经根管变窄。

（3）椎动脉型：以头痛、眩晕为主要症状，甚至出现体位性猝倒；有时伴恶心、呕吐、耳鸣、耳聋、视物不清；颈椎侧弯后伸时，症状加重。X 线片示：横突间距变小，钩椎关节增生。CT 检查可显示左右横突孔大小不对称，一侧相对狭窄。椎动脉造影见椎动脉纡曲，变细或完全梗阻。

2. 辨经

临床上主要对颈型、神经根型颈椎病进行辨经。

（1）督脉、足太阳经证：颈项、后枕部疼痛，项部僵紧不舒（病变在 $C_3 \sim C_4$ 椎间隙以上），多见于颈型颈椎病。

（2）手太阳经证：颈项部不舒，压痛明显，疼痛可沿前臂尺侧放散，4～5 指麻木，为病变在 $C_7 \sim T_1$ 椎间隙，损害 C_8 神经根的表现，见于神经根型颈椎病。

（3）手阳明经证：颈、肩、臂和上臂的外侧和前臂桡侧的放射性疼痛、麻木，为 $C_4 \sim C_5$ 椎间隙病变损害 C_5 神经根的表现；或疼痛沿患肢桡侧放射至拇指，可伴拇指麻木，为 $C_5 \sim C_6$ 椎间隙病变损害 C_6 神经根的表现；或疼痛扩散至食指和中指，可伴两指麻木，为 $C_6 \sim C_7$ 椎间隙病变损害 C_7 神经根的表现；见于神经根型颈椎病。

(二)治疗

推荐处方 1

治法 舒筋骨，通经络。

穴方 ①颈型：颈夹脊、阿是穴、天柱、大椎、后溪；②神经根型：颈夹脊、颈臂、阿是穴；③椎动脉型：颈夹脊、风池、百会、内关。神经根型出现手太阳经证加小海、后溪、少泽、关冲（或第四、五指部十宣穴）；手阳明经证加肩髃、曲池、合谷、商阳、中冲（或选食指、中指部的十宣穴）。椎动脉型出现耳鸣、耳聋加听宫、外关。

操作 ①毫针刺：局部阿是穴在疼痛部位选穴；颈臂穴采用提插手法，以放电样针感向手指放散为度；椎动脉型颈椎病选风池，应首先持续行针 1～3 分钟；余穴常规操作；②结合刺络拔罐法及灸法：局部阿是穴可刺络拔罐或用灸法；手指麻木可在相应的井穴或十宣穴上点刺出血。

推荐处方 2

皮肤针方 颈夹脊、大椎、大杼、肩井。叩刺至局部潮红或微出血，然后加拔罐。

推荐处方3

穴位注射方　天柱、大杼、肩中俞、天宗。以 1% 的盐酸普鲁卡因或维生素 B_1、维生素 B_{12} 注射液，每穴注射 0.5～1ml。

（三）按语

（1）临床上颈椎病以颈型、神经根型和椎动脉型多见，大多数患者经过针灸治疗可使症状改善或消失，预后良好，但常可反复发作。多数患者有从急性发作到缓解、再发作、再缓解的规律。

（2）病变的类型直接关系着针灸的疗效。颈性颈椎病是最轻的一型，仅有颈椎生理弧度在病变节段的改变，有人认为是颈椎病的前期阶段，针灸对本型的疗效最好，疗程短，可达到临床治愈；神经根型、椎动脉型疗效也较好。

（3）针灸对颈椎病的慢性颈臂疼痛和手指麻木或头痛、头晕等症状，只能改善症状，而不可能改变颈椎的器质性变化。因此，治疗前后不会有 X 线或 CT 影像学的改变。颈椎病的临床症状显然是其局部软组织炎症水肿或骨赘压迫脊神经或椎动脉而引起，颈椎本身的病变只是为该病的发生提供了局部异常的环境和条件，这正是临床看到颈椎本身退行性变化的严重程度和临床症状表现并不完全一致的原因。

三、斜颈

斜颈由于病因不同可分为八型，分别为肌性斜颈、骨性斜颈、眼源性斜颈、反射性斜颈、炎性斜颈、痉挛性斜颈（spasmodic torticollis）、麻痹性斜颈等。前二型属于先天性，后六型属于继发性。本节主要讨论肌性斜颈和痉挛性斜颈。

肌性斜颈多自幼发病，常在出生后 10～14 天发现脖子上出现包块，2～3 个月内逐渐增大，以后逐渐缩小，6 个月后消失，少数患者持续到 1 周岁。虽然肿块消失，但由于肿块肌肉的纤维性变，使胸锁乳突肌挛缩，斜颈继续存在或更明显。目前认为由难产损伤肌肉或胚胎期在宫内位置不良造成，一侧胸锁乳突肌在难产分娩时受损，肌肉变性成为纤维索不能随颈的发育而伸长。

痉挛性斜颈是指头和颈部肌肉的一种异常姿势，常伴有头部震颤、徐动或痉挛性不自主运动，致使头部和颈部呈多种倾斜姿势，受累肌肉明显肥厚。本病可伴有其他形式的运动障碍性疾病，如变形性肌张力障碍、慢性舞蹈病和震颤麻痹等。这种头部肌肉不自主的异常运动，尤其会在患者处于公众场合或紧张繁忙时加重，使患者的工作无法正常进行。约有 75% 的患者有与颈肌痉挛发作相关的特定疼痛，如头痛、颈痛；约 1/3 的患者有颊部、眼睑、手臂或躯干痉挛，约 25% 的患者有站立性或运动性手震颤。发病机理尚不清，但有大量的证据表明，纹状体功能障碍是本病的原因，另外遗传和前庭功能异常与本病有关。

痉挛性斜颈属风证、痉证，中医学认为本病因受风寒湿邪侵袭，壅阻经脉，气血运行不畅通,颈部阴血亏少,筋肉失于濡养,或因患者素体阴虚阳亢,风气内动所致。肌性斜颈属中医学的筋伤、痹证或痿证等范畴,系由小儿颈部经筋受损,气血逆乱,瘀血停滞,筋脉失养所致。

(一)辨病

1. 先天性斜颈

产后一侧胸锁乳突肌肌部出现血肿,数周后纤维成条索状包块,逐步挛缩,形成斜颈。头偏向患侧,下颌面部转向健侧;被动将头转向健侧时,胸锁乳突肌挛缩更明显;随着年龄增大,颜面发育性不对称,患侧面部短小。根据畸形表现容易确诊,宜照颈椎 X 片,排除骨性畸形。

2. 痉挛性斜颈

此病多见于中、青年。发病起始轻微,缓慢发展,逐渐加重至不能控制。有些患者在起病后 2～3 年病情中止发展。多数患者从出现症状到症状严重时间长达 5～6 年。约 10% 的患者症状可以自行缓解,还有 20% 的患者症状可以有中等程度的自行改善。颈部肌肉不能控制的异常活动,双侧颈部深浅肌肉都可以累及,但以一侧为重。影响最为明显的肌肉依次为胸锁乳突肌、斜方肌和头夹肌等,受累肌肉的强制性收缩使头部不断转向某一方向。头部向一侧转动者为对侧胸锁乳突肌的收缩;头向后过伸则为双侧颈夹肌及斜方肌同时收缩。痉挛动作可因情绪波动、疲劳或感觉刺激而加重。睡眠时症状完全消失,受累肌肉肥厚,发作频繁时肌肉疼痛。Hassler 等将痉挛性斜颈的头部异常姿势分为四型,转向一侧的单纯水平型斜颈;环绕前后轴的旋转型斜颈;接近水平轴的伸展型斜颈,最后导致颈后倾;接近水平轴的屈向型斜颈,最后导致非对称性的颈前倾。前两种最常见。

(二)治疗

推荐处方 1(肌性斜颈)

治法 疏调经筋。

穴方 阿是穴、风池、扶突、天容、大杼。

操作 在阿是穴首先用艾条温和灸法,沿患侧胸锁乳突肌和斜方肌走行方向,距皮肤 2～3cm,往返熏灸,以局部有温热感和舒适感为度,施灸时间 15～20 分钟。其后在风池、扶突、天容、大杼上行雀啄灸,每穴 3～5 分钟,至皮肤出现红晕为度。最后在阿是穴即在患侧胸锁乳突肌和斜方肌腱上各选一最明显的压痛点,行《内经》中的"合谷刺法",或带电针,密波,或加刺络拔罐。

推荐处方 2(痉挛性斜颈)

治法 熄风止痉,通络舒筋。

穴方 印堂、扶突、风池、阿是穴、中渚、合谷、阳陵泉、太冲。

操作 常规毫针刺法。

（三）按语

（1）肌性斜颈病程越短，针灸疗效越好。先天性斜颈应在出生后数月内即进行针灸治疗，如针灸治疗开始较晚，胸锁乳突肌已经纤维化，则针灸疗效差，通常在6个月岁以内是针灸和其他保守治疗的最佳时机。如果超过1岁，或者经过3~6个月针灸治疗不见效果者，针灸将难以取得疗效，应该手术治疗。尤其是在晚期，前中斜角肌甚至颈动脉鞘亦发生挛缩时，甚至已发生颈椎骨性畸形，针灸难以取效，即便时手术，畸形矫正亦不满意，因此，要抓住时机早治疗。

（2）痉挛性斜颈的针灸疗效与病情轻重密切相关。颈肌痉挛发作症状较轻，其他部位相关发生痉挛部位少、症状轻、无明显其他并发疾病者，针灸疗效较好；如果痉挛发作严重，涉及部位多，伴有其他形式的运动障碍性疾病，如变形性肌张力障碍、慢性舞蹈病和震颤麻痹等，即神经性及特发性者较难治疗，针灸疗效差。总之，针灸治疗肌性斜颈疗效要优于痉挛性斜颈。

四、肩关节周围炎

肩关节周围炎是以肩部持续疼痛及活动受限为主症的疾病，发病率为2%~5%，女性多于男性，5年内对侧肩患病率10%。西医学认为本病是软组织退行性、炎症性病变，与肩部受凉、慢性劳损、外伤等有关。早期单侧肩部酸痛，偶见两侧同时受累。其痛可向颈部和上臂放散，或呈弥散性疼痛。静止痛为本病的特征，表现为日轻夜重，晚间常可痛醒，晨起肩关节稍活动后疼痛可减轻。由于疼痛，肩关节活动明显受限。局部按压出现广泛性压痛。后期病变组织产生粘连，功能障碍加重，而疼痛程度减轻。因此，本病早期以疼痛为主，后期以功能障碍为主。早期的病变在关节囊，晚期则波及关节囊以外的软组织，两期病理变化之间还存在着复杂的中间变化。

本病属中医学漏肩风范畴，由于风寒是本病的重要诱因，故称为"漏肩风"；多发于50岁左右的成人，故俗称"五十肩"；因患肩局部常畏寒怕冷，尤其后期常出现肩关节的炎症粘连和肌肉萎缩，肩部呈现固结状，活动明显受限，故又称"肩凝症"、"冻结肩"等。中医学认为本病与体虚、劳损、风寒侵袭肩部等有关。肩部感受风寒，阻痹气血；或劳作过度、外伤，损及筋脉，气滞血瘀；或年老气血不足，筋骨失养，皆可使肩部脉络气血不利，不通则痛。肩部主要归手三阳所主，内外因素导致肩部经络阻滞不通或失养，是本病的主要病机。

（一）辨病与辨经

1. 辨病

以肩部持续疼痛、活动受限为主要表现者即可诊断为中医学的漏肩风。西医诊断为粘连性肩关节囊炎。要注意以下要点：肩周疼痛以肩袖间隙区、肱二头肌长腱压痛为主；

肩各方向主动、被动活动均不同程度受限,以外旋、外展和内旋、后伸最重,内旋内收影响最小,如欲增大活动范围,则有剧烈锐痛发生;重者患肢不能梳头、洗脸和扣腰带。本病分为急性期、慢性期和功能康复期。X线及MRI对诊断有意义。应与肩袖损伤、肩峰撞击综合征、肩关节不稳和颈椎病相鉴别。

2.辨经

(1)手阳明经证:大肠经"上肩,出髃骨之前廉",其病"肩前廉痛",本经病以肩前部疼痛为主且压痛明显。

(2)手少阳经证:三焦经"上肩",其病"肩……外皆痛",本经病以肩外侧疼痛为主且压痛明显。

(3)手太阳经证:小肠经"出肩解,绕肩胛,交肩上",其病"肩似拔",本经病以肩后部疼痛为主且压痛明显。

(4)手太阴经证:肺经"从肺系横出腋下",其病"气盛有余则肩背痛,气虚则肩背痛寒",本经病以肩前近腋部疼痛为主且压痛明显。

(二)治疗

推荐处方1

治法 祛风散寒,舒筋活血。

穴方 肩髃、肩前、肩贞、阿是穴、阳陵泉。手太阳经证加后溪;手阳明经证加合谷;手少阳经证加外关;手太阴经证加列缺。

操作 ①毫针刺:先刺下肢远端穴,做较长时间较强捻转提插手法,行针时鼓励患者缓缓运动肩关节。阿是穴在肩部压痛点选穴,肩部穴位要求刺入肩关节,有强烈的针感;余穴常规操作;②结合灸法、电针及刺络拔罐法:肩部穴位针刺后可加灸法及电针,选密波或疏密波交替,每次刺激20~30分钟;肩部阿是穴(压痛点)可用三棱针点刺或皮肤针叩刺,少量出血,加拔火罐。

推荐处方2

穴位注射方 肩部压痛点。当归注射液,每处注射5ml,隔日1次。

推荐处方3

经皮穴位电刺激方 肩髃、肩髎、肩前、肩贞。经皮电刺激,适宜于初期,止痛效果较好。

(三)按语

(1)本病治疗时,首先应排除肩关节结核、肿瘤等疾患。肩部应注意保暖。肩周炎的预后与功能锻炼密切相关,因此,不论病程长短,症状轻重,都应每日坚持肩关节的主动活动,活动以不引起剧痛为度。

(2)本病有自限性,一般在12~24个月可自愈,但60%不能恢复到正常功能水平,因此应采取积极主动的治疗措施,早期诊断及时治疗是决定本病预后好坏的关键。通过恰当的治疗,一般能在数月内得以康复,少数患者病期虽达 1～2 年,但最终也能恢复正常。对于严重关节挛缩及关节活动功能障碍,经保守治疗 6 个月以上无明显改善者,可以考虑外科手术治疗。

(3)对于肩关节囊粘连严重,症状持续而重,治疗难以取效者,应在麻醉下采用手法或关节镜松解粘连,然后再进行针刺治疗。肩外因素所致的粘连性肩关节囊炎除局部治疗外,还需对原发病进行治疗。

五、前斜角肌综合征

前斜角肌综合征是由于前斜角肌病变,刺激与压迫了一侧的臂丛神经及锁骨下动脉,而出现该侧肩、上肢的血管、神经功能障碍等一系列表现。前斜角肌位于颈椎外侧的深部,起自第 3～6 颈椎的横突前结节,止于第一肋骨的内上缘和斜角肌结节上。中斜角肌起自第 2～6 横突的后结节,止于第一肋骨上缘。前斜角肌止端的后侧与第一肋骨形成锐角,锁骨下动脉即通过该角,在锁骨与肋骨间隙内,锁骨下静脉位于该角的前侧。臂丛神经在由前、中斜角肌间隙内穿出时,其中由颈 C_8～T_1 神经组成的臂丛下干紧靠锁骨下动脉的后侧呈水平或稍向上的方向绕过第一肋骨的上面。前斜角肌痉挛或肥厚,致使斜角肌间隙变窄、内压增高,直接或间接挤压其通道内容物臂丛和锁骨下动脉,引起的神经血管挤压综合征。神经受压者主要表现为患侧颈肩部疼痛、酸胀、无力、烧灼或麻木感;患侧上肢疼痛、麻木或疲劳感;骨间肌、小鱼际肌瘫痪,晚期可出现不同程度的肌萎缩。因臂丛下干受累机会较多,故常表现为尺神经支配区的损害症状。血管受压者,主要表现为患手肿胀及寒冷感,有时出现刺痛感,抬高双手时患指变白,但一般不会发生严重血液循环障碍。本病的诊断、定义和命名不甚统一,与颈肋、颈椎横突过长、肋骨锁骨综合征、胸小肌(过度外展)综合征等,其症状、体征大同小异,可统称为胸廓出口综合征。

本病属于中医学痹证、筋痹、臂厥等范畴,认为风寒湿邪侵入机体,导致经脉气血痹阻不通;或劳损日久,或外伤所致,可损伤筋脉,导致气血阻滞不通,不通则痛;或气血不足,运行无力,筋脉失养等均可导致本病。

(一)辨病与辨经

1. 辨病

(1)症状:患侧的肩、上臂内侧、前臂和手尺侧放射性麻木、疼痛、刺痒等异感,患肢可有苍白、发凉、无力等缺血症状。病程久者可有肌萎缩,头颈部的活动如向对侧侧屈、向患侧旋转、深吸气或患肢外展和上举均可诱发或加剧疼痛。

(2)体征:患侧锁骨上窝饱满,触之前斜角肌紧张、压痛。患肢病变部位感觉减退、皮温降低、桡动脉搏动较健侧稍弱。

（3）特殊试验：如 Adson 试验，头转向患侧，抬高颏部并使颈部过伸，继而深呼吸后屏气，如果患肢脉搏减弱或消失为阳性，表明锁骨下动脉受压。

（4）X 线平片及其他辅助检查：可能有颈肋、第七颈椎横突过长、第一肋骨变异和颈椎退行性变等。肌电图、血管彩超、热像图检查有一定参考意义。

2. 辨经

本病以患侧肩、上臂内侧、前臂和手尺侧放射性麻木、疼痛为主要表现，主要归属手太阳小肠经；另外与足少阳、手太阴肺经、手少阴心经有关。

（二）治疗

推荐处方 1

治法 舒筋活血，通络止痛。

穴方 颈$_{3\sim6}$夹脊、肩髃、肩井、缺盆、颈臂、库房、极泉、曲泽、少海、后溪、太渊。

操作 颈臂、极泉用提插法，使针感沿上肢传导直到手指，快针法，不留针。余穴常规操作。

推荐处方 2

治法 疏通经络，活血止痛。

穴方 缺盆、肩髃、风池、曲鬓、后溪、束骨、太渊。

操作 风池向对侧目内眦方向直刺，曲鬓向下平刺，肩髃向肩关节直刺，余穴常规操作。

（三）按语

（1）本病首先应极力主张非手术治疗，据有关资料统计大约有 80% 的患者可以通过非手术治疗而减轻症状或获得痊愈，因此，大部分患者预后较好。施行前斜角肌切断术应是最后的治疗手段。在治疗中应指导患者进行体位矫正，减少肢体活动，尤其是避免肩部负重及提举重物，必要时应调整职业、工种和给予适当的生活指导。睡眠时调整枕头的高低和位置，最好姿势是仰卧，枕头垫于肩部。

（2）前斜角肌综合征发生的原因包括前斜角肌痉挛或肥大；支配前斜角肌的神经受到刺激（多见于颈椎病）；先天性发育异常，出现前斜角肌附着部肥大或先天性前中斜角肌分离不全，如由于前斜角肌本身的病变，多使锁骨下静脉在前斜角肌与锁骨间受压。因此，如果系由前斜角肌本身痉挛所致针灸疗效最好；如果前斜角肌肥大所致者，针灸有一定疗效，但不及前者；如果系由支配前斜角的神经受到刺激所致，针灸也有较好的疗效，但应注意原发病如颈椎病的治疗；由先天性发育异常所致者，针灸疗效较差。偶有因颈椎椎管内肿瘤或其他周围组织病变（特别是肺尖结核等）所造成者，非针灸所能治疗。

（3）治疗期间采用三角巾悬吊患肢以减轻患肢下垂对臂丛和锁骨下动脉的牵扯疼痛，颈部保暖，对与姿势性、职业性劳损有关的，改变不良姿势，对巩固针灸疗效和防止再发均有一定意义。

六、肩胛肋骨综合征

肩胛肋骨综合征（scapulocostal syndrome）也称"肩胛—肋型综合征"，本病发病缓慢，临床主要表现为肩胛部酸痛和放射痛。初起为肩胛部有沉重感、刺痛，肩部负重则加重。病程较长疼痛加重者，则伴有放射痛。放射痛在同侧头部的枕部、头顶或在同侧上臂后侧、腕和手。此外，因疼痛剧烈可影响同侧肩及上肢的活动；胸壁症状主要是环绕胸壁相当于同侧第四、五肋间神经的走行部位的疼痛和放射痛。

本病的发病机理尚不十分清楚，一般认为与局部、上肢和躯干某些频繁地不协调动作的劳动姿势有关。现代医学认为肩胛肋骨综合征是由于无菌性炎症引起的肌筋膜及肌肉组织充血、肿胀、渗出及纤维性组织变性，日久产生有纤维条索样改变。本病具有病程长、久治不愈的特点。由于人至中年后，胸廓容易变成圆形，使肩胛骨向下侧方向拽拉，加上上肢长时间重复向背后方向操作的劳动姿势，是造成本病多发的原因之一。因此，肩胛肋骨综合征被认为与臂丛超负重，特别是肩胛周围超负重，肩胛提肌、菱形肌受伤有关。肩胛提肌起自 C_{1-4} 横突的后结节，止于肩胛骨脊柱缘内侧角上部，作用是上提肩胛骨，并使肩胛骨转向上方，菱形肌位于斜方肌的深面，起自 $C_6 \sim T_4$ 的棘突，止于肩胛骨脊柱缘的肩胛冈以下部位，作用是使肩胛骨向上内方并向脊柱靠拢。在要求肩胛骨迅速上提和向内上旋转或内收，肩胛提肌或菱形肌突然收缩而肩胛骨处于外展不能同步配合时，常导致肩胛提肌、菱形肌等急性损伤。长期伏案工作者易使肩胛骨长期处于外展、外旋位，周围的肩胛肌、菱形肌长期受牵拉而引起慢性损伤，由于上述肌肉因受凉、暴力和持续静力性损伤等因素均可使肌肉产生痉挛、充血、瘀血、水肿及无菌性炎症等，尤以肌肉附着点损伤为甚。

本病属中医学的痹证范围，认为过度体力劳动，或轻微外伤，筋肉劳损，筋脉气血痹阻不通，不通则痛；或居住潮湿、寒冷环境，机体感受风寒湿之邪，痹阻经脉；或肝肾不足，气血亏损，筋肉失养而致本病。

（一）辨病

1.辨病

本病主要见于中年人，约占 1/3，30～40 岁者最多；初期症状主要为肩胛骨的上内缘区有局限性疼痛，随着病情发展，疼痛逐渐加重，并放射至后颈部、肩峰部、上肢尺侧及前胸（第 4、5 肋间）等处；多为间歇性病程，常反复发作，甚至可持续数年不愈。临床检查时，可在肩胛骨上内缘部（肩胛内上角及内缘中点），相当于肩胛提肌及大、小菱形肌处，找到明显的压痛区（Trigger area）。令患者将患侧手掌置放于对侧肩部时，更容易检查出痛点。

2. 辨经

可根据疼痛放射的部位循经辨证,如放射痛至后颈部时,可归属足太阳、足少阳、督脉病症;放射至肩峰部时归属手少阳、手太阳经者;放射至上肢尺侧者,归手太阳小肠经。

(二)治疗

推荐处方 1

治法 舒筋通络,化瘀止痛。选穴上主要以局部触发点阿是穴作为重点治疗部位,结合循经选穴。

穴方 阿是穴(病变部位触发点或条索样阳性反应物)、大椎、肺俞、肩中俞、肩井、肩外俞、曲垣、天宗、合谷、后溪。

操作 本病在肩胛骨内侧角或其上下方压痛,被称为触发点,这是肩胛肋骨综合征诊断的重要体征,因此,该阿是穴是必选的。取 26~28 号 1.5~3 寸不锈钢毫针于触发点或阳性反应物上刺入 2~8 针,留针 30 分钟,并可带电针。起针后用三棱针点刺阳性反应物 2~5 次,以见血为度,再拔罐 8~10 分钟,以玻璃火罐内见到紫黑色血块或血丝或黄水为佳。

推荐处方 2

治法 舒筋通络,化瘀止痛。

穴方 阿是穴(病变部位触发点)、中渚。

操作 患者取坐位,充分暴露患侧肩胛及颈胸椎部位,并使其自然放松。局部常规消毒,先用七星针沿患侧肩胛骨内上角和内侧缘的疼痛触发点进行中等强度叩刺,以局部皮肤潮红为度。然后取患侧中渚穴,消毒后,直刺 0.5 寸,手法以慢速大幅度提插并将针尖朝向心方向调整,使针感朝肩部传导。每次留针 30 分钟。

(三)按语

(1)本病预后较好,经过治疗、充分休息,注意避免过长时间的诱发和加重的劳动姿势,大部分患者可获得良好疗效,针灸治疗本病疗效满意。一般本病初发者较轻,症状仅表现为肩胛部局限部位的酸痛,针灸疗效最为优越,一次治疗后可有明显的疗效。如果病程较长,疼痛加重伴有放射痛出现放射痛则表明病情较重,针灸也有良效,但需要较长时间的治疗。嘱患者加强自我功能锻炼。由于本病发病与患者的体态和职业有密切关系,故容易复发,因此,在治疗的同时应指导患者避免长时间地在肩部内收(旋)的姿势下工作。必要时应更换工种和改变习惯姿势。

(2)触发点是分布在肌肉止点及其周围的过敏区。触发点引起疼痛的最简单解释是疼痛—痉挛—疼痛的循环。一般认为触发点与向中枢神经系统连续的恶性输入有关。这种异常活动会累及肌肉,使肌肉静止长度降低。肌肉痉挛能促使血管收缩,引起邻近肌纤维和神经局限性缺血,缺血引起代谢产物滞留,进一步导致神经纤维兴奋。这些冲动在有关的节段进入脊髓背角。其机理可能与针刺信息和伤害性刺激信息在脊髓邻近或相同节段的互相作用有关,进而使脊髓背角细胞对伤害性刺激的反应受到抑制。临床上触发点是客观存在的,并且是极好的刺激部位。针刺及或叩刺活动触发点能够破坏、阻断疼痛循环。

第三节　肢体部病症

一、肘劳

肘劳属"伤筋"范畴,一般起病缓慢,常反复发作,多见于从事旋转前臂和屈伸肘关节的劳动者,如木工、钳工、水电工、矿工及网球运动员等。本病病因主要为慢性劳损,前臂在反复地做拧、拉、旋转等动作时,可使肘部的筋脉慢性损伤,迁延日久,气血阻滞,脉络不通,不通则痛。肘外部主要归手三阳经所主,故手三阳经筋受损是本病的主要病机。

本病常见于西医学的肱骨外上髁炎、肱骨内上髁炎和尺骨鹰嘴炎或尺骨鹰嘴滑囊炎等。临床上肱骨外上髁炎最常见,是肱骨外上髁处附着的前臂腕伸肌总腱的慢性损伤性肌筋膜炎;近年来肱骨内上髁炎也逐渐出现,是肱骨内上髁处附着的前臂腕屈肌腱的慢性损伤性肌筋膜炎;尺骨鹰嘴炎是尺骨鹰嘴处附着肌腱的慢性劳损。根据压痛点三种疾病较易区别。

(一)辨病与辨经

1.辨病

由于长期慢性劳损使肘关节部位疼痛并有明显压痛,甚或微肿胀者可诊断为中医的肘劳。在临床上应对以下西医常见的三种疾病进行鉴别诊断:

(1)肱骨外上髁炎(网球肘):多起病缓慢,肘关节外上方疼痛,向前臂和上臂放射,持物无力,抗阻力伸腕时疼痛加剧。肱骨外上髁指伸肌腱起点处局限性压痛,局部皮肤不红肿无炎症,肘关节活动范围正常。前臂伸肌腱牵拉试验(Mills 试验)阳性(屈肘,握拳,屈腕,然后前臂主动旋前同时伸肘,引起肘外侧疼痛)。X 线片通常正常,有时可见钙化阴影、肱骨外上髁粗糙、骨膜反应等。

(2)肱骨内上髁炎(高尔夫球肘):肘关节外下方肱骨内上髁处疼痛、压痛明显。

(3)尺骨鹰嘴炎(学生肘或矿工肘):肘外侧尺骨鹰嘴处疼痛、压痛明显,如果出现积液则为尺骨鹰嘴突滑囊炎。

2. 辨经

在肘关节外上方,即肱骨外上髁指伸肌腱起点处及周围有局限性压痛,为手阳明经筋证;在肘关节外下方,即肱骨内上髁周围有明显的压痛点,为手太阳经筋证;在肘关节外部,即尺骨鹰嘴处有明显的压痛点,为手少阳经筋证。

(二)治疗

治法　舒筋通络,活血止痛。限制腕关节的活动,尤其是限制用力握拳伸腕动作是治疗和预防本病复发的基本原则,急性期制动 1 ~ 2 周。

穴方　阿是穴。手阳明经筋证加肘髎、曲池、合谷;手太阳经筋证加小海、阳谷;手少阳经筋证加天井、外关。

操作　①毫针刺:泻法。在局部压痛点采用多向透刺,围刺或做多针齐刺,针刺应抵达腱止点及腱膜下间隙;围刺时,在痛点 2cm 范围内四周斜刺,针尖要向痛点方向并抵达痛点。余穴常规操作;②结合电针、灸法、刺络拔罐等:毫针刺基础上,局部阿是穴可加电针,阳极应接此点(可很好地促进局部炎症的吸收),上肢选一个穴作为负极,用疏波或疏密波交替,刺激 20 ~ 30 分钟;可加温和灸,局部疼痛明显者,用隔姜灸法;局部压痛点可用皮肤针叩刺出血,加拔火罐,2 ~ 3 日 1 次。部分患者比较敏感,针刺后可有局部疼痛短时间内加重的反应,可隔日 1 次,或针刺和艾灸交替进行。

(三)按语

(1)针灸治疗肘劳有很好的临床疗效,可配合推拿、热敷、药物熏洗或敷贴疗法。疗效是否巩固与能否限制腕关节活动关系密切,对不能间断训练的运动员应适当减少运动量,应在伸肌上捆扎弹性保护带,以减少腱起点处的牵张应力。

(2)大部分患者预后良好,对于久治不愈、症状顽固者可建议施行手术。

二、痹证

痹证是由风、寒、湿、热等引起的以肢体关节及肌肉酸痛、麻木、重着、屈伸不利,甚或关节肿大灼热等为主症的一类病证。古代痹证的概念比较广泛,包括内脏痹和肢体痹,本节主要讨论肢体的痹证。中医学认为本病与外感风寒湿热之邪和人体正气不足有关。风寒湿等邪气,在人体卫气虚弱时容易侵入人体而致病。汗出当风、坐卧湿地、涉水冒雨等,均可使风寒湿等邪气侵入机体经络,留于关节,导致经脉气血闭阻不同,不通则痛,正如《素问·痹论》所说:"风寒湿三气杂至,合而为痹。"根据感受邪气的相对轻重,常分为行痹(风痹)、痛痹(寒痹)、着痹(湿痹)。若素体阳盛或阴虚火旺,复感风寒湿邪,邪从热化,或感受热邪,留注关节,则为热痹。总之,风寒湿热之邪侵入机体,痹阻关节肌肉筋络,导致气血闭阻不通,产生本病。

西医学的风湿热性关节炎、类风湿关节炎均属于肢体痹证范畴。风湿性关节炎是急性风湿热的关节表现,是溶血性链球菌感染性疾病,以急性起病为特点。类风湿关节炎是一种以关节滑膜炎为特征的不明原因的慢性全身性自身免疫性疾病,免疫反应多发生于关节滑膜,关节腔滑膜炎症、渗液、细胞增殖、肉芽肿形成,软骨及骨组织破坏,最后关节强直及功能障碍;多侵犯小关节,如手、足及腕关节等,常为对称性,呈慢性经过,可有暂时性缓解;起病可缓可急,发病年龄多在 20 ～ 45 岁,女性多于男性;目前认为发病可能与感染、免疫功能紊乱及遗传等有关。另外,寒冷、潮湿等环境因素,疲劳、营养不良、创伤、精神因素等,常为本病的诱发因素,但多数患者发病前常无明显诱因可查。

（一）辨病

以肢体关节肌肉疼痛为主症者可诊断为中医的肢体痹证。临床应注意风湿热出现的关节炎与类风湿关节炎的鉴别。

（1）风湿热出现的关节炎:风湿热出现的关节炎典型表现是轻度或中度发热,游走性多关节炎,受累关节多为膝踝、肩、肘腕等大关节,常见由一个关节转移至另一个关节,病变局部呈现红肿、灼热、剧痛。部分患者也有几个关节同时发病,不典型的患者仅有关节疼痛而无其他炎症表现,急性炎症一般于 2 ～ 4 周消退不留后遗症,但常反复发作,可影响心脏发生心肌炎甚至遗留心脏瓣膜病变。实验室检查可见抗链"O"阳性,血沉加快。

（2）类风湿关节炎:①晨起关节僵硬或全身发紧,活动一段时间后可缓解;②初起关节酸痛、肿胀,随着病情发展,疼痛日益明显,反复发作后受累关节附近肌肉萎缩,关节呈梭形肿胀;③受累关节多为双侧性、对称性,掌指关节或近端指间关节常见,其次为手、腕、膝等关节;④病变持续发展,关节活动受限或畸形;⑤可伴有低热、乏力、全身肌肉酸痛、食欲不振等;在骨突部位,伸肌表面或关节周围有皮下结节(类风湿结节);⑥大约 70% ～ 80%的病例类风湿因子阳性,血沉加快,C – 反应蛋白增高;⑦放射学检查可见骨质侵蚀或受累关节及其邻近部位骨质脱钙。

（二）治疗

治法　通痹止痛。

穴方　阿是穴。肘关节痛加曲池、曲泽、天井;腕关节痛加阳池、阳溪、大陵;髋关节痛加环跳、秩边;膝关节痛加犊鼻、内膝眼;踝关节痛加解溪、丘墟。

操作　①毫针刺:常规操作;②结合灸法、刺络拔罐及电针法:毫针刺基础上,寒痹、湿痹可加灸法;局部穴位均可点刺出血加拔罐法(热盛者可适当加大出血量)、电针法(密波或疏密波交替)。亦可在病痛部位选穴,丹皮酚注射液,或威灵仙等注射液,每穴注入0.5 ～ 1ml,注意勿注入关节腔内。每 2 ～ 3 日注射 1 次。

（三）按语

（1）针刺治疗痹证有较好的效果,尤其对风湿热出现的关节炎及慢性风湿性关节炎。由于类风湿关节炎病情缠绵反复,属于顽痹范畴,非一时能获效。在风湿热的急性期要应用西药迅速控制病情,以免心脏出现严重的损伤。

(2)本病应注意排除骨结核、骨肿瘤,以免延误病情。患者平时应注意关节的保暖,避免风寒湿邪的侵袭。

三、骨痹

骨痹是指因内外因素导致的以骨病变为特征的关节痹证,可包括脊柱骨关节和肢体骨关节痹证,本节主要论述肢体关节的骨痹。中医理论认为肾为先天之本而主骨,骨的病变与肾密切相关;因此,骨痹与年老体衰,素体虚弱,肝肾亏虚,气血凝滞,复感风寒湿热有关;邪滞关键经络气血阻滞,迁延日久,邪实正虚日益加重而形成骨痹。

西医学的骨关节炎属于骨痹范畴,是一种以关节软骨退行性变和继发性骨质增生为特征的慢性关节疾病,亦称为骨关节病、退行性关节炎、增生性关节炎等,多见于中老年人,女性多于男性。好发部位为负荷较大的关节,如膝关节、髋关节、脊柱关节及远侧指间关节,以膝关节、髋关节骨关节炎最为常见。西医学认为,本病发病原因不明,一般认为可能是多种致病因素包括机械性和生物性因素的相互作用所致,其中主要与年龄增大最为相关,另外,也可与外伤、姿势不正、肥胖、炎症等因素相关,遗传因素对本病也有一定影响。临床可分为原发性和继发性,前者指发病原因不明,多见于 50 岁以上的人群;后者是指因外伤、感染、先天畸形以及代谢内分泌异常、遗传缺陷等所导致者。骨关节炎主要病理改变为软骨退行性变和消失,以及关节边缘韧带附着处和软骨下骨质反应性增生形成骨赘,并由此引起关节疼痛、僵直畸形和功能障碍。

(一)辨病

主要症状为关节疼痛,初期为轻微钝痛,以后逐渐加剧,活动多时疼痛加重,休息后症状好转。部分患者在静止或晨起时感到关节疼痛,稍微活动后减轻,称之为"休息痛",但活动过量后,因关节面摩擦可产生疼痛,疼痛可与天气变化、潮湿受凉等因素诱发。患者常感关节活动不灵活,上下楼困难,晨起或固定某个体位较长时间关节僵硬,稍活动后减轻,关节活动时有各种不同的响声即骨摩擦音,有时可出现关节交锁。晚期多伴有明显滑膜炎症,表现为疼痛加重,关节肿胀、积液,活动明显受限。关节肿胀积液时,膝关节可出现浮髌试验阳性;髋关节内旋角度增大时疼痛加重。X 线片示骨赘形成、关节表面不平整,关节间隙狭窄。

(二)治疗

治法 活血化瘀,通关止痛。

穴方 ①膝骨关节炎:阿是穴、犊鼻、内膝眼、血海、梁丘、阳陵泉;②髋骨关节炎:阿是穴、环跳、秩边、阴廉。

操作 毫针刺结合电针、灸法等。阿是穴在局部压痛点,可加电针、灸法或隔姜灸、温针灸。亦可在病痛部位选穴,用当归注射液或威灵仙等注射液,每穴注入 0.5 ~ 1ml,注意勿注入关节腔内,2 ~ 3 日注射 1 次。

（三）按语

（1）骨关节炎发病缓慢,大多经过积极治疗可改善关节功能。早期应用针灸和物理治疗就可控制病情,而到关节变形、挛缩,甚至失去功能时,治疗难度较大,部分患者需进行人工关节置换手术。

（2）骨关节炎急性发作时,最重要的是受累关节充分休息。关节承受压力或过度活动,易加重关节软骨磨损。一旦关节炎症状消除,应尽快恢复受累关节锻炼。长时间制动可以加重骨钙丢失,肌肉萎缩,促使骨质增生加重。

四、腱鞘囊肿与腘窝囊肿

腱鞘囊肿是指关节附近的腱鞘内滑液增多后发生囊性疝出而形成的囊肿,女性较多,多发于手腕背侧、足背部,手指掌指关节及近侧指间关节处也常见到,病因不甚清楚。一般认为肌腱或关节的长期过度劳损,使滑膜腔内滑液增多而形成囊性疝出;或结缔组织的黏液性退行性变可能是发病的重要原因。目前临床上将手、足小关节处的滑液囊疝和发生在肌腱的腱鞘囊性肿统称为腱鞘囊肿。而大关节的囊性疝又另命名,如膝关节后方的囊性疝出则称为腘窝囊肿,存在混乱之处。

腘窝囊肿也称贝克囊肿,是指发生在腘窝部位的囊性疝出,临床可见圆形隆起,边缘光滑,触之有饱胀、滑动感,其囊液质黏如胶状,随着局部包块的增大,可影响人们的日常活动,给工作、生活带来不便;好发于中青年,女性多于男性。发病由膝关节内压力升高致使关节囊在薄弱的地方突出形成关节疝,西医学认为本病与营养不良造成的胶样变性有关。

上述疾病可归属于中医学的筋疣、筋瘤、筋结等,中医学认为由于劳损或外伤筋脉,局部气血凝聚,阻滞经络,气血运行不畅,日久湿聚成痰,壅阻于皮肤、经络、筋骨之间而成瘀成结。

（一）辨病

1.腱鞘囊肿

有外伤史或慢性劳损史,好发于腕背及腕掌面的桡侧,掌指关节的掌侧面,足背动脉附近等处,表现为局部肿块,缓慢发生或偶然发现,局部酸胀不适,握物或按压时可有痛感。肿块小至米粒,大至乒乓球大小不等,半球形,光滑,与皮肤无粘连,但附着于深处的组织,活动性较小,有囊性感,有单囊与多囊,穿刺可抽出胶冻样囊液。

2.腘窝囊肿

腘窝部非炎性、无痛性囊性肿物,走路及膝关节屈伸活动不受影响。肿物在伸直膝关节时明显,屈膝时隐没。穿刺抽出淡黄色黏液,若排除其他致膝关节积液的疾患时考虑此病。B 型超声检查可显示肿物大小及内容,膝关节造影可显示膝关节滑膜憩室并排除半月板损伤。

（二）治疗

治法　祛瘀散结。以祛除囊液为关键,放出淤积的囊液,减轻或消除腱鞘内部的压力,促进局部受损软组织的修复。

穴方　阿是穴。腘窝囊肿兼有膝关节疾患者,加犊鼻、内膝眼、血海、梁丘、鹤顶。

操作　①毫针刺:对于病情轻者,局部阿是穴可采用毫针围刺法;余穴常规操作;②三棱针法或火针法:暴露患处,常规消毒,术者以左手拇指、食指挤住囊肿,将内容物推至一边,避开血管及肌腱,使囊肿突起,然后用粗毫针或三棱针自囊肿顶部刺入,并向四周深刺,勿使囊壁刺破,迅速用力挤出浓稠胶冻状物体。加压包扎 3~5 天。囊肿较大者,可用注射器抽吸囊液,复针刺数孔,如法加压包扎。如囊肿再起,1 周后再行针刺;阿是穴或用火针点刺局部,视肿物大小,每次点刺 2~3 针,每周 1 次;③结合艾灸、电针法及拔罐:局部亦可结合艾灸法、电针法（疏波或疏密波交替）;腘窝囊肿,针后加拔罐。

（三）按语

（1）腱鞘囊肿预后良好,一般经过 1~3 次治疗,大多在 1~2 周内可治愈。但本病复发率较高。平素应避免反复长期进行某一动作,减少腱鞘受损的机会。

（2）腘窝囊肿在临床上分为三型,针灸治疗 Ⅰ 型腘窝囊肿治疗效果最佳;Ⅱ 型腘窝囊肿因与关节腔相通,针灸治疗也可获得较好疗效,但疗效不如 Ⅰ 型;Ⅲ 型腘窝囊肿因囊液黏稠,分隔较多,囊内有出血或感染,相对病情较重,故针灸治疗效果不如 Ⅰ 型、Ⅱ 型,针灸疗效相对较差。

五、腱鞘炎

肌腱在跨越关节处,如转折角度或滑移幅度较大者,都有坚韧的腱鞘将其约束在骨膜上,以防止肌腱像弓弦样弹起,或向两侧滑移。因此,腱鞘和骨形成弹性极小的“骨－纤维隧道”。腱鞘炎是指肌腱过度用力在腱鞘内机械性摩擦而引起的慢性损伤性炎症,四肢肌腱凡经过“骨－纤维隧道”处,均可发生腱鞘炎。因腱鞘坚韧缺乏弹性,好像是增生、水肿的腱鞘卡压肌腱,故又称为狭窄性腱鞘炎;狭窄性腱鞘炎并非单纯性腱鞘的慢性损伤性炎症,而是肌腱和腱鞘均有水肿、增生、粘连和变性。

本病好发于长期、快速、用力使用手指和腕部的中老年妇女、轻工业工人和管弦演奏者等。在手指常发生屈肌腱鞘炎,又称弹响指或扳机指;拇指为拇长屈肌腱鞘炎,又称弹响拇。在腕部为拇长展肌和拇短伸肌腱鞘炎,又称桡骨茎突狭窄性腱鞘炎。指鞘韧带的直接损伤也可引起。此外,产后、病后、风湿或类风湿性疾病、先天性肌腱异常也可导致本病。

本病属中医学的伤筋、筋瘤、筋结等,中医认为本病由慢性劳损等原因,损伤经筋,导致局部经脉气滞血瘀,阻滞不通,凝滞筋脉而发为筋结。

（一）辨病与辨经

1. 辨病

（1）屈指肌腱狭窄性腱鞘炎（弹响指、弹响拇）：以中、环指最多,示、拇指次之、小指最少。起病缓慢,初时晨起患指发僵、疼痛,缓慢活动后即消失;晚期患指屈伸障碍加重伴明显疼痛,可有"弹响"或一时的"卡住"现象,严重时患指不能屈伸。检查时在掌指关节掌侧压痛,可触及黄豆大小的皮下痛性硬结,手指屈伸时该结节随屈肌腱上、下移动,或出现弹拨现象,并有弹响。

（2）桡骨茎突狭窄性腱鞘炎：发病初起腕关节桡侧酸痛,逐渐加重,无力提物;桡骨茎突处疼痛,可向手及前臂放射,拇指无力,伸拇受限。检查时桡骨茎突处肿胀,明显压痛,有时可触及皮下硬结;桡骨茎突腱鞘炎试验（Finkelstein 征）阳性（即患手拇指屈于掌心握拳,然后将腕关节被动地向尺偏,桡骨茎突部产生疼痛加剧）。

2. 辨经

（1）手太阴、手阳明经筋证：桡骨茎突处疼痛,可向手及前臂放射,以拇展肌腱受累为主,在列缺、阳溪附近有明显压痛。

（2）手厥阴经筋证：当手指屈曲时疼痛、活动受限,甚至出现"弹响"或一时的"卡住"现象,系指屈肌腱受累。

（3）手少阳、手阳明经筋证：当手指伸展时疼痛、活动受限,以拇伸肌腱受累为主,在阳池、合谷附近有明显压痛。

（4）手太阴经筋证：当拇指屈曲时疼痛,以拇屈肌腱受累为主,在鱼际、太渊附近有压痛。

（二）治疗

治法　舒筋通络,活血止痛。

穴方　阿是穴。屈指肌腱狭窄性腱鞘炎加合谷、内关、外关;桡骨茎突狭窄性腱鞘炎加阳溪、列缺、合谷。也可辨经配穴,手太阴、手阳明经筋证加阳溪、列缺;手厥阴经筋证加大陵;手少阳、手阳明经筋证加阳池、合谷;手太阴经筋证加鱼际、太渊。

操作　①毫针刺:首先按照受累肌腱进行寻找痛点,阿是穴以压痛点为中心,向四周透刺 2～4 针,或进行围刺法;余穴常规操作;②结合电针、灸法:病变局部阿是穴可用电针,疏波或疏密波交替,刺激 20～30 分钟;可加温针灸法、艾条灸法等。

（三）按语

（1）本病早期出现手指活动不利和酸痛、晨起为重时,采用针灸治疗效果好。如病变到后期,腱鞘纤维性变明显,致腱鞘严重狭窄,患指屈伸障碍加重,严重时患指不能屈伸,局部皮下硬结明显,针灸有一定效果,但远不及早期。

(2)狭窄性腱鞘炎经非手术治疗效果不佳,频繁复发或发生闭锁的患者,应考虑手术治疗,以松解过度狭窄的腱鞘。本病可复发,应避免过度的手工劳动,使休息与活动相结合,可预防和减少本病的复发。

六、滑囊炎

滑囊炎是急、慢性损伤等因素引起滑囊的无菌性炎症,又称黏液囊肿。滑囊是一种缓冲结构,其外层为纤维结缔组织,内层为滑膜,平素囊内有少量滑液,其作用是促进润滑、减少摩擦、增加运动的灵活性。在骨突与皮肤、肌肉与肌腱、肌腱与肌腱等处,凡摩擦频繁、压力较大处均有滑囊存在;由于关节周围结构复杂,活动频繁,故滑囊多存在于大关节附近。滑囊炎最常见的病因是慢性劳损,临床上以中老年女性坐骨结节滑囊炎(又称编织臀)和足跟趾滑囊炎多见。另外,长期跪位工作者易发生髌前滑囊炎;肘部劳损易发生鹰嘴突滑囊炎(矿工肘)等。滑囊炎的病理表现为囊内滑膜水肿、充血、增厚或呈绒毛状,滑液增多,囊壁增厚或纤维化。若为急性损伤则渗出滑液为血性。

本病可归属于中医学的筋疣、筋瘤、筋结等,中医学认为由于慢性劳损或外伤筋脉,局部气血凝聚,阻滞经络,气血运行不畅,日久湿聚成痰,壅阻于皮肤、经络、筋骨之间而成瘀成结。

(一)辨病

在骨突起部位或关节周围逐渐发生的囊性包块,呈圆形或椭圆形,大小不定,伴有疼痛。表浅者触诊可扪及清楚边缘,有波动感、压痛,皮肤无炎症;部位深在者,边界不清。穿刺抽出液体为清亮(慢性)或血性黏液(急性)。若伴发感染则疼痛剧烈、皮肤发热发红,抽出液为脓性。临床上要注意与结核性滑囊炎、类风湿性滑囊炎鉴别。

(二)治疗

治法 祛瘀散结。应祛除滑囊积液,并进行加压包扎。

穴方 阿是穴。坐骨结节滑囊炎加秩边、会阳;髌前滑囊炎加犊鼻、血海;趾滑囊炎加隐白、太白。

操作 ①毫针刺结合拔罐法:在囊性包块处选择1~4个点,用较粗的毫针刺穿滑囊壁,放出黏液,如囊性包块较大可结合拔罐。余穴毫针刺常规操作;②结合灸法、电针法:在上述治疗基础上,局部行灸法、电针法(疏波或疏密波交替)。治疗结束后局部应进行加压包扎。

(三)按语

针灸治疗慢性损伤性滑囊炎效果良好,对于伴发感染者应进行抗感染治疗。

七、膝关节韧带损伤

膝关节为人体最大且构造最复杂的关节,其关节囊松弛薄弱,关节的稳定性主要依靠韧带和肌肉。膝关节内、外侧各有坚强的副韧带所附着,当膝伸直时侧副韧带较紧张,此时如突然受到外翻或内翻应力,即可引起内侧或外侧副韧带损伤。由于膝关节呈轻度生理性外翻,且膝外侧容易受到外力的冲击,故临床上以内侧副韧带损伤居多。严重的侧副韧带损伤,可伴有膝关节囊、交叉韧带和半月板的损伤。长期从事重体力劳动、剧烈弹跳运动者,很容易损伤膝关节韧带,尤其是运动员。

膝关节韧带损伤属于中医学膝缝伤筋的范畴,中医学认为,膝为"筋之府",膝关节过度运动、牵拉或遭受扭、闪、挫伤等外力作用,引起经筋、络脉损伤,以致经气运行受阻、气血壅滞局部,出现疼痛、活动受限,久则肝肾亏虚,脉络失和,渐成顽痹。

(一)辨病与辨经

1. 辨病

(1)侧副韧带损伤:有膝部外伤史;膝内侧或外侧副韧带部有明显疼痛、肿胀和压痛,被动内收或外展引起侧副韧带处牵拉痛。如韧带断裂,有向内侧或外侧的异常活动度,膝关节内收位或外展位 X 线正位片可见同侧关节间隙增宽。外侧副韧带损伤主要为膝内翻暴力所致,即膝或腿部内侧受暴力打击或重压,使膝过度内收,压痛点在腓骨小头或股骨外上髁,比内侧副韧带损伤一般要轻。内侧副韧带损伤为膝外翻暴力所致,即膝伸直位,膝或腿部外侧受强大暴力打击或重压,使膝过度外展,压痛点在股骨内上髁。

(2)交叉韧带损伤:有膝部外伤史;急性期膝关节疼痛、肿胀,关节内积血,活动障碍。抽屉试验阳性。膝关节正、侧位 X 线片,排除胫骨髁间棘或胫骨后缘撕脱骨折。膝关节伸直位下内翻损伤和膝关节屈曲位下外翻损伤都可使前交叉韧带损伤;无论膝关节屈曲位或伸直位,来自前方的使胫骨上端后移的暴力都可使后交叉韧带损伤。MRI 及关节镜检查对交叉韧带损伤情况有诊断意义。

(3)膝关节韧带损伤的分类:①依据韧带损伤的程度,分为扭伤(即部分纤维断裂)、部分韧带断裂和完全断裂;②依据韧带损伤的组织群,可分为单一损伤和联合性损伤,如前交叉韧带断裂可以同时合并有内侧副韧带与内侧半月板损伤,成为"三联伤";③依据韧带断裂的部位,可分为韧带体部断裂、韧带与骨骼连接处断裂和韧带附着处的撕脱性骨折,第一种损伤愈合慢且强度差,以第三种愈合后最为牢固。

2. 辨经

外侧副韧带损伤属于足少阳经证,内侧副韧带损伤属于足太阴经证,交叉韧带损伤属于足太阳经证。

（二）治疗

治法　活血通络，舒筋止痛。

穴方　阿是穴、血海、梁丘、足三里。内侧副韧带损伤加阴陵泉；外侧副韧带损伤加阳陵泉；交叉韧带损伤加委中、犊鼻。

操作　毫针刺结合刺络拔罐及灸法。较轻的新伤急性期局部肿胀，毫针刺或皮肤针重叩至微出血，可加拔罐。慢性期和陈伤迁延期，重用灸法。局部阿是穴亦可用 2% 普鲁卡因 2ml 加强的松龙 0.25ml 局部封闭，每周 1 次。

（三）按语

（1）针灸治疗膝关节韧带损伤多用于较轻的韧带部分损伤以及慢性期和陈伤迁延期。在急性期可用局部封闭，弹力绷带包扎，或石膏固定 3～4 周，然后下地积极锻炼屈曲活动。若完全断裂应及时进行外科手术修补韧带。

（2）治疗期间注意局部保暖，慢性期并可配合热敷等方法。

八、急性踝关节扭伤

踝关节扭伤是临床上常见的一种损伤，包括踝关节部位韧带、肌腱、关节囊等除骨折、脱位以外的所有软组织损伤，但主要是指踝关节内侧副韧带、外侧副韧带和下胫腓韧带的损伤。任何年龄均可发生，但以青壮年多见，运动员在进行身体训练时尤易发生；多于跑跳、踏空、高空坠地或道路不平时，踝关节处于跖屈位，突然遭受内翻或外翻暴力，使踝部韧带过度牵拉，导致韧带部分损伤，甚至完全断裂，也可导致韧带被拉长、撕脱骨折、关节脱位等。临床根据损伤部位分为内翻型和外翻型两种；根据损伤程度分为韧带捩伤、部分撕裂伤和完全断裂三型。若急性韧带损伤修复不好，韧带松弛，易致复发性损伤，导致踝关节慢性不稳定。

中医称本病为踝缝伤筋，认为本病是由外伤引起的踝部经筋、络脉及筋肉损伤，以致经气运行受阻、气血壅滞局部所致。

（一）辨病与辨经

1. 辨病

踝关节于扭伤之后出现骤然疼痛、活动受限，或可见局部明显肿胀，活动踝关节疼痛加重，一般 2～3 日可现皮下紫瘀血斑。检查可见伤处有局限性压痛点，踝关节跖屈位加压，使足内翻或外翻时疼痛加重，可诊断为急性踝关节扭伤。对于韧带部分损伤、松弛或完全断裂需进一步确诊。如果韧带完全断裂者，局部可触及凹陷缺损。应做与受伤姿势相同的内翻或外翻位 X 线摄片检查，如损伤一侧韧带完全断裂时，可见患侧关节间隙增宽，如外侧关节间隙显著增宽，或在侧位片上显示距骨向前半脱位，多为外侧副韧带完全断裂；而下胫腓韧带断裂则显示内、外踝间距增宽。踝关节正、侧位摄片可确诊是否存在撕脱骨折。

2.辨经

(1)足少阳经筋及阳跷脉证:足外踝周围肿胀疼痛或压痛明显(踝关节外侧副韧带损伤),足内翻疼痛加剧。

(2)足太阴经筋及阴跷脉证:足内踝周围肿胀疼痛或压痛明显(踝关节内侧副韧带损伤),足外翻疼痛加剧。

(二)治疗

推荐处方1(急性损伤,扭伤24~48小时)

治法 疏调经筋,缓急止痛。以局部穴及相应同名经腕关节部穴位为主。配合局部冷敷止血,以减少局部出血及肿胀程度。此期针刺法只适用于踝关节韧带的挫伤、部分撕裂伤;韧带完全断裂或兼骨折应进行急性外科处理。

穴方 阿是穴、阳池(或太渊)。足少阳经筋及阳跷脉病证加悬钟、丘墟、申脉;足太阴经筋及阴跷脉病证加三阴交、商丘、照海。

操作 毫针刺。先针刺上肢远端配穴,行较强的捻转提插泻法,持续运针1~3分钟,同时嘱患者慢慢活动踝关节;然后针刺局部穴位,局部穴位刺激手法宜轻柔,强度不宜过重。

推荐处方2(恢复期,扭伤48小时后)

治法 舒筋活络,消肿止痛。配合局部热敷法以活血,利于血肿吸收。

穴方 阿是穴。足少阳经筋及阳跷脉病证加丘墟、足临泣、申脉;足太阴经筋及阴跷脉病证加商丘、照海、水泉。

操作 ①毫针刺:局部压痛点为阿是穴,毫针用泻法,或在肿胀局部阿是穴行围刺法;余穴常规操作。②结合刺络拔罐、灸法及电针法:局部肿胀、皮下紫瘀血斑明显者,用三棱针点刺出血,或用皮肤针重叩压痛点至微出血,加拔罐;踝关节局部可行悬灸法、温针灸法;电针法(密波或疏密波交替)。

(三)按语

(1)针灸治疗踝关节扭伤主要针对韧带挫伤及不完全损伤,其他类型的急性踝关节严重损伤应采取综合方法治疗,必要时应进行石膏或绷带固定。对于反复损伤副韧带松弛、踝关节不稳定者,宜长期穿高帮鞋,保护踝关节。

(2)急性期不宜勉强活动患部而宜休息,如需活动,要谨慎小心,避免患踝负重。急性期过后,可做患肢足趾活动,以促进静脉回流而使水肿消退,疼痛减轻。

(3)踝关节固定期间,应抬高患肢,并应坚持做膝关节、跖趾关节、趾间关节等的功能性活动练习;解除固定后锻炼踝关节的伸屈功能,并逐步练习行走。

知丨识丨链丨接

为什么急性踝关节扭伤多见于跖屈内翻位？

临床上急性踝关节扭伤以跖屈内翻位扭伤最为多见，其原因有：外踝细长且靠后，内踝扁宽且靠前，外侧副韧带较内侧副韧带薄弱，这些解剖学特点有效地阻止了距骨的外翻；另外距骨体前宽后窄，当足跖屈时，踝关节间隙增大，距骨体后面进入踝穴，踝关节比较松动；当足背伸时，距骨体前面进入踝穴，踝关节比较稳定，不能左右摇摆。以上原因是踝关节多见于跖屈内翻扭伤的内在因素。外侧副韧带损伤中，又以腓距前韧带损伤多见，严重者腓跟韧带亦可断裂，腓距后韧带损伤极为少见。

九、足跟痛

足跟痛是指跟骨下面、后面的疼痛性症状，主要包括跖筋膜炎、跟部滑囊炎、跟管综合征、跟下脂肪垫不全及跖骨融合等疾病。因此，跟痛症不是单独一个疾病，它是指各种足跟疾病所引起的一种症状，由跟骨本身及其周围软组织疾患所产生。西医认为跟痛症的病因很多，但目前多认为跟骨内高压和跟骨内静脉瘀滞是引起足跟痛的主要原因，因跟骨主要由海绵样松质骨构成，髓腔内静脉窦很大，且由于跟骨位于身体最低处，长期站立负重，使跟骨内静脉回流障碍，瘀血或充血，从而产生跟骨疼痛症状。

本病属中医学的痹证范畴，中医学认为因足跟位于人体底部，赖气血的周流不息而不断得到温煦与濡养，如劳累过度，外伤、劳损，导致筋骨气血失和，或外感风寒湿邪，足跟部气血循行不畅，气血阻滞，不通则痛；或肝肾亏虚，无以充骨生髓，筋脉失养，导致本病。

（一）辨病与辨经

1. 辨病

以足跟部痛为主症可诊断为中医的足跟痛。临床应对引起足跟痛的疾病进行鉴别诊断。

（1）跖筋膜炎与足跟骨质增生症：中老年多发，起病缓慢，足跟下针刺样疼痛，向前放射，清晨不敢下地行走，活动片刻有所缓解，但走路多疼痛又加重；扁平足多见，跟骨前内侧区有深在的明显压痛点。单纯的跟骨骨刺并不一定有足跟痛，当引起跖筋膜炎无菌性炎症时才发生足跟痛；足跟中央压迫可使疼痛加重，甚者可触及硬性肿物，X线片有助诊断。

（2）跟腱滑囊炎：一侧跟腱抵止点疼痛较多见，行走、站立和剧烈活动后疼痛加剧。跟腱附着处压痛，可触及肿物或有摩擦感。

（3）跟管综合征：夜间和站立时疼痛明显，跖神经损伤时，从踝至足跖和大趾疼痛；胫神经根内侧支受损，足跟和足跖内侧痛。足跟内侧区压痛，叩击受损神经远端，其支配区皮肤感觉异常。

（4）跟下脂肪垫不全（功能缺损）：经常感到脚下硌伤而疼痛，疼痛范围较广；急性跟骨下脂肪垫撞击破损时，突然足跟下失去压缩感。触诊跟骨下空虚感，压痛范围较广。

2. 辨经

足少阴肾经"循内踝之后，别入跟中"，因此，足跟痛主要归属于足少阴经证。

（二）治疗

推荐处方

治法　舒筋活血，化瘀通络。减少引起足跟痛的原因，可使用防震鞋垫。

穴方　阿是穴、太溪。跖筋膜炎加照海；跟下脂肪垫不全加仆参；跟管综合征出现跖神经损伤时加照海、然谷、公孙、隐白，胫神经根内侧支受损加大钟、水泉、然谷；跟腱滑囊炎加水泉、昆仑；跟骨骨增生症加照海、申脉、仆参。

操作　①毫针刺：阿是穴选择压痛点，多向透刺；足跟滑囊炎，可用较粗的毫针穿刺，放出囊内液体（或用注射针抽干积液）。余穴常规操作。②结合电针及灸法：在上述毫针刺基础上，阿是穴可加电针，密波或疏密波交替；可加艾条灸法或温针灸。

（三）按语

（1）一般而言，外伤、长期负荷过重或韧带松弛、骨质增生、跖筋膜炎、跟部滑囊炎针灸疗效较好。跟下脂肪垫萎缩，其缓冲震荡、防止摩擦的作用减弱，使局部更容易受到损伤而出现疼痛，因此，针灸治疗多难以获得较好疗效，主要通过应用各种足跟垫分散足跟压力，增强足跟的支撑，缓解疼痛症状。

（2）针灸治疗足跟痛的同时，结合足跟部的中药热敷或理疗，可提高疗效。

十、臂丛神经痛

臂丛神经由 $C_{5～8}$ 及 T_1 脊神经前根组成，主要支配上肢的运动和感觉，受损时产生神经支配区域疼痛，故称为臂丛神经痛，是临床较典型的神经疼痛。从病因上本病可分为特发性和继发性，特发性病因不明，可能是一种变态反应性疾病，与病毒感染、分娩、外科手术、疫苗接种等有关；继发性多为臂丛神经由邻近组织压迫所致，分为根性和干性，前者主要由颈椎病变、骨折等所致，后者常由胸廓出口综合征、外伤锁骨骨折、转移性肿瘤、肺沟瘤等引起。

本病属中医学的"肩臂痛"、"腋痛"等范畴。中医理论认为，风寒湿热侵袭，稽留肩臂腋部经络，或跌打损伤等，瘀血阻滞，皆可致经络不通，不通则痛。本病与手三阳、手三阴经关系密切。

（一）辨病与辨经

1. 辨病

分为特发性和继发性两类。特发性多见于成人，急性或亚急性起病，病前或发病早期可有发热、乏力、肌肉酸痛等全身症状,继则出现肩、上肢疼痛,数天内出现上肢肌无力、反射改变和感觉障碍。继发性臂丛神经痛表现为肩、上肢出现不同程度的针刺样、烧灼样或酸胀感,始于肩、颈部,向同侧上肢扩散,持续性或阵发性加剧,夜间或上肢活动时明显,臂丛分布区运动、感觉障碍,局限性肌萎缩,腱反射减低或消失。病程长时可有自主神经功能障碍。臂丛神经牵拉试验和直臂抬高试验多呈阳性。

2. 辨经

以肩前部疼痛为主,属手阳明大肠经证;以肩后部疼痛为主,属手太阳小肠经证;以上肢内后廉疼痛为主,属手少阴心经证;以腋下疼痛为主,属手三阴经证。

(二)治疗

推荐处方

治法 疏通经络,活血止痛。

穴方 颈夹脊、颈臂、肩髃、曲池、外关、后溪。手太阴经证加尺泽、太渊;手少阴经证少海、通里;手厥阴经证加曲泽、内关;手太阳经证加肩贞、腕骨;手少阳经证加肩髎、天井;手阳明经证加阳溪。

操作 ①毫针刺:颈臂穴直刺,提插手法,使触电感向手指传导,不留针。余穴常规操作,均用泻法;②结合电针及刺络拔罐法:上肢穴、颈夹脊可分别接电针,密波,刺激20~30分钟;肩部穴位可刺络拔罐。

(三)按语

(1)针刺治疗本病有较好的止痛效果,大部分患者经治疗一般疼痛在几天内可减轻或消失,但部分患者可持续数周;肢体运动障碍可从数周到数月好转,最终大都能显著好转。

(2)急性期患者要注意休息,避免提重物。

十一、感觉异常性股痛

感觉异常性股痛,也称为股外侧皮神经炎,是由于股外侧皮神经受损而产生的大腿前外侧皮肤感觉异常的综合征,是临床最常见的皮神经炎。股外侧皮神经为纯感觉神经,发自腰丛,由 $L_{2\sim3}$ 神经根前支组成,穿过腹股沟韧带下方,分布于股前外侧皮肤。常见病因为局部受压、外伤、各种传染病、酒精及药物中毒、动脉硬化、糖尿病、肥胖、腹部肿瘤和妊娠子宫压迫等,部分病因不明。

本病可归属中医学的肌肉痹证范畴。中医学认为,本病的病机为外感风寒湿邪,致营卫不和;或外伤、受压等因素导致经络阻滞,不通则痛;肌肤失养则麻木不仁。

(一)辨病与辨经

1. 辨病

常见于男性,多为一侧受累,表现为大腿前外侧下 2/3 区感觉异常如麻木、疼痛、蚁走感等,久站或走路较久后症状加剧。查体可有大腿外侧感觉过敏、减退或消失,无肌萎缩和无力等运动神经受累症状,呈慢性病程,可反复发作。

2. 辨经

本病以大腿前外侧疼痛、麻木等感觉异常为特点,因此,属于足少阳、足阳明经证。

(二)治疗

推荐处方

治法 疏通经络,调和气血。

穴方 阿是穴、居髎、风市、中渎、伏兔、梁丘。病变或腰大肌压迫引起者加腰夹脊、大肠俞。

操作 ①毫针刺:局部阿是穴采用围刺法;余穴常规操作;②结合电针法、灸法及刺络拔罐法:毫针刺基础上,局部阿是穴,腰夹脊可分别接电针,疏波或疏密波交替,刺激20～30分钟;或加用隔姜灸;或用皮肤针叩刺,以局部渗血为度,加拔火罐;病程长、以麻木为主者,用三棱针点刺或散刺出血,再加拔火罐。

(三)按语

针灸治疗本病有较好的效果。对于有明显的致病因素者,应积极治疗原发病。患者应注意病变局部的保暖,避免受凉。

十二、坐骨神经痛

坐骨神经发自骶丛,由 $L_4 \sim S_3$ 神经根组成,是全身最长最粗的神经,经梨状肌下孔出骨盆后分布于整个下肢。坐骨神经痛是指多种病因所致的沿坐骨神经通路及其分支区域内(腰、臀、大腿后侧、小腿后外侧及足外侧)的疼痛综合征。

根据病因分为原发性和继发性两大类,原发性也称为坐骨神经炎,原因不明,可能与受凉、感冒、牙齿、鼻窦、扁桃体感染,侵犯周围神经外膜致间质性神经炎有关,常伴有肌炎或纤维组织炎。继发性是坐骨神经通路受周围组织或病变压迫或刺激所致,临床较常见,根据受损部位可分为根性和干性坐骨神经痛,而其中又以根性为多见,根性坐骨神经痛常由椎管内疾病及脊柱疾病引起,以腰椎间盘突出引起者最为多见;干性坐骨神经痛病变部位在椎管外沿坐骨神经分布区,常见于髋关节炎、骶髂关节炎、臀部损伤、盆腔炎及肿物、梨状肌综合征等疾患。

中医学称本病为坐臀风、腿股风、腰腿痛等。《灵枢经·经脉》记载足太阳膀胱经的病候"腰似折,髀不可以屈,腘如结,踹如裂",形象地描述了本病的临床表现。中医认为因腰部闪挫、劳损、外伤等原因,可损伤筋脉,导致气血瘀滞,不通则痛。久居湿地,或涉水冒雨,汗出当风,衣着单薄等,风寒湿邪入侵,痹阻腰腿部;或湿热邪气浸淫,或湿浊郁久化热,或机体内蕴湿热,流注膀胱经者,均可导致腰腿痛。本病病位主要在足太阳、足少阳经。

（一）辨病与辨经

1. 辨病

坐骨神经痛临床应分清原发性和继发性，区分根性与干性。腰椎 X 线片、肌电图、CT 等检查有助于本病的诊断。

（1）根性坐骨神经痛：多急性、亚急性发病，疼痛自腰部向一侧臀部、大腿后侧、小腿后外侧直至足背外侧放射，疼痛呈电击样、刀割样、烧灼样持续痛，阵发性加剧。在腰点（L_4、L_5 棘突旁、骶髂旁）有固定而明显的压痛、叩痛；小腿外侧、足背感觉减退，膝腱、跟腱反射减退或消失，咳嗽或打喷嚏等导致腹压增加时疼痛加重。

（2）干性坐骨神经痛：无腰痛，臀部以下沿坐骨神经分布区放射性疼痛，在臀点（坐骨孔上缘、坐骨结节与大转子之间）、腘点（腘窝中央）、腓点（腓骨小头下）、踝点（外踝后）等处有压痛；小腿外侧、足背感觉减退，跟腱反射减退或消失，腹压增加时无影响。

2. 辨经

（1）足太阳经证：无明显腰痛，疼痛以大腿、小腿后侧为主，腘窝（委中）及腓肠肌（承山）压痛明显；或自腰部向一侧臀部、大腿后侧放射为主，腰臀部、委中附近有明显压痛。

（2）足太阳、少阳经证（足阳经太少合病）：疼痛自腰部或一侧臀部向大腿后部、小腿外侧、足背外侧放射，委中、阳陵泉、昆仑附近有明显压痛。

（二）治疗

推荐处方

治法　通经止痛。

穴方　①足太阳经证：秩边、殷门、委中、承山、昆仑；②足太阳、少阳经证：环跳、殷门、委中、阳陵泉、悬钟、丘墟。根性坐骨神经痛有腰骶部疼痛者加腰夹脊、阿是穴。

操作　①毫针刺：殷门、环跳、委中、阳陵泉均提插泻法，以出现沿臀腿部足太阳经、足少阳经向下放射感为佳。余穴常规操作；②结合电针法、刺络拔罐法：毫针刺基础上，根性取 $L_{4\sim5}$ 夹脊、阳陵泉或委中；干性取秩边或环跳、阳陵泉或委中，分别接电针，用密波或疏密波交替，刺激量逐渐由中度到强度，刺激 20～30 分钟；腰部穴可加刺络拔罐法。

（三）按语

（1）针灸治疗坐骨神经痛效果显著，尤其对于原发性坐骨神经痛。对于继发性坐骨神经痛，在针灸治疗的同时应积极治疗原发病，必要时应配合牵引或推拿治疗。

（2）急性期应卧床休息，椎间盘突出者须卧硬板床，腰部宜束阔腰带。

十三、梨状肌综合征

梨状肌综合征是坐骨神经在通过梨状肌出口时受到卡压或慢性损伤引起的一组临床

实/用/针/灸/治/疗/教/程

综合征,是临床较常见的周围神经卡压综合征。本病多见于青壮年,男性多于女性,可有臀部外伤史、劳累、受寒湿等诱因。引起梨状肌综合征发生的原因主要包括梨状肌压迫坐骨神经、变异的梨状肌肌腱所致的坐骨神经受压、骶髂关节的病变及梨状肌肌腱止端下方与髋关节囊之间滑液囊的炎症等。腰椎X线摄片多无明显病变;超声检查在诊断中有一定价值。

中医学认为,本病由臀部劳损、闪挫、外伤等原因损伤筋脉,导致气血瘀滞,不通则痛;久居湿地,风寒湿邪入侵,痹阻腰腿部;或肌体内蕴湿热,流注足太阳、少阳经脉,均可导致本病。

（一）辨病

大腿后侧至小腿外侧或足底有放射性疼痛及麻木感,患肢无力,但腰痛常不明显。检查患肢股后肌群、小腿、足部肌力减弱,重者踝、趾关节活动完全丧失,出现足下垂;小腿外侧及足部感觉减退或消失。可发现梨状肌有痉挛呈条索状或腊肠状,梨状肌有压痛,并向下放射,一般腰椎棘突旁无压痛,脊柱前屈时下肢疼痛加重,后伸时疼痛减轻或缓解。直腿抬高试验多为阳性,端坐屈头无腿痛,将足内旋疼痛出现,并向下放射。

（二）治疗

推荐处方

治法 通经活络,舒筋止痛。

穴方 阿是穴、环跳、秩边、殷门、委中、阳陵泉、悬钟。小腿、足部肌力减弱加承山、三阴交、解溪、太冲;足下垂加解溪、丘墟透照海;小腿外侧、足背感觉障碍加足三里、丰隆、昆仑、解溪、八风。

操作 ①毫针刺:阿是穴在梨状肌有痉挛呈条索状处、压痛点处选3~5点,刺入梨状肌内,进行围刺;坐骨神经在梨状肌下孔的体表投影,即髂后上棘与尾骨尖连线的中点与股骨大转子连线的中内1/3的交点处,也可以此定阿是穴。环跳、秩边提插泻法,以针感沿大腿部向下传导为佳。余穴常规操作;②结合电针及刺络拔罐:阿是穴及局部穴,可针后加电针,密波或疏密波交替,刺激20~30分钟;亦可行刺络拔罐。

（三）按语

针灸治疗本病的效果取决于疾病的严重程度,总体上对于早期、轻症疗效较好,较严重或保守治疗效果不佳者,应建议手术治疗。梨状肌综合征在临床诊断时需与椎间盘突出症相鉴别。

十四、股神经痛

股神经由$L_{2~4}$神经根前支组成,是腰丛中最长的分支,自腰丛分出沿髂肌表面下行,穿腹股沟韧带并于其下3~4cm股动脉外侧分成前后两股,支配缝匠肌、股四头肌,皮支至

CHAPTER SIX　117

股前部及隐神经支配小腿内侧皮肤。股神经痛也称为 Wassermann 征,常见病因为骨盆股骨骨折、枪伤、刺割伤以及中毒、糖尿病、传染病、盆腔肿瘤及脓肿、静脉曲张和股动脉瘤等。

本病属于中医学的下肢痹证,由外感、内伤或外伤等因素导致经络气血阻滞不通,不通则痛。本病病位主要在足阳明、足太阴经。

(一)辨病与辨经

1. 辨病

下肢无力,患者尽量避免屈膝的特殊步态,行走时步伐细小,先伸出健脚,在病脚拖曳前行,奔跑跳跃不能,皮支损伤有分布区剧烈神经痛及痛觉过敏。膝反射减弱或消失,大腿前内侧和小腿内侧感觉减退或消失,可伴水肿、青紫等营养性改变。令患者俯卧位,检查者上抬其下肢时出现大腿前面和腹股沟疼痛。

2. 辨经

本病以大腿前内侧及小腿内侧剧烈疼痛及感觉减退为特征,属足阳明、足太阴经证。

(二)治疗

推荐处方

治法　通经止痛。

穴方　夹脊(L_{2-4})、冲门、髀关、伏兔、箕门、血海、地机。

操作　①毫针刺:夹脊穴向脊柱方向斜刺,余穴常规操作;②结合电针法及刺络拔罐法:病变局部穴,针刺后接电针,用密波或疏密波交替,刺激量逐渐由中度到强度,刺激20~30分钟;用皮肤针叩刺大腿前内侧及小腿内侧,并以局部穴为重点;或用三棱针在局部刺络出血,并加拔火罐。

十五、臀上皮神经炎

臀上皮神经炎又称臀上皮神经卡压综合征,是指臀上皮神经在其走行的各固定点受牵拉和卡压而引起的一系列症状,腰背部骶棘肌处脂肪球通过腰背筋膜疝出,使脂肪受到嵌顿、发生变性,并压迫穿过该处的臀上皮神经而引起相应的腰腿疼痛等症状。从解剖学看臀上皮神经本身损伤不可能发生,只有在腰部急性扭伤时,神经被其穿出筋膜处的卵圆形孔隙周围的脂肪病出卡压引起水肿、渗出、炎性疼痛的神经卡压综合征,即临床称为骶骼筋膜脂肪疝。其发生率在腰腿痛病例中比例不高,多数发生在中年以上肥胖女性。

本病属中医学"筋痹"或"筋出槽"范畴,认为机体感受外邪,或劳作适度,损伤腰臀部筋肉,导致气滞血瘀,经脉痹阻不通,不通则痛;如果病程日久,久病入络,瘀血阻滞络脉,导致气血不足,不能濡养筋肉,而出现疼痛、麻木甚至肌肉萎缩。

（一）辨病

有腰臀部闪挫扭伤史或慢性劳损史，多发生于中年以上患者。一侧腰臀部刺痛或酸痛，急性扭伤疼痛较剧，可有下肢牵扯样痛，但多不过膝，弯腰明显受限，在骼嵴最高点内侧2～3厘米处（即臀部外上象中点）压痛明显，局部可触到条索样硬结。

（二）治疗

推荐处方

治法 通经活络，散瘀止痛。

穴方 阿是穴、胞肓、秩边、殷门、委中。

操作 阿是穴在髂上嵴最高点内侧2～3cm处下方，即臀部外上象中点处的皮下触及滚动高起的2～3个条索状结节或压痛点，用毫针进行不同方向的提插泻法，然后接电针仪，疏密波，每次20～30分钟；或在局部刺络拔罐，或用灸法。

（三）按语

（1）临床上大部分患者经过自身调适和治疗，可获得良好疗效，预后较好。针灸治疗本病有较好疗效。治疗期间，嘱患者卧床休息，避免受凉、劳累及再度扭伤腰部。对急性患者若症状较重或慢性患者病程在半年以上，经3个月保守治疗无效者，采用臀上皮神经松解术。

（2）若发现臀上皮神经受到包膜完整的组织包块，如脂肪瘤、脂肪疝、与神经无粘连的光滑的纤维束等压迫，或神经在腰背筋膜孔、骨纤维管处受卡压等以刺激为主的压迫性病变者，选择神经松解术；其他病例，即神经受到破坏性损害，如神经瘤、转移癌的侵蚀破坏，注射药物引起的神经变性坏死或神经已被占位性病变包埋难以分离出来等，神经已失去正常弹性与光泽，变硬、变细，估计已发生不可逆的病理性变化，应行神经切断术。

十六、痿病

痿病是指肢体筋脉弛缓，痿软无力，甚则不能随意活动，或伴有肢体麻木、肌肉萎缩的一类病证。临床上以下肢痿弱无力较为多见，古称“痿躄”。中医学认为，本病病因主要包括外邪侵袭（湿热毒邪）、饮食不节、久病体虚等。外感湿热毒邪，或高热不退，或病后余热燔灼，伤津耗气，使肺热叶焦，不能输布津液；坐卧湿地或冒雨涉水，湿邪浸淫，郁而化热，湿热阻闭经络；饮食不节，脾胃虚弱，气血津液生化不足；或久病体虚，或劳伤过度，精血亏虚。上述因素均可使经络阻滞，筋脉功能失调，筋肉失于气血津液的濡养而成痿证。

从中医学痿证的概念而言，主要包括引起肢体运动无力，或甚至软瘫，或伴有肌肉萎缩类的疾病，可见于西医学的多种疾病，主要有运动神经元病（进行性脊肌萎缩）；神经－肌肉接头病（重症肌无力）、肌肉疾病（进行性肌营养不良症、周期性瘫痪）、引起软瘫的中枢神经感染性疾病（脊髓灰质炎后遗症、急性脊髓炎）、脊神经疾病（吉兰－巴雷综合征、多发性末梢神经病及周围神经损伤）、脊髓损伤引起的截瘫及四肢瘫等。本节主要介绍针灸临床上常见的几种属于痿证范畴的西医疾病，由于脊髓损伤情况比较复杂，将在外科病症中单独讨论。

（一）辨病

以肢体痿软无力，或伴有肌肉萎缩为主症者可诊断为中医学的痿证。临床上应对属于痿证的以下常见疾病进行鉴别诊断。

（1）进行性脊肌萎缩：常见首发症状为双上肢远端肌肉萎缩无力，也可单侧起病，累及双侧，逐渐波及前臂、上臂及肩部肌群。少数患者肌萎缩从下肢开始。肌肉萎缩明显，肌张力降低，腱反射减弱，病理反射阴性。

（2）重症肌无力：最初常为一侧或两侧的眼睑下垂，于傍晚疲劳时出现，伴有复视，经一夜休息后症状可好转或消失。随后出现颈肌、肩背肌肉、上肢肌、躯干肌和下肢肌无力，腱反射通常不受影响。症状的暂时减轻、缓解、复发和恶化交替出现，是本病的重要特征。

（3）吉兰－巴雷综合征：急性或亚急性起病，病前 1～3 周常有感染史，首发症状多为肢体对称性无力，自远端渐向近端发展或自近端向远端加重，常由双下肢开始逐渐累及躯干肌、脑神经。多数于数日到 2 周达高峰，严重病例可累及肋间肌和膈肌导致呼吸麻痹。四肢腱反射常减低。实验室检查特征性表现为蛋白－细胞分离即蛋白含量增高而细胞数目正常。

（4）多发性末梢神经病：常由药物、化学品、重金属、酒精中毒、代谢病等引起，以肢体远端对称性感觉、运动和自主神经功能障碍为特点，早期可出现肢体远端的感觉异常如针刺、蚁行、烧灼、触痛和感觉过度等刺激性症状，逐渐出现肢体远端对称性深浅感觉障碍，呈手套－袜子性分布；肢体远端对称性无力，可伴肌萎缩，四肢腱反射减弱或消失常为早期表现。

（二）治疗

推荐处方（通治方法）

治法 调和气血，濡养筋肉。

穴方 ①上肢：颈臂、肩髃、曲池、合谷、颈胸夹脊；②下肢：环跳、髀关、伏兔、阳陵泉、足三里、三阴交、腰夹脊。上肢肌肉萎缩加手阳明经排刺；下肢肌肉萎缩加足阳明经排刺。

操作 ①毫针刺：颈臂直刺，提插手法，使触电感向上肢、手指传导，不留针；环跳直刺，提插手法，使触电感向下肢传导，不留针；夹脊穴向脊柱方向斜刺；余穴常规操作；②结合电针、刺络拔罐法：毫针刺基础上，夹脊穴、肢体穴可接电针，用断续波，或疏波或疏密波交替，刺激 20～30 分钟；急性期实证，配穴可加点刺出血，或加拔罐；可于手阳明经、足阳明经上行走罐法、闪罐法，或皮肤针叩刺加拔罐。

推荐处方2(进行性脊肌萎缩)

以化瘀通络,濡养筋肉为治法 选夹脊穴、肩髃、曲池、合谷、足三里、三阴交、太冲。

推荐处方3(重症肌无力)

以健脾益气为治法 选夹脊、关元、气海、合谷、足三里;眼睑下垂加鱼腰、阳白、风池;颈项无力加风池、完骨、天柱;上肢无力加肩髃、曲池;下肢无力加环跳、伏兔、阳陵泉、太冲。

推荐处方4(吉兰-巴雷综合征)

以疏通经络为治法 选颈臂、曲池、外关、合谷、八邪、梁丘、血海、委中、足三里、三阴交、解溪、内庭、八风。

推荐处方5(多发性末梢神经病)

以疏通经络、活血化瘀为治法 选内关、外关、合谷、八邪、十宣、三阴交、悬钟、解溪、太冲、八风、足井穴。可用梅花针在病变部位进行叩刺。

(三)按语

(1)针灸治疗多种原因引起的痿证可有不同程度的疗效,但因本证疗程通常较长,需耐心施治;配合药物、推拿及康复训练,则疗效更佳。

(2)由于痿证包括的疾病较多,临证需明确其病因和病灶部位以正确诊断,进行必要的检查。

十七、脊神经单神经麻痹

脊神经属于周围神经,单神经病和神经痛是周围神经最常见的病变。单神经病是指单一神经受损产生与该神经支配范围一致的运动、感觉功能缺失症状和体征。临床表现取决于受累神经及损伤程度,但其共同特征表现为受累神经分布区的感觉、运动及自主神经功能障碍,伴腱反射减低或消失。神经痛是受损神经分布区域的疼痛。病因主要包括创伤、物理损伤、缺血、中毒(乙醇、铅)、代谢障碍及肿瘤浸润等。一般周围神经受损2~3周后,肌电图出现神经源性损害改变,如出现大量纤颤点位及正锐波,肌肉大力运动收缩时运动单位明显减少等;神经传导速度出现不同程度的减慢,动作电位波幅减低或消失。因此,监测神经传导速度对定位、判定神经损伤程度和估计预后有重要意义。

临床上常见脊神经的单神经病包括上肢的桡神经麻痹、正中神经麻痹、尺神经麻痹,以及下肢的腓总神经麻痹、胫神经麻痹等。由于这些病变的针灸治疗具有共同的特点,因此,在辨病、辨经及治疗中一并进行介绍。

1. 桡神经麻痹

桡神经发自臂丛后束,由 C_5 ~ T_1 的神经根纤维组成,运动支主要支配伸肘、伸腕及伸指;感觉支主要支配前臂背侧及手背桡侧半感觉;桡神经是臂丛神经中最易损伤的分支。

2. 正中神经麻痹

正中神经发自臂内侧束及外侧束,由 $C_6 \sim T_1$ 的神经根纤维组成,支配几乎前臂所有屈肌及大鱼际肌;主要功能为支配前臂旋前、屈腕、屈指;在行进过程中以腕部位置最为表浅,易受锐器刺伤或利器切割伤,导致神经麻痹,并常伴屈肌腱受损。

3. 尺神经麻痹

尺神经发自臂内侧束,由 $C_8 \sim T_1$ 神经根纤维组成,主要功能为屈腕使手向尺侧倾斜,小指外展、对掌及屈曲等;感觉支支配腕以下手内侧及小指、无名指尺侧半皮肤;在肘部肱骨内上髁后方及尺骨鹰嘴处神经走行表浅,是嵌压等损伤导致尺神经麻痹的常见部位。

4. 腓总神经麻痹

腓总神经起自 $L_4 \sim S_1$ 神经根,为坐骨神经的主要分支,在大腿下1/3处由坐骨神经分出后绕腓骨小头外侧分出腓肠肌外侧皮神经支配小腿外侧面感觉,内侧支分出腓浅神经及腓深神经,支配足背屈、外展、内收及伸趾等运动功能;在绕腓骨颈处最易受损,导致神经麻痹。

5. 胫神经麻痹

胫神经发自 $L_4 \sim S_2$ 神经根,在腘窝上角由坐骨神经分出后,由小腿后方直线下行,支配屈膝、足跖屈、内翻及足趾跖屈等功能及小腿后面、足底、足外侧缘感觉。

脊神经的单神经麻痹,从临床表现上可归属于中医的伤筋、痿证等范畴,中医学认为,外感病邪,或邪毒内停,或跌打外伤,或金刃刀伤等因素,使筋脉受损,气血运行不畅,初起多为气滞血瘀,久则气血渐亏,筋脉失养,经筋功能失常而导致本病。

（一）辨病与辨经

1. 辨病

（1）桡神经麻痹:以不能伸腕、伸指,前臂不能旋后,伸肌瘫痪出现腕下垂为主要体征。①高位损伤(腋部):累及肱三头肌及内侧感觉支,出现完全性桡神经麻痹,上肢各伸肌完全瘫痪,肘、腕、掌指关节均不能伸直,前臂伸直位旋后不能,手常处于旋前位;②肱骨中1/3损伤,肱三头肌功能正常,其他体征同前;③前臂中1/3以下损伤,仅有伸指功能丧失而无腕下垂。感觉障碍仅限于手背拇指和第一、二掌骨间隙的"虎口区"。

（2）正中神经麻痹:以握力、前臂旋前功能障碍为主要体征。①上臂受损:腕外展、屈曲不能,拇、示、中指不能屈曲,握拳无力,拇指不能对掌、外展及屈曲鱼际肌群萎缩,手掌变平而称平手或猿手;②前臂中1/3或下1/3受损时,运动功能障碍仅限于拇指外展、屈曲和对掌等。感觉障碍为手掌桡侧半,拇指、中指及示指掌面,无名指桡侧半和示、中指末节感觉障碍,常合并灼性神经痛。

（3）尺神经麻痹:运动障碍表现为手部小肌肉萎缩,无力,动作减退或不能。尺侧腕屈肌麻痹,桡侧腕屈肌拮抗致手偏向桡侧;拇收肌麻痹,拇展肌拮抗致拇指维持外展位;屈肌减退、伸肌过多收缩,使手掌指关节过伸,末指节屈曲呈"爪形手"。同时伴小鱼际肌及骨间肌萎缩。前臂中 1/3 或下 1/3 受损伤及尺神经时,仅见手部小肌肉麻痹。感觉障碍主要见于手背尺侧、小鱼际肌、小指和无名指尺侧半感觉减退或消失,以小指最为明显。

(4)腓总神经麻痹:典型症状为足下垂,足、足趾背屈不能,走路呈跨阈步态(患者在行走中为了不使下垂的足尖拖地,而用力抬高下肢,使髋关节、膝关节过度屈曲,足尖首先落地,而后外侧缘,最后足掌落地,称公鸡步态或跨阈步态),小腿前外侧及足背感觉障碍。由于患足背屈、外翻及伸趾活动障碍,呈足下垂、内翻。根据损伤程度分为两型:①腓总神经部分性损伤表现为患足自动背伸、外展、外翻,伸趾活动无力,感觉障碍不明显;②腓总神经完全性损伤表现为患足上述运动障碍,并出现感觉障碍。

(5)胫神经麻痹:足、足趾跖屈不能,屈膝及足内收受限,跟腱反射减低或消失。足外翻外展,骨间肌瘫痪致足趾爪形姿势,行走时足跟着地,不能足尖站立和行走称为跟骨足(或钩子足)。小腿后面、足底、足外侧缘有感觉障碍,偶有足趾、足心疼痛、烧灼感等感觉异常。根据损伤部位分为两型:①胫神经干型,呈上述胫神经完全损伤的表现。②胫后神经型,如在小腿下 1/3 以下发生胫神经损伤,则小腿和足底肌肉功能完好,仅表现为足底外侧感觉障碍。

2.辨经

(1)手阳明经证:以不能伸腕,腕下垂,手背拇指和第一、二掌骨间隙的"虎口区"感觉障碍为主症,即桡神经麻痹。

(2)手厥阴、手阳明经证:以不能屈腕,握拳无力,拇指运动障碍及鱼际萎缩为主症,即正中神经麻痹。

(3)手少阴、手太阳经证:以屈腕能力减弱,小鱼际肌萎缩,小指运动受限及感觉障碍为主症,即尺神经麻痹。

(4)足少阳、足阳明经证:以足下垂、内翻,足、足趾背屈不能,小腿前外侧及足背感觉障碍为主症,即腓总神经麻痹。

(5)足太阳经证:以屈膝受限,足外翻,小腿后面、足底、足外侧缘有感觉障碍为主症,即胫神经麻痹。

(二)治疗

推荐处方1

穴方 ①桡神经麻痹:夹脊($C_5 \sim T_1$)、颈臂、肩贞、臑会、曲池、阳溪、阳池、合谷鱼际;②正中神经麻痹:夹脊($C_6 \sim T_1$)、颈臂、极泉、曲泽、内关、合谷、鱼际、劳宫;③尺神经麻痹:夹脊($C_7 \sim T_1$)、颈臂、小海、阳谷、后溪、少泽、神门、通里;④腓总神经麻痹:夹脊(L_{4-5})、环跳、阳陵泉、足三里、悬钟、解溪、内庭;⑤胫神经麻痹:夹脊(L_{4-5})、环跳、委中、承山、昆仑、申脉、京骨、至阴。手指麻木加十宣(点刺出血);足内翻、足外翻加丘墟透照海。

操作 ①毫针刺:夹脊穴均向脊柱方向斜刺,颈臂、极泉、环跳、委中,提插手法,使触电感向上下肢传导,不留针;阳陵泉提插手法,使针感沿下肢外前侧向足面传导;余穴常规操作。急性神经损伤的急性期,取穴不宜过多,毫针刺提插平补平泻手法,肢体穴位以出现沿经放射感为佳,但手法宜轻柔,刺激量不宜过重。恢复期可加大刺激量;②结合电针及灸法:肢体穴位可用电针,疏波或疏密波交替;可加灸法或采用温针灸,以增行气活血之效,可每日治疗 1～2 次。

推荐处方 2

穴位注射方 病变部位选取 3～5 穴。用维生素 B_1、维生素 B_{12} 混合液,每穴注射 1ml。

推荐处方 3

皮肤针方 损伤神经之走行部位。皮肤针叩刺,使局部皮肤可见隐隐出血。主要适用于有明显感觉障碍。

推荐处方 4

刺络拔罐方 损伤神经之走行部位。用三棱针点刺出血,并拔火罐。主要适用于有明显感觉障碍或局部肌肉萎缩者。

(三)按语

(1)针灸对周围神经麻痹有很好的疗效,对于促进和及早恢复神经功能具有重要意义。周围神经具有一定的再生和修复能力,现代研究证实针灸对周围神经损伤后的再生和修复确有一定的促进作用。但对于神经损伤较重甚至神经完全断裂者,应及早进行手术治疗,术后康复阶段针灸仍可发挥良好的治疗作用。桡神经有良好的再生能力,治疗后功能恢复较其他上肢神经为佳。

(2)由于周围神经损伤后的变性、坏死需经过一定的时间,失神经表现在伤后 3 周左右才出现,因此,最好在伤后 3 周进行肌电图检测,对于评定失神经的程度、范围具有重要价值。周围神经损伤治疗的同时应注意保持肢体功能位置,尽早加强肢体功能活动和康复训练,避免肢体发生挛缩畸形。

(3)周围神经损伤后的再生和修复主要取决于三个方面的因素:神经元轴突的重新生长,施万细胞的功能状态及细胞基质的协同作用。再生的过程是很缓慢的,其速度取决于损伤程度、损伤部位离神经纤维的远近,以及穿过伤端瘢痕和局部组织营养因素有关。损伤或断裂修复后的神经,需经 3～4 周的延缓期后神经再生。待神经纤维抵达其供应的肌肉或感觉区域后,还需 2～3 个月的调整期。所以在估计神经恢复所需的时间时,除按每天生长 1～1.5mm 的速度来计算天数外,还需加 3～4 个月的时间。神经恢复一般需 4～6 个月以上。

知｜识｜链｜接

周围神经损伤的分类

周围神经损伤的分类目前比较常用的有两种,即 Seddon 的三种类型分类法和 Sunderland 的五度分类法。

1. Seddon 于 1943 年提出三种类型。①神经失用:神经保持连续性,无 Waller 变性。神经功能恢复时间短至数分钟、数天到数月不等,最长不超过 3 个月。②轴索断裂:神经保持连续性,有 Waller 变性。经过一段时间,轴突再生能使神经功能完全恢复。③神经断裂:神经连续性中断,功能完全丧失,这类神经损伤自发性恢复是不可能的,需手术修复,方能恢复。

2. Sunderland 于 1951 年提出的五度分类法。①一度损伤:相当于 Seddon 分类的神经失用,神经功能一般于伤后 3~4 周获得完全恢复。②二度损伤:相当于轴索断裂,神经功能一般随轴突再生并成功抵达效应器而获得恢复。③三度损伤:属神经束内损伤,即神经轴突发生断裂并伴有神经内膜损伤,神经束膜完整,神经轴突退行性变严重。神经功能不能自行完全恢复。④四度损伤:神经束与神经外膜受到广泛、严重破坏,但神经干连续性存在,有严重瘢痕形成。神经功能难以自行恢复,需进行手术。⑤五度损伤:整个神经干完全断裂。神经功能完全丧失,只能进行手术恢复。

十八、腕管综合征

腕管综合征(CTS)又称迟发性正中神经麻痹,是临床最常见的正中神经损伤,属周围神经卡压综合征。腕管是由 8 块腕骨及其上方腕横韧带共同组成的骨性纤维隧道,其间有正中神经与 9 条肌腱通过。由于各种内科疾病使腕管内容物水肿、静脉瘀滞,或手腕部反复用力或创伤等原因,使正中神经在腕管内受压,出现相应的感觉、运动功能异常。患者常以腕痛、指无力、捏握物品障碍及物品不自主从手中掉落为主诉。

(一)辨病与辨经

1. 辨病

桡侧 3 个手指麻木、疼痛和感觉异常,这些症状也可在环指、小指或腕管近端出现;掌部桡侧近端无感觉异常。常有夜间痛及反复屈伸腕关节后症状加重。病变严重者可发生大鱼际肌萎缩,拇对掌功能受限。腕部的不适可向前臂、肘部,甚至肩部放射;当症状进一步加重,出现精细动作受限,如拿硬币、系纽扣困难。物理检查及其他辅助检查具有重要诊断价值。①两点辨别觉:用钝头分规纵向检查(>6mm 为阳性);②单丝检查:用单丝垂直触压皮肤,检查中患者视野应离开检查手;③振感检查:用 256 频率的音叉击打坚硬物后,用音叉的尖端置于检查指的指尖,并双手同指对照,观察感觉变化;④Phalen 试验:双前臂垂直,双手尽量屈曲,持续 60 秒手部正中神经支配区出现麻木和感觉障碍为阳性。

2. 辨经

本病主要为手厥阴经证,涉及手阳明经。

(二)治疗

推荐处方

治法 行气活血,疏通经络。

穴方 大陵、神门、内关、阳池、阳溪、劳宫、合谷。手指麻木加十宣(点刺出血)、四缝;大鱼际萎缩加鱼际。

操作 毫针刺结合电针、灸法。局部穴位毫针刺入腕管内,提插泻法,加电针(疏波或疏密波交替)、温针灸。余穴常规操作。局部选穴,可用泼尼松 25mg 加 1% 鲁米卡因注射液 2ml 注入。如仍有疼痛,7 天后再注射 1 次。

(三)按语

针灸治疗腕管综合征对于早期、轻症效果较好,对于较严重或是针灸治疗效果不明显者,应建议外科手术治疗。手术治疗的目的是尽早解除压迫,早期恢复神经功能。

第四节 躯干部病症

一、体表胁痛

体表胁痛是外感、内伤或外伤等因素,导致胁肋部经络气血阻滞不通所引起的病症。由于胁肋部归属肝经、胆经所主,因此,各种内外因素使足厥阴、少阳经功能失调,经络气血不通是体表胁痛发生的基本病机。

从胁痛的类型上可分为体表性胁痛和内脏性胁痛两大类,体表性胁痛部位表浅,定位明确,多为肋间神经、肌肉、软骨等病变所引起;肋间神经痛表现为自发的、灼烧样、放电样、触痛样等;骨、软组织的疼痛常呈刀割样、针刺样等。内脏病引起的胁痛常是其一种反应形式,其胁痛的特点是部位较深,定位较为模糊,常由肝炎、胆囊炎、胆石症等引起;疼痛性质为钝痛或绞榨性痛。由于躯体痛与内脏痛在发病机制和治疗上明显不同,故分别论述。

西医学的肋间神经痛、带状疱疹后遗神经痛、肋软骨炎、运动急性胸肋痛均属于体表胁痛范畴。

(一)辨病与辨经

1.辨病

(1)肋间神经痛:是指肋间神经支配区的疼痛综合征,是体表胁痛最常见的疾病,原发性罕见,多继发于带状疱疹、胸膜炎、肺炎、胸椎或肋骨外伤等。疼痛沿一个或几个肋间呈持续性刺痛、灼痛,咳嗽、喷嚏或深吸气时疼痛加重,常有束带感,单侧单支多见,上段的肋间神经痛可向同侧肩背部放散。查体可发现相应肋间皮肤区感觉过敏和肋骨缘压痛或感觉减退。带状疱疹性肋间神经痛,在相应肋间可见疱疹,疼痛出现于疱疹前,疱疹消失后一般可持续一段时间而消失。

(2)带状疱疹后遗神经痛:带状疱疹愈合后,在原皮疹区皮下出现长期的剧烈疼痛,性质多样,可为烧灼痛、针刺样、刀割样或钝痛;同时感觉异常或痛觉异常,如触摸、冷或热刺激可引起疼痛;患者常出现心态不稳定、寝食不安、烦躁等。

(3)肋软骨炎:肋软骨炎分为感染性和非特异性;感染性肋软骨炎主要表现为局部皮肤红肿热痛,以胸痛为主,原发性感染较为少见,一般经血运途径而感染,其致病菌常为结核杆菌、伤寒杆菌或副伤寒杆菌,胸部外科手术后感染引起的软骨炎较为多见,其致病菌主要为化脓性细菌和真菌。非特异性肋软骨炎是一种非化脓性肋软骨肿大,多病因不明,一般认为与劳损、慢性损伤、病毒感染、局部营养不良、胸肋关节内韧带损伤和局部炎症有关,女性略多,多位于第2~4肋软骨,单侧较多。临床可见,初期感到胸痛,数日后受累肋软骨部位出现轻度呈梭形肿大隆起,表面光滑,皮肤正常,呈钝痛或锐痛;发生部位多在胸骨旁第2~4肋软骨,以第2肋软骨最常见,偶可发生于肋弓。局部压痛明显,疼痛剧烈时可向后背肩胛部或侧肩、上臂、腋窝处放射,深呼吸、咳嗽、上肢活动或转身时疼痛加剧。本病多侵犯单根肋骨,偶见多根或左右两侧肋骨同时受累。由于病灶在乳房内上方,同侧的乳房也有牵涉性疼痛,女性患者常误以为乳房疼痛而就诊。病程长短不一,可自数月至数年不等,时轻时重,反复发作,常在数月内可自愈,但个别可持续数年。患者可伴有低热。

(4)运动急性胸肋痛:又称运动岔气、呼吸肌痉挛,是运动中常见的一种身体反应。原因为大运动量活动前准备不足,人体突然从安静状态进入紧张状态时,无法满足肌肉运动所需的氧气和营养物质;另外,在运动时呼吸频率过快、深度不够,致使呼吸肌连续过急收缩;天气寒冷或者大量出汗使体内氯化钠含量过低等,也易引发岔气。由于该病多发于胸肋部,又称胸胁屏伤或胸胁内伤。中医学认为,本病多由于用力过度或不当,使气聚结于胸肋内,不得消散,气滞而痛。临床可见,运动中胸肋部突然产生疼痛,闷胀作痛,痛无定处,疼痛面积较大,尤其是在呼吸、咳嗽以及转侧活动时,因牵制胸肋部而痛或窜痛,并有呼吸急促,烦闷不安,胸背部牵引作痛,不敢变换体位,多发生于右下肋部。一般外无红肿、压痛等客观体征。

2. 辨经

以胁肋部疼痛为主症者,属足厥阴、足少阳经证;以胸肋部疼痛为主症者,属足少阳、足太阴、足阳明经证。

(二)治疗

推荐处方1(肋间神经痛、带状疱疹后遗神经痛)

治法 疏通经络,化瘀止痛。以局部穴及手少阳经穴为主。

穴方 阿是穴、支沟、夹脊。

操作 ①毫针刺:阿是穴根据局部病痛情况选取1个或数个。在病痛部位采用沿肋间隙平刺法,夹脊穴选与病变部位相应者,向脊柱方向斜刺。余穴常规操作;②结合电针及刺络拔罐法:毫针刺基础上,局部阿是穴之间,阿是穴(接正极)或与相应的夹脊穴(接负极），接电针，密波或疏密波交替，刺激 20 ～ 30 分钟；可于局部刺络拔罐，尤其是带状疱疹后遗神经痛，以刺络拔罐法为主。

推荐处方 2（肋软骨炎）

治法 活血通络，消肿止痛。

穴方 阿是穴。低热加大椎、曲池。

操作 毫针刺结合电针及刺络拔罐法。以压痛点为中心，毫针采用围刺法，并结合刺络拔罐、电针法（密波或疏密波交替）。大椎、曲池毫针泻法，或点刺出血。

推荐处方 3（运动急性胸肋痛）

治法 行气散滞，舒筋止痛。

穴方 阿是穴、阳陵泉、支沟。

操作 毫针刺结合刺络拔罐法。先刺健侧阳陵泉，采用较强的刺激手法，同时嘱患者慢慢活动直至恢复正常体位；再针刺支沟穴；最后针灸局部阿是穴，可用拔罐法或刺络放血法。

（三）按语

（1）肋间神经痛分为原发性和继发性，一般而言原发性针灸疗效优于继发性，尤其是肋间神经受寒冷刺激而出现的神经刺激症状，针灸疗效最好。对于继发性肋间神经痛，由带状疱疹、炎症所致者，针灸也有较好疗效，但由结构畸形、胸髓肿瘤或肋骨肿瘤所致者，非针灸所宜。

（2）岔气针灸治疗效果优越，一般 1 次治疗即愈。带状疱疹后遗神经痛往往病情缠绵，需要长时间的治疗。针灸治疗肋软骨炎也有较好的疗效。

二、慢性腰痛

腰痛也称下背痛、腰背痛、腰脊痛，是疼痛诊疗中最常见的、严重影响劳动能力的病症，但腰痛本身并不是独立的疾病，而是多种疾病的共有症状，临床表现多样化，病因十分复杂，以损伤、退行性病变多见。由于腰痛常引起下肢痛，因此，对于腰及下肢同时疼痛者称为腰腿痛。中医学认为，腰痛主要与感受外邪、跌仆损伤和劳欲太过等因素有关。感受风寒，或坐卧湿地，风寒水湿之邪浸淫经络，经络之气阻滞；或长期从事较重的体力劳动，或腰部闪挫撞击伤未全恢复，经筋、络脉受损，瘀血阻络。上述因素可导致腰部经络气血阻滞，不通则痛。素体禀赋不足，或年老精血亏虚，或房劳过度，损伐肾气，"腰为肾之府"，腰部脉络失于温煦、濡养，可产生腰痛。腰部从经脉循行上看，主要归足太阳膀胱经、督脉、带脉和肾经（贯脊属肾）所主，故腰脊部经脉、经筋、络脉的不通和失荣是腰痛的主要病机。

西医学将腰痛分为急性和慢性两类，持续 12 周以内的称之为急性腰背痛，持续 12 周以上的称之为慢性腰背痛。腰痛分类主要包括脊柱源性、神经源性、牵涉性、精神和环境因素所致和特发性腰背痛。由于脊柱外周肌肉群是带动骨关节运动的动力源,又是加强骨关节稳定的重要因素,其体位关系易受外力作用和自然环境的影响,因此,腰部软组织易受牵拉、受压而损伤、退变。腰部姿势不当或长期过度用力可导致腰部软组织慢性劳损;外力可引起脊柱小关节周围韧带的撕裂、关节损伤,椎间盘脱出或突出;年老腰椎退变常可发生腰椎增生;先天性、退行性变、炎症等引起的椎管狭窄,脊髓在腰 1 椎管水平形成马尾神经,而腰神经则呈一角度向下、后、外经神经根管出椎间孔,因此椎管狭窄可刺激压迫马尾神经、腰神经根出现相应的症状和体征等;这些都是引起腰痛的主要原因。解剖学研究表明脊神经后支卡压是非特异性下腰痛中常见病因,大部分是由于椎间孔以外的支持组织结构紊乱刺激脊神经后支所致。另外,妇女的盆腔疾患及肾脏病变常可放散到腰部引起腰痛;风湿可影响到腰部软组织引起腰痛。

(一)辨病与辨经

1. 辨病

以腰部疼痛为主症,引起腰痛的相关疾病非常多,本节主要介绍针灸临床上常见的相关西医疾病。

(1)慢性腰肌劳损:有弯腰工作史的慢性腰部酸胀痛,休息后可缓解,但卧床过久又感不适,稍事活动后又减轻,活动或弯腰过久疼痛又加剧,多不能久坐久立。局部压痛固定而明显(在腰段骶棘肌中外侧缘),有单侧或双侧骶棘肌痉挛,无下肢放射痛等根性定位体征。

(2)棘间、棘上韧带劳损:多无明显外伤史,腰痛长期不愈,以弯腰时疼痛明显为特点,部分患者疼痛可向骶或臀部放射。检查时在损伤韧带处棘突或棘间有压痛,但无红肿;B超或 MRI 可帮助诊断。

(3)第三腰椎横突综合征:腰肌酸痛无力,休息可缓解,弯腰、劳累、受风寒时加重。病情重者疼痛持续并可向臀部、大腿外侧、后侧扩散;第 3 腰椎横突尖端明显压痛,有时对侧也有压痛;局部可扪得条索状物,X 线片显示第 3 腰椎横突过长、肥大或有钙化即可确诊。

(4)强直性脊柱炎:有明显的家族遗传史,早期患者感觉双侧骶髂关节及下腰部疼痛,腰部僵硬不能久坐,骶髂关节处有深压痛。晨起脊柱僵硬,起床活动后可略有缓解。当累及胸椎和肋椎关节时胸廓活动减少,并有束带状胸痛。晚期脊柱僵硬,致躯干和胯关节屈曲,形成驼背,活动明显受限。实验室检查,HLA－B$_{27}$多为阳性,血沉加快。严重者 X 线可出现典型"竹节样"脊柱。

(5)腰椎间盘突出症:有腰损伤史,腰痛并向下肢放散,少数患者仅有腰痛或腿痛;腹压增高时下肢痛加剧,卧床休息症状减轻;疼痛可反复发作,并伴随发作次数的增加而程度加重、持续时间延长,且发作间隔时间缩短;可伴有小腿外侧、足背皮肤麻木感。突出物大且为中央型时可出现双下肢痛。深压椎间盘突出部位的椎体棘突旁时,局部有明显疼痛并可伴有放射性痛,直腿抬高试验阳性。CT、MRI 可帮助诊断。

(6)腰椎管狭窄症:长期反复的腰腿痛或麻木无力、间歇性跛行,骑自行车无妨碍。疼痛性质为酸痛或灼痛,有的可放射到大腿外侧或前方等处,多为双侧,可左、右腿交替出现症状。严重者可引起尿急或排尿困难。部分患者可出现下肢肌肉萎缩,膝或跟腱反射迟钝,直腿抬高试验阳性。腰椎 X 线片有助诊断,椎管内造影、CT、MRI 检查,可帮助明确诊断。

(7)牵涉性腰痛:多为盆腔内脏、血管病变及腹膜后肿物引起,其疼痛部位较模糊,少有神经损害的客观体征,但可伴有肌痉挛。

(8)精神性腰背痛:为一种不能用生理过程或躯体障碍合理解释的、持续而严重的疼痛,发病高峰 30 ~ 50 岁,女性多见。检查不能发现疼痛部位有相应的器质性变化,病程常迁延并持续 6 个月以上,性质为钝痛、胀痛、酸痛或锐痛,并伴有焦虑、抑郁和失眠,社会功能明显受损。

(9)非特异性腰痛:又称特发性腰痛,患者下腰部疼痛,部分可有向臀部、下肢放散,但不超过膝部,理化检查排除其他器质性病变。

2. 辨经

(1)督脉病证:疼痛在腰脊中部,并有固定明显的压痛,多见于棘间、棘上韧带损伤。

(2)足太阳经证:疼痛部位在腰脊两侧,并有固定明显的压痛,多见于慢性腰肌劳损、第三腰椎横突综合征、腰椎间盘突出症等。当腰痛引起臀外侧、下肢外侧疼痛者为足太阳、少阳经证。

(二)治疗

推荐处方 1(通治方法)

治法 活血通经,舒筋止痛。

穴方 肾俞、大肠俞、阿是穴、委中。督脉病证加后溪;太阳经病证加申脉;少阳经证加阳陵泉。

操作 ①毫针刺:常规操作;②结合灸法、刺络拔罐法:寒湿、肾阳虚症状明显者,腰部腧穴可加灸法;有明显瘀血表现者,局部阿是穴及腰部腧穴加刺络拔罐,委中点刺出血。

推荐处方 2(慢性腰肌劳损)

阿是穴、肾俞、三焦俞。局部阿是穴可采用合谷刺法,贯穿肌腹,一针多向透刺;可行刺络拔罐、梅花针叩刺法;可用灸法、电针。

推荐处方 3(棘间、棘上韧带劳损)

阿是穴(在病变部棘突及上下各选一穴)。可行温针灸、电针、灸法、隔姜灸法。

推荐处方4（第三腰椎横突综合征）

阿是穴、腰$_{2,3,4}$夹脊穴、腰阳关、命门。如疼痛向下肢放射可加足太阳经秩边、殷门、承扶、委中或足少阳经环跳、风市、中渎、膝阳关。本病疼痛一般不超过膝部，因此主要选择膝以上的太阳、少阳穴位。取压痛最明显处阿是穴，用毫针以45°角进针后，深刺至第三腰椎横突，行"输刺"、"短刺"。在其上、下各选阿是穴，行"傍针刺"，可加电针、行灸法，或刺络拔罐。

推荐处方5（强直性脊柱炎）

督脉大椎穴至腰俞穴，或夹脊穴。夹脊穴向脊柱方向斜刺。可用灸法、皮肤针、电针，或刺络拔罐。或督脉大椎穴至腰俞穴，三伏天采用铺灸法。

推荐处方6（腰椎间盘突出症）

阿是穴、腰夹脊为主，足太阳经证加秩边、委中、承山、昆仑；合并足少阳经证加环跳、殷门、阳陵泉、悬钟。局部阿是穴、腰夹脊穴也可用梅花针叩刺以潮红为度，也可刺络拔罐，急性期过后肢体穴位可用电针。急性期应制动，睡硬板床2~3周，但绝对卧床时间不宜超过1周，一般正规保守治疗6~8周无症状减轻和缓解，应考虑其他方法。

推荐处方7（腰椎管狭窄症）

腰夹脊穴、次髎为主，少阳经证加环跳、殷门、阳陵泉、悬钟；太阳经证加秩边、委中、承山、昆仑。

推荐处方8（牵涉性腰痛）

应配合腹部选穴，选腰眼、肾俞、大肠俞、关元、归来，有明显肌肉痉挛者局部取阿是穴。

推荐处方9（精神性腰背痛）

应以调神通经、止痛为主；选神门、水沟、百会、安眠、肾俞、大肠俞、委中、太冲。

推荐处方10（非特异性腰痛）

阿是穴（一般在L_{3-5}双侧脊神经后支体表投影点，棘正中偏外2.5~3.5cm）、肾俞、关元俞、环跳、委中。

推荐处方11

刺络拔罐方　局部痛点或压痛点，腘窝部瘀滞的络脉，以三棱针点刺出血并拔罐，每周2~3次。

推荐处方12

敷灸方　在督脉上敷灸。敷料丁麝粉（丁香25%，麝香50%，肉桂25%）1~1.8g，去皮大蒜捣烂成泥500g，陈艾绒200g。在督脉所取穴处常规消毒，涂上蒜汁，在脊柱正中线撒上丁麝粉，并在脊柱自大椎穴至腰俞穴处铺2寸宽5分厚的蒜泥一条，然后在蒜泥上铺成长蛇形艾炷一条。点燃头、身、尾，让其自然烧灼，燃尽后再继续铺艾炷施灸，一般灸

2~3壮为宜,灸毕移去蒜泥,用湿热毛巾轻轻揩干。灸后可起水疱,至第3天用消毒针引流水疱,涂上甲紫,直至结痂脱落止。适宜于强直性脊柱炎。

（三）按语

（1）腰痛原因非常复杂,针灸的疗效与引起腰痛的原因密切相关。只有准确的诊断,包括定性、定位,并依据病情、病因、病程等,确定正确的个体化治疗方案,才有好的疗效。腰部软组织劳损引起的腰痛针灸疗效较好,脊柱关节病引起的腰痛也有一定疗效。盆腔疾患及肾脏疾患引起的腰痛则应以治疗原发病为主;因脊柱结核、肿瘤等引起的腰痛,不属针灸治疗范围。

（2）对于腰椎间盘突出引起的腰痛可配合推拿、牵引等方法。

三、急性腰扭伤

急性腰扭伤俗称"闪腰",是指在外力作用下或腰部用力不协调,腰部软组织由于过度牵拉,肌肉、筋膜、韧带等急性损伤,可伴有椎间小关节错位及其关节周围关节囊嵌顿等,致使腰部疼痛,活动受限,而无骨折、脱臼、皮肉破损等症。多见于体力劳动者及平素缺少体力锻炼者,青壮年男性较多。

本病属于中医的腰部伤筋,中医学认为,"腰者,一身之要,仰俯转侧无不由之。"剧烈运动或负重持重时姿势不当,或不慎跌仆、牵拉和过度扭转等原因,引起腰部的筋肉络脉受损,气血瘀滞,经气受阻,经络不通,筋脉拘挛,不通则痛,而成本病。

（一）辨病与辨经

1. 辨病

腰部发生扭伤后,立即出现持续性剧痛难忍,呈撕裂痛、刀割样痛、锐痛,丝毫不敢活动,咳嗽、喷嚏疼痛骤然增重;疼痛范围主要在腰背部,可也向臀、腿和（或）腹股沟放散。患者处于避免剧痛的特殊体位,惧怕改变其体位,轻微活动使疼痛加剧,表情非常痛苦,需用上肢协助活动,腰部活动明显受限。检查可见损伤部位的肌肉等软组织有明显压痛,出现肌肉痉挛或僵硬即肌紧张,局部也可肿胀、瘀斑。根据腰部受损软组织的部位及压痛点不同分为急性腰肌扭伤、急性韧带扭伤和急性关节扭伤等。

（1）急性腰肌扭伤:腰部撕裂感,剧烈疼痛,腰僵直,疼痛拒按,甚则强迫体位或不能坐立、行走,咳嗽或打喷嚏加重。查体:常在腰3、4横突、腰骶关节、髂后上棘等处存在明显压痛点。X线无明显异常。棘突旁或肌肉压痛表明筋膜损伤。

（2）急性韧带扭伤:常有负重前屈或扭转的外伤史,屈伸和旋转脊柱时腰痛加重。查体:腰肌紧张,棘突或棘间压痛;屈膝屈髋试验阳性。

（3）急性关节扭伤:外伤后腰部剧痛,强迫体位。查体:腰肌僵板,无神经根刺激症状,棘突两侧深在压痛。椎间关节损伤,重复向扭伤方向活动时可使疼痛加重;腰骶关节扭伤,局部显著的深部叩击痛,腰骶关节试验阳性。X线示后关节排列方向不对称,有腰椎后突和侧弯,椎间隙左右宽窄不一。

2.辨经

疼痛部位或压痛点以腰骶椎旁侧(棘突旁)及腰肌或骶髂关节部位为著,为足太阳经证;疼痛部位或压痛点以腰骶椎正中线(棘间或棘突上)为著,为督脉经证。

(二)治疗

推荐处方

治法 导气止痛,舒筋活血。

穴方 腰痛点、阿是穴。督脉经证加后溪;足太阳经证加委中。

操作 毫针刺结合刺络拔罐法。首先选奇穴手背腰痛点,行较强的捻转提插泻法1~3分钟,同时嘱患者慢慢活动腰部,逐渐恢复正常姿势、体位;再让患者俯卧位,在腰骶部寻找压痛点,用三棱针点刺出血,并拔火罐;委中可点刺出血。

(三)按语

(1)针灸治疗急性腰扭伤有较好疗效,一般治疗后可立即见效。但必须排除骨折、脱位、韧带断裂、椎间盘突出、脊髓损伤或肿瘤等情况。

(2)急性腰扭伤一般24小时后,可配合推拿、药物熏洗等疗法。如果急性腰扭伤未得到及时有效的治疗,未彻底治愈,可转变成慢性腰痛,因此,应积极治疗。加强腰部的养护和锻炼,搬运重物时宜采取正确的姿势,不宜用力过猛。

四、肌筋膜炎

肌筋膜炎,又称肌筋膜痛、肌纤维组织炎、肌筋膜痛综合征,是致病因子侵犯肌纤维组织,使之产生损伤及无菌性炎症,由此而引起广泛的肌疼痛和痉挛等一组表现的疾病。本病多发生于潮湿寒冷环境下野外工作者,慢性劳损为另一个重要的发病因素,见于腰背部长期超负荷劳动的人群。其他如病毒感染、风湿病的肌肉变态反应及精神因素等都是诱发该病的因素。本节主要讨论颈肌、背肌筋膜炎。

本病属中医学痹证范畴,中医学认为久卧湿地,贪凉或劳累后复感寒邪,风寒湿邪侵入机体,寒凝血滞,使肌筋气血运行不畅,经络痹阻不通;或劳作过度,筋脉受损,气血阻滞脉络;或素体虚弱,气血不足,筋脉失荣,上述原因均可导致本病发生。

(一)辨病

1.颈肌筋膜炎

发病缓慢,病程较长,可持续数周或数月,也有因受凉或头颈长期处于不协调或强迫姿势后而急性发病;自觉颈后部僵硬感、紧束感或有重物压迫之沉重感,致使颈部活动不灵活。不适感及症状只局限于颈后部,严重者可伴有头痛或牵涉一侧肩、背部,但无神经血管症状。肌肉僵硬及压痛的多发部位在枕骨下方,胸锁乳突肌、斜方肌相交的凹陷处(相当于天柱穴),其深部为枕大神经,故受累后可引起后头及枕部疼痛。检查时在局部可触及皮下深部有硬结,并伴有明显压痛。此硬结常形成触发机构。

2. 背肌筋膜炎

腰背部、臀部等处的弥漫性疼痛,且以腰部两侧及髂嵴上方最为明显。疼痛性质以隐痛、酸痛或胀痛为主,同时可伴有酸沉、僵硬、麻木等其他不适感觉。检查可见腰背部、臀部等处有特定的压痛点,压痛点常可放射;触诊在腰背部可摸到呈弥漫状分布的大小不等的结节或条索状物。0.5%普鲁卡因做疼痛引发点封闭时疼痛可消失或缓解。

(二)治疗

推荐处方

治法 舒筋活络,活血止痛。

穴方 阿是穴。颈肌筋膜炎加天柱、肩井、天宗、巨骨、曲垣、肩外俞;背肌筋膜炎加肾俞、大肠俞、腰夹脊、秩边、会阳。

操作 ①毫针刺:局部阿是穴每次取3~5穴,采用围刺、透刺等;余穴常规操作;②结合电针法、刺络拔罐及灸法:阿是穴毫针刺基础上,可加电针,密波或疏密波交替,每次20~30分钟;阿是穴可加刺络拔罐,或加灸法,如温针灸、隔姜灸,或可用太乙神针、雷火神针灸法。或者用触诊法选择压痛点及结节、条索状物,用火针点刺。

(三)按语

(1)本病经过治疗可明显改善或控制症状,大多数患者预后良好。尤其是早期治疗见效更显著。患者应加强项背部功能锻炼,积极参加体育活动,如体操、打太极拳等,增强项背部的肌力和身体素质。避免过度疲劳,适当劳逸结合,注意局部保暖,防止受凉、感冒。

(2)对于深筋膜部的纤维性变,表面出现裂隙,下方的脂肪组织因张力较大而由此裂隙处疝出,经非手术治疗无效,且末梢神经卡压症状明显者,可行脂肪疝摘除术。

五、骶尾痛

骶尾痛是指骶椎、尾椎部急慢性软组织或骨损伤、炎症所致的一类疼痛病症,也属于广义的腰痛范畴,只是由于其部位较低,与通常的腰痛有一定的区别,因此,单独论述。常见的骶尾痛相关的疾病包括骶髂关节炎、腰骶韧带劳损、尾痛症等。

骶髂关节位于人体中央的下部,属于脊柱的基底部结构,为人体承受重力很大的关节,由骶骨的两侧面与髂骨上部的内后缘即耳状关节面相连而成,因此常发生病变。腰骶韧带是一组粗厚的纤维束带,起止于腰、横突的前下面和骶骨的侧面,对于维持关节的稳定性具有重要作用,常发生劳损。尾痛症主要由急性损伤,使局部渗出、出血、水肿,产生无菌性炎症;或长期坐位姿势压迫尾部、腰骶间盘变性、慢性劳损、尾骨退行性变等使局部组织粘连、纤维化,压迫神经产生疼痛;另外产伤、盆腔感染也常引起尾痛。

中医学认为,骶尾痛主要与感受外邪、跌仆损伤和慢性劳损等因素有关。上述因素可导致骶尾部经络气血阻滞,不通则痛。腰部从经脉循行上看,主要归足太阳膀胱经、督脉,故骶尾部经脉、经筋、络脉不通和失荣是其主要病机。

(一)辨病与辨经

1. 辨病

(1)骶髂关节炎:局部肿胀或肿胀不明显,但有固定的压痛点,可伴有坐骨神经样痛,或有骨盆旋移综合征的表现,直腿抬高和"4"字征可呈阳性。X线片示关节边缘密度增高或减低,或骨的纹理结构紊乱,关节边缘模糊不清或局限性缺损,关节间隙内有异常的物体或密度增高影存在。

(2)腰骶韧带劳损:常有外伤史、过劳史,腰骶部疼痛反复发作,直立位或腰椎伸屈位痛轻或无痛,腰部前屈则痛甚,有固定深在的压痛点(位于腰骶椎与髂后上棘之间)。腰骶关节试验阳性(患者仰卧,两膝两髋尽量屈曲,医生左手按住其两膝部,右手抓住两足踝部,将患者两足向左右两侧大幅度摇摆,腰骶部疼痛加重即为阳性)。X线片可无明显骨、关节改变,韧带造影可见部分断裂。

(3)尾痛症:有跌倒坐地尾部受撞击史或长期坐位姿势,尾部疼痛,不能端坐,大便时尾痛加重。疼痛可向腰骶部或臀部扩散,尾骨触痛明显。X线片一般无特殊发现,但应注意尾骨骨折、脱位移位等情况。

2. 辨经

骶尾部主要归属督脉和足太阳膀胱经,当疼痛及压痛点位于脊柱正中线及其附近则属督脉经证;当疼痛及压痛位于脊柱两侧时属于足太阳经证;当疼痛出现向臀部、下肢放射,以下肢外侧为主属足少阳经证,后侧为主属足太阳经证。

(二)治疗

推荐处方

治法 舒筋活络,活血止痛。急性期应减少骶尾部运动。

穴方 阿是穴、承山。骶髂关节炎加秩边、会阳、环跳、阳陵泉;腰骶韧带损伤加大肠俞、白环俞、委中;尾痛症加长强、秩边。

操作 ①毫针刺:阿是穴根据情况可在痛点及周围选2~3穴,采用围刺或合谷刺;余穴常规操作;②结合灸法及电针法:阿是穴可加灸法,或电针(密波或疏密波交替),或刺络拔罐。

(三)按语

骶尾痛针灸治疗有较好的疗效,对于韧带损伤要注意减少腰骶部的活动量,给韧带以修复的时间。在诊疗中,如果多次较长时间治疗没有效果甚或疼痛加重,应做X线诊断,排除肿瘤、结核等恶性病变。

六、纤维肌痛综合征

纤维肌痛综合征（FS）是一种以全身多处肌肉疼痛及发僵为主，伴有疲乏无力等多种其他症状的非关节性风湿病，患病率约为 2%，女性为 3.4%，男性为 0.5%。本病患病率与年龄存在线性增加的关系，平均年龄为 49 岁，患者中约 89% 为女性，近年来发病率有增高的趋势。临床上分为原发性与继发性两大类，前者肌肉僵硬和疼痛的发作，多为渐进性和弥漫性，具有酸痛的性质，其诊断是通过识别弥漫性纤维肌痛的典型特征与非风湿病症状（约 90% 的患者有睡眠障碍，表现为失眠、易醒、多梦、精神不振、焦虑、疲乏、肠道过敏症状等），排除其他全身性疾病；继发性多见于外伤、骨关节炎、类风湿关节炎及多种非风湿病。

本病的病因和发病机制尚不清楚，目前认为可能与睡眠障碍、神经内分泌异常、氨基酸浓度改变及心理因素等有关。有研究证明，本病患者肌肉的疼痛来源于神经末梢，即疼痛感受器。机械性的牵拉、挤压、P 物质、缓激肽、钾离子等化学刺激及缺血性肌肉收缩都会刺激神经末梢，引起肌肉疼痛。临床发现过重的体力劳动、精神紧张、睡眠不足、外伤及潮湿、寒冷等均能引起本病或使其加重；风湿痛、病毒或其他全身感染（如莱姆病）也能诱发。

本病属中医的痹证范畴，认为各种内外因素导致络脉瘀滞，痹病初犯人体，多留于肌表，阻于经络，气血运行不畅，不通则痛，故见全身多处肌肉触压痛、僵硬等症。病变日久，也可出现体表筋肉、络脉失于气血濡养，失养则痛。痹病为络脉之病，可久病入络，也可新病即入络。

（一）辨病与辨经

1. 辨病

（1）周身弥漫性疼痛病史，包括身体两侧肩胛带和骨盆带、腰的上下部、中轴骨骼（颈椎或前胸或胸椎或下背），病史至少在 3 个月以上。所有患者都具有症状为广泛存在的压痛点，这些压痛点存在于肌腱、肌肉及其他组织中，往往呈对称性分布，最常见的是麻木和肿胀。多数患者有睡眠障碍、疲劳及晨僵。

（2）按压力为 4kg，按压 18 个压痛点中至少有 11 个或以上压痛。18 个压痛点如下：①枕部（双侧枕骨下肌肉附着处）；②下颈部（双侧 C_{5-7} 横突间隙前侧）；③斜方肌部（双侧斜方肌上缘中点）；④冈上肌部（双肩胛冈内缘冈上肌起点）；⑤第二肋骨部（双侧第二肋骨与肋软骨连接部上面）；⑥肱骨外上髁部（双侧肱骨外上髁下缘 2cm 处）；⑦臀部（双侧臀外上象限，臀肌前皱襞处）；⑧大转子部（双侧大转子突起的后缘）；⑨膝部（双侧膝关节间隙上方内侧脂肪垫处）。

纤维肌痛综合征与肌筋膜痛综合征的鉴别见表6－2。

表6－2　纤维肌痛综合征与肌筋膜痛综合征的比较

	纤维肌痛综合征	肌筋膜痛综合征
性别	女性多见	无性别差别
疼痛分布	全身	局部
僵硬感	全身	局部
疲乏	常见	不常见
压痛	区域广泛	局部
醒后困乏感	有	有时继发于疼痛
治疗	多种治疗	单纯肌筋膜治疗
预后	易复发	可治

2. 辨经

本病疼痛部位较多,主要属足三阳及手阳明经证。

(二)治疗

推荐处方

治法　活血通络,调神止痛。配合心理治疗和健康教育。

穴方　阿是穴(局部触发点、压痛点)、百会、合谷、委中、阳陵泉、足三里。睡眠障碍加风池、安眠、四神聪、神门;精神紧张不安加神门、印堂、风府。

操作　①毫针刺:阿是穴可用围针刺法,针尖向中心点斜刺;余穴常规操作;②结合电针法、刺络拔罐法及灸法:毫针刺基础上,阿是穴可用电针,密波或疏密波交替,每次刺激20~30分钟;阿是穴可用刺络拔罐法、灸法。

(三)按语

(1)由于纤维肌痛综合征病因不明,因此,尚无任何药物治疗方法针对性地得到美国食品与药物管理局(FDA)批准用于治疗FS。当前证据提示,小剂量三环类抗抑郁药、心血管运动锻炼、认知行为治疗和患者教育有效。许多FS中常用的其他治疗方法如触发点注射尚未得到充分评估。他们提供的关于FS的治疗指南中,中等强度证据表明,非药物疗法中的耐力训练、针灸、催眠疗法、生物反馈、按摩和热水浴有效。

（2）近年来，国内外均有针灸治疗部分患者有效的报道。目前西医的治疗方法是减轻精神压力和对症止痛，改善睡眠状态，减低痛觉感受器的敏感性，改善肌肉血流等。纤维肌痛综合征并不会造成残疾，更不会危及生命，经过积极治疗后多数患者有较好的预后。治疗上首先要消除患者的精神压力，以解除焦虑和抑郁。有精神或情绪创伤诱因的应予以排解。对 FMS 患者进行合适的心理治疗和健康教育可大大改善疼痛、睡眠和疲乏，增强自信心，提高生活质量。

神经系统病症

第一节 晕厥与眩晕

一、晕厥

晕厥属中医学"厥证"范畴,是以突然昏倒,不省人事,四肢厥冷,少时苏醒,醒后无后遗症为主要表现的一种病证。晕厥的病位在脑,病机关键是各种原因导致气机逆乱,阴阳经脉之气不能相顺接,脑神突然失养,清窍闭阻,神明失主。

西医学认为,晕厥是由于一过性广泛大脑突然灌注不足,或大脑从供养充足的状态下突然陷入缺氧状态而发生的短暂可逆性意识丧失。发作时因肌力消失而倒地,突然发生,多自主恢复,恢复后一般不留后遗症状。晕厥不是一个单独的疾病,是由多种病因引起的一个综合征。正常脑血流量为 100g 脑组织每分钟 45 ~50ml,当脑血流量下降到 30ml/分时即可发生晕厥。常见原因包括以下四类:①反射性晕厥,见于血管迷走性晕厥、直立性低血压性晕厥、颈动脉窦性晕厥、排尿性晕厥、吞咽性晕厥、咳嗽性晕厥、舌咽神经痛性晕厥;②心源性晕厥,心律失常、心瓣膜病、冠心病及心肌梗死、先天性心脏病、原发性心肌病、左房黏液瘤及巨大血栓形成、心脏压塞、肺动脉高压;③脑源性晕厥,见于严重脑动脉闭塞、主动脉弓综合征、高血压脑病、基底动脉型偏头痛等;④其他,包括哭泣性晕厥、过度换气综合征、低血糖性晕厥、严重性贫血晕厥及高原型晕厥等。

（一）辨病

本病以突然昏倒,不省人事,四肢厥冷,少时苏醒,醒后无后遗症为主症。临床上可分为三期:①晕厥前期,晕厥发生前数分钟通常会有一些先兆症状,如乏力、头晕、恶心、面色苍白、大汗、视物不清、恍惚、心动过速等,可持续数秒至数十秒;②晕厥期,多数患者感眼前发黑,继之出现短暂意识丧失而倒地,持续数秒至数十秒(多在 5 秒内),伴有血压下降、脉弱、心动过速转变为心动过缓、瞳孔散大,有时可有尿失禁;③恢复期,发作后多数患者在数秒后恢复意识,可有头晕、头痛、恶心、面色苍白及全身无力症状,经休息后症状可完全消失,不留任何阳性体征。

临床应进一步分清导致晕厥的原因和分类。①反射性晕厥：发作常有明显的精神、躯体和环境诱因。如发病前有剧烈疼痛、紧张恐惧、疲乏、饥饿、闷热等诱因，多为血管迷走性晕厥；急性转颈或低头、衣领过紧或过硬诱发晕厥者可能是颈动脉窦性晕厥；从卧位和久蹲位突然站立时出现晕厥，最可能是直立性低血压性晕厥；持续的剧烈咳嗽后或吞咽后的晕厥，可能是咳嗽性或吞咽性晕厥；在排尿末期或之后出现晕厥是排尿性晕厥。②心源性晕厥：发生迅速，突出表现为劳累性晕厥，与体位关系不大，运动诱发晕厥提示心源性，患各种心脏病是其独有的特点。③脑源性晕厥：多有颈部大血管闭锁病史，或晕厥于头痛后发生者考虑为基底动脉型偏头痛，如血压突然升高、头痛头晕而引起晕厥者为高血压脑病。④其他类型晕厥：如婴幼儿多见于哭泣性晕厥；过度换气综合征、低血糖、重症贫血等均有明确的基础病。

（二）治疗

推荐处方1（发作期）

治法　苏厥醒神。在患者出现先兆症状或发生晕厥时，无论何种原因，要立即将患者就地平放保证脑血流最大的体位，卧位抬高双足过胸，解开衣扣，部分患者无须再特殊处理即可恢复，同时可针对引起晕厥的病因进行必要的处理。

穴方　水沟、百会、内关。

操作　①毫针刺：水沟、内关提插手法，持续行针直至苏醒；百会常规操作；②指针法：紧急情况下用拇指重力掐按水沟、内关，以患者苏醒为度。

推荐处方2（间歇期）

治法　调和气血，升清养脑。

穴方　百会、关元、风池、内关。血管迷走性晕厥加神门、心俞、颈夹脊；颈动脉窦性晕厥加人迎、扶突、颈夹脊；直立性低血压性晕厥加关元、气海、足三里；咳嗽性或吞咽性晕厥加天突、廉泉；排尿性晕厥加中极、膀胱俞；心源性晕厥加心俞、大陵；脑源性晕厥加天柱、四神聪、合谷、太冲或头针晕听区；过度换气综合征性晕厥加肺俞、定喘、心俞、膻中；重度贫血性晕厥加脾俞、肝俞、膈俞；低血糖性晕厥加足三里、悬钟、脾俞。头晕头痛加太阳、头维；恶心加中脘、足三里；全身乏力加足三里、脾俞。

操作　①毫针刺：常规操作；②结合灸法：在毫针刺基础上，虚证者关元、气海等可加艾灸法，或隔姜、隔附子饼灸。

（三）按语

（1）晕厥发作时针灸可迅速开窍复苏，恢复期后应根据病因、辨证治疗以治本。总体上看，针灸对于神经源性晕厥疗效较好，心源性、脑源性及其他晕厥，针灸可作为临时促醒方法，应针对引起晕厥的原发病进行综合治疗。

（2）对于多次治疗无效或逐渐加重的晕厥，应进一步查明原因，以采用相应治疗措施。

（3）老年人晕厥时由于摔倒可以导致骨折或其他创伤，要做好必要的防护措施。

二、眩晕

眩晕是以头晕眼花为主要临床表现的一类病证，眩即眼花或眼前发黑，视物模糊；晕是指头晕或者感觉自身或外界景物旋转。两者常同时并见，故统称眩晕。临床上有经常性与发作性眩晕及轻重之不同。轻者发作短暂，平卧闭目片刻即安；重者如乘坐舟车，旋转起伏不定，以致难于站立，伴恶心呕吐、面色苍白等症状。中医学认为，多与忧郁恼怒、恣食厚味、劳伤过度及外伤跌仆、头脑外伤等有关。情志不舒，气郁化火，风阳升动，或急躁恼怒，肝阳暴亢，而致清窍被扰；嗜食肥甘厚味，脾胃健运失司，聚湿生痰，痰湿中阻，清阳不升，浊阴上蒙清窍，即"无痰不作眩"；素体虚弱，或病后体虚，气血不足，清阳不展，清窍失养，或过度劳伤，肾精亏耗，脑髓不充等，即"无虚不作眩"；以及损伤跌仆、头脑外伤，瘀血阻窍，均可导致眩晕。总之，眩晕的病位在头之清窍，与肝、脾、肾相关，其基本病机虚证为气血不足、清窍失养；实证为风、痰、瘀干扰清窍所致。

西医学认为，眩晕是一种主观运动幻觉或错觉，是机体对空间关系的定向和平衡障碍。临床上按眩晕的性质可分为真性与假性眩晕，存在自身或外界环境空间位置的错觉，即患者自身或环境有旋转感，为真性眩晕；而仅有一般的晕动感并无对自身或外界环境空间位置错觉称假性眩晕，患者以头晕、头昏眼花，或感头重脚轻，或站立不稳，无自身或环境旋转感为特征，很少伴有恶心、呕吐。根据病变的解剖部位又分为系统性和非系统性眩晕，前者由前庭神经系统病变引起，后者由前庭系统以外的病变所致。系统性眩晕是眩晕的主要病因，属于真性眩晕，按照病变部位和临床表现不同又分为周围性与中枢性眩晕。周围性眩晕由前庭感受器及前庭神经颅外段（未出内听道）病变引起，眩晕感严重，持续时间短，常见于梅尼埃病、良性发作性位置性眩晕、前庭神经元炎、迷路卒中等病；中枢性眩晕由前庭神经颅内段、前庭神经核、核上纤维、内侧纵束、小脑和大脑皮质病变引起，眩晕感可较前者轻，但持续时间长，常见于椎－基底动脉供血不足、脑干或小脑梗死或出血等。非系统性眩晕临床表现为头晕眼花、站立不稳，通常无外界环境或自身旋转感或摇摆感，很少伴有恶心、呕吐，属于假性眩晕；常由眼部疾病（眼外肌麻痹、屈光不正、先天性视力障碍）、心血管系统疾病（高血压、低血压、心律不齐、心力衰竭）、内分泌代谢疾病（低血糖、糖尿病、尿毒症）、中毒、感染、脑动脉硬化症及贫血等引起。

本节主要介绍临床常见的系统性眩晕相关疾病，其他类型的眩晕可参照本节进行针灸治疗。

（一）辨病

当患者以眩晕症状为主症即可诊断为中医学的眩晕。临床应进一步分清真性眩晕和假性眩晕，真性眩晕又当鉴别是中枢性还是周围性眩晕。以下介绍临床常见的系统性眩晕相关疾病。

1. 前庭中枢性眩晕 后循环缺血,过去称椎－基底动脉一过性供血不足,是引起前庭中枢性眩晕最常见的疾病,由椎－基底动脉功能不全所致,也是脑血管病引起的眩晕最常见的类型,临床表现为急起的眩晕,常为首发症状,伴恶心、呕吐、平衡障碍、站立不稳和双下肢无力;经颅多普勒超声检查或核磁共振脑动脉成像可见椎动脉狭窄或痉挛。

2. 前庭周围性眩晕 ①前庭神经元炎,呈急性起病,多继发于上呼吸道或胃肠道感染1~2周后,病原体通常为病毒;持续时间较长,数周至数月内自行缓解,很少复发,一侧或双侧前庭功能减退,位听神经通常不受累,故不伴耳蜗功能损害的症状及体征;常存快相偏离患侧的眼震;②梅尼埃病,中医称为耳眩晕,系内耳的膜迷路发生水肿所致,呈突然发作性眩晕,常伴恶心、呕吐、出汗、面色苍白、耳鸣和进行性的感音神经性耳聋,持续数小时至2天,自行缓解,易反复发作,检查可见一侧前庭功能减低和听力下降;③良性位置性眩晕,是一种临床上常见的周围性前庭疾病,是最常见的源于内耳的眩晕病,系内耳机械性疾患,常在头位变化后1~4秒钟才出现眩晕。当头部运动到某一特定位置时可诱发短暂的眩晕,眩晕持续时间一般不超过1分钟,当改变体位后很快缓解,但易复发,并伴有眼震和自主神经症状。可见于各年龄段,老年人多见,通过手法复位可减轻症状,位置训练可防止复发。

系统性眩晕周围性与中枢性的鉴别见表7－1。

表7－1　系统眩晕周围性与中枢性的鉴别

临床特点	周围性眩晕	中枢性眩晕
病变部位	前庭感受器及前庭神经颅外段(未出内听道)	前庭神经颅内段、前庭神经核、核上纤维、内侧纵束、小脑、大脑皮质
常见疾病	迷路炎、中耳炎、前庭神经元炎、梅尼埃病、乳突炎、咽鼓管阻塞、外耳道耵聍等	椎－基底动脉供血不足、颈椎病、小脑或脑干病变、听神经瘤、颞叶癫痫或肿瘤、第四脑室肿瘤等
眩晕程度	发作性、症状重、持续时间短及持续时间	症状轻、持续时间长

(二)治疗

推荐处方1

治法　清利头目,息风定眩。眩晕发作时息风定眩,和胃降逆治标;缓解期益精养脑治本。

穴方　百会、风池、头维、内关、太冲。

操作　毫针刺,常规操作。眩晕发作时,内关、风池可持续行针 1～3 分钟,直至眩晕减轻。其余主穴采用动留针法,眩晕重症可每日治疗 2 次。

推荐处方 2

后循环缺血(椎－基底动脉供血不足)性眩晕　颈夹脊、风池、完骨、天柱、内关、太冲。眩晕发作时,风池持续性行针 1～3 分钟。留针期间,风池与同侧的颈夹脊可带电针,疏波,刺激 20～30 分钟。

推荐处方 3

梅尼埃病眩晕　风池、翳风、率谷、耳门、听宫、听会、内关、中渚、足临泣。眩晕发作时,内关持续性行针 1～3 分钟。

推荐处方 4

前庭神经元炎出现的眩晕　风池、翳风、听宫、液门、肺俞、大椎、关冲、足窍阴。大椎、肺俞刺络拔罐;关冲、足窍阴点刺出血。

推荐处方 5

良性位置性眩晕　百会、风池、听宫、完骨、后溪。常规操作。

推荐处方 6

脑动脉硬化症出现的眩晕　百会、四神聪、风府、风池、人迎、内关、劳宫、悬钟。常规操作,四神聪的两侧穴分别与同侧的风池接电针,疏波,刺激 20～30 分钟。

推荐处方 7

眼部疾患引起的眩晕　风池、头维、睛明、球后、太阳、外关、光明、太冲。常规操作。

推荐处方 8

耳穴方　枕、脑、脑干、额为主,肝阳上亢加肝、胆;气血亏虚加脾、胃;肾精不足加肾;痰浊中阻加脾;耳源性眩晕加内耳;低血压眩晕加肾上腺、交感;高血压眩晕加降压沟、耳尖;晕动病加神门、胃;每次取一侧 3～5 穴。毫针中等刺激。亦可用王不留行籽贴压。

推荐处方 9

头针方　颞后线、枕下旁线。中等刺激。

(三)按语

(1)针灸对系统性眩晕有较好的疗效,非系统性眩晕应以原发病治疗为主。尽管引起眩晕的病因病机不同,但在眩晕发作的急性期,均应以抗眩晕、缓解恶心呕吐为主以治标,缓解期再辨证治疗以治本。

(2)对于多次治疗无效或进行性加重的眩晕,应进一步查明病因,排除占位性病变。

第二节 脑 病

一、颤证

颤证又称震颤、振掉、颤振,是以头部或肢体摇动、颤抖为主要临床表现的病证。轻者仅有头摇或手足微颤,尚能坚持工作和自理生活;重者头部震摇大动,甚至有痉挛扭转样动作,双手及肢体抖动不已,或兼有项强、四肢拘急。老年人发病较多,男性多于女性。中医学认为,本病病因与年老体虚、情志过极、饮食不节及劳逸失当等有关;上述病因导致气血阴精亏虚,阴血暗损,不能濡养筋脉,虚风内动;或痰浊、瘀血壅阻经脉,气血运行不畅,筋脉失养;或热甚动风,扰动筋脉,发为颤证。本病病位在脑,涉及筋脉,与肝、肾、脾等脏密切相关;基本病机为肝风内动,筋脉失养。

西医学的锥体外系疾病所致的不随意运动属于颤证范畴,是一组以随意运动迟缓、不自主运动、肌张力异常和姿势步态障碍等运动症状为主要表现的神经系统疾病,大多与基底节病变有关。以震颤为主要临床表现的疾病较多,如震颤麻痹又称为帕金森病,是一种常见于中老年人的神经变性疾病,我国65岁人群患病率为1000/10万,男性稍多于女性,主要由各种因素导致黑质－纹状体多巴胺能通路变性而发病,初发症状以震颤最多,约占70%,依次为步行障碍、肌强直和运动迟缓等。特发性震颤以震颤为唯一表现,又称原发性震颤、老年性震颤,病因未明,约1/3患者有阳性家族史,呈常染色体显性遗传,其发病机制和病理变化尚不清楚。另外,肝豆状核变性、小脑病变的姿势性震颤等均属于颤证范畴。本节主要介绍常见的特发性震颤、帕金森病,其他疾病出现以震颤为主症者,可参照本节进行针灸治疗。

(一)辨病

以头部或肢体摇动、颤抖为主要临床表现者可诊断为中医学的颤证。临床需对相关的西医疾病进行鉴别诊断。

1. 特发性震颤

隐匿起病,缓慢进展,也可自行长期缓解,多见于 40 岁以上中老年人;主要表现为姿势性震颤和动作性震颤,往往见于一侧或双侧上肢,头面部也常累及,下肢较少受累。震颤频率为 6 ~ 12Hz,部分患者饮酒后震颤可暂时减轻,情绪激动或紧张、劳累、寒冷可使震颤加重。

2. 震颤麻痹

又称帕金森病,多见于 60 岁以后发病,偶有 30 岁以下发病者。隐匿起病,缓慢进展,症状常始于一侧上肢,逐渐波及同侧下肢,再波及对侧上肢与下肢,即常呈"N"字形进展,面部最后受累。以静止性震颤、肌强直、运动弛缓和姿势步态障碍为主要症状。①静止性震颤常为首发症状,拇指与屈曲的食指间呈"搓丸样"动作,频率 4 ~ 6Hz,安静或休息时明显,随意运动时减轻,入睡后消失;②肌强直表现为屈肌和伸肌同时受累,肢体被动运动时阻力增加,类似弯曲铅管的感觉,故称为"铅管样强直";伴有震颤者可感到均匀的阻力中出现断续的停顿,如转动的齿轮感,称为"齿轮样强直";③运动迟缓表现为随意动作减少,各种动作起始困难和运动迟缓,面肌活动减少表现为表情呆板,双眼凝视、瞬目减少,称为"面具脸";手指做精细动作如扣纽扣等困难;书写时字越写越小,呈现"写字过小征"。④姿势步态障碍,表现为步态不稳,易跌跤,随着病情的进展可出现"冻结"现象和慌张步态。

(二)治疗

推荐处方 1

治法　息风宁神,定颤。

穴方　百会、四神聪、风池、曲池、合谷、阳陵泉、太冲。颤抖甚加后溪、三间;汗多加肺俞、脾俞;口干舌麻加廉泉、承浆。

操作　①毫针刺:常规操作;②结合电针:毫针刺基础上,四神聪两侧的穴位分别与同侧的风池接电针,疏波;肢体曲池、合谷、阳陵泉、太冲分别接电针,密波,通电 20 ~ 30 分钟。

推荐处方 2

头针方　①国际标准头针:顶颞前斜线,慌张步态加双侧枕下旁线。将 1.5 寸毫针刺入帽状腱膜下层,以 200 次/分的速度捻针,每穴持续 1 分钟,留针 30 ~ 60 分钟;或加电针(疏波);②焦氏头皮针:舞蹈震颤控制区,点头、流涎者加双侧运动区下 1/5。

(三)按语

(1)针灸治疗震颤麻痹有一定疗效,病程短者疗效较好,病程长者,针灸治疗可以改善症状,减少西药用量和副作用,但仍难以根治。

(2)该病本身不对生命构成威胁,死亡的直接原因主要是肺部感染、跌伤后骨折等并发症。

二、脑性瘫痪

脑性瘫痪是指婴儿出生前到出生后一个月内,由于各种原因导致的非进行性脑损害综合征,常称小儿脑瘫,主要表现为先天性运动障碍及姿势异常,包括痉挛性双侧瘫、手足徐动症等锥体系与锥体外系症状,可伴有不同程度的智力低下、语言障碍及癫痫发作等。本病发病率较高,国外为1‰~5‰,我国为1.8‰~4‰。脑瘫的病因很多,包括遗传性和获得性。后者又分为出生前、围生期和出生后病因等,但有许多患儿找不到原因。①出生前因素:胚胎期脑发育异常、母妊娠期患重症感染、服用药物、外伤、放射性照射等,影响了胎儿脑发育而致永久性损害;②围生期因素:早产、分娩时间过长、脐绕颈等致胎儿脑缺氧;产伤、难产、急产等致颅内出血;胆红素脑病等;③出生后因素:中枢神经系统感染、中毒、头外伤、严重窒息、持续惊厥、颅内出血及不明原因的脑病等;④遗传因素。我国脑瘫多发于早产、出生体重低、产时缺氧窒息及产后黄疸的婴儿。

本病可归属于中医儿科的"五软"、"五迟"、"胎弱"、"胎怯"等范畴。中医学认为,本病主要由先天不足,或早产,或病后失调,致使精血不足,脑髓失充,五脏六腑、筋骨肌肉、四肢百骸失养,形成亏损之证;感受热毒,或难产、产伤,或脐绕颈等损伤脑络,脑髓及四肢百骸、筋肉失养;脑为元神之府,脑髓不充,神失其聪,导致智力低下,反应迟钝,语言不清,四肢无力,手软不能握持,足软不能站立等,遂成本病。本病病位在脑,其基本病机是髓海不充、五脏不足。

（一）辨病

脑性瘫痪辨病应注意以下几点:①婴儿期出现的中枢性瘫痪;②可伴有智力低下、惊厥、行为异常、感知觉障碍及其他异常;③除外进行性疾病所致的中枢性瘫痪及正常小儿一过性运动发育落后。临床分类方法繁多,目前主要按肌紧张、运动姿势异常症状分为6个类型:①痉挛型。表现为肢体的异常痉挛,下肢呈"剪刀状"交叉和马蹄内翻足,常伴智能、情绪、语言障碍和癫痫等,约占脑瘫的60%~70%,多数为大脑皮质运动区及锥体束受损。检查可见锥体束征,牵张反射亢进。常见于低出生体重和窒息儿;②强直型。肢体僵硬,活动减少,被动运动时四肢屈伸均有持续抵抗,牵张反射呈特殊亢进,常伴智能、情绪、语言障碍以及斜视、流涎等;③手足徐动型。又称不随意运动型,约占脑瘫的20%。表现为难以用意志控制的四肢、躯干或颜面舞蹈样或徐动样的不随意运动,发声器官受累时可有语言障碍;病位主要在基底节、小脑齿状核等锥体外系,常见于新生儿窒息、胆红素脑病者等;④共济失调型。约占脑瘫的5%。以小脑功能障碍为主要特点,表现为肌张力减低,步态不稳,肌肉收缩不协调,行走时躯干不稳伴头部略有节律的运动(蹒跚步态),可伴智能障碍及感觉异常;⑤肌张力低下型。随意运动和不随意运动均缺乏,肌张力低下,四肢呈软瘫状,关节活动幅度过大,运动障碍严重,不能竖颈和维持直立位;常伴智力和语言障碍,常为脑瘫婴儿早期症状,以后多转为不随意运动型;⑥混合型。以上两型或两型以上混合存在。

（二）治疗

推荐处方1

治法　健脑益智,通经活络。

穴方　百会、四神聪、风府、夹脊、合谷、悬钟、足三里。语言障碍加哑门、廉泉、通里;咀嚼乏力加颊车、地仓;涎流不禁者加承浆、地仓;舌伸外出加廉泉、金津、玉液;上肢瘫加肩髃、曲池;下肢瘫加环跳、阳陵泉;腰部瘫软加腰阳关;颈软加天柱。痉挛型、强直型加筋缩、肝俞、阳陵泉、太冲;手足徐动型加风池、颊车、外关、太冲;共济失调型加玉枕、脑户、风池、天柱;肌张力低下型加颈臂、极泉、委中、阳陵泉。

操作　①毫针刺:四神聪沿头皮向百会平刺,夹脊向脊柱方向斜刺;主穴可分为两组,即夹脊穴为一组,其余穴为一组,可隔日交替使用;②结合电针法及灸法:毫针刺后,四神聪、风府、悬钟、足三里分别接电针,肌张力高用密波,肌张力低下用疏波,每次20～30分钟,强度以患者能耐受为度;头部穴位百会用艾条施雀啄灸,下肢穴位足三里、悬钟用温和灸或温针灸法,每次施灸30分钟,以局部出现红晕、潮湿为度。

推荐处方2

头针方　额中线、顶颞前斜线、顶旁1线、顶旁2线、顶中线、颞后线、枕下旁线。常规操作,留针2～4小时,留针时可鼓励患者自由活动。

推荐处方3

聪脑通络针法治疗方　①头穴线:顶中线、顶旁线、枕中线、枕旁线、颞线;②腰背部腧穴:大椎、筋缩、命门、腰阳关;③四肢部腧穴:合谷、内关、三阴交、脑清(位于踝关节前横纹中点直上2寸,即解溪上2寸)。

操作　顶中线第1针从神庭进针,沿该线向后透刺20mm;第2针从神庭与百会的中点处刺入,沿线向百会透刺20mm;第3针从百会刺入,沿线向后顶透刺20mm。顶旁线:第1针从承光进针,沿线向后透刺20mm;第2针从该线中点处刺入,沿线向络却透刺20mm。其余头穴线常规操作,均透刺20mm;快速捻转手法,每穴行针5～10秒。头穴线每天针刺1次,腰背部、四肢部腧穴隔日交替。

（三）按语

（1）脑性瘫痪迄今尚无特别有效的疗法,目前主张采用针灸疗法、物理疗法、康复训练、药物治疗和手术治疗等综合疗法,以降低痉挛肌肉的张力、改善运动功能。针灸治疗本病的轻型有一定效果,可以改善症状;针刺治疗的同时,要嘱咐家长配合患儿加强肢体功能锻炼、语言和智力训练,以提高疗效。

（2）本病智力正常的患儿较少,但通常预后较好;频繁癫痫发作可因脑缺氧而使智力障碍加重,预后较差。

三、中风

中风是以猝然昏仆、不省人事,伴口角㖞斜、语言不利、半身不遂等为主症的一类疾病;轻者可无昏仆,仅以口角㖞斜、半身不遂等为临床主症。因发病急骤,症见多端,病情变化迅速,与风之善行数变特点相似,故名中风。中医学认为,中风的发生是多种因素所导致的复杂的病理过程,风、火、痰、瘀是其主要的病因,脑府为其病位。肝肾阴虚,水不涵木,肝风妄动;五志过极,肝阳上亢,引动心火,风火相煽,气血上冲;饮食不节,恣食厚味,痰浊内生,气机失调,气滞而血运不畅,或气虚推动无力,日久血瘀;当风、火、痰浊、瘀血等病邪,随气血逆乱,上扰清窍,使脑脉痹阻或血溢于脑脉之外,可导致中风。当有窍闭神匿、神识昏愦时称为中脏腑,中医学称为"仆击"、"大厥"、"薄厥"等;若仅因神不导气而表现为肢体不遂,或伴语言謇涩等而无意识障碍者称为中经络。

中风相当于西医学的脑卒中,即脑血管意外,是指突然发生的、由脑血管病变引起的局限性或全脑功能障碍,持续时间超过 24 小时或引起死亡的临床综合征。脑卒中总体上可分为缺血性和出血性两大类,缺血性脑卒中(脑梗死)包括脑血栓形成、脑栓塞和腔隙性脑梗死,约占全部脑卒中的 70% ~ 80%;出血性脑卒中主要包括脑出血和蛛网膜下腔出血。脑卒中发病率和死亡率均较高,常留有后遗症,是危害中老年人健康和生命的常见病。我国城乡脑卒中年发病率为 200/10 万,年死亡率为 80/10 万 ~ 120/10 万,存活中有70% 以上有不同程度的功能障碍,其中 40% 为重度残疾,脑卒中复发率高达 40%。世界卫生组织总结了脑卒中有关的主要危险因素,包括高血压、糖尿病、心脏病、TIA 和脑卒中史、高血脂、肥胖、血小板集聚性高、高尿酸血症、感染、酒精中毒、吸烟、遗传或家族史等。

根据病程一般将脑卒中分为三期:急性期指发病 2 周内;恢复期指发病 2 周以上到半年;后遗症期指发病半年以上。另外,也有将急性期定为发病后1 ~ 3 周;恢复期为发病后3 周 ~ 6 个月(恢复早期或称亚急性期为发病后 3 ~ 4 周;恢复中期为发病后 4 ~ 12 周;恢复后期为发病后 4 ~ 6 个月);发病后 6 ~ 12 个月,但多在发病后 1 ~ 2 年内定为后遗症期。本节将按急性期和恢复期及后遗症期分述。

(一)中风急性期

中风急性期通常指发病后 2 周以内,病情危急凶险,由于脑血流中断 30 秒即发生脑代谢改变,1 分钟后神经元功能活动停止,超过 5 分钟即可造成脑组织梗死。因此,急性期及时正确的治疗对于抢救生命,改善受损的功能,减轻致残率,以及本病的恢复至关重要。

1. 辨病

当患者以突发半身不遂、口角㖞斜,或伴语言謇涩、偏身麻木,甚至出现昏迷等为主症者,可诊断为中医的中风。有意识障碍者为中脏腑,无意识障碍者为中经络。西医学将中风主要分为两大类,包括缺血性和出血性中风,结合临床表现和头颅 CT 及 MRI 可进行确诊和进一步分类。

1)缺血性中风

(1)脑血栓形成:中年以上的高血压及动脉硬化患者,静息状态下或睡眠中急性起病,局灶性脑损害的症状和体征(偏瘫、失语等)在发病后 10 余小时或 1~2 天达到高峰,并能用某一动脉供血区功能损伤来解释,临床应考虑急性脑血栓形成。CT 或 MRI 检查发现梗死灶可明确诊断。临床症状体征取决于梗死灶的部位和大小,一般意识清楚,当发生基底动脉血栓或大面积梗死时可见意识障碍。多数脑梗死患者在发病后 24 小时可经 CT 确诊,MRI 与 CT 相比有显示病灶早的特点。

(2)脑栓塞:青壮年多见,多在活动中骤然起病,数秒至数分钟达到高峰,出现偏瘫或伴失语等局灶性神经功能缺损,既往有栓子来源的基础疾病如心脏病、动脉粥样硬化等病史。CT 和 MRI 可确定脑栓塞部位、是否伴发出血,有助于明确诊断。

(3)腔隙性脑梗死:中老年发病,有长期高血压病史,急性起病,出现局灶性神经功能缺损症状,CT 或 MRI 检查证实有与神经功能缺失一致的脑部腔隙病灶,少数患者隐匿起病,无明显临床症状,仅在影像学检查时发现。梗死灶呈不规则形,直径在 0.2~20mm,多为 2~4mm。

2)出血性中风

(1)脑出血:中老年患者,多有高血压病史,多在情绪激动或活动中突然发病,发病后病情常于数分钟至数小时内达到高峰。发病后多有血压明显升高,由于有颅内压升高,常有头痛、呕吐和不同程度的意识障碍,如嗜睡、昏迷等。结合头颅 CT 可见出血灶即可确诊。

(2)蛛网膜下腔出血:突然剧烈头痛、呕吐,脑膜刺激征阳性,伴或不伴意识障碍,检查无局灶性神经系统体征,应高度怀疑本病。同时,CT 证实脑池、蛛网膜下腔高密度征象,或腰穿示压力增高和血性脑脊液即可确诊。

2. 治疗

推荐处方

治法 醒脑调神,息风通络。中风急性期不论是中经络还是中脏腑,尤其是中脏腑病情更为危急,均应以内科常规治疗为基础,抢救生命,稳定病情,当患者病情稳定时可配合针灸治疗。

穴方 水沟、百会、风府、风池、内关、合谷、足三里。中脏腑者可加十二井穴。

操作 ①毫针刺:水沟用雀啄手法;余穴常规操作;②结合三棱针及灸法:毫针刺基础上,十二井穴点刺出血。

3. 按语

（1）中风急性期针灸只能作为综合治疗中的一种辅助方法，通常主张在生命体征稳定 48 小时后，原发神经病学疾患无加重或有改善的情况下及早介入针灸治疗。实验研究表明，针刺在中风急性期可促进侧支循环，在一定程度上能改善脑循环和脑代谢。因此，中风急性期针刺当以头面部穴位为重点，以改善脑循环为核心。现代研究发现三叉神经的半月神经节及面神经的蝶腭神经节节后神经纤维均以骑跨的方式包绕在脑血管上，并释放肽能神经递质，可舒张脑血管，改善和调节脑循环，因此分别被称为三叉神经 - 脑血管系统和脑血管的面部舒张中枢，另外，颈神经节的节后神经纤维也分布在脑血管上，这些都为针刺头面、项部穴位改善脑循环提供了神经解剖学依据。另外，针刺肢体穴位可通过深浅感觉刺激有助于局部肌肉的收缩和血液循环，从而促进偏瘫肢体肌张力的恢复和主动活动的及早出现。

（2）本病重在预防，平素应注意中风危险因素的控制。短暂性脑缺血发作（TIA），每次发作常持续数分钟至 1 小时，最长不超过 24 小时即完全恢复，但常有反复发作，俗称"小中风"，被公认为缺血性卒中最重要的危险因素，近期频繁发作的 TIA 是脑梗死的特级警报，4% ~ 8% 完全性卒中患者发生于 TIA 之后，应积极防治。

知丨识丨链丨接

脑缺血性病变的病理分期

超早期（1 ~ 6 小时），病变脑组织变化不明显，仅见部分血管内皮细胞、神经细胞及星形胶质细胞肿胀，线粒体肿胀空化；急性期（6 ~ 24 小时），缺血脑组织苍白伴轻度肿胀，上述三种细胞呈明显缺血改变；坏死期（24 ~ 48 小时）大量神经细胞脱失，胶质细胞坏变，中性粒细胞、淋巴细胞、巨噬细胞浸润，脑组织明显水肿；软化期（3 日 ~ 3 周），病变脑组织液化变软；恢复期（3 ~ 4 周后），液化坏死脑组织被格子细胞清除，脑组织萎缩，小病灶形成胶质细胞瘢痕，大病灶形成中风囊，此期持续数月至 2 年。

（二）中风恢复期与后遗症期

中风恢复期一般指发病 2 周以上到半年，是脑卒中后各种功能恢复的重要时期。部分患者由于脑损害严重，或未及时进行早期规范的治疗，或治疗方法与功能训练指导不合理产生误用综合征，危险因素控制不理想导致原发病的加重或复发，以及患者不能积极配合治疗与功能训练等，都可导致受损功能在相当长的时间内不会明显改善，此时为进入后遗症期，一般为发病后的 6 个月到半年，但从临床看多在发病后 1 ~ 2 年。

脑卒中时脑损伤的部位、大小和性质等不同，其临床表现非常复杂，常出现多种功能障碍及并发症。常见的功能障碍包括：①肢体运动功能障碍，最常见的是病变半球对侧肢体的中枢性偏瘫,部分患者也可出现单瘫、截瘫、四肢瘫等;②中枢性面神经麻痹,眶以下的面肌瘫痪,常伴舌肌瘫痪;③语言障碍,包括失语症(运动性、感觉性、命名性、传导性和皮质性失语等)和构音障碍(发音异常和构音不清,早期常伴有吞咽功能障碍);④认知障碍,主要表现在记忆、注意、定向、思维和解决问题等能力的障碍及失认等;⑤吞咽功能障碍,属于功能性吞咽障碍或神经性吞咽障碍;⑥感知觉障碍,包括偏身感觉(浅感觉和深感觉)障碍、一侧偏盲和感知觉障碍,实体感缺失等;⑦心理障碍,表现为焦虑、抑郁等;⑧肩痛,常并发肩部疼痛。因此,恢复期及后遗症期分别以各种功能障碍和并发症进行分别论述,在临床上应根据患者具体情况,可将以下分述的针灸治疗方法进行合理组合。

1.半身不遂(偏瘫)

半身不遂是中风最常见的临床表现,也是影响中风患者运动功能和生活质量的最主要原因。中医学又称为"偏枯"、"偏风"、"身偏不用"、"风痱"等,西医学称偏瘫。中医学认为,脑脉痹阻或血溢于脑脉之外,导致痰瘀等病邪阻滞脑络,使脑府功能受损,神不导气而表现为肢体不遂;当肢体失用时,气血运行不畅,久之又可导致痰瘀阻滞肢体经络,气血不能濡养肌筋,肢体肌肉萎缩(失用性肌萎缩),如此形成恶性循环,加重了肢体的功能障碍。因此,尽早促进肢体运动功能恢复对于降低中风的致残率,改善患者生活质量至关重要。

西医学认为,中风后肢体瘫痪是运动功能障碍的最主要表现,是大脑皮质运动区及其发出的下行纤维受损所致。瘫痪是指个体随意运动功能的减低或丧失,西医学按病因分为神经源性、神经肌肉接头性和肌源性;按瘫痪程度分为不完全性和完全性;按肌张力状态分为痉挛性和弛缓性;按瘫痪的分布分为偏瘫、截瘫、四肢瘫、交叉瘫和单瘫;按运动传导通路的不同部位分为上、下运动神经元性瘫痪。中风后肢体瘫痪属于上运动神经元性瘫痪。

1)辨病

中风最严重的功能障碍就是肢体瘫痪,以病灶对侧偏瘫为最常见,但临床上也可见到单瘫、截瘫和四肢瘫和交叉瘫等。中风后肢体瘫痪的发生、发展和恢复通常有比较复杂的过程。

在急性期及恢复早期(2周左右)可出现一段时间的弛缓性瘫痪期(由锥体束传导障碍所致),表现为肌张力低下、腱反射降低或消失,肢体无主动运动等,或者肌张力稍有恢复,出现弱的主动运动,肢体以软弱无力性瘫痪为特点,又称为软瘫期。其后进入恢复早期(3~4周),随着肌张力开始恢复,瘫痪肢体从弱的屈肌与伸肌共同运动到痉挛明显,肢体僵硬,腱反射活跃或亢进,表现为典型的上运动神经元瘫痪症状,称为痉挛性瘫痪期,又称硬瘫期。当进入恢复中期(4~12周),偏瘫肢体从肌肉痉挛明显能主动运动,逐渐过渡到肌肉痉挛减轻,开始出现选择性肌肉活动。恢复后期(4~6个月),大多数肌肉活动为选择性的主动运动,分离运动平稳,协调性良好,但速度较慢。当脑损害导致的功能障碍经过各种治疗,受损功能在相当长时间内不会有明显的改善,即进入后遗症期,最常见的后遗症为偏瘫侧上肢运动控制能力差和手功能障碍、偏瘫步态、患足下垂(足内翻)、行走困难等。

2)治疗

推荐处方1

治法 调神导气,疏通经络。

穴方 ①头颈:百会、印堂、顶颞前斜线、风池、颈臂;②上肢:颈臂、肩髃、曲池、手三里、外关、合谷;③下肢:环跳、伏兔、委中、阳陵泉、足三里、三阴交、解溪、太冲。

痉挛性瘫痪期,加颈夹脊、腰夹脊。头晕加完骨、天柱;足内翻加丘墟透照海;偏盲或复视加球后、睛明。

操作 ①毫针刺:顶颞前斜线按照头针的常规操作,以200次/分钟的高频率持续行针2~3分钟,留针期间间歇行针3~5次为佳。颈臂、环跳、委中均采用提插手法,使肢体有抽动,且触电感向肢体远端放射,不留针;阳陵泉提插手法,使针感向下肢及足面部传导,留针。余穴常规针刺;②结合电针法:在毫针刺基础上,可加用电针。顶颞前斜线在其两端各进一针,接电针,以疏波较强刺激20~30分钟。肩髃或曲池、外关为一组,伏兔、足三里,或阳陵泉、太冲,或伏兔、太冲为一组。软瘫期肌张力不高时采用断续波或疏波,电针以强刺激为佳;硬瘫期肌张力过高时肢体穴位可用密波,但刺激强度不宜过强,以患者肌肉微颤为度,颈夹脊、腰夹脊可用密波、断续波,以强刺激为宜。

推荐处方2

头针方 顶颞前斜线、顶旁1线及顶旁2线。毫针平刺入头皮下,快速捻转2~3分钟,每次留针30分钟,留针期间反复捻转2~3次。行针后鼓励患者活动肢体。可用电针治疗。

推荐处方3

分期针刺治疗方 中风弛缓期(发病病情稳定后1~2周),相当于BrunnstromⅠ~Ⅱ期,以五脏背俞穴和从肺俞至肾俞的夹脊穴为主,夹脊穴斜刺1~1.5寸,针刺得气后接电针,每次30分钟;痉挛期(发病后2周至2、3个月)相当于BrunnstromⅢ~Ⅳ期,以头针为主,接电针,每次30分钟;共同与联合运动期、分离期以针刺与康复训练相结合的方法,可根据临床具体情况常规选穴。

推荐处方4

接拮抗肌排刺方 由于恢复期患者上肢以屈肌张力增高为主,下肢以伸肌张力增高为主,因此治疗上重点针对偏瘫侧上肢的伸肌(肱三头肌和前臂伸肌),改善伸肘、伸腕、伸指功能;偏瘫下肢的屈肌(股二头肌、胫前肌和腓骨长短肌),改善屈膝和踝背屈功能。可在上述肌肉上选经穴、阿是穴进行排刺。

推荐处方5

醒脑开窍针刺法治疗方 ①水沟、内关、极泉、尺泽、委中、三阴交;②风池、完骨、天柱。水沟用雀啄法,以眼球湿润为佳;内关用捻转泻法;刺极泉时,在原穴位置下1寸心经上取穴,避开腋毛,直刺进针,用提插泻法,以患者上肢抽动3次为度;尺泽、委中直刺,用提插泻法使肢体抽动3次,委中不留针;三阴交以与皮肤呈45°角斜刺,用提插补法使肢体抽动3次。风池、完骨、天柱用捻转补法,每天针刺2次。本方法也可用于急性期。

3)按语

(1)针灸对中风后神经功能的康复,尤其是肢体运动功能的恢复有良好的促进作用,是针灸发挥主要治疗作用的良好时期。针刺既可反射性地刺激脑细胞功能的恢复,并重在提高瘫痪肢体的肌力,恢复伸肌与屈肌的协调功能,抑制共同运动,促进分离运动恢复,减轻或抑制肌肉痉挛(肌张力增高),从而促进偏瘫肢体功能的改善。一般而言,针灸越早效果越好。目前脑卒中强调康复训练,常用神经发育和运动再学习疗法,因此,针刺治疗期间宜配合功能康复训练。一般说来,越灵活的肢体部分的运动功能恢复越难,所以肢体远端功能的恢复比近端为慢;上肢比下肢功能恢复为慢;上肢中又以手运动的恢复最难。

(2)脑卒中后偏瘫3周内,约有90%的患者出现肢体痉挛即肌张力增高,主要为上运动神经元受损后引起的牵张反射亢进所致,表现为上肢屈肌和下肢伸肌的肌张力增高,出现共同运动模式,严重妨碍肢体功能活动的完成,是导致患者生活不能自理的最重要原因,也是治疗的重点,必要时可加服肌松弛药。

知|识|链|接

中风导致肢体瘫痪的常见动脉闭塞和脑出血部位

(1)偏瘫:①颈内动脉闭塞,导致远端大脑中动脉血液供应不良(对侧偏瘫、偏身感觉障碍和/或同向性偏盲)。②大脑中动脉闭塞,主干闭塞(三偏症状);皮质支上部分闭塞(下肢瘫痪较上肢轻,足部不受累);深穿支闭塞(最常见纹状体内囊梗死,均等性轻偏瘫、偏身感觉障碍)。③大脑前动脉闭塞,发生在分出前交通动脉后大脑前动脉远端的闭塞(对侧足和下肢的运动、感觉障碍,而上肢和肩部的瘫痪较轻,面部和手部不受累)。④大脑后动脉闭塞,起始段的脚间支闭塞,引起旁正中动脉综合征(对侧偏瘫,同侧动眼神经麻痹,即Weber综合征(病变位于中脑基底部,动眼神经和皮质脊髓束受累);深穿支闭塞导致丘脑膝状体动脉闭塞产生丘脑综合征(丘脑的感觉中继核团梗死,对侧轻偏瘫、深感觉障碍、自发性疼痛、感觉过度、共济失调)。⑤特殊类型脑梗死,大面积脑梗死通常由颈内动脉主干、大脑中动脉主干闭塞或皮质支完全性卒中所致(对侧完全性偏瘫、偏身感觉障碍及向病灶对侧凝视麻痹);分水岭脑梗死是由相邻血管供血区交界处或分水岭区局部缺血导致,也称边缘带脑梗死,多因血流动力学原因所致。皮质前型见于大脑前、中动脉分水岭脑梗死(上肢为主的偏瘫和偏身感觉障碍)。皮质下型见于大脑前、中、后动脉皮质支及深穿支分水岭区梗死或大脑前动脉回返支与大脑中动脉豆纹动脉分水岭区梗死(纯运动性轻偏瘫或感觉障碍等)。⑥基底节区出血,壳核出血最常见,系豆纹动脉尤其是其外侧支破裂所致(对侧偏瘫、偏身感觉缺失和同向性偏盲);丘脑出血系丘脑膝状体动脉和丘脑穿通动脉破裂所致(偏瘫、偏身感觉障碍,感觉障碍重于运动障碍)。⑦脑叶出血,顶叶最常见(轻偏瘫、偏身感觉障碍),其次为颞叶、枕叶、额叶出血(可有偏瘫、尿便障碍)。

(2)单瘫:大脑前动脉的皮质支闭塞(对侧下肢瘫);深穿支闭塞(上肢近端轻瘫,伴中枢性面舌瘫)。

(3)截瘫:大脑前动脉闭塞,如果发生在分出前交通动脉前主干部位,且当双侧动脉起源于同一个大脑前动脉时,可造成双侧大脑半球的前、内侧梗死(截瘫,二便失禁、意志缺失、运动性失语综合征和额叶人格改变)。

(4)四肢瘫:基底动脉或双侧椎动脉闭塞可引起脑干梗死(四肢瘫、眩晕、呕吐、共济失调等);脑干部脑桥大量出血(可出现四肢瘫)。

(5)交叉性瘫痪:脑干部小量出血所致。

中风后肢体瘫痪属于上运动神经元性瘫痪,还具有一些特点,如瘫痪时肢体远端肌肉受累较重,尤其是手、指和面部等,而肢体近端症状较轻,这是由于肢体近端的肌肉多由双侧支配而远端多由单侧支配;上肢伸肌群比屈肌群瘫痪严重,外旋肌群比内收肌群重,手的屈肌比伸肌重,而下肢恰好与上肢相反,屈肌群比伸肌群重。总之,中风后多数患者肢体运动时出现病理模式或协同运动,表现为上肢以屈肌张力增高为主,下肢以伸肌张力增高为主。

2.口角歪斜

口角歪斜是中风常见的临床表现之一,属于中枢性面瘫,常伴有中枢性舌下神经瘫痪,因此常称为中枢性面舌瘫。中医学认为,脑府受损,神不导气,使面部阳明经筋失于脑神的主宰,而发生筋肉弛缓不用。

1)辨病

中风后出现病灶对侧的面部下组表情肌(眶以下的面肌)瘫痪,表现为鼻唇沟变浅,口角下垂。由于面神经的额支(双侧中枢支配)无损,皱眉、皱额和闭眼动作无障碍。发生中枢性面舌瘫的脑血管病常见类型为大脑中动脉主干、皮质支闭塞,大脑前动脉的深穿支闭塞等,而当基底动脉短旋支闭塞时导致的脑桥腹内侧综合征可出现同侧的周围性面瘫和对侧的偏瘫。

2)治疗

推荐处方

治法 调神导气,疏理经筋。

穴方　百会、风府、顶颞前斜线（下 2/5）、颧髎、地仓、下关、合谷。舌瘫加上廉泉、金津玉液、舌面阿是穴、通里。

操作　①毫针刺：顶颞前斜线沿线平刺，以 200 次/分钟的高频率持续捻转 2~3 分钟；颊车透地仓，或毫针对刺；上廉泉向舌根方向斜刺深刺，提插手法，以针感达舌根为宜；金津玉液、舌面阿是穴用长毫针进行点刺不留针；②结合电针法：在毫针刺基础上，下关与地仓，百会（接正极）与风府（接负极），顶颞前斜线（下 2/5）两个端点各进一针，分别接电针仪，用疏波连续波或断续波，刺激 20 分钟。

3. 语言不利

中风后语言不利，中医学称为中风不语、语言謇涩，若伴舌活动不利者，称为舌强语謇，归属于西医学的语言障碍。西医学认为，语言障碍包括失语症和构音障碍。所谓失语，是指神志清楚，意识正常，发音和构音没有障碍的情况下，大脑皮质语言功能区病变所导致的言语交流能力障碍，包括运动性、感觉性、命名性、传导性和皮质性失语等。本节主要讨论失语症。当中风患者的优势半球受损，涉及语言相关皮质或皮质下结构，可导致失语。失语症是中风常见的主要症状之一，据统计约有 21%~38% 的中风患者可出现不同程度的失语。构音障碍是指由于发音器官神经肌肉的器质性病变而引起发音器官的肌肉无力、肌张力异常以及运动不协调等，产生发音、共鸣、韵律等言语运动控制障碍，以发音异常和构音不清为特点，早期常伴有吞咽功能障碍，因此，构音障碍将在吞咽困难节讨论。

失语症中医学称为"风懿"、"舌喑"、"不能言"等。中医学认为，脑为元神之府，舌为心之苗，因此，失语症与脑、心关系最为密切。各种因素导致痰浊瘀血，阻滞脑络与舌窍，使脑府受损，舌窍受阻，神机失用，语言謇涩或不能语。

1）辨病

中风发生后患者出现语言障碍，临床上最常见的失语有运动性、感觉性、命名性以及混合性失语。

（1）运动性失语：又称表达性失语，由优势半侧额下回后部梗死或出血引起，以口语表达障碍最突出，讲话费力，找词困难，只能讲一两个简单的词，且用词不当，或仅能发出个别的语音。

（2）感觉性失语：又称听觉性失语，由优势半侧颞上回后部梗死或出血所致，以严重听理解障碍为特点，患者听觉正常，但不能听懂别人和自己的讲话。

（3）命名性失语：又称遗忘性失语，由优势侧颞中回后部梗死或出血引起，以命名不能为特点，患者好像将词"遗忘"，多数是物体名称，尤其是那些极少使用的东西。如令患者说出指定物体的名称时，仅能叙述其性质和用途。

（4）混合性失语：即多种失语同时存在，也称完全性失语，是最严重的一种类型，以所有语言功能均严重障碍或几乎完全丧失为特点。

2）治疗

推荐处方

治法　调理脑神，通络利窍。

穴方　哑门、风池、金津、玉液、廉泉。运动性失语加顶颞前斜线下 2/5、颞前线；感觉性失语加言语三区（晕听区中点向后引 4cm 长的水平线；从耳尖直上 1.5cm 处，向前及向后各引 2cm 的水平线即为晕听区）；命名性失语加言语二区（相当于顶叶的角回部在头皮的投影区，从顶骨结节后下方 2cm 处引一平行于前后正中线的直线，向下取 3cm 的长直线）。

操作　①毫针刺：哑门针刺时头微前倾，项部放松，针尖向下颌方向缓慢刺入 0.5～1 寸，用轻柔的捻转提插手法为宜，不可向上深刺，以免刺入枕骨大孔伤及脊髓；风池针尖微下，向鼻尖方向斜刺 1 寸，捻转手法使局部产生较强针感；金津、玉液用毫针点刺 3～5 次，不留针；廉泉向舌根方向斜刺 1.5 寸；通里向上斜刺 1 寸。头针均按常规操作，以 200 次/分钟，持续捻转 3～5 分钟，每隔 5 分钟行针 1 次；②结合电针、三棱针法：在毫针刺基础上，头针均在穴线的两端各刺 1 针，接电针，用密波或疏密波交替连续刺激 20～30 分钟；金津、玉液可用三棱针点刺出血，每周 2 次。

3）按语

中风后语言障碍的恢复较为困难，针灸治疗的同时应早期进行言语功能训练，以提高患者的交流能力。

4. 轻度认知障碍

认知是指人脑接受外界信息，经过加工处理，转换成内在心理活动，从而获取知识或应用知识的过程。它包括记忆、语言、视空间、执行、计算和理解判断等方面。认知障碍是指与学习记忆以及思维判断等上述认知能力有关的大脑高级智能加工过程出现异常。由于大脑的功能复杂，且认知障碍的不同类型互相关联，即某一方面的认知问题可以引起另一方面或多个方面的认知异常，如有注意力和记忆方面的缺陷，就会出现解决问题的障碍。因此，认知障碍是脑疾病诊断和治疗中最困难的问题之一。据统计中风患者认知障碍的发生率达 37.1%，不同形式、不同程度的认知功能障碍使患者生活能力受限，生活质量降低。轻度认知障碍被认为是介于正常衰老与痴呆之间的一种中间状态，是一种认知障碍综合征，被认为是痴呆的临床早期。认知障碍的程度不同、类型众多，本节将主要讨论中风引起的轻度认知障碍。

轻度认知障碍可归属中医学的健忘、呆病等范畴。中医学认为，脑为元神之府，灵机、记忆皆生于脑；心主神明，与精神、意识、思维相关。因此，中风后脑络不通，痰瘀阻滞，导致脑府神机失用，心神受损，导致灵机、记忆等失聪，发为本病。

1）辨病

轻度认知障碍的核心症状是认知功能的减退，根据病因和大脑损害部位的不同，可以累及记忆、执行功能、语言、运用、视空间结构技能等其中的一项或一项以上，导致相应的临床症状。临床上最常见的症状是记忆力减退，思维能力下降等。

2）治疗

推荐处方

治法 调神益智，通络活血。

穴方 四神聪、太阳、印堂、头维、风池、劳宫、悬钟。

操作 ①毫针刺：常规操作；②结合电针法：针刺后，太阳分别与同侧的四神聪左右两个穴，头维与风池分别接电针，以疏波或疏密波交替，刺激 20 ~ 30 分钟。

3）按语

（1）卒中后认知障碍发生率较高，严重影响患者的恢复和生活质量。目前对于痴呆没有根治措施，如能有效干预轻度认知障碍，可能对中风后痴呆的防治和延缓起到积极作用。

（2）针刺对卒中后轻度认知功能障碍有较好的疗效，可明显改善患者的记忆、思维等能力。

5. 吞咽困难

吞咽困难是食物从口腔运送到胃的过程发生障碍。除口、咽、食管疾患外，脑神经、脊髓病变、假性延髓麻痹、锥体外系疾患、肌病均可引起吞咽困难。西医学将吞咽困难分为两大类，由相关器官解剖结构异常改变所致者为器质性吞咽障碍；而由中枢神经或周围神经系统损伤、肌病等引起运动功能异常，无器官解剖结构改变者为功能性吞咽障碍。本节主要讨论功能性吞咽困难。从引起功能性吞咽困难的病位而言，可分为上运动神经元性和下运动神经元性两大类；正常情况下吞咽的完成受第 5、7、9、10、11、12 六对脑神经以及 $C_{1~4}$、$T_{1~12}$ 节段的脊神经分别支配参与吞咽活动的相关肌肉，因此，上述神经部位受损均可引起下运动神经元性吞咽困难；而病变发生在这些下运动神经元以上的部位（脑桥或脑桥以上），造成其失去上部之神经支配者即导致上运动神经元性吞咽困难。

脑卒中常出现功能性吞咽障碍，据统计在脑卒中急性期吞咽困难的发生率高达 40% ~ 50%，主要由假性或真性延髓麻痹所致，以前者多见。延髓内的运动神经核团，或来自延髓的脑神经（包括舌咽神经、迷走神经和舌下神经），因各种病因引起麻痹时，就会出现一组症状群，主要表现饮水进食呛咳，吞咽困难，声音嘶哑或失音等。凡是病变直接损害了延髓或相关的脑神经者，称为真性延髓麻痹；而病变在脑桥或脑桥以上部位，造成延脑内运动神经核失去上部之神经支配而出现的延髓麻痹，称为假性延髓麻痹。卒中患者出现的吞咽困难，常需要插鼻饲管而保证饮食的摄入量，患者较为痛苦，且极易产生吸入性肺炎,导致住院时间延长,甚至危及生命。

中风后吞咽困难可归属中医学的类噎膈、痦痹等范畴。中医理论认为,脑为元神之府,舌、咽诸窍机关的正常活动需要脑神导气以调节;因此,痰浊、瘀血等阻滞脑络,导致舌、咽诸窍失灵,吞咽、言语等功能障碍而发生本病。

1)辨病

(1)真性延髓麻痹:主要是延髓的疑核、舌下神经核、舌咽神经核及迷走神经核或其下运动神经元损害所致,引起唇、腭、舌和声带麻痹或肌肉本身的无力。临床表现为吞咽困难,唇、腭、舌和声带麻痹,病侧软腭下垂,发音时不能抬高,悬雍垂偏向健侧;患侧咽反射消失或非常弱,咽侧壁"窗帘运动"消失;声带固定位,处于外展和内收中间,构音障碍为迟缓型(呼吸音、鼻音过重,辅音不准,单音调音量降低,气体由鼻孔逸出而语句短);舌肌纤颤及萎缩,锥体束征(-)。急性脑血管病所致者常为脑干部位的梗死或出血,导致相关脑神经的下运动神经元损伤。

(2)假性延髓麻痹:是两侧皮质延髓束损害所产生的症状,其表现为延髓神经所支配的肌肉呈上运动神经元性瘫痪或不完全性瘫痪。急性脑血管病所致者常为双侧大脑半球的梗死或出血,常有脑血管病反复发作病史。另外,可见于肌萎缩性侧索硬化、梅毒性脑动脉炎等病。临床表现为咀嚼、吞咽困难,饮水咳呛,软腭、咽喉肌、舌肌、咬肌或面肌运动障碍;构音障碍为痉挛型(辅音不准、单音调,刺耳音、紧张窒息样声音、鼻音过重、偶尔音调中断,言语缓慢无力、音调低、语句短);无舌肌萎缩及纤维性震颤,咽反射存在,但迟钝或协调性差,有时甚至亢进,常伴下颌反射活跃、强哭强笑、表情淡漠及双侧锥体束征(+)。检查体感诱发电位可有异常。

真性延髓麻痹与假性延髓麻痹的鉴别见表7-2。

表7-2 真性延髓麻痹与假性延髓麻痹的鉴别要点

鉴别点	真性延髓麻痹	假性延髓麻痹
病理	下运动神经元性障碍	上运动神经元性障碍
病变部位	疑核、Ⅸ、Ⅹ、Ⅻ脑神经,在延髓多为一侧性损害(迷走神经核及核下纤维病损为双侧)	双侧皮质延髓(脑干)束
病史	多为首次发病	多为2次或多次卒中发作,且在不同侧,或一次多发性两侧梗死或出血
咽反射	消失或非常弱	存在,但迟钝或协调性差,甚至出现亢进

续表

鉴别点	真性延髓麻痹	假性延髓麻痹
吞咽障碍的运动部位	咽期	准备期、口腔期
强哭强笑	－	＋
舌肌纤颤及萎缩	＋	－,舌肌不能从一侧伸向另一侧
掌颌反射	－	亢进
下颌反射	无变化	多有
锥体束征	多无	多有(双侧呈阳性)
排尿障碍	无	多有
脑电图	无异常	可有弥漫性异常

2)治疗

推荐处方1

治法 调神导气,通关利窍。

穴方 ①真性延髓麻痹:风池、风府、翳明、廉泉、人迎、颈夹脊、阿是穴(软腭、咽侧壁、舌根部、喉结上缘部);②假性延髓麻痹:水沟、百会、翳风、颊车、地仓、廉泉、金津、玉液、阿是穴(舌面、舌根部、软腭)。

操作 ①毫针刺:水沟雀啄法,廉泉、翳风向舌根部斜刺,震颤徐入1.5~2寸,提插手法;风池针尖微下,向鼻尖方向斜刺1寸,捻转手法使局部产生较强针感;金津、玉液及其余阿是穴(真性延髓麻痹的咽侧壁、软腭和舌根部均选病变侧)用毫针点刺3~5次,不留针,而喉结上缘部直刺0.5寸,提插手法,留针;颊车、地仓对刺或透刺;余穴常规操作;②结合电针及三棱针法:毫针刺基础上,风池(接正极)、翳明,廉泉(接正极)、喉结上缘部阿是穴,颈夹脊分别接电针,疏波,刺激20~30分钟;百会(接正极)、水沟,廉泉(接正极)、翳风,颊车、地仓,分别接电针;假性延髓麻痹百会、水沟用疏波,其余用密波,真性延髓麻痹均用疏波,每次30分钟。

推荐处方2

项部穴及经验穴为主治疗方 ①假性延髓麻痹:风池、供血、吞咽2、治呛、吞咽1、廉泉、外金津、玉液、发音、头针运动区。伴面瘫、口唇麻痹者加翳风、牵正、迎香、夹承浆。舌体运动不灵、挛缩者加舌中(舌体上面正中处)、舌尖。口唇麻痹加地仓、夹承浆、迎香。伴咀嚼不能者加下关、颧髎。伴情感障碍者加头针情感区;②真性延髓麻痹:风池、供血、治呛,病侧提咽、吞咽 1、发音、治反流、增音、头针运动区下 1/3。舌肌无力,不会屈伸者加病侧舌中、廉泉、外金津玉液;③真性、假性混合型:风池、供血、廉泉、外金津玉液,病侧提咽、吞咽 1、发音、治反流、增音、头针运动区。供血在风池直下 1.5 寸,平下口唇处;治呛在舌骨与甲状软骨上切迹之间;吞咽 1 在舌骨与喉结之间,正中线旁开 0.5 寸凹陷中;发音在喉结下 0.5 寸,正中线旁开 0.2 寸,甲状软骨与环状软骨之间;外金津、玉液指金津、玉液在颈部的投射部位。一般每日 1~2 次,每次留针 30 分钟,中间行针 2 次,每次 1~2 分钟。6 次为 1 疗程,休息 1 日。廉泉、外金津玉液、舌中、治呛、吞咽 1、发音、治返流穴,行针各 15 秒得气后,即刻出针。真性延髓麻痹一般只发生于单侧,只针患侧穴,如针双侧穴反而会使喉结偏移加重。风池、供血接电针,用疏波(2Hz),电流量达到头部前后抖动,以患者耐受为度。

3)按语

(1)针灸治疗本病效果较好,但应注意针刺的深度和手法刺激量,如果针刺深度不够,手法操作刺激量不足,疗效差。真性的吞咽困难在咽期,假性的在口腔期明显,治疗时应侧重治疗。临床上有时会有真性与假性混合的患者,治疗时需按真性与假性的治法同时进行。

(2)治疗期间应配合唇、舌、颜面肌和颈部屈肌的主动运动和肌力训练;一般先用糊状或胶状食物进行训练,少量多次,逐步过渡到普通食物;进食时多主张取坐位,颈前屈易引起咽反射;软腭、咽后侧壁可行冰刺激。练习饮水,可选用带刺激性的饮料,可有利于吞咽反射形成。吞咽功能的测试一般都以饮水试验来判定,一般饮 10 小勺水,有 2~3 次呛咳,即可进半流食,或进成形食物,呛咳反而会减轻,因为水及流食流速快,吞咽反射完成得慢,出现时间差所致,很多患者能进食后,饮水可能仍有呛咳。

(3)导致皮质延髓束损伤的原发病稳定并逐渐恢复时,预后良好。原发病的加重和反复发作,预后不佳。

知|识|链|接

吞咽过程的 4 期划分及假性、真性延髓麻痹摄食 – 吞咽障碍的特点

1.吞咽过程的 4 期 ①准备期:由唇、齿、颌、舌、颊肌、硬腭、软腭等参与,将食物摄入口中、咀嚼并形成食丸;②口腔期:形成食丸之后,舌上举,食丸被舌尖沿硬腭推至舌根,以触发吞咽反射;③咽期:发生吞咽反射,舌根向咽后壁推压,咽壁产生蠕动,将食丸送入食管;④食管期:食丸进入食管后,由于食管的蠕动及负压作用,使食丸沿食管下行入胃。

2.假性、真性延髓麻痹吞咽障碍的特点 ①假性延髓麻痹:在摄食 – 吞咽准备期、口腔期障碍严重,

咀嚼、食块形成、食块移送困难。但吞咽反射仍有一定程度的存留,虽然移至咽部期后吞咽反射表现迟缓,然而一旦受到诱发,其后的吞咽运动会依次进行。这种时间差会引发误咽。由于常并发高级脑功能障碍,其症状有不知进食顺序,重复相同动作,进食中说话使误咽危险加大,容易忽略餐桌一侧的食物,舌部和咬肌功能正常却无法吞咽塞满口内的食物;②真性延髓麻痹:由损害脑干部延髓吞咽中枢的病灶引起,摄食-吞咽障碍主要发生在咽部期,吞咽反射的诱发极其微弱甚至消失。在准备期甚至口腔期没有障碍或障碍轻微。往往误咽情况突出。代表性疾病是 Wallenberg Syndrome。由于喉部抬高不够,且食管入口处扩张状况不好,环状咽肌不够松弛,导致食块在咽部滞留,常发生吞咽后的误咽。

6. 感觉障碍（偏身麻木）

脑卒中后常伴随出现面部及偏身的感觉障碍,根据脑损伤部位的不同可将其分为脑干型、丘脑型、内囊型和皮质型感觉障碍。中风后感觉障碍,中医学称肌肤不仁、麻木不仁、手足麻木等,认为中风后脑络不通,神不导气,气血不通,经络失畅,或久病气血虚弱,肌肤失于濡养所致。

1）辨病

（1）皮质型感觉障碍:大脑皮质感觉中枢在中央后回及旁中央小叶附近（第3、1、2区）。它们支配躯体的关系与中央前回运动区类似,也是自下而上依次排列,即口、面、手臂、躯干、大腿以及小腿,小腿和会阴部的感觉支配位于半球内侧面。因皮质感觉区范围广,病变只损害其中一部分,因此感觉障碍只局限于对侧的一个上肢或下肢的感觉减退或缺失,称单肢感觉减退或缺失。皮质型感觉障碍的特点是出现精细性感觉（复合感觉）的障碍,如实体觉、图形觉、两点辨别觉、定位觉、对各种感觉强度的比较等。皮质感觉中枢的刺激性病灶可引起感觉型癫痫发作。

（2）脑干型感觉障碍:当延髓外侧病变损害了脊髓丘脑侧束、三叉神经脊束与脊束核时,产生交叉性的感觉障碍,即同侧面部和对侧半身痛觉、温度觉缺失,常由小脑后下动脉、椎动脉闭塞引起,是脑干梗死最常见的类型,被称为延髓背外侧综合征或 Wallenberg 综合征。当一侧脑桥和中脑病变,可引起对侧偏身和面部的感觉障碍,常伴有受损平面的同侧脑神经下运动神经元性瘫痪。

（3）丘脑型感觉障碍:丘脑为深浅感觉的第三神经元所在部位。丘脑病变引起对侧偏身感觉减退或缺失。感觉减退较触觉、深感觉障碍为轻,但可伴有比较严重的自发性疼痛和感觉过度,后二者多见于血管病。

（4）内囊型感觉障碍:内囊受损时对侧偏身（包括面部）深浅感觉减退或消失,常伴有偏瘫和偏盲（三偏症状）。

2）治疗

推荐处方 1

治法 调神导气,活血通络。

穴方 ①头部:百会、风府;②上肢:颈臂、曲池、外关、合谷、十宣;③下肢:环跳、阳陵泉、三阴交、太冲、井穴。皮质型加顶颞后斜线;脑干型加颈夹脊、风池;丘脑型自发性疼痛及感觉过度加神庭、神门;内囊型加面部感觉障碍加地仓、颊车;躯干感觉障碍加胸腰部夹脊。

操作 ①毫针刺:颈臂、环跳提插手法,使放电样感觉向肢体末端传导,不留针;十宣、下肢井穴用短毫针点刺出血。余穴常规操作;②结合电针、皮肤针法及刺络拔罐法:针刺后上肢曲池、合谷,下肢阳陵泉、太冲,分别接电针,疏波,刺激 20～30 分钟;可用梅花针叩刺肢体穴位,以潮红为度;肢体穴位可行拔罐或闪罐法,或用三棱针点刺出血加拔罐;手足麻木严重者,亦可用三棱针于十宣、下肢井穴点刺出血,每周 2 次。

推荐处方 2

皮肤针方 上下肢经络。用梅花针沿上肢、下肢经络进行叩刺,以皮肤潮红为度,隔日 1 次。主要适用于肢体皮肤感觉减退者。

推荐处方 3

拔罐方 上下肢经络。沿肢体经络进行闪罐后,在肩髃、臂臑、曲池、阳池、秩边、环跳、风市、伏兔、阳陵泉等穴留罐。

推荐处方 4

电针方 上肢麻木选颈胸夹脊,下肢麻木选腰夹脊。同侧首尾夹脊穴分别接电针,疏波,刺激 20～30 分钟。

7. 中风后抑郁

脑卒中后抑郁的发生率为 30%～60%,近年来人们越来越重视中风后情感变化对中风患者的影响,其中最受关注的就是中风后抑郁。大多抑郁患者常哭泣、悲伤、沉默寡言,几乎每天感觉疲倦或乏力、失眠或睡眠过多,注意力和判断能力降低,自我责备和自卑感,严重者可有自杀念头,常不同程度地损害社会功能,给患者造成痛苦和不良后果。

中风后抑郁属中医学中风后郁证范畴,中医学认为痰瘀内阻,脑络不通,脑神失调,肝失疏泄是其基本病机。

1）辨病

患者中风后,出现持续的情绪低落,兴趣缺乏,快感缺失,至少发作持续 2 周。可伴有思维迟缓,精神病性症状(幻觉、妄想),自杀观念和行为,以及躯体症状(如睡眠障碍、食欲减退、性欲降低、体重下降、躯体疼痛、乏力等)。轻中度抑郁一般不会出现精神病性症状,但常有躯体症状。

2）治疗

推荐处方1

治法 调神解郁。

穴方 水沟、印堂、神庭、百会、风府、风池、神门、太冲。

操作 ①毫针刺：常规操作；②结合电针：毫针刺基础上，印堂、神庭、百会，风府，分别接电针，疏波，刺激20~30分钟。

推荐处方2

耳穴方 枕、皮质下、心、肝、神门。毫针刺或压丸法。

8.中风后肩部并发症

中风患者在发病1~3个月，有70%左右发生肩痛及其相关功能障碍，限制了偏瘫侧上肢功能活动和功能的改善，常见的并发症有肩手综合征、肩关节半脱位和肩部软组织损伤等。

1）肩手综合征

肩手综合征又称反射性交感神经性营养不良，表现为肩痛、肩部运动障碍、手肿痛，后期出现手部肌萎缩，手指关节挛缩畸形。本病既可以是原因不明的原发性，也可以为其他疾病所诱发。其发生机制并不十分清楚，一般认为是病变部位刺激脊髓，通过反射途径使交感神经功能受损，导致血管舒缩功能改变引起肩手疼痛、营养不良及功能障碍；也有人认为一些疾病引起肢体血液循环改变导致本病。

中风后偏瘫患者并发肩手综合征的发生率为12.5%~24.0%，可归属中医学的肩痹、痹证等范畴。中医理论认为，中风发生后，神不导气，气血不畅，加之痰瘀阻滞肢体经络，不通则痛；血不利则为水，可产生上肢尤其是手部肿胀疼痛；后期筋肉失于气血的濡养而致萎缩。

（1）辨病

以一侧肩、手疼痛，皮肤潮红，皮温上升，手指屈曲受限，早期可有手部肿胀明显等为主要临床表现，排除局部感染以及周围血管病。一般可分为三期：①第一期典型表现为手背突发弥漫性水肿、触痛，手掌血管有舒缩现象，伴肩、手疼痛，运动尤剧。早期手部X线征象显示患手散在点状骨质疏松；②第二期水肿与局部触痛减轻，手痛仍持续，但程度有所减轻；③第三期手的肿胀、触痛与疼痛均减退或完全消失，但由于手指变僵直，掌面纤维化屈曲挛缩，手的运动明显受限，X线显示广泛骨质疏松。本病的原因可为外伤，但最常见原因为脑血管意外后的偏瘫及心肌梗死、颈椎病等。

（2）治疗

推荐处方

治法 活血通经，利关消肿。以手阳明经穴为主。

穴方 颈臂、肩髃、肩前、肩贞、曲池、阳池、大陵、合谷、八邪、十宣。

操作 ①毫针刺：颈臂直刺，提插手法，以放电感向手指传导为宜，不留针；十宣用短毫针点刺出血；余穴常规操作；②结合电针、三棱针、拔罐法：毫针刺基础上，肩髃、曲池、阳池、大陵、八邪，分别带电针，疏波，刺激20～30分钟；肩部穴位、曲池、阳池可拔罐或闪罐；手肿胀严重者，十宣用三棱针点刺出血，每周2～3次。

（3）按语

中风后肩手综合征宜尽早针灸治疗，可获得良好疗效，在1、2期疗效好，当进入3期时将难以取效；治疗期间，应配合抬高偏瘫侧上肢，腕关节背屈，鼓励主动运动，活动受限或无主动运动时加用被动活动，向心性气压治疗或线缠绕加压治疗，手部冷疗等。

2）肩关节半脱位

肩关节半脱位，又称不整齐肩，在偏瘫患者中常见，据报道其发生率高达30%～50%；可合并臂丛神经损伤，是上肢预后差的标志，可能与偏瘫患者的肩痛有关。卒中患者肩关节半脱位的病因尚不十分清楚，目前认为主要包括：①以三角肌，尤其是以冈上肌为主的肩关节周围起稳定作用的肌肉瘫痪、肌张力低下被认为是肩关节半脱位的最重要的原因；②肩关节囊及韧带的松弛、破坏及长期牵拉所致；③肩胛骨周围肌肉的瘫痪、痉挛及脊柱直立肌的影响等所致的肩胛骨向下旋转。

中风后偏瘫患者肩关节半脱位属于中医学的筋不束骨、脱臼、脱骱等范畴，中医学认为中风后，神不导气，肢体失于脑神支配而失用，经络气血运行失畅，肩部筋肉失于气血濡养，加之外力牵拉，导致筋肉弛缓不收，遂发生肩关节的脱臼。

（1）辨病

以肱骨头在关节盂下滑，肩峰与肱骨头之间出现明显的凹陷，肩部活动受限，局部可有肌萎缩等为主要临床表现。肩关节半脱位并非偏瘫后马上出现，多于病后头几周开始坐位等活动后才发现。早期患者可无任何不适感，部分患者当患侧上肢在体侧垂放时间较长时可出现牵拉不适感或疼痛，当上肢被支撑或抬起时，上述症状可减轻或消失。随着时间的延长可出现较剧烈的肩痛，合并肩关节受限者较无半脱位者多。最常见于中风后偏瘫患者。

（2）治疗

推荐处方

治法 活血通络，疏调经筋。

穴方　肩髃、肩部阿是穴。

操作　①毫针刺结合电针：肩髃直刺；阿是穴在肩峰与肱骨头之间出现明显凹陷的边缘，沿肩关节排刺两行，两行排刺的阿是穴之间跨凹陷处分别加 3～4 组电针；并在三角肌、冈上肌的肌腹选 2～3 个阿是穴，并带电针；用疏波或断续波，强刺激，使局部肌肉出现颤动为度，每次 30 分钟；②结合拔罐法：在上述操作之后，在肩部阿是穴部位拔罐或行闪罐法，闪罐以向肩峰方向上提为原则，禁止向反方向闪罐。

（3）按语

针灸治疗本病可取得一定疗效。治疗期间，应配合纠正肩胛骨的后缩，刺激三角肌和冈上肌的主动收缩（如关节挤压、局部拍打或冰刺激），可佩戴肩托。由于软瘫期维持肩关节于正常位置的唯一组织是关节囊及韧带，在上肢重力的持续牵拉下，尤其是外力的牵拉下易拉长、松弛，甚至破坏，从而出现肩关节半脱位，一旦出现肩关节半脱位，恢复困难较大，故早期加以保护、积极预防更为重要。多主张使用安置在轮椅上的支撑台或采取良好的放置姿势。在对偏瘫患者的护理中，严禁剧烈及粗暴地牵拉患者的患侧上肢，否则容易造成肩部软组织损伤甚至导致肩关节半脱位的形成。

3）肩关节软组织损伤

肩关节的软组织损伤表现为肩部主动或被动运动时疼痛，后期可有局部肌萎缩。中风后由于肩关节的运动障碍，早期做患肢肩关节被动运动时，若用力方向不正确，用力过度时，最容易导致肩关节的软组织损伤，最常见者为肩袖损伤、滑囊炎、腱鞘炎等，本节主要讨论肩袖损伤。肩袖是由冈上肌、冈下肌、肩胛下肌、小圆肌的肌腱在肱骨头前、上、后方形成的袖套样肌样结构，肩袖肌群常在近肱骨大结节止点处融合为一。肩袖损伤的病因有血运、退变、撞击及创伤等学说，中风后肩袖损伤主要为被动运动导致的创伤。

中风后肩部软组织损伤，归属中医学肩痹、痹证、筋伤等范畴，中医理论认为，中风后神不导气，经络气血运行不畅，筋肉失养而弛缓无力，不当的被动运动使肩部筋肉受损，血瘀阻络，不通则痛。

（1）辨病。

肩袖损伤是肩关节常见的软组织损伤，有肩部急性损伤史，以及重复性或累积性损伤史，常见肩前方疼痛（位于三角肌前方及外侧）。急性期疼痛剧烈呈持续性，慢性期呈自发性钝痛，在肩部活动后或增加负荷后症状加重，被动外旋肩关节也使疼痛加重，夜间症状加重是常见的临床特点之一；压痛多见于肱骨大结节近侧，或肩峰下间隙部位。肩袖大型断裂者，主动肩上举及外展功能均受限，外展与前举范围均小于 45°，但被动活动范围无明显受限。肩坠落试验阳性（被动抬高患臂至上举 90°～120°范围，撤除支持，患臂不能自主支撑而发生臂坠落和疼痛即为阳性）、疼痛弧征阳性（患臂上举 60°～120°范围内出现肩前方或肩峰下区疼痛时即为阳性,对肩袖挫伤和部分撕裂有一定诊断意义)。可见于中风偏瘫患者。

（2）治疗。

推荐处方

治法 活血化瘀,通络止痛。

穴方 肩髃、肩前、肩部阿是穴、合谷。

操作 ①毫针刺:肩髃直刺,肩前向关节方向直刺;阿是穴分别在肩部压痛点、冈上肌、冈下肌、肩胛下肌、小圆肌的肌腹选穴,沿肌腹斜刺或对刺;将针单方向旋转使肌纤维缠住针体,以压痛点为重点做小幅度的提插抖动 3 ~ 5 次;②结合电针、刺络拔罐法及灸法:在毫针刺基础上,肩部穴位接电针,用疏波,适度刺激,不宜过强,每次 30 分钟;肩部穴位可行拔罐法或刺络拔罐法、灸法。

（3）按语。

针灸治疗肩袖损伤疗效好,可迅速止痛。治疗期间,应配合肱骨外旋位做肩部活动,可加局部理疗、中药外敷等。中风后肩袖损伤,病史超过 3 周以上者,肩周肌肉有不同程度的萎缩,以三角肌、冈上肌及冈下肌较常见;病程超过 3 个月者,肩关节活动范围有程度不同的受限,以外展、外旋及上举受限较明显。因此,应早期积极治疗。

四、多发性硬化

多发性硬化(multiple sclerosis,MS),是一种主要累及中枢神经系统白质的炎性脱髓鞘疾病,常在青壮年发病,多在 20 ~ 40 岁之间,10 岁以下及 50 岁以上者少见,男女患病比约为 1:2。发病与遗传因素有关,环境因素如病毒感染起一定作用。目前认为在病理机制上髓鞘成分的自身免疫攻击起主要作用,固有免疫细胞的持续活化以及适应性免疫细胞(CD8 + T 细胞和生成抗体的浆细胞)的长期存活,导致神经系统的慢性损伤。病理改变为多灶髓鞘脱失,病程多具复发缓解特征,临床表现复杂多样,常见阳性体征为视神经损害、肌力减退、感觉障碍及括约肌功能障碍。病程进展过程中出现的视力减退、下肢瘫痪、感觉障碍等伴随体征是本病致残的重要因素,疲劳、抑郁、痉挛、膀胱功能障碍、疼痛、震颤及共济失调等严重影响患者的机能。

本病属于中医一般认为以气血亏虚、脏腑功能失调为基础,内伤外感而诱发。导致气化不利,化生浊毒,损及阴阳,邪循络入督及脑致脑损髓伤。其基本病机是本虚标实,以肾阳亏虚为本,以浊毒内蕴为标;在急性发作期,以邪实为主,浊毒损伤督脉,病及肾阳及脑髓导致神经功能障碍;在缓解期,以正虚为主,督脉不充,肾阳不足,脑髓失养,导致症状缠绵难愈;在复发期,复感邪气或引动旧邪,损伤脏腑经络,病情加重。

（一）辨病应用美国国立多发性硬化学会标准。

表 7－3　美国国立多发性硬化学会标准

临床表现	诊断 MS 尚需条件
1. 有 2 次或 2 次以上发作。有 2 个或 2 个以上部位病变的客观临床证据	不需要 ①符合 MS 空间多发性的磁共振诊断标准 ②磁共振示 2 个或 2 个以上病灶和脑脊液寡克隆带阳性 ③第 2 次不同病变部位的临床发作
2. 有 2 次或 2 次以上发作，有 1 个位病变的客观临床证据	①符合 MS 时间多发性的磁共振诊断标准 ②有第 2 次临床发作
3. 有 1 次发作. 有 2 个或 2 个以上部位病变的客观临床证据	①符合 MS 空间多发性的磁共振诊断标准. MS 时间多发性的磁共振诊断标准 ②磁共振示 2 个或 2 个以上病灶和脑脊液寡克隆带阳性符合 MS 时间多发性的磁共振诊断标准 ③有第 2 次临床发作
4. 有 1 次发作. 有 1 个部位病变的客观临床证据症状表现或临床孤立综合征	①脑脊液寡克隆带阳性:及磁共振的神经系统 T2 加权像表现符合以下 3 项中的任 1 项: a. 有 9 个或 9 个以上脑部病灶: b. 有 2 个或 2 个以上脊髓病灶: c. 有 4～8 个脑部病灶加 1 个脊髓病灶。有 MS 时间多发性的磁共振诊断标准（或病程进行性发展达 1 年以上） ②脑脊液寡克隆带阳性:有异常视觉诱发电位,磁共振示 4～8 个脑部病灶（或 1 个脊髓病灶加 4 个以下脑部病灶）:有 MS 时间多发性的磁共振诊断标准（或病程进行性发展达 1 年以上）
5. 提示 MS 的隐袭发病进展性临床表	

1. MS 分型

（1）复发缓解型（Relapsing－Remitting,RR）最常见。急性发病常历时数人至数周。经数周至数月多完全恢复,两次复发的间隔期病情稳定,对治疗反应最佳,半数患者经过一段时间可转变为继发进展型。

（2）继发进展型（Secondary Progressive,SP）复发缓解型患者出现渐进性神经症状恶化,伴有或不伴有急性复发。

（3）原发进展型（Prima－rv Progressive,PP）发病后病情呈连续渐进性恶化. 无急性发作,该型对治疗的反应较差。

（4）进展复发型（Progressive－Relapsing,PR）发病后病情逐渐进展,其间有复发。

2. MS 分期

（1）急性发作期或加重期：①发作或加重前 1 个月内病情稳定或趋于好转；②发作或加重已超过 24 小时，但不超过 4 周；③发作或加重可理解为出现新的症状、体征或原有症状、体征加重（kurtzke 伤残指数至少上升 1 个等级），尚无恢复迹象。

（2）慢性进展期：①病程呈慢性进展方式至少 6 个月以上，其间无稳定或好转趋势；②病程的进展可反映在 kurtzke 伤残指数逐渐上升。

（3）复发缓解期：①入院前 1～2 年内临床上至少有两次明确的复发和缓解；②在病情活动期间，无慢性进展现象。

（4）临床稳定期：①1～2 年内病情稳定、无发作、缓解和进展证据；②可根据功能指数和日常活动来判断。

（二）治疗

推荐处方 1

治法　通络活血，濡养筋脉。

穴方　①腰背：夹脊穴；②上肢：肩髃、曲池、手三里、合谷、外关；③下肢：髀关、伏兔、足三里、阳陵泉、三阴交；④兴部穴：百会、风府、完骨。上肢肌肉萎缩手阳明经排刺；下肢肌肉萎缩足阳明经排刺。

操作　常规操作。

推荐处方 2

毫针治疗方　百会、上星、肝俞、肾俞、三阴交、太溪。精神易于冲动加神门、内关、四神聪；言语障碍、声带麻痹加风池、廉泉、金津、玉液；眼部症状加睛明、球后、光明；运动感觉障碍，面部加颊车、下关、地仓、迎香、阳白、四白，上肢加肩髃、曲池、手三里、合谷、极泉，下肢加环跳、秩边、伏兔、足三里、阳陵泉、丰隆；尿频、尿急、尿失禁及尿潴留加秩边透水道、气海、关元。

操作　常规操作。

（三）按语

（1）MS 的病残率较高，而且青壮年多见，目前全球约有 100 万年轻的 MS 患者，是青年神经残疾最常见的原因。本病以中枢神经系统多部位炎性脱髓鞘为病理特点，病程中缓解复发多见，急性发作或复发后经治疗可缓解，但仍留有病灶，造成一定的神经功能障碍，长期反复发作，新旧病灶使患者往往留有严重的神经功能障碍。复发次数越多，病残率越高，给患者、家庭以及社会带来很大的痛苦和负担。对于轻中度残疾患者的康复治疗，应强调自身管理，包括饮食、锻炼及健康的生活方式。有氧训练、抵抗性运动及合理的训练规划对患者的康复是有益的。

（2）目前本病缺乏有效的治疗方法，针灸也只是起到缓解部分症状的作用。有人认为对于病情较轻患者,患侧机体的敏感性在针刺时明显增加,轻微的刺激即有强烈的针感,皮肤对针刺的敏感性增高,进针可以引起肢端肌肉的痉挛、阵挛甚至强直—阵挛性收缩,这一现象还可用作诊断本病的早期症状。

五、植物状态

植物状态是一种特殊形式的意识障碍状态,可由各种病因引起,如颅脑外伤、脑血管病、各种中毒、缺氧性脑病、中枢神经系统感染及慢性代谢性疾病等。美国的 Rosenberg 等对于本病的定义为"患者完全失去对自身及周围环境的感知,有睡眠觉醒周期,保持或部分保持下丘脑与脑干的自主功能"。

持续性植物状态属中医"神昏"、"昏蒙"、"昏不识人"的范畴,属于一种特殊类型的"神昏"。多由头部外伤、毒邪犯脑、外感热病重症、内伤杂病的中风及类中风等引起。初为瘀血阻络、热毒犯脑、肝风内动等实证,日久均可造成血虚精亏、脑髓失养,也可因老年虚衰先天禀赋不足直接造成脑髓空虚。以上都能引起清窍不利,昏不识人、神明失明,表现为不能理解、表达语言,认知功能丧失等。由于持续性植物状态属慢性意识障碍,能自动睁眼及有睡眠 – 觉醒周期,临床辨证又与"痴呆"有某些相似之处。

(一)辨病

应用美国的 Rosenberg 等提出的标准:①患者不能感知自身或周围环境,他们不能与人们相互交流、沟通。②对视、听、触觉或有害刺激无持续性、重复性、目的性或随意性的行为反应。③对语言不能理解,也不能表达。④存有睡眠 – 醒觉周期。⑤在医疗与护理下,完全保持有下丘脑与脑干的自主功能。⑥大、小便失禁。⑦不同程度地保存有颅神经(瞳孔、眼 – 脑、角膜前庭 – 眼、呕吐)和脊髓反射。

(二)治疗

推荐处方 1

治法 醒脑开窍,调理气血。

穴方 人中、百会、神庭、曲池、手三里、足三里、太冲、十宣。

操作 人中穴强刺激,采用雀啄刺法。百会、神庭针刺后,连接电针仪,连续波。十宣穴点刺放血。廉泉、哑门针后不留针,得气拔针。

推荐处方 2

治法 调神开窍。

穴方 风府、哑门、水沟、内关、劳宫、神门、涌泉、三阴交、头针额中线、顶中线。

操作 风府、哑门对准口部与耳垂水平进针,勿提插,微捻转;水沟向鼻中隔方向刺入0.5 寸左右,采用雀啄刺法。其余腧穴均按常规操作。内关、三阴交针刺后,接电针仪,用疏密波中强度刺激,每日 1 次,每次 30 分钟。额中线采用齐刺法,即从神庭穴自上而下进针,第2、3针则分别从神庭穴旁5分处进针,针尖稍向正中线透刺1寸;顶中线由前向后沿头皮呈30度角快速刺入至帽状腱膜下层深1寸左右,以120次/分的频率捻转1分钟,接电针仪,用连续波,刺激量由弱逐渐加强,以局部可见肌肉轻微抽动为度,通电30分钟后,留针6~8小时。

（三）按语

（1）一般认为外伤性植物状态的苏醒期为1年,非外伤性为3个月,因此,针灸治疗开始时间越早,有效率越高。针灸能使病损区残存的细胞原有潜在的功能充分调动起来,最大限度发挥其作用,如果早期没有得到针灸治疗及积极语言训练,病损区神经细胞潜力不能很好调用,由脑功能再建来实现语言能力的恢复,其时间可能缓慢且程度有限。

（2）本病的预后与年龄、病因和病程等有密切关系。恢复意识的可能性随年龄的增高而逐渐减少。PVS的预后与病因有显著相关性。外伤性PVS意识恢复的情况远优于非外伤性。至于变性、代谢性疾病和先天畸形一旦发展为PVS是完全不可能恢复的。成人及儿童外伤性损伤12个月后的PVS均为永久性植物状态,而非外伤性的成人及儿童PVS 3个月后即为永久性的。永久性植物状态基本上是不可逆的,只有极个别例外,而且即使意识恢复,也大都遗留轻度或重度残废。

六、癫痫

癫痫是一种发作性神志异常的疾病,又称痫证,俗称"羊痫风",以猝然仆倒,昏不知人,强直抽搐,两目上视,口吐涎沫,醒后如常人为临床特点。本病的年发病率(50~70)/10万,患病率约为5%,死亡率(1.3~3.6)/10万。大约有25%为难治性癫痫,75%患者通过治疗可获得满意的疗效,其中50%以上患者终身不再发病。

中医学认为本病多与先天因素、精神因素、脑部外伤及六淫之邪、饮食失调等有关。母孕受惊或高热、服药不慎,或胎儿头部受损;情志刺激,心神不宁,肝郁不舒,肝、脾、肾等脏气机失调,骤然阳升风动,痰气上壅;上述因素可导致痰浊壅阻清窍,壅塞经络,气机逆乱,扰乱清窍神明,元神失控,筋脉失和,产生痫证。需要指出的是中医古代文献中记载的痫病主要指典型的癫痫全面性发作,而癫痫的发作形式多种多样,西医学的癫痫范畴远比中医学痫病的概念和范围广泛,因此,中医的痫病概念应扩展,应包括各种类型的癫痫发作形式。

西医学认为,癫痫是多种原因导致的脑部神经元高度同步化异常放电的临床综合征,临床表现具有发作性、短暂性、重复性和刻板性的特点。由于异常放电神经元的位置不同及其波及的范围差异,因而导致患者的发作形式不一,可表现为感觉、运动、意识、精神、行为、自主神经功能障碍或兼有之。癫痫的病因非常复杂,总体上可分为三大类:①症状性癫痫,由各种明确的中枢神经系统结构损伤或功能异常所致,如脑血管病、脑外伤、神经系统变性疾病、药物或毒物等。②特发性癫痫,病因不明,未发现脑部足以引起癫痫发作的结构性损害或功能异常,与遗传因素密切相关,常在某一特定年龄段发病,具有特征性临床及脑电图表现,如家族性颞叶癫痫等。③隐源性癫痫,临床表现提示为症状癫痫,但目前的检查手段不能发现明确的病因,占全部癫痫的60%～70%。癫痫的分类复杂,一般根据其发作类型、病因等进行详细的分类。

（一）辨病

以猝然昏倒,强直抽搐,两目上视,口吐涎沫,醒后如常人为主症者即可诊断为中医的痫病。临床应按西医学对癫痫的分型进一步进行诊断。

癫痫临床表现多样,但都有共同特点。①发作性:即症状突然发生,持续一段时间后迅速恢复,间歇期正常;②短暂性:即发作持续时间非常短,通常为数秒钟或数分钟,除癫痫持续状态外,很少超过半小时;③重复性,即第一次发作后,经过不同间隔时间会有第二次或更多次的发作;④刻板性,指每次发作的临床表现几乎一致。脑电图检查可见尖波、棘波、尖－慢波或棘－慢波等。癫痫的分型非常复杂,以下仅概要介绍癫痫发作的常见类型。

（1）部分性发作:指源于大脑半球局部神经元的异常放电,包括单纯部分性、复杂部分性、部分性继发全面性发作三类。单纯部分性发作时程短,一般不超过1分钟,发作起始与结束均较突然,无意识障碍,包括部分运动性、部分感觉性、自主神经性和精神性发作。后两者放电从局部扩展到双侧脑部,出现意识障碍。

（2）全面性发作:发作起源于双侧脑部,多在发作初期就有意识丧失。①全面强直－阵挛发作:意识丧失、双侧强直后出现阵挛;②强直性发作:表现为全身骨骼肌强直性收缩,常伴面色苍白,可发作时处于站立位剧烈摔倒,发作持续数秒至数十秒,典型发作期EEG为暴发性多棘波;③阵挛性发作:多见于婴幼儿,特征为重复阵挛性抽动伴意识障碍,之前无强直期;④失神发作:突然短暂的(5～10秒)意识丧失和正在进行动作的中断,双眼茫然凝视;⑤肌阵挛发作:快速、短暂、触电样肌肉收缩,可遍及全身,也可局限于某个肌群或肢体。典型发作期EEG为多棘－慢波;⑥失张力发作:是姿势性张力丧失所致。部分或全身肌肉张力突然降低导致点头、张口、肢体下垂(持物坠落)、跌倒,持续数秒至1分钟,发作后立即清醒和站起。EEG为多棘慢波或低电位活动。

（二）治疗

推荐处方1(发作期)

治法 开窍醒神,息风止痉。

穴方 水沟、百会、内关、后溪、涌泉。

操作 毫针刺,水沟针尖朝向鼻中隔方向刺入,以持续的雀啄手法,强刺激至苏醒为度;余穴常规操作。

推荐处方2(间歇期)

治法 调神通络,调理阴阳。

穴方 印堂、鸠尾、间使、太冲、丰隆、腰奇。

操作 毫针刺:常规操作。

(三)按语

(1)针灸治疗癫痫能改善临床症状,减少发作次数。对于症状性癫痫须详细询问病史,专科检查,明确诊断,积极治疗原发病,患者应做神经影像学及脑电图等常规检查。

(2)过去习惯按病因将癫痫分为原发性和继发性两大类,原发性癫痫是指未能确定脑内有器质性病变者,但随着神经影像学和分子遗传学的发展,发现越来越多的诊断为原发性癫痫的患者脑内存在器质性病变,因此,目前已不用此种疾病分类方法。

知｜识｜链｜接

国际癫痫联盟对癫痫的分类

癫痫的临床表现形式多种多样,分类也非常复杂,1981年国际癫痫联盟根据临床和脑电图特点,将癫痫发作分为部分性发作、全面性发作、不能分类的癫痫发作。1989年国际癫痫联盟增加了癫痫综合征分类,将癫痫和癫痫综合征分为与部位相关(局灶性、局限性和部分性)的癫痫、全面性癫痫及综合征、不能确定为部分性或全面性的癫痫或癫痫综合征、特殊综合征等四大类。2001年国际癫痫联盟将癫痫发作分为自限性发作(全面性、部分性发作)、持续性癫痫状态(全面性、部分性癫痫持续状态)和反射性癫痫;提出癫痫和癫痫综合征的8种分类,即特发性婴儿和儿童局灶性癫痫、家族性(常染色体显性遗传)局灶性癫痫、症状性(或可能为症状性)部分性癫痫、特发性全面性癫痫、癫痫性脑病和可不诊断为癫痫的癫痫发作(如良性新生儿癫痫发作、高热癫痫等)。

第三节 肌萎缩侧索硬化症

肌萎缩侧索硬化症（ALS）又称路－蓋里格氏病（Lou Gehrig's disease），是一种病因未明的选择性侵犯脊髓前角细胞、脑干运动神经核及锥体束的慢性进行性变性疾病。临床表现为上下运动神经元合并受损的体征，是慢性运动神经元病（MND）最常见的类型。该病多于 40 ~50 岁起病，发病后 3 ~5 年死亡，患病率为 1 ~2.5/10 万，其中家族性肌萎缩侧索硬化症占 5% ~10%，多数表现为常染色体显性遗传。该病的致病因素多且相互影响，其机制涉及遗传因素、兴奋毒性、氧化损伤、神经细丝异常聚集、细胞内钙离子堆积、神经营养因子缺乏、线粒体功能缺陷、自身免疫、细胞凋亡及病毒感染等。

本病属于中医"痿证"范畴，多因内脏亏虚，气血津液不足，筋脉肌肉失却濡养，亏损日久，肢体瘦弱不用而成。本病发病以脾肾为本，脾胃居中，运转上下，统阳明脉，脾胃虚则阳明虚，不能奉养先天肾精，亦不能行气血、营阴阳、濡筋骨、利关节，故发为痿证。肾亏虚，骨枯髓空，肾不养肝则筋脉痿驰，亦发为痿证。肝藏血，主筋，为"罢极之本"，脾胃虚弱，生化不足或肾虚髓亏，不能化血，造成肝血不足，不能荣筋，不能荣养四末与爪甲，则见筋痿。

（一）辨病

常见首发症状为一侧或双侧手指活动笨拙，无力，随后出现手部小肌肉的萎缩，逐渐延及前臂、上臂和肩胛带肌群。随着病程的延长，肌无力及萎缩可扩散至躯干和颈部，最后为面肌和咽喉肌；可伴有假性延髓麻痹，也有少数患者以此为首发症状。双上肢肌肉萎缩，肌张力不高，但腱反射活跃，霍夫曼征阳性；双下肢则为痉挛性瘫痪。肌电图、肌肉活检有助诊断。

应用中华医学会神经学会分会参照世界神经病学联盟意见制定的标准。

1. 必须有下列神经症状和体征

①下运动神经元病损伤的特征（包括临床表现正常和肌电图异常）；②上运动神经元损伤的特征；③病情逐渐进展。

2. 根据上述三个特征

可作以下三个程度的诊断：①肯定 ALS，全身 4 个区域（脑、颈、胸和腰骶神经支配区）的肌群，3 个区域有上下运动神经元病损的症状和体征；②拟诊 ALS，在 2 个区域有上下运动神经元病损的症状和体征；③可能 ALS，在 1 个区域有上下运动神经元病损的症状和体征，或在 2~3 个区域有上运动神经元病损的症状和体征。

3. 下列依据支持 ALS 诊断

①1 处或多处肌束震颤；②肌电图提示神经源性损害；③运动和感觉神经传导速度正常，但远端运动传导潜伏期可以延长，波幅降低；④无传导阻滞。

4. ALS 不应有下列症状和体征

①感觉障碍体征；②明显括约肌功能障碍；③视觉和眼肌运动障碍；④自主神经功能障碍；⑤锥体外系疾病的症状和体征；⑥阿尔茨海默病的症状和体征；⑦可由其他疾病解释的类 ALS 综合征的症状和体征。

5. ALS 需与下列重要疾病鉴别

①颈椎病；②脊髓空洞症；③多灶性运动神经病；④进行性脊肌萎缩症；⑤运动轴索性周围神经病；⑥副肿瘤性运动神经元病；⑦平山病；⑧脊髓灰质炎后遗症；⑨其他。

6. 下列检查有助于诊断

①肌电图，包括运动和感觉神经传导速度和阻滞测定，胸锁乳突肌检查；②脊髓和脑干 MRI 检查；③肌肉活检。

（二）治疗

推荐处方

治法 疏通经络，濡养筋脉。

穴方 ①背腰部：夹脊穴、脾俞、肝俞、肾俞、大椎、身柱；②上肢：极泉、曲池、手三里、合谷；③下肢：髀关、伏兔、阳陵泉、足三里、解溪。

操作 常规操作。肌肉瘫痪者可加用电针增强刺激。

（三）按语

（1）本病是一种慢性致残性神经变性疾病，呈进行性发展，但不同类型的患者病程有所不同，即使同一类型患者其进展快慢亦有差异。患者确诊后一般存活时间为 2~5 年，平均病程约 3 年左右，进展快的甚至起病后 1 年内即可死亡，进展慢的病程有时可达 10 年以上。该病的致残率及死亡率很高，发病 2 年内 40 岁以下病残率为 44.9%，而 60 岁以上病残率为 100%。早期肌电图检查对于预后有一定意义，早期神经传导速度无改变或改变轻微者，通常预后较好，而早期肌电检查即见脊旁肌大量纤颤电位和正锐波者，常提示患者将出现呼吸障碍，其预后通常较差。

（2）针灸治疗本病在一定程度上可缓解症状，但目前尚没有治愈本病的特效方法。

第四节 小儿惊风

惊风又称惊厥,可发生于多种疾病的过程中,临床以抽搐为特征,可伴有神志障碍。好发于1~5岁小儿,年龄越小,发病率越高。根据其临床表现分为急惊风与慢惊风两类,急惊风起病迅速,症情急暴,多为实证;慢惊风多由久病而来,也可由急惊风转变而来,多为虚证。中医学认为,急惊风的主要病因是外感时邪、内蕴痰热积滞、暴受惊恐。外感时邪,从热化火,热极生风;饮食不节,食滞痰郁,化火动风;暴受惊恐,气机逆乱,而发急惊风;其主要病机为热闭心窍、热盛动风、痰盛发搐,热、痰、风、惊四证是急惊风的主要病理表现,病变部位在于心、肝二脏。慢惊风多由于禀赋不足、久病正虚而致;暴吐暴泻、久吐久泻,或温热病后正气亏损,脾肾亏虚,化源不足;或肝肾阴虚,虚风内动;或由急惊风转化而成;在多种疾病中出现以手足蠕动或抽搐时作时止、神疲面白、大便色青等为主症的(慢惊风),预后一般较差;其病位在脾、肾、肝三脏。

急惊风即西医学的惊厥,可见于多种疾病中。西医学认为惊厥是痫性发作的常见形式,以强直或阵挛等骨骼肌运动性发作为主要临床表现,常伴有意识障碍。一般将小儿惊厥的病因分为感染因素和非感染因素两大类。感染因素又分为颅内感染和颅外感染,如脑炎、脑膜炎及上呼吸道感染、肺炎等。非感染因素如颅内占位性病变、维生素缺乏、水电解质紊乱、脑缺血缺氧、患儿受惊吓后等。一般情况下,惊厥伴有发热者,多表示惊厥是感染性的;反之,则为非感染性的。小儿惊厥是儿科急症之一,在尽快控制抽搐的同时应积极找出病因。慢惊风可见于一些严重的慢性疾患的后期。

(一)辨病

以肢体抽搐或伴有神志障碍为主症,可诊断为中医学的惊风。临床应首先分清是急惊风还是慢惊风,再对病因进一步分析。西医称急惊风为惊厥,儿科以热性惊厥最为常见。

1. 急惊风

多见于热性惊厥,发作与发热性疾病中体温骤然升高(大多39℃)有关,70%以上由感染引起。发病急,多伴有高热,烦躁不安,随后多数呈全身性强直—阵挛性发作,少数也可有肌阵挛、失神等。持续数秒至 10 分钟,可伴有发作后短暂嗜睡。发作后患儿除原发病表现外,一切复常,不留任何神经系统体征。另外,非感染因素所引起者,多见于脑病或暴受惊恐等。

2. 慢惊风

多有呕吐腹泻、急惊风、解颅、佝偻病等病史;起病缓慢,病程较长,面色苍白,嗜睡无神,抽搐无力,时作时止,或两手颤动,筋惕肉瞤等表现。根据不同疾病出现的证候,结合脑电图、CT 等检查,以明确诊断。

(二)治疗

推荐处方 1(急惊风)

治法　清热开窍,镇惊息风。

穴方　水沟、印堂、合谷、太冲、中冲。热极生风加大椎、十宣;惊恐惊风加四神聪、神门。口噤加颊车、合谷;高热不退加耳尖。

操作　①毫针刺:泻法,水沟用雀啄泻法,以患儿抽风停止、神苏为佳。余穴常规操作。②结合三棱针法:在毫针刺基础上,中冲、大椎、十宣、耳尖可针后点刺出血,或单用点刺出血法。

推荐处方 2(急惊风)

耳穴方　交感、神门、皮质下、心、肝。毫针刺,急惊风用强刺激,慢惊风用中刺激。

推荐处方 3(急惊风)

三棱针方　十二井穴。在手足上各选 2~3 个井穴,用三棱针点刺放血。适应于急惊风,尤其是高热所致者。

推荐处方 4(慢惊风)

治法　调神舒筋,镇惊息风。

穴方　百会、印堂、风池、筋缩、合谷、太冲。

操作　毫针刺,常规操作。

(三)按语

针灸治疗小儿惊风,可起到镇惊止痉以救急,并对高热有一定的缓解作用。但由于惊风发生的病因较复杂,在针灸止痉之后,需查明病因,采用综合治疗措施。

CHAPTER EIGHT　第八章

精神和行为障碍病症

第一节　睡眠障碍

睡眠是人类为适应自然昼夜变化所形成的休息和活动规律，是生命所必需的过程和机体复原、整合和巩固记忆的重要环节，是健康不可缺少的组成部分。正常人对睡眠的需求因年龄、个体差异而不同。新生婴儿每天平均睡眠 16 个小时，儿童一般为 10 个小时，成人为 6 ~8 个小时，老年人则睡眠明显减少。睡眠质量对健康的影响较睡眠时间更为重要。睡眠障碍主要包括失眠症、嗜睡症、睡眠 - 觉醒节律障碍及睡眠中异常活动和行为（睡行症、夜惊、梦魇）等。

中医学认为，睡眠是自然之昼夜阴阳交替作用于人体的反映，与营卫之气的运行和调和与否有关。失眠是各种原因导致的阳盛阴虚，卫不能入于营的表现；嗜睡是阴盛阳虚，卫不能出于营的表现。阴跷、阳跷二脉上达于目，可调节阴阳平衡；督脉入络于脑，总督一身之阳气，其循行经过印堂即两目之间；任脉总督一身之阴，手少阴心经、足厥阴肝经均与目系相连，上述经脉均与睡眠密切相关。

一、失眠症

失眠症是睡眠的启动与维持困难，致使睡眠质量不能满足个体需要的一种状况，是最常见的睡眠障碍，也是人类除疼痛以外最常见的临床症状，在女性和老年人中较为多见，患病率为 10% ~20% 。失眠有多种形式，包括入睡困难、睡眠不深、易醒、多梦早醒、再睡困难、醒后不适或疲乏感，或白天困倦，常伴有头痛、头昏、心悸、健忘、多梦，可引起焦虑、抑郁或恐怖心理，并导致精神活动效率下降，妨碍社会功能。根据失眠持续的时间分为：短暂性失眠（1 周内）、急性失眠（1 周 ~1 个月）、亚急性失眠（1 ~6 个月）、慢性失眠（持续 6 个月以上）。短暂性失眠多由短暂性因素引起，如精神因素、环境因素及时差等原因。长期失眠多由于心理因素、长期从事夜班、生活不规律及长期饮酒等因素导致。需排除其他躯体疾病，如周围神经炎、脊髓病、风湿性关节炎或恶性肿瘤；也要排除精神障碍症状导致的继发性失眠，如焦虑症常见的入睡困难，抑郁症常见的早醒。

中医学称失眠症为"不寐"、"不得眠"等,认为凡思虑忧愁,操劳太过,损伤心脾,气血虚弱,心神失养;或房劳伤肾,肾阴亏耗,阴虚火旺,心肾不交;或脾胃不和,湿盛生痰,痰郁生热,痰热上扰心神;或抑郁恼怒,肝火上扰,心神不宁或脑之元神受扰均可导致失眠。其主要病机为脏腑阴阳失调,气血失和,阳不入阴,阴不涵阳,神不守舍;或跷脉功能失调。

（一）辨病与辨经

1.辨病

失眠症的诊断包括以下要点。①患者主诉有失眠:包括入睡困难(卧床 30 分钟不能入睡)、易醒、频繁觉醒(每夜超过 2 次)、多梦、早醒或醒后超过 30 分钟才能再次入睡,总睡眠时间不足 6 个小时。有上述情况 1 项以上,同时伴有多梦、醒后有头晕、乏力等不适症状;②社会功能受损:白天有头晕、乏力、精力不足、昏昏欲睡及注意力不集中等症状,严重者出现认知能力下降从而影响工作和学习;③上述情况每周至少 3 次,持续至少 1 个月;④排除各种神经、精神和躯体疾病导致的继发性失眠;⑤多导睡眠图检测:睡眠潜伏期超过 30 分钟,实际睡眠时间每夜少于 6 小时,夜间觉醒时间超过 30 分钟。

2.辨经

阳跷脉亢盛,阴跷脉失于对其制约,阴不制阳而失眠,为阳跷脉证。

（二）治疗

推荐处方 1

治法 调和阴阳,安神利眠。

穴方 百会、印堂、四神聪、安眠、神门、照海、申脉。噩梦多加厉兑、隐白;头晕加风池、悬钟。

操作 百会向后平刺,留针时间宜长。补照海、泻申脉,以睡前 2 小时、患者处于安静状态下治疗为佳。头部穴可加电针,密波,刺激 20 分钟,或可加灸法。

推荐处方 2

穴方 颈及胸上段夹脊穴、风池、神门、照海。

操作 夹脊穴向脊柱方向斜刺,行捻转平补平泻法,或加走罐法;或加电针,密波,刺激 20 分钟。风池直刺 1 寸,行捻转泻法 1~3 分钟,使局部产生强烈的酸胀感。

推荐处方 3

穴方 印堂、百会、颈项部及腰骶部背俞穴。

操作 用皮肤针轻叩刺,每次 5~10 分钟,以局部皮肤潮红为度;或用滚刺筒沿背部膀胱经滚刺治疗。

推荐处方 4

穴方 足太阳经、夹脊穴。

操作 沿背部进行拔罐或走罐法。

推荐处方 5

耳穴方 心、脾、神门、皮质下、交感。每次选 2～3 穴,毫针刺,轻刺激,留针 30 分钟。

(三)按语

(1)针灸治疗失眠有较好的疗效,但在治疗前应做各种检查以明确病因。如由发热、咳喘、疼痛等其他疾病引起者,应同时治疗原发病。针灸治疗本病同时,应指导患者养成良好的睡眠习惯,识别导致失眠的心理障碍,排除心理压力。患者宜配合适度的体育锻炼。

(2)因一时情绪紧张或因环境吵闹、卧榻不适等而引起失眠者,不属病理范围,只要解除有关因素即可恢复正常。老年人因睡眠时间逐渐缩短而容易醒觉,如无明显症状,则属生理现象。

二、嗜睡症

嗜睡是指白天过度睡眠,又称原发性过度睡眠,西医认为可能与间脑睡眠觉醒调节功能的可逆性障碍、下丘脑、中脑网状结构的功能低下、大脑边缘系—下丘脑—脑干网状结构的功能失调有关,病因尚不明确。

嗜睡症属于中医学"多寐"、"嗜卧"的范畴,是多种原因导致的阴盛阳虚,卫不能出于营的表现。或因痰湿等阴浊之邪阻遏气机,浊阴蒙困清窍,清阳不振,脑神不伸;或是慢性疾病、长期劳损导致气血亏损,脑髓失荣,脑神不振,从而表现为嗜睡。本病与脾肾功能失调相关,尤以脾虚湿盛为关键。另外,跷脉功能失调可导致本病。

(一)辨病与辨经

1. 辨病

在安静或单调环境下,经常困乏嗜睡,并不分场合甚至在需要十分清醒的情况下,也出现不同程度、不可抗拒的入睡,几乎每天发生,并至少已持续 1 个月;并非因为睡眠不足、药物、酒精、躯体疾病所致,也非某种精神障碍(如神经衰弱、抑郁症)所致。过多的睡眠引起显著痛苦或影响社会功能;常伴有记忆减退、思维能力下降、学习新事物出现困难,情绪低落。

2. 辨经

阴跷脉亢盛,阳跷脉失于对其制约,阳不制阴,鼓动无力,而致嗜睡,为阴跷脉证。

(二)治疗

推荐处方 1

治法 升阳醒脑,理气化湿。

穴方 百会、印堂、至阳、丰隆、照海。

操作 毫针刺,照海用泻法;百会针后加艾灸,至阳可以灸法为主;百会、印堂可加电针,疏波,刺激 20 分钟。

推荐处方 2

耳穴方 脑、枕、内分泌、脾、肝、神门。每次选 3～5 穴,毫针浅刺,或王不留行籽贴压。

（三）按语

嗜睡症对人体健康影响一般不会太大,但对工作和生活带来一定影响,一般经过治疗预后较好。目前从临床观察来看针灸治疗嗜睡效果显著,但对症状严重者应配合药物治疗,并制定个性化治疗方案,如肥胖患者鼓励减肥。在治疗的同时应给予患者及时、适当的解释并鼓励患者做一定强度的功能锻炼。

三、睡眠－觉醒节律障碍

睡眠－觉醒周期紊乱(睡眠－觉醒节律障碍),指睡眠－觉醒节律与常规不符而引起的睡眠紊乱。患者的睡眠－觉醒节律与环境和大多数人所要求的节律不一致,使患者在主要的睡眠时段内失眠,在该清醒时段出现嗜睡。本病多见于成年人,儿童期或青少年期发病者少见。本病主要与生活节律失常使生物钟、大脑动力定型改变和紊乱,以及心理社会压力导致焦虑情绪而使整个节律结构紊乱等有关。

（一）辨病与辨经

1.辨病

睡眠－觉醒节律紊乱、反常,可有睡眠时相延迟,凌晨入眠,下午醒来;或入睡时间变化不定,总睡眠时间也随入睡时间的变化而长短不一;有时可连续 2～3 天不入睡,有时整个睡眠时间提前,过于早睡和早醒;多伴有忧虑或恐惧心理,并引起精神活动效率下降,妨碍社会功能。

2.辨经

阳跷脉与阴跷脉司眼睑开合,"阳气盛则瞠目,阴气盛则瞑目",因此,睡眠－觉醒节律障碍为阴阳跷脉功能失调所致,属于跷脉病证。

（二）治疗

推荐处方 1

治法 调理跷脉,协调阴阳。

穴方 四神聪、风池、睛明、承泣、照海、申脉。忧虑加肝俞、心俞、脾俞;恐惧加胆俞、心俞。

操作 ①毫针刺:平补平泻法为宜;②结合电针及灸法:在毫针刺基础上,两侧风池、四神聪(风池接正极,以四神聪的左右两穴作为参考电极接负极)、照海与申脉接电针,疏密波,刺激 20 分钟;背俞穴可加灸法。

推荐处方2

耳穴方 脑点、交感、内分泌、肝、神门。毫针浅刺,或王不留行籽贴压。

(三)按语

睡眠 – 觉醒周期紊乱主要由生活节律失常所致,因此,重在预防,平时应建立良好的作息习惯。针灸治疗本病有较好的疗效。

第二节　郁　证

郁证是以心情抑郁、情绪不宁、胸部满闷、胁肋胀满，或易怒易哭，或咽中如有异物梗塞等为主症的一类病证。本病是内科常见的病证，近年来随着现代社会的竞争和精神压力的增大，发病率不断上升，多发于青中年女性。据统计，类属郁证的病例，约占综合性医院内科门诊人数的 10% 左右；有医院报道在内科住院病例中，有肝郁证表现者约占 21% 左右。"郁"有积、滞、蕴结等含义，有广义和狭义之分。广义的郁包括外邪、情志等因素所致的郁在内；狭义的郁，即单指情志不舒为病因的郁。明代以后及现代的郁证多单指情志之郁而言。中医学认为，本病主要与情志内伤和脏气素弱有关。情志不遂，肝失疏泄，气机不畅，肝气郁结，而成气郁；气郁日久化火，则肝火上炎，而成火郁；思虑过度，精神紧张，或肝郁横犯脾土，使脾失健运，水湿停聚，而成痰郁；情志过极，损伤心神，心神失守，而成精神惑乱；病变日久，损及肝肾心脾，使心脾两虚，或肝肾不足，心失所养。总之，当肝失疏泄，脾失健运，脏腑阴阳气血失调，而使心神失养或被扰，气机失畅，均可出现郁证。郁证临床症状多种多样，中医文献中记述的"梅核气"、"脏躁"等病证都属本证范畴。郁证的病因总属情志所伤，发病与肝的关系最为密切，其次涉及脑、心、脾、肾；以情志怫郁、气机郁滞为基本病机。

西医学的抑郁症、癔症、广泛性焦虑症等属于郁证范畴。本类疾病多由精神因素诱发，多见于神经类型抑制性者，患者有特殊的性格特征，如胸襟狭隘、理智缺乏，易感情用事，感情反应强烈而不稳定等，症状复杂，发病多因遭受过度刺激而致皮质和皮质下相应关系的功能失调障碍。抑郁症以持久的心情低落为主要表现，病程迁延常伴有焦虑、躯体不适和睡眠障碍，好发于女性；发病机制尚无定论，可能与 5 – HT 神经递质含量减少、HPA 轴功能亢进、海马神经元结构可塑性的丧失、中枢和（或）外周的前炎症细胞因子分泌增加有关，与遗传、心理因素、社会因素密切相关。癔症的特点是丧失了对过去的记忆、身份意识、即刻感觉以及身体运动控制四个方面的正常整合，临床表现多种多样，但无阳性体征，常具有发泄特点的情感暴发，多见于女性；多数学者认为文化落后、经济状况差的地区患病率较高,发病与遗传、心理因素及社会文化因素有关。广泛性焦虑症的基本特征是泛化且持续的焦虑、不局限于特定的外部环境;症状高度变异,但以精神紧张、不安等为主;女性多见,并常与应激有关,病程不定,但趋于波动并成为慢性;本病与遗传因素、神经生物学因素(如 NE、5 – HT 系统等)及心理因素有关。

(一)辨病

多数患者有忧愁、焦虑、悲哀、恐惧、愤懑等情志内伤的病史,病情的反复与情志因素密切相关。中医的脏躁多发于中年妇女,在精神因素的刺激下呈间歇性发作,主要表现有精神恍惚,心神不宁,多疑易惊,悲忧善哭,喜怒无常,或时时欠伸,或手舞足蹈等,不发作时可如常人,其临床表现与西医的癔症关系密切,临床表现多种多样,但同一患者每次发作多为同样几种症状的重复。临床应对属于中医郁证范畴的西医常见疾病进行分别诊断。

(1)抑郁症:以心情低落,兴趣丧失,无愉快感,精力减退或疲乏感为主要表现,并已持续 2 周以上。患者有精神运动性迟缓或激越,常自我评价过低、自责,或有内疚感;联想困难或自觉思维能力下降;多伴有睡眠障碍、食欲降低或体重明显减轻、性欲减退。严重者可反复出现想死的念头或有自杀、自伤行为。社会功能受损,常给本人造成痛苦或不良后果。排除器质性精神障碍,或精神活性物质和非成瘾物质所致的抑郁。临床可分为原发性和继发性两类,前者是指没有明显的病因与之相关的抑郁症,后者指继发于或与某些疾病密切相关的抑郁症,如卒中后抑郁等。

(2)癔症:常有心理致病作为诱因,症状丰富但无特异性。临床可分为①分离性遗忘:突然出现的不能回忆自己重要的事情,遗忘可以是部分性和选择性;②分离性漫游:突然离开一个不能耐受的环境,到以往熟悉或有情感意义的地方,清醒后对经过不能完全回忆;③分离性木僵:长时间内维持固定的姿势,完全或几乎没有言语及自发的有目的运动,一般数十分钟即可自行转醒;④出神与附体:暂时性地同时丧失个人身份感和对周围环境的完全意识,患者的举止就像被另一种人格、神灵所代替;⑤分离性运动和感觉障碍:临床表现复杂多样,但症状和体征不符合神经系统解剖生理特征,症状在被观察时加重。a. 分离性运动障碍:如肢体瘫痪、震颤或失音症;b. 分离性抽搐:类似于癫痫发作状态,但没有相应的临床特征和电生理改变;c. 分离性感觉障碍:如感觉丧失或过敏,但不符合神经分布区域特点;咽部出现异物感或阻塞感,但咽部检查无异常,称为癔症球;视觉障碍可突然弱视、失明、管窥、视野缩小等;听觉障碍可为突然的听力丧失,但电测听和听诱发电位正常。

(3)梅核气:西医称为癔症球,属于癔症躯体症状之一,但在临床上比较特殊而常见,因此,单独论述。本病多见于中青年女性,因情志抑郁而起病,自觉咽中有物梗塞,但无咽痛及吞咽困难,咽中梗塞的感觉与情绪波动有关,在心情愉快或工作繁忙时,症状可减轻或消失,而当心情抑郁或注意力集中于咽部时,梗塞感觉加重;咽部检查,食道 X 线及内镜检查,常无异常发现。

(4)广泛性焦虑症:起病缓慢,以经常或持续存在精神上的过度担心为核心症状,表现为对未来可能发生的、难以预料的某种危险或不幸事件经常担心;运动性不安表现为搓手顿足、不能静坐,不停地来回走动,无目的小动作增加;主观上的胸部、颈部及肩背部肌肉紧张,甚至感觉肌肉酸痛或紧张性头痛;可伴有自主神经功能紊乱,如心动过速、胸闷气短,皮肤潮红或苍白、口干等;常有疲劳、抑郁、强迫、恐惧、惊恐发作及人格解体等;患者社会功能受损、因难以忍受而无法解脱而感到痛苦,上述临床症状至少已 6 个月。应排除躯体疾病、药物所致及其他精神障碍伴发的焦虑。

(二)治疗

推荐处方 1(抑郁症)

治法 调神疏肝。

穴方 百会、四神聪、印堂、风府、肝俞、太冲。重症加水沟;睡眠障碍加安眠、神门、夹脊穴;消化不良加足三里。

操作 可结合暗示方法,对于重症者以强烈的针刺为佳。百会、印堂,四神聪、风府分别加电针,疏波或疏密波交替,刺激 20 分钟;睡眠障碍时四神聪分别与两侧安眠穴接电针,密波或疏密波交替。

推荐处方 2(癔症)

治法 醒脑调神,疏肝解郁。

穴方 水沟、中冲、太冲。分离性遗忘加四神聪、百会、神庭;分离性漫游加百会、志室、神堂;分离性木僵加颈臂、环跳、涌泉;出神与附体加神门、神堂;分离性运动障碍,上肢加肩髃、曲池、合谷,下肢加环跳、阳陵泉、三阴交;失音症加廉泉、天突;分离性感觉障碍加阿是穴及上下肢经穴;视觉障碍加睛明、承泣、光明;听力障碍加听宫、听会、中渚。

操作 要进行暗示性治疗,针刺操作务必要求强烈的针感。

推荐处方 3(梅核气)

治法 调神导气,通利咽窍。

穴方 百会、咽后壁阿是穴、廉泉、天突、风池、神门。

操作 咽后壁阿是穴用长毫针,每次点刺 3 ~ 5 下。廉泉、天突可带电针,用疏波或疏密波,刺激 20 分钟。

推荐处方 4(广泛性焦虑症)

治法 安神定志。

穴方 百会、神庭、四神聪、风府、心俞、胆俞、神门。兼紧张型头痛加阿是穴(枕部、项肩部肌肉紧张或压痛处)、太阳、安眠、颈夹脊;心悸、胸闷气短加内关、厥阴俞、膻中;惊恐、

恐惧加神堂;噩梦加厉兑、印堂。

操作　头部腧穴可加电针,密波,刺激 20 分钟。

推荐处方 5

耳穴方　心、枕、皮质下、肝、内分泌、神门。每次选 3~5 穴,毫针浅刺或加电针,用强刺激手法,留针 20 分钟。恢复期可用埋针法或王不留行籽压丸。

(三)按语

(1)针灸对郁证的疗效较好。因本病是一种心因性疾病,治疗时应结合语言暗示、诱导,可提高疗效。对郁证患者应注重精神安慰工作,帮助患者正确认识、对待疾病,增强治愈疾病的信心。

(2)一般认为癔症预后良好,有 60%~80% 的患者可在一年内再发,经过及时治疗可以取得戏剧性的变化,立即好转,症状消失,但易于反复,每次发作时症状较为相似,发作后不留后遗症,应积极做好心理治疗,必要时联合药物治疗。

第三节 痴 呆

认知是机体认识和获取知识的智能加工过程,涉及学习、记忆、语言、思维、精神、情感等一系列随意、心理和社会行为。认知障碍指与上述学习记忆以及思维判断有关的大脑高级智能加工过程出现异常,从而引起严重的学习、记忆障碍,同时伴有失语,或失用,或失认,或失行等改变的病理过程。痴呆是指较严重的、持续的认知障碍,多伴有不同程度的人格改变。本病主要发生于老年期,且年龄愈大,患病率愈高。痴呆常见的病因是阿尔茨海默病(AD),约占痴呆病例的60% ~70%;其次是血管性痴呆,约占20%,其他原因所致的痴呆占10%左右。AD是一组病因未明的原发性退行性脑变性疾病,多起病于老年期,隐匿起病,病程缓慢且不可逆;血管性痴呆则是由脑血管病变所致的痴呆;其他原因引起的痴呆指许多躯体疾病及脑部病变引起痴呆的征象,如维生素B_1缺乏、恶性贫血等,以及其他脑原发性退行性病变所致的痴呆如帕金森病等。

中医学认为,引起痴呆的基本原因是禀赋不足、劳累过度等导致元气、精血亏虚,肝肾不足、髓海不充。也可因脏腑功能失调导致痰浊瘀血阻碍气机,或痰瘀互结阻滞经络,导致元气、精血的化生输布障碍。痴呆病位在脑,病机责之于心、肝、脾、肾等脏功能失调,气血痰瘀互阻,髓海不充,甚至髓海空虚而表现为脑神失养。病机特点为本虚为主,兼有标实。痴呆的病位在脑,经络涉及与脑髓有直接联络的督脉等。

(一)辨病

1. 辨病

(1)阿尔茨海默病:常隐匿起病,病程为持续进展性,无缓解。以认知功能减退及其伴随的生活能力减退症状和非认知性神经精神症状为主要表现。①轻度:以记忆障碍为主,先出现近记忆减退,随着病情发展出现远期记忆减退,面对生疏和复杂事情易疲劳、焦虑和消极情绪,还会出现如自私、多疑、易怒、暴躁等人格改变;②中度:除记忆障碍加重外,可出现思维和判定力障碍、性格改变和情感障碍,工作和学习能力下降,后天获得的知识衰退,抽象、理解及推理能力、计算力下降,常有外出不能找回家;③重度:除上述症状逐渐加重外,还有感情淡漠、哭笑无常、言语能力丧失,不能完全自理日常生活事项,终日无语卧床,与外界丧失接触能力,四肢可出现强直或瘫痪,括约肌功能障碍等。典型的组织病理改变以神经炎性斑(嗜银神经轴索突起包绕 β 淀粉样变性而成)、神经原纤维缠结、神经元缺失和胶质增生为特点。

(2)血管性痴呆:患者常有高血压或脑动脉硬化史,并伴有卒中发作史,起病相对较急,常发生在脑血管病后 3~6 个月以内,病程呈波动或阶梯性进展,其认知障碍主要表现在执行功能受损,如制定目标、计划和抽象思维及解决冲突的能力下降,常有近记忆力和计算能力减低,可伴有表情淡漠、少语、焦虑、抑郁或欣快感等精神症状,人格相对保持完整。

(二)治疗

推荐处方 1

治法 通督益智。

穴方 百会、风府、四神聪、神庭、风池、悬钟。阿尔茨海默病痴呆加水沟、天柱、完骨;血管性痴呆加肩髃、曲池、合谷、阳陵泉、解溪。易怒、易狂加神门;哭笑不休加神道、神门;手足麻木加十二井穴;二便失禁加中极、曲骨、大肠俞、膀胱俞。

操作 ①毫针刺:四神聪刺向百会;余穴常规操作;②结合电针、灸法及刺络拔罐法:在上述毫针刺基础上,四神聪、神庭、百会、风池,可加电针,连续波(疏波),刺激 20 分钟;百会可加灸法。

推荐处方 2

头针方 顶中线、额中线、颞前线、颞后线。每次选 2~3 穴,毫针强刺激;可配合电针,连续波(疏波)或疏密波,中强度刺激。

(三)按语

(1)针灸治疗本病以早期效果较好,晚期疗效较差。有明确病因者在针灸治疗的同时还应积极治疗原发病。本病治疗周期较长,应告诉患者或家长做好长期治疗的准备。

(2)治疗期间应戒酒,少用安眠镇静的药物。本病防重于治,老年人应保持健康生活习惯,勤于动手、动脑,以延缓智力衰退。

第四节　小儿精神与行为障碍病症

一、注意缺陷多动障碍

注意缺陷多动障碍是儿童时期常见的一种行为障碍性疾病,主要临床表现为与年龄不相称的注意力不集中,不分场合的过度活动、情绪冲动,并伴有认知障碍或学习困难的一组综合征;常伴有对立违抗行为、品行障碍、焦虑障碍、抽动障碍。本病国内患病率约1.5% ~10%,男童发病率明显高于女童,约为(4 ~9)∶1。近半数患者在 4 岁以前起病,但很多患者在进入小学以后,因为注意力缺陷导致学习困难,或因表现出严重的行为问题而就诊。导致预后不良的因素有合并品行障碍、阅读困难、情绪障碍以及不良的家庭和社会心理因素,智力低下。目前认为,本病发病与遗传因素、脑额叶发育异常、神经递质失衡、环境因素及产伤等有一定关系。

本病归属于中医学“脏躁”、“躁动”等范畴,病因主要有先天禀赋不足,或后天养护不当,产伤、病后、情志失调。因人的情志活动与内脏有密切关系,以精气作为物质基础,五脏功能的失调,必然影响人的情志活动,使其失常。若心气不足,心失所养可致心神失守而情绪多变,注意力不集中;肾精不足,髓海不充,则脑失精明而不聪;肾阴不足,肝阳上亢,可有多动,易激动;脾虚失养则静谧不足,兴趣多变,言语冒失,健忘;脾虚肝旺,又加重多动与冲动之证。总之,本病病位在脑,涉及肾、肝、心、脾,以脏腑阴阳失调,阴失内守,阳燥于外,心神不宁为基本病机。

(一)辨病

本病多在 4 岁以前开始出现明显的注意不集中、活动过多及冲动任性,在学校、家庭等两个以上场合都存在临床表现,并持续 6 个月以上。患儿智力接近正常或完全正常,伴有学习成绩下降,少数有认知障碍等。患儿很难有始有终地完成一种任务,易受外来影响而激动,难以控制的活动过多,说话过多,不守纪律,任性冲动,情绪不稳,参与事件能力差,对社会功能(如学业成绩、人际关系等)产生不良影响。

（二）治疗

推荐处方 1

治法 安神定志。

穴方 四神聪、风池、神门、内关、三阴交、太冲。

操作①毫针刺:常规操作;②结合电针、皮肤针法:毫针刺基础上,四神聪左右两穴分别与同侧风池接电针,密波刺激 20～30 分钟;可梅花针叩刺百会及四神聪。

推荐处方 2

头针联合脑电生物反馈疗法 顶中线、顶旁 1 线与百会、四神聪交替使用。针刺角度约呈 30°,进针 20～22mm 后进行快速捻转,每穴捻转 5～10 秒,留针 4～6 小时,隔日治疗 1 次。结合 VBFB3000 脑电生物反馈系统对 4～8Hzθ 波进行抑制,对 12～15Hz 感觉运动规律(SMR 波)进行强化。

推荐处方 3

靳三针法治疗方案 四神针(百会穴前后左右各旁开 1.5 寸)、神针(印堂、阳白穴各上 0.5 寸)、手智针(内关、神门、劳宫穴)。得气后采用捻转手法行针,留针 1 小时。

推荐处方 4

头针方顶颞前斜线、额中线、顶中线、顶旁 1 线、顶旁 2 线、颞前线。头针常规操作。可加电针,密波,刺激 20 分钟。

推荐处方 5

拔罐法或皮肤针法 以闪罐为主,主要拔背部膀胱经第一侧线,向上向外闪拔 1～3 分钟,每日 1～2 次。或百会、四神聪、背部膀胱经第一侧线,以梅花针叩刺,微微出血为度,每周 2 次。

（三）按语

（1）针灸对本病有较好的治疗效果,但需较长时间坚持治疗。约 30% 患者在青春期以后症状逐渐消失,但大部分患者的症状将持续进入青春期,成人期时 40%～50% 患者仍然存在临床症状,20%～30% 患者不仅有临床症状,而且合并反社会行为、物质依赖、酒精依赖等问题。因此,本病应积极治疗。

（2）在治疗期间,应帮助患儿培养良好的生活习惯,对不良行为要耐心教育,多加关怀和爱护,切忌打骂、歧视和不耐烦,以免患儿自暴自弃。学习困难者应予指导、帮助,做功课可分部逐一完成,成绩有进步就予以表扬、鼓励,不断增强其信心。

二、抽动障碍

抽动被认为是固定或游走性的肌肉群出现不自主、无目的和快速地收缩动作,是在运动功能正常的背景下发生的,且非持久性存在。通常分为两类:①运动性抽动,是指头面部、颈肩、躯干及四肢肌肉的不自主、突发、快速地收缩运动;②发声性抽动,实际上是累及呼吸肌、咽喉肌、口腔肌和鼻肌的运动,由于肌肉收缩使鼻、口腔和咽喉产生气流而发声,如似动物的叫声、哼声、清嗓声等。复杂发声性抽动常表现为反复发出似有意义的语词声,包括秽语、模仿言语及重复言语。

抽动障碍是一组主要发生于儿童期,表现为运动肌肉和发声肌肉抽动的神经精神性疾病。临床以反复、迅速、无目的、不自主的单一或复合肌群的收缩运动为特征,可伴有诸多行为障碍。根据发病年龄、病程、临床表现和是否伴有发声抽动,可分为短暂性抽动障碍、慢性运动或发声抽动障碍和多发性抽动障碍(Tourette 综合征)。多数起病于学龄期,运动抽动常在 7 岁前起病,发声抽动多在 11 岁前发生;呈慢性病程,可自行缓解或加重。男孩发病率较女孩为高,患病比例约为 3～4:1。病因尚不清楚,可能与遗传、神经生化、心理因素及产伤、窒息、头部外伤等有关。近年来发现 50%～60% 的患儿可出现脑电图异常,表现为 β 慢波增多,部位在额叶中部;部分患儿常规脑电图正常,但在诱发实验时出现异常。10% 的 Tourette 综合征患者 CT 有特异性异常,PET 示脑基底核部位对葡萄糖的利用率较高。

本病属中医学"慢惊风"、"瘛疭"、"抽搐"、"筋惕目瞤"等范畴,认为发病与先天禀赋不足、产伤、窒息,以及感受外邪、情志失调等因素有关,多由五志过极,风痰内蕴引起。病位在脑,主要涉及肝,并与心、脾、肾密切相关。小儿心、肝多有余,脾、肾常不足,个体禀赋不足是发病的重要内因,加之后天调护失宜,感受外邪、教养失当,遇惊吓、紧张、学习压力等致情志失调,五志过极,阴虚阳浮,肝风扰动而发病。引起本病之风阳,实证者,气郁化火,引动肝风;虚证者水不涵木,虚风内动,脾虚者亦可肝风夹痰为患。

(一)辨病

以反复性、不自主、重复、快速、无目的动作为主要临床特征。抽动表现为运动或发声抽动,包括简单或复杂性抽动两种形式,可发生在单个部位或多个部位。运动抽动的简单形式是眨眼、耸鼻、噘嘴、耸肩、转肩或斜肩等,复杂形式如蹦跳、跑跳和拍打自己等。发声抽动的简单形式是清理喉咙、吼叫声、嗤鼻声、尖叫声等,复杂形式是重复语言、模仿语言、秽语(骂脏话)等。抽动症状的特点是不随意、突发、快速、重复和非节律性,可以受意志控制在短时间内暂时不发生,但却不能较长时间地控制自己不发生抽动症状。在受到心理刺激、情绪紧张、躯体疾病或其他应激情况下发作频繁,睡眠时症状减轻或消失。根据临床症状和病程长短主要分为三类:

(1)短暂性抽动障碍:又称一过性抽动障碍、抽动症,为最常见类型。主要表现为简单的运动抽动症状,多发于头面部,如眨眼、耸鼻、皱额、张口、侧视、摇头、斜颈和耸肩等。少数表现为简单的发声抽动症状,如清嗓、咳嗽、吼叫、嗤鼻、犬叫或"啊、呀"等单调声音。也可见多个部位的复杂运动抽动,如蹦跳、跑跳及拍打自己等。部分患儿抽动始终固定于某个部位,也有抽动部位变化不定,从一种形式转变为另一种。多起病于学龄早期,4～7岁儿童最常见,男性为多。抽动症状在一天内多次发生,至少持续2周,但不超过1年。

(2)慢性运动性抽动或发声抽动:多数患者表现为简单或复杂的运动抽动,少数表现为简单或复杂的发声抽动,一般不会同时存在运动和发声抽动。抽动部位除头面、颈部和肩部肌群外,常出现肢体或躯干肌群,且症状表现形式一般持久不变。某些患者的运动抽动和发声抽动在病程中可交替初现,如首发为简单的皱额、踢腿,持续半年后消失,继之初现清嗓声的发声抽动。抽动频率可每天发生,也可继续出现,但发作间歇期不会超过2个月,病程在1年以上。

(3)发声与多种运动联合抽动障碍:又称Tourette综合征、多发性抽动障碍,曾称为抽动－秽语综合征。以进行性发展的多部位运动性抽动与一种或多种发声性抽动联合出现为特点;一般首发症状为简单运动抽动,以面部抽动最多,呈间断性,少数患者以简单的发声抽动为首发症状。随病程进展,抽动部位增多,逐渐累及肩、颈、四肢和躯干等部位,症状从简单抽动发展为复杂抽动,由单一的运动或发声抽动发展为两者兼有,发生频度也不断增加。约有30%患儿出现秽语症或亵渎行为。多数患儿每天都有抽动发生,少数呈间断性发作,其无抽动间歇期连续不超过2个月,病程在1年以上。部分患儿伴有强迫、攻击、情绪障碍,以及并发注意缺陷、多动症等行为障碍。

(二)治疗

推荐处方1

治法 调神止搐。

穴方 百会、风府、风池、筋缩、太冲、合谷。根据抽动部位酌加局部穴,挤眉弄眼加太阳、四白、阳白;张口歪嘴加颊车、地仓;喉中声响加廉泉、颈夹脊;摇头耸肩加肩井、天柱。少寐多动加四神聪、神门;急躁易怒加神门、神庭;胸胁胀满加期门、支沟。

操作 ①毫针刺:常规操作。针刺刺激不宜过强,对抽动处穴位及不能配合的小儿,可采用快针不留针。症状完全缓解后,应再治疗1～2个疗程,每周1～2次,以巩固疗效,防止复发;②结合刺络拔罐、灸法:毫针刺基础上,可用三棱针点刺筋缩、肝俞,加拔罐,行间可点刺出血,每周2次;可在百会穴施温和灸法,每次施灸30分钟。

推荐处方2

拔罐法 背部膀胱经第一侧线为主,可加肢体经络。以闪罐为主,以背部为重点,向上向外闪拔1～3分钟。

推荐处方3

头针方 额中线、顶中线、顶旁1线。频繁眨眼加枕上正中线、额旁1线,肢体抽动加顶颞前斜线,异常发音加颞后线等。毫针刺,留针30～60分钟。可酌加电针,密波刺激。

（三）按语

（1）短暂性抽动障碍预后良好，症状在短期内逐渐减轻或消失；慢性运动或发生抽动障碍的症状迁延，但对生活、学习和社会适应能力影响不大；而 Tourette 综合征预后较差，需较长时间治疗才能控制症状，但病情易反复，多数患者在少年后期逐渐好转，少数持续到成年甚至终身。

（2）针灸治疗本病起效较快，多在短期内症状即有不同程度的改善，但有起伏波动现象，因此治疗要持之以恒。随着病程的延长，伴发的行为问题越多，针灸宜早期介入，有助于及时控制症状，缩短病程，改善预后。对抽搐频发、症状较重的患者，应考虑针药结合的综合治疗方案，以优势互补，增效减毒。精神心理因素常影响疗效，要减轻患儿心理负担，防止精神过度紧张，这对防止病情的复发和加重具有重要意义。

三、儿童孤独症

儿童孤独症，又称自闭症，是以不同程度的社会交往障碍、语言发育障碍、兴趣狭窄和行为方式刻板为主要特征的心理发育障碍，是广泛性发育障碍中最为多见的一种亚型，多数患者伴有精神发育迟滞。据统计，本病患病率为 4.8/万，而近年来孤独症的患病率有增高趋势，2007 年美国疾病预防控制中心根据 14 个州的数据公布最新患病率达 6.6‰。男女比例为 2.3∶1～6.5∶1。西医学认为，本病是起病于婴幼儿时期严重的慢性神经精神障碍病，其病因和发病机制尚不清楚，目前认为可能与遗传、环境因素共同作用有关。遗传因素对本病的作用已经明确，孤独症患者母亲再分娩第二胎孤独症的患病危险率为 5%；另外，围生期因素（产伤、宫内窒息以及围生期并发症等），感染（主要为病毒）及免疫系统异常、神经内分泌及神经递质异常可能与本病有关。

中医学无"自闭症"病名，根据本病的临床表现，可将其归入"语迟"、"胎弱""呆病"、"无慧"等范畴。中医学认为，本病主要由先天因素所致，病位在脑，与心、肝、肾三脏有密切联系。先天禀赋不足，肾精亏虚，脑髓不足，心窍不通，神失所养，或肝失条达，升发不利，发育迟缓，均导致神机失聪，发为本病。

（一）辨病

一般在 3 岁前缓慢起病，主要表现为以下几个方面：

（1）社会交往障碍：不能与别人建立正常的人际交往方式，如没有目光对视，表情贫乏，没有期待父母和他人的拥抱、爱抚的表情和姿势，或拒绝父母的爱抚拥抱等；在得到别人的关爱时也不流露出愉快满足感，分不清人与人之间的亲疏；尤其与同龄儿童之间难以建立正常的伙伴关系，孤僻独行，自我封闭。

（2）语言交流障碍：语言发育明显落后于同龄儿童，也是多数患儿就诊的主要原因。一般在两三岁时还不能说出有意义的单词和最简单的句子，不可能用语言进行人际交流。

四五岁时开始能说单词,然后说出简单句子,但仍然不会使用或错用代词,尤其是你、我、他等人称代词。患者可能突然讲出一些语句,但内容与当时的环境、与别人正在谈论的主题毫不相关。讲话时毫不在意别人是否在听,好像自言自语;常有模仿或刻板重复语言,如模仿曾经听到的句子,重复别人刚讲过的话,或反复询问同样一个简单的问题。当患者在不会使用语言时,往往以动作来表达自己的愿望和要求。

(3)兴趣范围狭窄、动作行为刻板:对于正常儿童所热衷的活动、游戏和玩具都不感兴趣,却喜欢玩耍一些非玩具性的物品,如一段废铁丝、一个瓶盖,或观察电风扇、下水道的流水等,而且可持续十分钟,甚至几个小时而不厌倦;对玩具整体独有的特点不感兴趣,却十分关注其某一个特征;经常固执地保持日常活动程序,如每天吃同样的饭菜;在固定时间和地点解便;定时睡觉,只用同样的被子和枕头;上学要走同样的路线等。若这些行为活动程序被改变,患者则焦虑不安、不愉快、哭闹,甚至有反抗行为。部分患者还有重复刻板地拍手、捶胸、转圈、舔墙、跺脚等动作。

(4)智能障碍:75%~80%患者伴有不同程度的精神发育迟滞。智能损害模式具有特征性,即智能的各方面发展不平衡,操作智商高于言语智商,在智力测试时运用机械记忆和空间视觉能力来完成的题目成绩较好,而依靠把握意义的能力来完成的题目成绩较差。由于代偿机制,部分患儿具有良好的机械记忆、空间视觉能力,记忆类似照相机,如对日历、火车时刻表的记忆力很好。智力水平正常或接近正常者,称为高智能型孤独症,有明显智能损害者称为低智能型孤独症。

(5)精神神经症状:多数患者有注意缺陷和多动症状,约20%合并抽动症状,其他症状有强迫行为、自伤行为、攻击和破坏行为,违拗、作态、性自慰、拔毛发行为;偏食、拒食及异食等;焦虑、恐惧、惊恐发作、幻觉、睡眠障碍、迷恋物品等。30%患者脑电图异常,12%~20%癫痫发作。

(二)治疗

推荐处方1

治法　调神通窍。

穴方　百会、四神聪、印堂、风府、神庭、灵道、太冲、悬钟。语言障碍加廉泉;焦虑不安加神堂;睡眠障碍加安眠、风池。

操作　①毫针刺:常规操作。②结合电针及灸法:毫针刺基础上,四神聪、百会、印堂、神庭、风府分别接电针,疏波或疏密波交替,每次20分钟;头部穴位可加灸法。

推荐处方2

头针方　额中线、顶颞前斜线、顶中线、颞前线。毫针刺,留针1~2小时,或接电针,疏密波,每次20分钟。

推荐处方 3

靳三针治疗方案 四神针(百会穴前后左右各旁开 1.5 寸);颞三针(耳尖直上,入发际 2 寸及同一水平前后各 1 寸,共 3 穴);智三针(神庭、本神);手智针(内关、神门、劳宫);足智针(涌泉、泉中即足趾关节中点与足跟连线之中点、泉中内即泉中穴向内旁开 8 分 ~ 1 寸左右);开闭针(听宫、人中、隐白);舌三针(上廉泉、廉泉左、廉泉右,即上廉泉左右各旁开 0.8 寸)。毫针刺,常规操作。

推荐处方 4

头部穴位为主电针法治疗方案百会、四神聪、神庭、本神、印堂、脑户、脑空、内关、语言一区、语言二区、语言三区。毫针刺入,百会向后刺入 0.5 ~ 0.8 寸,四神聪向百会方向刺入 0.5 ~ 0.8 寸,得气后接通 SMS – 03 型生命信息治疗仪,采用等幅疏密波,频率 1.25Hz,百会、四神聪用" + "字形铜片置正极,神门置负极。每次治疗 50 分钟。

(三)按语

(1)目前尚无针对改变本病的病程和改善核心症状的特效药物,一般认为远期预后较差,47% ~77% 预后不良,70% 社会适应障碍。西医治疗主要采用教育训练、心理治疗和改善精神神经症状的药物等综合治疗,尤其是良好的训练、教育有助于改善预后。随着诊断能力、早期干预、康复训练质量的提高,其预后正在逐步改善,部分患儿的认知水平、社会适应能力和社交技巧可以达到正常水平。近年来采用针刺治疗本病取得一些疗效,为自闭症的治疗提供了一个崭新的思路。

(2)孤独症的预后受到多种因素的影响,如诊断和干预的时间、早期语言交流能力、病情严重程度及智力水平以及有无伴发疾病。早期诊断并在发育可塑性最强的时期(一般为 6 岁以前)对患儿进行长期系统的干预,可最大程度改善患儿预后。本病预后不良相关因素包括女性、幼儿期重复刻板动作或异常行为突出、自伤行为、操作性智商低、少年期癫痫发作。5 岁时语言发育水平对预后影响很大,若仍缺乏有意义语言,不能会话,则预后很差。

第五节　幻肢痛

　　幻肢痛（PLP），又称肢幻觉痛，是指主观感觉已被手术移除的肢体仍然存在，并有不同程度和不同性质疼痛的幻觉现象。据统计，截肢患者中幻肢痛的出现率可达50%，研究还发现截肢前的疼痛大大增加残肢痛和幻肢痛的出现率（可高达70%）。多数情况下，幻觉几乎总是在肢体的远端最明显，并逐渐地感觉到幻手或幻足的位置同解剖学上的位置相比，越来越接近残留肢端，称为"套管伸缩"现象；幻肢的感觉常伴有截肢残端的疼痛，并进展到幻肢痛。

　　中医无此病名，总体上可归属为中医学的心病性肢痛范畴。《素问·至真要大论》云："诸痛痒疮，皆属于心"，明确地提出了痛痒等感觉与心密切相关。本病系由于外伤切割肢体或截肢术后等，伤及经脉，气血瘀阻，加之心神、脑神受惊，经络不通与神魂失调交互影响，出现幻觉性的肢痛。

　　（一）辨病

　　疼痛常出现在截肢后的最初几天内，其性质被描述成麻刺感、麻木或沉睡麻木感及痒感。这些感觉中的多数是短暂的，大多持续数秒或数分钟，持续数小时或数天罕见；多达一半的患者至少1天出现一次。虽然绝大多数患者的幻肢痛通常在6个月后减弱以及发生的频率降低，但有10%~20%的患者，随时间的推移，疼痛恶化并持续发生，且呈发作性加重，疼痛性质有多种，如电击样、切割样、撕裂样或烧灼样。幻肢痛患者还常伴发身体其他部位的疼痛，残肢痛通常与幻肢痛一起出现，所有幻肢痛患者的残肢都出现异常感觉区，无论他们在截肢时是否诉有疼痛。与幻肢痛有关的还有：头痛（35%）、关节痛（35%）、咽喉痛（28%）、胃痛和背痛。

　　（二）治疗

推荐处方1

　　治法　调神止痛。应配合心理疏导方法，尽早给患者安装假肢，解除其精神压力和转移对自身的注意力。

穴方 风府、神庭、阿是穴(残肢远端)、神门。根据幻肢痛选择夹脊穴,上肢配胸夹脊穴,下肢配腰夹脊穴;可配合疼痛残肢远端局部的经穴;疼痛甚者加水沟、合谷、太冲。

操作 ①毫针刺:肢体穴位的选择应根据具体情况,若残肢上有所需的选穴,可选病侧肢体的腧穴;如果残肢上已无该穴位,应选正常肢体上的穴位。亦可均选正常肢体的穴位,采用"巨刺"之法;②结合灸法、电针法:残肢远端阿是穴、经穴可单用灸法或针后加灸,以灸至患者局部有温热感,皮肤潮红为度;亦可加用电针,密波(频率为 200 次/分),电流强度以患者能忍受为度,刺激 30~40 分钟。

推荐处方2

头针方 幻肢对侧顶旁 1 线、顶旁 2 线,或顶颞前斜线、顶颞后斜线。常规毫针刺法或用电针。

(三)按语

(1)一些研究似乎表明心理因素与患肢痛密切相关,如有关战争退伍兵的研究表明,对于身体上和精神上积极的截肢者,幻肢感和幻肢痛方面的问题少。患者在截肢前对手术后的结局有清楚的认识,态度积极乐观者,不仅可以减少幻肢痛的出现率,而且症状也较轻,经积极治疗效果较好。精神态度消极的幻肢痛患者还容易伴发抑郁,且在抑郁状态下疼痛感觉更强烈。此外,寒冷、梦、疾病、锻炼、焦虑、不戴假体和接近幻肢的物体可加重幻肢痛,而轻拍坐骨神经途经的股后部和抚摸、轻敲残端,可缓解疼痛。

(2)针灸治疗患肢痛有较好的疗效,不仅是心理因素的影响,而且针刺后的循经感传对减轻疼痛也关系密切。对截肢手术后最初几天出现的幻肢痛,早期针灸等治疗可有效减轻疼痛。针刺治疗幻肢痛已经纳入美国军队残肢患者的常规治疗中。

知|识|链|接

幻肢和幻肢痛概念的最早提出

幻肢是在感觉的来源(肢体)毁坏后,感觉上幻想出的肢体,1551 年法国外科军医 Ambrose Pare 首次对其进行了描述。1871 年外科医师 Silas Weir Mitchell 则首次明确提出了"幻肢"(phantom limb)一词,来描述他在内战(美国南北战争)退伍兵身上所看到的截肢所造成的无法改变的结局:失去的肢体不停地似幽灵般出现。此后才有了幻肢痛概念,幻肢被认为仅与创伤有关。从 1872 年 Mitchell 研究内战退伍兵开始,尽管为了阐明幻肢痛的理论基础,人们进行了大量的努力,但幻肢痛的发病机制仍不清楚。最初考虑是一种学来的行为,试图使用心理分析词汇来定义和处理幻肢痛,但没有获得成功。虽然存在争议,但有关幻肢痛的理论目前集中于中枢神经系统,认为可能在于中枢神经系统的可塑性改变,尤其是与大脑皮质躯体感觉区的功能重组有关。幻肢痛的形成不一定有明显的病理学改变,心理和生理输入对幻肢和幻肢痛现象的出现起重要作用。

第六节　常见综合征

一、竞技综合征

竞技紧张综合征包括比赛紧张综合征和考场紧张综合征,是在竞技前或竞技过程中由于精神紧张出现的神经、消化、心血管等系统的一系列症状,常见于运动员和学生。其发生的机制主要是个人心理压力和社会环境影响等多因素的刺激,使心理失衡,情绪变化,并通过自主神经、内分泌系统的作用而引起人体一系列的生理异常变化。

本病属于中医学"心悸"、"不寐"、"晕厥"等范畴,病因病机为七情内伤,情志偏胜,喜怒忧思太过,从而引起脏腑功能失调,尤其是心气不足,易于胆怯等导致本病。

（一）辨病

竞技前出现头痛,头晕,心悸,失眠,纳差,腹痛,泄泻,出冷汗,气急,烦躁,手抖,肌肉震颤,倦怠乏力,注意力不集中,甚则运动员在比赛中出现血压升高、晕厥;学生在考前或考试中出现记忆力下降,书写困难,视力模糊,尿频尿急,晕厥等。

（二）治疗

推荐处方1

治法　宁神定志,安心定悸。

穴方　百会、四神聪、心俞、神门。头痛、头晕加印堂、太阳;烦躁、手抖加水沟、合谷;心悸加内关;肌肉震颤加太冲、阳陵泉;书写困难、视力模糊加刺风池,或灸百会;血压升高加大椎、人迎;晕厥时加素髎、水沟。

操作　①毫针刺:百会朝四神聪方向以苍龟探穴术沿皮刺,或四神聪由前、后、左、右向百会沿皮刺;人迎避开颈动脉直刺,稍提插,不留针;风池穴朝鼻尖方向刺入1寸左右;余穴常规操作;②结合灸法、电针法及皮肤针法:百会、足三里针刺后可加灸法;百会、四神聪可加电针,连续波之密波或用疏密波,刺激20分钟;百会、四神聪可用皮肤针叩刺。

推荐处方 2

耳穴方　神门、心、皮质下、交感、枕、脑、脾、肝。毫针刺或用王不留行籽贴压。

推荐处方 3

头针方　额中线、额旁 2 线、颞后线。常规毫针刺,留针 30 分钟,每隔 5 分钟快速捻转 1 次;或接电针治疗仪,连续波之密波或用疏密波,通电 30 分钟。

推荐处方 3

埋线方　心俞、厥阴俞。每次选 1 ~ 2 个穴,取"0"号羊肠线 1cm 置于腰穿针前端,植于穴内,外敷以无菌纱布。每月 2 ~ 3 次。

（三）按语

(1)针灸对竞技紧张综合征疗效确切,耳穴应用更为方便,可在竞技前施行耳穴药丸按压治疗,考试或比赛过程中如果出现紧张症状时可自行按压耳穴以加强刺激,增强镇静安神效果。

(2)竞技紧张综合征由精神紧张引起,因此除了上述治疗外,可配合心理疏导,提高自信心。音乐、合理的饮食调节及体育锻炼对预防竞技综合征有良好的效果。

二、戒断综合征

戒断综合征指停用或减少酒精、阿片类、大麻等精神活性物质的使用后所致的综合征,临床表现为精神症状、躯体症状或社会功能受损。不同类型的精神活性物质的戒断症状有所不同,主要以烦躁不安、呵欠连作、流泪流涎等。导致戒断综合征的依赖性药物包括精神活性物质指来自体外、影响大脑精神活动并导致成瘾,产生戒断综合征的依赖性药物,主要有八类。①苯二氮䓬类:乙醇,巴比妥类及其他催眠药和镇静药;②苯丙胺:苯丙胺,右苯丙胺,甲基苯丙胺,哌唑甲脂(利他灵)与维洛沙素;③大麻:大麻制剂,例如大麻和印度大麻;④阿片类:阿片,吗啡,海洛因,美沙酮,哌替啶等;⑤可卡因:可卡因和古柯叶;⑥致幻剂:LSD,麦司卡林(墨仙碱)和裸盖菇素(西洛斯宾);⑦挥发性化合物:丙酮,四氯化碳和其他溶媒,例如"嗅胶";⑧烟碱:烟草,鼻烟。在以上 8 大类可产生依赖性的药物中,阿片类药物依赖流行最广,危害最大,它不但对患者身体造成极大损害,还导致了许多社会问题,如犯罪等。

中医学无此病名,从临床表现和慢性成瘾损伤来看,属外毒直接侵袭血脉脑髓,扰乱气血精化生,进而影响脏腑功能和精神状态,导致正常脏腑功能低下甚至痿废不振的状态,以虚损为特征,涉及五脏、脑等多个脏腑器官。

（一）辨病

1. 戒烟综合征

有较长时间吸烟史,每天吸 10 ~ 20 支或 20 支以上,一旦中断吸烟会出现强烈的吸烟欲望,如不能满足,则会出现精神萎靡,疲倦乏力,焦虑不安,呵欠连作,流泪流涎,口淡无味,咽喉不适,胸闷,恶心呕吐,甚至出现肌肉抖动,感觉迟钝等症状。

2.戒酒综合征

有长期大量饮酒史,中断饮酒后出现全身疲乏,软弱无力,呵欠,流泪,流涕,厌食,恶心呕吐,烦躁不安,精神抑郁等一系列的瘾癖症状。

3.戒毒综合征

患者吸食或注射鸦片类毒品2～3次以上,戒断症状通常发生于停药4～16小时以后,36～72小时内达到高峰。最初表现为呵欠,流泪流涕,出汗等类似感冒的卡他症状,随后各种戒断症状陆续出现,包括打喷嚏,寒战,厌食,恶心呕吐,腹绞痛,腹泻,全身骨骼和肌肉抽动,软弱无力,失眠或夜寐易醒,心率加快,血压升高,情绪恶劣易激惹,烦躁不安或精神抑郁,甚至出现攻击行为。以上症状同时伴有强烈的心理渴求,大部分症状在7～10日内逐渐消失。

(二)治疗

1.戒烟综合征

推荐处方1

治法 宣肺化痰,宁心安神。

穴方 百会、尺泽、丰隆、合谷、神门、戒烟穴(列缺与阳溪连线的中点)。胸闷、气促、痰多加膻中、内关;咽部不适加天突、列缺、照海;心神不宁、烦躁不安加水沟、内关;精神萎靡加脾俞、足三里;肌肉抖动加风池、阳陵泉、太冲。

操作 ①毫针刺:戒烟穴直刺0.3寸、强刺激,每日1～2次;余穴常规操作;②结合电针法:毫针刺基础上,戒烟穴、合谷接电针,密波或疏密波交替,刺激20～30分钟。

推荐处方2

耳穴方 肺、口、内鼻、皮质下、交感、神门。毫针强刺激,留针15分钟,每日1次,两耳交替应用;也可埋针或用王不留行籽贴压,每日按压3～5次,特别是有吸烟要求时应及时按压,能抑制吸烟的欲望。

推荐处方3

电针治疗方 穴位分为两组,①内关、神门;②戒烟穴、列缺。可交替使用,针刺后接电针,以密波或疏密波交替,刺激20～30分钟,可每天2次。

2.戒酒综合征

推荐处方1

治法 健胃益肝,安神定志。

穴方 百会、脾俞、胃俞、肝俞、神门、足三里、三阴交。烦躁不安、精神抑郁加水沟、心俞、内关;头昏、腰膝酸软加腰阳关、肾俞;恶心呕吐加内关、中脘;腹痛、腹泻加天枢、上巨虚。

操作 ①毫针刺:常规操作;②结合电针法:毫针刺基础上,脾俞、胃俞,百会、神门,接电针,密波或疏密波交替,刺激 20 ~ 30 分钟。

推荐处方 2

耳穴方 胃、口、内分泌、皮质下、神门、咽喉、肝。每次选 3 ~ 5 个穴,毫针浅刺,留针 30 分钟,每日 1 次;或用王不留行籽贴压,每日自行按压 3 ~ 5 次,如酒瘾发作时,可随时按压耳穴。

3. 戒毒综合征

推荐处方 1

治法 调神定志,息风止搐。

穴方 百会、印堂、水沟、风池、内关、神门、合谷。腹痛、腹泻加天枢、上巨虚;烦躁惊厥加中冲、涌泉。

操作 ①毫针刺:水沟向鼻中隔斜刺,雀啄手法,强刺激;余穴常规操作;②结合电针法:毫针刺基础上,百会、印堂,内关(或神门)、合谷,分别接电针,用疏波(1 ~ 2Hz),刺激 30 分钟。

推荐处方 2

以腕关节近部穴为主电针治疗方 内关、外关、劳宫、合谷,常规毫针刺,针刺得气后分别接电针,选用 1 ~ 2Hz 的低频电脉冲,刺激 30 分钟。

推荐处方 3

刺络拔罐方 督脉、夹脊穴及膀胱经背俞穴。用皮肤针重叩,然后加拔火罐并行推罐法。

推荐处方 4

耳穴方 肺、口、内分泌、肾上腺、皮质下、神门;肝胆火盛加耳尖、肝、胆;脾肾两虚加脾、肾、艇中、腰骶椎;心肾不交加心、肾、交感;肢体抽搐加膝、风溪;腹痛加交感、腹、胃、大肠。每次选用 3 ~ 5 个穴,毫针浅刺留针 30 ~ 60 分钟,每日 1 ~ 2 次,或用王不留行籽贴压,2 ~ 3 日更换 1 次。

(三) 按语

(1)针灸(尤其是耳针)戒烟效果较好,对自愿接受戒烟治疗者,大多可以达到预期的效果。对于烟龄较长、平时每日吸烟量较大或因职业及环境造成吸烟习惯者,效果较差。运用耳压或耳穴埋针戒烟时,要求戒烟者在饭后或用脑工作中抽烟欲望最强时,自己按压已贴好的耳穴以加强刺激,使烟瘾消失。

(2)针灸戒酒效果明显,对自愿接受戒酒治疗者,大多可以达到预期的效果。对于酒龄较长、饮酒量较大或因职业环境造成饮酒习惯者,效果较差。运用耳压或耳穴埋针戒酒时,要求患者在酒瘾发作时,自己按压已贴好的耳穴以加强刺激,使酒瘾消失。并根据患者戒断后产生的各种不适症状,分别选穴处理。以巩固戒酒的疗效。

(3)针灸戒毒有一定疗效,可有效缓解戒毒过程中出现的各种症状。在治疗过程中要对患者进行严密监护,防止其自杀以及伤人毁物。本病易复发,应在病症缓解后的间歇期继续治疗,以巩固疗效。在进行戒毒治疗前要详细了解患者吸毒的原因和方式,有的放矢地进行宣传教育和心理疏导。对于因病(如肿瘤、呼吸系统、消化系统疾病及各类神经痛)而吸毒者,要给予相应的治疗,以免出现意外。对出现惊厥、虚脱等病情较重者,应及时采取静脉输液、支持疗法等综合治疗措施。家庭及社会的配合是巩固疗效、断绝复吸必不可少的因素,应高度重视。

三、肠易激综合征

肠易激综合征(IBS)是一组包括排便习惯改变(腹泻/便秘)、粪便性状异常(稀便、黏液便/硬结便)和腹痛及腹胀等临床表现的综合征,持续存在或间歇发作,经检查排除可引起这些症状的器质性疾病。其患病率欧美报道为 10% ~ 20%,我国为 5.6% ~ 7.3%。患者以中青年居多,女性高于男性,脑力劳动者高于体力劳动者。西医学对其病因及发病机制尚未明确,一般认为本病是与肠道平滑肌动力紊乱及内脏感觉异常(高敏感性)有关的功能性胃肠病,常与精神心理障碍、肠道感染后、对某些食物不耐受等多种因素相关。

本病可归属中医学"泄泻"、"便秘"、"腹痛"等范畴,主要与内伤情志、外感六淫、饮食不节、禀赋不足等因素有关。脾虚肝郁,肝脾不和,大肠传导失司是本病的基本病机。日久脾虚及肾,命门火衰,火不暖土。病位在肠,与脾、胃、肝、肾关系密切。

(一)辨病

以反复出现的腹痛或腹部不适、排便异常为主症。腹痛或腹部不适以下腹部为多,也可游走,发作和持续时间不定,常在排气或排便后缓解。排便常有窘迫感,腹泻多在晨起或餐后出现,一日 3 ~ 5 次,少数可达十余次,大便多呈稀糊状,也可为成形软便或稀水便,无血便;便秘往往伴有便后不尽感,便干量少,呈羊粪状或细杆状,表面可附黏液;部分患者出现腹泻与便秘交替。常兼有消化不良症状,伴不同程度的烦躁、易怒、失眠、健忘等精神症状。排除器质性疾病。

根据临床症状可分为四型。①腹泻型:至少 25% 的排便为松散(糊状)粪或水样粪,硬粪或干球粪 <25%;②便秘型:至少 25% 的排便为硬粪或干球粪,松散(糊状)粪或水样粪 <25%;③混合型:至少 25% 的排便为硬粪或干球粪,至少 25% 的排便为松散(糊状)粪或水样粪;④不定型:粪便的性状异常不符合上述三型。

(二)治疗

推荐处方 1

治法 调神理气,和中调腑。

穴方　百会、天枢、大肠俞、上巨虚、神门、足三里。便秘明显加小肠俞、腰夹脊；精神症状明显加印堂、神庭。

操作　①毫针刺：常规操作；②结合电针、灸法：便秘者天枢可酌情深刺达 2 寸以上，并加用电针，疏密波，电流强度以患者腹部肌肉轻度颤动为度；脾虚湿阻、脾肾阳虚可加灸法，天枢温针灸或艾炷灸，神阙用艾炷灸（隔姜灸、隔附子饼灸）。此外，阳虚的腹泻型患者，可在三伏天施灸，于每年头伏、中伏、末伏的第 1 天进行隔姜灸，天枢、大肠俞，每穴 3 壮，灸后可配合穴位贴敷。

推荐处方2

夹脊穴及阳性反应点治疗方案　①根据西医学脊神经节段性支配，胃肠道主要由下胸段和腰段的脊神经支配；临床观察发现本病常在脊柱两侧近夹脊穴处出现压痛、麻木、条状隆起等病理反应，尤以 T_{11}、T_{12} 及 L_1 两侧出现率为高。因此，选双侧 T_{11-12} 及 L_1 夹脊穴，毫针直刺 20～40mm，得气后行均匀提插捻转法 2 分钟，并可加用电针，留针 30 分钟；②根据相关经脉及背俞穴、下合穴等部位出现的阳性反应点进行选穴。本病病位在肠腑，常在腹部脐周围有明显胀痛和压痛，在背部脾俞、胃俞、大肠俞等穴也可见压痛和阳性反应；下肢部在脾经、胃经及下合穴处有压痛反应。临证时可进行按压选穴，常规毫针刺。

推荐处方3

耳穴方　交感、皮质下、心、脾、脑点、肠胃。每次取 3～4 个穴，毫针强刺激，留针 20 分钟。

推荐处方4

穴位贴敷方　天枢、中脘、神阙、脾俞、肾俞、足三里。腹泻型用附子10g、党参20g、白术10g、炙甘草10g、干姜6g、肉桂10g、小茴香10g；便秘型用柴胡、陈皮、木香、枳实、厚朴、延胡索、白芍各10g。上药共研为末，每次取药粉5g，加生姜汁调成糊状敷于穴位上，医用胶布固定，每次贴敷 4～6 小时。

推荐处方5

穴位埋线方　天枢、大肠俞、上巨虚、足三里、脾俞、胃俞。取 0 号羊肠线 1～1.5cm 长，装入埋线针针管内，脾俞、胃俞向脊柱方向斜刺，余穴直刺，将羊肠线埋植在穴内皮下组织或肌层内。10 天 1 次。

（三）按语

（1）针灸对肠道功能紊乱有良好的双向调节作用，从而能有效缓解本病腹泻、便秘、腹痛等症状。治疗期间应结合心理疏导，解除患者心理障碍，保持心情舒畅。病情重者可配合药物治疗。

（2）注意饮食，避免生冷、辛辣、油腻食物，若因对某种食物不耐受而致病者，当戒除摄入；生活规律，适当参加体育活动以增强体质。气功六字诀对本病有一定的帮助。

知丨识丨链丨接

罗马Ⅲ诊断标准

在最近的 3 个月内,每月至少有 3 天出现反复发作的腹痛或不适症状,并具有下列中的 2 项或 2 项以上:①排便后症状改善;②发作时伴有排便频率的改变;③发作时伴有粪便性状(外观)的改变;④诊断前症状出现至少 6 个月,近 3 个月符合以上诊断标准。

支持诊断的症状有:①排便频率异常:每周排便 <3 次,或每日排便 >3 次;②粪便性状异常:干球粪或硬粪,或糊状粪/稀水粪;③排便费力;④排便急迫感、排便不尽、排黏液以及腹胀。

四、慢性疲劳综合征

慢性疲劳综合征是一组以长期极度疲劳而休息后不能缓解为突出表现,可伴有低热、咽痛、淋巴结肿大等流感样症状及注意力集中困难、记忆力理解力下降、抑郁等神经精神症状,影响正常的生活和工作,但客观检查却没有器质性病变的一组综合征。因慢性疲劳综合征病因不明,其诊断缺乏特异性的检查指标,慢性疲劳综合征与纤维肌痛综合征、肌筋膜综合征、抑郁症之间有很多的重叠,而作为一个症状,慢性疲劳又可见于多种疾病之中,因而鉴别诊断对于明确慢性疲劳综合征的诊断尤其重要。

本病症状表现见于中医学的"头痛"、"失眠"、"心悸"、"郁证"、"眩晕""虚劳"等病症之中。中医学认为本病主要由劳役过度、情志内伤或复感外邪,致肝、脾、肾等功能失调所致。肝主疏泄,肝气条达与否影响到情志与心理活动;肝主筋而藏血,人之运动皆由乎筋力,故肝又与运动、疲劳有关。肝气不疏,失于条达,肝不藏血,则筋无所主。脾为后天之本,主运化,主四肢肌肉,若脾气虚弱,失于健运,精微不布,则肌肉疲惫、四肢倦怠无力。肾为先天之本,藏精、主骨、生髓、肾精不足则骨软无力,精神萎靡。慢性疲劳综合征属慢性劳伤导致的元气不足、经络阻滞为特征的多脏腑、器官及组织功能失调状态。

(一)辨病

临床评定的不能解释的持续或反复发作的慢性疲劳,该疲劳是新发的或有明确的开始,不是持续用力的结果;经休息后不能明显缓解;导致工作、教育、社会或个人活动水平较前有明显的下降。下述的症状中同时出现 4 项或 4 项以上即可诊断为本病。这些症状已经持续存在或反复发作 6 个月或更长的时间,但不应该早于疲劳:①短期记忆力或集中注意力的明显下降;②咽痛;③颈部或腋下淋巴结肿大、触痛;④肌肉痛;⑤没有红肿的多关节疼痛;⑥一种新类型、程度重的头痛;⑦不能解乏的睡眠;⑧运动后的疲劳持续超过 24 小时。

（二）治疗

推荐处方1

治法 养神舒筋。

穴方 百会、四神聪、风府、气海、神门、阳陵泉、足三里、太冲。失眠、多梦易醒加安眠、风池；心悸、焦虑加内关、心俞；头晕、注意力不集中加风池、悬钟。

操作 ①毫针刺：常规操作；②结合电针、灸法：毫针刺基础上，四神聪，足三里、太冲，可加电针，疏波或疏密波交替，刺激20~30分钟；百会、四神聪、足三里、气海可加灸法。

推荐处方2

皮肤针方 督脉、夹脊和背俞穴。用梅花针轻叩，每次15~20分钟。

推荐处方3

耳穴方 心、肾、肝、脾、脑、皮质下、神门、交感。每次选3~5个穴，用王不留行籽贴压。两耳交替使用。

推荐处方4

拔罐方 背部膀胱经的两条侧线。行闪罐、走罐法。

（三）按语

（1）针灸治疗本病，可以较好地缓解躯体疲劳的自觉症状，能调节患者的情绪和睡眠，并在一定程度上改善患者体质虚弱的状况。除针灸治疗以外，还应配合饮食疗法，补充维生素和矿物质；必要时服用中药以及西药抗抑郁剂、免疫增强剂等。

（2）保持情绪乐观，避免精神刺激；日常生活要有规律，勿过于劳累；参加适当的体育锻炼，坚持八段锦锻炼及六字诀训练，对本病的康复十分有益。

第七节　心血管神经症

心血管神经症,又称心脏神经官能症、心脏神经症,是以心血管疾病的有关症状为主要表现的临床综合征,属于功能性神经症的一种类型。多见于20~50岁青壮年,女性较男性多见。本病虽然预后良好,但对患者精神状况等产生影响,尤其是长期症状较重的患者可明显影响正常的工作和生活。随着社会竞争的激烈和工作压力的增加,该病发病率逐年升高。本病病因尚不明确,可能与神经类型、环境因素和性格有关。患者类型常为抑郁型、焦虑型、忧愁型,当精神上受到外界环境刺激,如工作紧张、压力较大,难以适应时可能导致发病。部分患者缺乏对心脏病的认识,对疑似症状过度忧虑,可诱发本病。器质性心脏病患者也可同时伴有神经症。本病发病过程常伴有神经系统、内分泌系统功能失调,交感神经功能亢进或与副交感神经功能失衡。

本病属于中医"心悸"、"心痛"、"脏躁"等范畴。本病与体质、情志、劳逸等因素密切相关。多因素体心气不足,又因长期紧张焦虑,忧思恼怒,导致胸部气机升降失常,气滞血瘀,心脉不畅,心不藏神,出现胸闷、心悸气短等症。若日久不愈,导致肝、脾、肺多脏腑功能失调,气瘀痰阻,诸症丛生。本病基本病机为胸部气机不畅,病位在心,涉及肝、脾、肺等脏腑。

（一）辨病

本病起因多有焦虑、紧张、精神创伤或过度劳累等,症状繁多易变,主观感觉多,缺乏客观证据,症状之间缺乏联系。通常以下述心血管病症状为主,可伴有其他神经症症状,如失眠多梦、焦虑、急躁易怒、心烦、食欲不振、头晕耳鸣等。①心悸:自觉心悸、心慌,常在紧张、疲劳时加重;②呼吸困难:胸闷、呼吸不畅,常感空气不足需打开窗户,或要求吸氧,常做深呼吸或叹息样呼吸以缓解症状;③心前区痛:部位不固定,多为心前区,疼痛发作与劳力活动无关,多数在静息状态时发生;疼痛性质被描述为针刺样、牵扯样或刀割样;持续时间长短不一,一般较长,但含服硝酸甘油不能缓解疼痛;④自主神经功能紊乱症状:多汗、手足发凉、双手震颤、尿频、大便次数增多或便秘等。体格检测缺乏有重要意义的阳性体征;可有心率快,心音增强,可有短促收缩杂音或期前收缩,血压轻度升高,腱反射较活跃。心脏 X 线、心电超声检查、心电图等客观检查无明显异常。心电图检查大致正常或有非特异性 ST–T 波改变,可有窦性心动过速、窦性心律不齐、房性或室性期前收缩。

(二)治疗

推荐处方 1

治法 宽胸理气,宁心安神。

穴方 四神聪、膻中、心俞、厥阴俞、巨阙、神门、内关。失眠加印堂、安眠;头痛、头晕加百会、风池。

操作 ①毫针刺:膻中向下平刺;巨阙向下斜刺 0.5～1 寸,不可深刺,以免伤及肝脏;余穴常规操作;②结合电针、灸法及刺络拔罐:毫针刺基础上,内关、神门可接电针,疏密波刺激 20 分钟;膻中可单用隔姜灸 3～5 壮,或针后加灸;厥阴俞、心俞可加刺络拔罐。

推荐处方 2

耳穴方 心、神门、交感、皮质下、内分泌。每次选 2～3 穴,交替使用,毫针刺每日或隔日 1 次。

推荐处方 3

皮内针方 心俞、厥阴俞、膻中、巨阙。皮肤消毒,将颗粒式皮内针平行或微斜刺入穴位皮下 0.5～1cm,使针刺的方向与经脉循行方向呈十字交叉状,然后用小块胶布固定于皮肤上,埋针 3 天。局部不得沾水,3 天后取出再次埋针。每天按压施针部位 3 次,每次 2 分钟左右,使局部产生微痛感为宜。

(三)按语

(1)针灸治疗本病具有较好疗效,临床可配合胸背部按摩,或指导患者自我拍打对治疗有一定的帮助。患者坚持力所能及的体力劳动,避免过度紧张,不宜从事长时间高度紧张的工作。鼓励患者进行适度体育锻炼,如六字诀、太极拳等,以增强体质,提高身心素质。

(2)西医学认为,心脏神经官能症的病因主要是由于中枢神经功能失调,影响自主神经功能,造成心脏血管功能异常,血管系统受神经和内分泌系统的调节,其中自主神经系统的调节起主导作用,通过交感神经和迷走神经相互拮抗又相互协调的作用来调节心血管系统的正常活动。由于各种刺激导致大脑皮质兴奋与抑制过程产生障碍,中枢神经功能失调,自主神经功能紊乱,造成交感神经张力过高,从而导致心血管功能异常。因此,在治疗上可用调节神经药、小剂量镇静药、β 受体阻滞剂减轻症状。

第八节　神经性呕吐

神经性呕吐又称心因性呕吐。临床表现为反复餐后呕吐，严重时可呈喷射状，一般无恶心，呕吐亦不费力气，呕吐量多少不等，特点是不影响食欲和体重，不呕吐时依然活跃如常，体检和辅助检查，没有任何器质性疾病的表现。

本病属中医呕吐范畴，认为系肝失疏泄，脾胃虚弱，导致胃失和降，胃气上逆，出现以胃内容物从口吐出为主要临床表现的病证。

（一）辨病

呕吐发作与精神刺激密切相关，以反复发生于进食后的立即呕吐（自发的或故意诱发的），不费力，无明显恶心感，每次吐出量不多，呕吐物为刚吃进的食物糜，吐毕又可进食；虽长期反复发作而营养状况不受影响，临床上体重减轻不显著（体重保持在正常平均体重值的 80% 以上）；无害怕发胖和减轻体重的想法；无导致呕吐的神经和躯体疾病，没有其他癔症症状；呕吐几乎每天发生，并至少持续一个月；各种检查无器质性病变。

（二）治疗

推荐处方 1

治法　调神和胃，降逆止呕。

穴方　百会、中脘、胃俞、内关、神门、足三里。

操作　诸穴均常规刺；虚寒证明显者可行艾灸、隔姜灸或温针灸；呕吐甚者可每日治疗 2 次。

推荐处方 2

耳穴方　胃、皮质下、神门。毫针浅刺留针 30～60 分钟，可带电针，密波；每日 1～2 次，或用王不留行籽贴压，2～3 日更换 1 次。

（三）按语

神经性呕吐由于呕吐量不大，吐后即可进食，不影响食欲和食量，因此多数患者无明显的营养不良表现，因此，本病对健康影响不大，预后良好。由于本类患者具有多种复杂的心理特征,因此,针对与呕吐有关的心理因素进行解释、疏导,给予一定的心理治疗。在食后吐前进行针刺,同时配合深吸气和深呼气,除有效的分散患者注意力外,更能调节机体自主神经所支配的胃肠平滑肌的蠕动,同时要让患者树立起战胜疾病的信心,发挥主观能动性,积极配合治疗。治疗期间应保持心情舒畅、乐观开朗;保证充足的睡眠,避免过度疲劳,积极锻炼身体。

第九节　男性性功能障碍

性功能障碍是指各种原因所导致的性功能异常,临床常见类型有性欲减退、阳痿、早泄、勃起异常、性高潮缺乏、阴道痉挛、性交痛等。西医学认为,性功能障碍可分为大脑皮质功能紊乱、脊髓中枢功能紊乱和器质性病变所致三类。大脑皮质功能紊乱多由于强烈的精神刺激、脑力劳动过度引起,从而抑制大脑皮质,使性的兴奋减弱,对性交产生恐惧,是引起阳痿的主要原因。脊髓中枢功能紊乱,以长期性交过频,性兴奋达不到射精阶段,以及性交中断、性交延长、手淫等,造成脊髓中枢负担过重,从兴奋增强转变为功能衰退。器质性病变多由于生殖器缺陷、慢性炎症,以及内分泌系统器质性病变或中枢肿瘤损伤等因素所致。非器质性性功能障碍是一组与心理社会因素密切相关的性功能障碍,是临床常见类型。本节主要论述临床常见的男性非器质性性功能障碍,即阳痿、早泄。

西医学称阳痿为阴茎勃起障碍,是男性性功能障碍最常见的一种类型,是指成年男性在性活动的场合下有性欲,但难以产生或维持满意的性交所需要的阴茎勃起或勃起不充分或历时短暂,以致不能插入阴道完成性交过程。阴茎勃起受下丘脑性中枢调控和勃起的外周调控,勃起的基础是阴茎动脉和其海绵体小梁的舒张。临床上导致勃起障碍的常见因素包括年龄增长、躯体疾病、精神心理因素、用药以及不良生活习惯(过度劳累、吸烟、酗酒等)、外伤、手术及其他医源因素。80%以上的勃起障碍都有一定的器质性病因存在。本病严重影响日常生活和夫妻感情,给患者带来极大的痛苦。临床上有多种分类方法,如根据有无器质性病变可分为心因性、器质性;根据阳痿发生的特点可分为原发性、继发性及境遇性;从未在性交时勃起者称为原发性阳痿;曾经有比较好的性功能,但后期出现的阳痿,称为继发性阳痿;仅在某种特定情况下出现的勃起障碍称为境遇性阳痿。

中医学认为,阳痿是指成年男子性交时,由于阴茎痿软不举,或举而不坚,或坚而不久,无法进行正常性生活的病证。病因有劳伤久病,饮食不节,七情所伤,外邪侵袭等。先天不足或恣情纵欲,自慰、房事过度,或早婚,均可导致精气虚损,命门火衰,宗筋不振;或过于劳累、疲惫,久病伤及脾胃,或高度紧张损伤心脾,气血化源不足,宗筋失养;或情志不遂,肝失疏泄,宗筋所聚无能;或房事之中卒受惊恐,伤及心肾,气机逆乱,气血不达宗筋;饮食不节,嗜食肥甘,湿热内生,下注肝肾,阻滞经络,气血不荣宗筋;久居湿地或湿热外侵,蕴结肝经,下注宗筋,或寒湿伤阳,阳为阴遏等,均可导致阳痿。基本病机为肝、肾、心、脾受损,气血阴阳亏虚,宗筋失荣;或肝郁湿阻,经络阻滞,宗筋失用所致。

早泄是指持续地发生性交时,射精过早导致性交不满意,或阴茎未插入阴道时即射精;一般认为多与心理因素有关,如怀疑自己的性能力、对性生活的错误认识,由于自慰与遗精的心理恐怖如自罪感等;与性伴侣状态和性环境情况以及年龄、性活动过频、劳累体虚等也密切相关。近年发现早泄患者还存在阴茎感觉过敏,或由于包皮阴茎头炎、前列腺炎等疾病诱发。中医学认为多与情志内伤,湿热侵袭,纵欲过度,心肾不交,久病体虚有关。遗精与早泄,由于其病位在肾,基本病机均为肾失封藏,精关不固,因此一并论述。

(一)辨病

1. 阳痿

阳痿以持续或反复不能达到或维持足够阴茎勃起以完成满意性生活为主要临床表现,病程至少超过 3 个月以上,方可诊断为阴茎勃起障碍。全面了解性生活史、既往史和心理社会因素对本病诊断非常重要。临床应首先分清心因性与器质性,并进一步对病因进行分析。

(1)心因性阳痿:指紧张、压力、抑郁、焦虑和夫妻感情不和等精神心理因素所造成的阳痿。通常由患者个性特点、生活经历、应激事件、心理社会因素等相互作用所致,临床检查生殖系统、神经系统、海绵体血管系统等无器质性病变。以在自慰时、睡梦中、早期醒来时等情况下可以出现勃起为特征。夜间阴茎勃起检测可明确诊断。如最常见的境遇性阳痿则与性环境、性伴侣、性行为时的情绪状况、性的创伤经历等心理社会因素有关。

(2)原发性与继发性阳痿:原发性阳痿多与躯体先天解剖结构异常有关或神经系统原发性损害有关,如泌尿生殖器畸形,治疗非常困难。继发性阳痿常与躯体疾病和药物有关,如内分泌失调导致睾酮水平不足,心血管病,神经源性中枢、外周神经疾病或损伤,手术与外伤,肝病,泌尿生殖系统疾病,放射线照射,重金属中毒等,以及服用利尿剂、降压药、镇静药、抗抑郁药等常可导致阳痿,通过了解用药史及停药症状缓解可予鉴别。

2. 早泄

早泄为持续或反复地在阴茎插入前、插入时或插入后短时间受到微弱刺激即发生射精,无法控制,早于本人的意愿。临床上应考虑影响性兴奋持续时间的因素,如年龄、性伴侣的状态或情境的新异性及近期性活动的频度,劳累等因素。

(二)治疗

1. 阳痿

推荐处方1

治法　调理脑神,通络起痿。

穴方　百会、风府、中极、曲骨、次髎、神门、三阴交、太冲。阳虚明显者加命门。惊恐所致者加神庭、志室。

操作　①毫针刺:中极、曲骨针尖向阴器方向斜向下刺,以针感向阴部放散为佳。余穴常规操作;②结合刺络拔罐法、电针法、灸法:次髎可用三棱针点刺出血,加拔火罐,拔出瘀血2~3ml。腹部、背部穴可加电针,用疏波或疏密波交替,刺激20~30分钟。腹部、背部穴及百会可加艾条温和灸30分钟;阳虚命门用大艾炷隔附子饼灸3~7壮,灸至皮肤潮红,全身微微汗出为度。

推荐处方2

穴位注射方　关元、石门、气海、阳痿穴(肾俞上2.5寸,督脉旁开1寸处);偏肾虚者加肾俞、命门;湿热下注者加八髎、阴陵泉。穴位常规消毒后用2ml注射器、6号针头吸取丹参注射液(每毫升相当于生药1.5g)、当归注射液(每毫升相当于生药0.1g),每穴注药0.5ml,隔日1次。

推荐处方3

经验穴芒针深刺法治疗方　代秩边、关元、大赫、肾俞、次髎、大敦。代秩边穴取法:患者侧卧位,伸下腿,屈上腿,上腿腘窝屈曲130°,躯干部稍向前倾斜,以髂前上棘与股骨大转子连线,向后(背侧)划一等边三角形,三角形另外两边相交处即为本穴。以5寸芒针,针身向腹侧倾斜10°刺入,针感即可达会阴及阴茎,捻转刺激后不留针。关元、大赫进针1.5~2寸,得气后使针感传至阴茎;次髎须刺入骶孔,进针2.5~3寸,使针感传至会阴及阴茎。余穴常规操作。

推荐处方4

三阴交埋针法治疗方　患者仰卧,穴位常规消毒,用左手拇指压着患者会阴,嘱其尽力吸气收肛,注意力集中在龟头上,右手持止血钳夹皮内针,从三阴交向上刺入,旋转揉动使有针感(左右两侧均埋),胶布固定,按压会阴约5分钟。埋针时间为3天,休息3天后再埋。

推荐处方5

穴位埋线方　肾俞、关元、中极、三阴交。每次选1~3穴,埋入0号医用羊肠线。每月1~2次。

推荐处方6

皮肤针方　颈项及腰骶部夹脊穴,配合刺激下腹部、腹股沟和阴茎根部。一般用轻度

刺激或中等度刺激（阴茎根部可用重度刺激），以局部皮肤出现红晕为度。

2. 早泄

推荐处方 1

治法 固摄精宫，安神定志。

穴方 关元、气海、肾俞、神庭、神门。

操作 ①毫针刺：气海、关元等下腹部穴位，针尖斜向下 1～1.5 寸，使针感向会阴部传导；②结合灸法：虚证者关元、气海、肾俞等针刺得气后，行艾灸或温针灸。

推荐处方 2

穴位敷贴法 神阙。露蜂房、白芷各 10g，研末，醋调成饼，临睡前敷神阙穴，胶布固定，次晨取下，每日 1 次。

（三）按语

（1）针灸治疗阳痿以心因性、功能性为主，有一定疗效，收到疗效后，仍要注意节制房事。对于继发性阳痿，以治疗原发病为主。夫妻按摩对治疗本病有相当好的疗效。在性生活中，男方要消除紧张心理，克服悲观情绪，树立信心。

（2）针灸治疗功能性早泄可获得满意疗效，在治疗的同时应消除患者的思想顾虑，摒弃恐惧感。对于器质性疾病应同时治疗原发病。节制性欲，禁看淫秽书刊和黄色录像。睡眠养成侧卧习惯，被褥不宜过厚，衬裤不宜过紧。早泄患者应克服心理因素，性交时可带避孕套或阴茎局部喷涂利多卡因等以延长射精潜伏期。

CHAPTER NINE 第九章

消化系统病症

第一节 口咽部病症

一、牙痛

牙痛是口腔疾患中最常见的症状。西医学中的根尖周炎、龋齿、牙周炎、冠周炎、牙髓炎及牙本质过敏等均可引起牙痛。本节主要论述根尖周炎、牙周病常见的类型。牙痛可因冷、热、酸、甜等刺激而发作或加重,可伴有牙龈红肿、牙龈出血、牙齿松动、咀嚼困难或有龋齿存在。

牙痛属于中医学"骨槽风"、"牙宣"、"牙咬痛"等范畴,认为本病多由火所引起,手足阳明经之循行分别入于上、下齿,肠胃积热,风邪外袭,肾阴不足等皆可引起牙痛。风火即风邪外袭经络,郁而化火,循经上犯而致牙痛;实火为大肠、胃腑积热,火郁阳明,循经上炎,发为牙痛;肾主骨,齿为骨之余,肾阴不足,不能上荣于齿,更合虚火上炎,引起牙痛。

（一）辨病与辨经

1. 辨病

（1）急性根尖周炎:急性根尖周炎是发生于牙根尖周围的局限性炎症,以剧烈的持续性自发痛和叩痛为特征。①病变早期有咬合痛、浮出感和早接触,但初期用力咬紧患牙可暂时缓解疼痛;②病变发展可出现自发性持续性疼痛,患牙浮出和伸长感加重,轻叩患牙和用患牙咀嚼均会引起疼痛。疼痛范围局限,能定位;③急性牙槽脓肿形成后,脓液集中的部位不同,所表现的症状各异,可分为急性根尖脓肿、骨膜下脓肿和黏膜下脓肿。

（2）牙周病:包括牙龈疾病和牙周炎,慢性龈缘炎是指发生于游离龈和龈乳头的慢性炎症,是最为常见的由菌斑所致的牙龈炎,又称边缘性龈炎或单纯性龈炎。青春期龈炎是发生于少年的慢性非特异性牙龈炎,发病与牙菌斑的刺激及青春期性激素水平变化有关,女性稍多。牙周炎是由牙龈炎症扩展、波及深部的牙周组织,造成支持组织破坏的疾病,慢性牙周炎为其最常见的类型。

1）牙龈病:慢性龈缘炎,龈沟加深,但结合上皮附着位置不变,无附着丧失,这是与早期牙周炎区别的主要点；有的患者牙龈表面无明显红肿，但探牙龈沟后有出血，严重者可溢脓或有异味，本病一般无自发出血，应与某些可引起自发出血的血液病或急性坏死溃疡病牙龈炎相鉴别；少数患者因食物嵌塞或不适当的剔牙引起急性龈乳头炎时，可有明显的自发痛和遇冷热刺激痛，此时应仔细检查，以免误诊为牙髓炎。

2）青春期龈炎：青春期少年，男女均可发生。局部与刺激因素，但无特殊服药史；主要见于前牙龈乳头，以发红、肿胀等炎症表现为主；青春期过后，病变可有所减轻，但若局部刺激不解除，则病变不会消退。

3）慢性牙周炎：探诊深度大于 3 毫米，有附着丧失大于 1 毫米；牙周袋表面牙龈有红肿或探诊后有出血。X 线片显示牙槽高度降低。

2. 辨经

足阳明胃经入上齿中，手阳明经入下齿中，因此，上牙痛归属足阳明经病证，下齿痛属手阳明经病证。

（二）治疗

治法 清热泻火，通络止痛。

穴方 颊车、下关、合谷、内庭。火盛者加耳尖、少商或商阳。上牙痛加历兑，下牙痛加二间、曲池。

操作 毫针常规刺，远端穴合谷、内庭持续行针 1～3 分钟，做强刺激手法。颊车、下关，合谷、二间等可带电针，密波，强刺激 20 分钟。耳尖、少商、商阳、内庭可点刺出血。

（三）按语

针灸治疗牙痛有较好的即刻止痛效果，相对而言针灸治疗实证牙痛要优于虚证牙痛，尤其在牙痛的初期，病情较轻时效果更好。但对于牙及牙周严重的疾病，如龋齿、慢性牙周炎等只能暂时止痛，牙痛的发生原因很多，应针对不同的原发病进行专科治疗。注意口腔卫生，避免过度的硬物咀嚼和冷、热、酸、甜等刺激。临床应注意与三叉神经痛相鉴别。在选穴上合谷为首选和必选的穴位，临床也证实合谷有很好的止牙痛即刻效应，另外颊车、少商、商阳、内庭等也为主要选用的穴位。青壮年要比老年人疗效好。对于上火的牙痛，耳尖刺络放血的量亦与临床疗效密切相关，放血的量大，消炎止痛的作用就好，效果就佳，病程亦可缩短，一般耳穴、内庭放血以多出血为佳。

二、咽炎

咽炎是各种因素导致的咽部非特异性炎症，临床上分为急性和慢性两类。急性咽炎是各种微生物感染咽部而导致的咽黏膜、黏膜下组织的急性炎症，多累及咽部淋巴组织，可单独发病，也常为上呼吸道感染的一部分，可继发于急性鼻炎、急性扁桃体炎、喉炎等，或为某些疾病的前驱症状；炎症早期可局限，随病情进展常可涉及整个咽腔，以秋冬及冬春之交较常见。慢性咽炎多为急性咽炎反复发作、各种呼吸道慢性炎症及烟酒、粉尘、辛辣等刺激所致。

急、慢性咽炎及某些全身性疾病在咽部的表现,可归属于中医学的喉痹范畴。喉痹是以咽部红肿疼痛,或干燥、异物感、咽痒不适,吞咽不利等为主要表现的一类咽部病证,又称咽痹、咽喉肿痛等。中医学认为,喉痹多由外感风热或风寒,或肺胃积热,或虚火上炎等因素所致。咽接食管,通于胃;肾经、任脉上循喉咙,结于廉泉;咽喉属于肺系;如外感病邪,侵袭咽部;或肺、胃郁热循经上扰,蕴结于咽,而致咽喉肿痛,属实热证;如体虚、劳累、久病,肺肾阴虚,不能上润咽喉,虚火上炎,灼于咽部,亦可致咽痛,属阴虚证。本病病位在咽,涉及肺、胃、肾等脏腑。

（一）辨病

当患者以咽部不适或疼痛为主症时可诊断为中医的喉痹,如果咽部肿痛明显者也可诊断为咽喉肿痛。临床应进一步分清常见的相关疾病,如急性咽炎与慢性咽炎。

（1）急性咽炎:起病急,初起时咽部干燥、灼热;继而疼痛,吞咽唾液时咽痛往往比进食时更为明显;可伴发热、头痛、食欲不振和四肢酸痛等全身症状;侵及喉部,可伴声嘶和咳嗽。若无并发症,一般1周内可愈。咽部检查可见黏膜呈弥漫性充血、肿胀,咽后壁淋巴滤泡隆起,下颌下淋巴结肿大、压痛。

（2）慢性咽炎:发病缓慢,一般无明显全身症状,咽部异物感、痒、灼热、干燥感或微痛感;常有黏稠分泌物附着于咽后壁,使患者晨起时出现频繁的刺激性咳嗽,伴恶心;在说话稍多、食用刺激性食物后、疲劳时加重。①单纯性咽炎:黏膜充血、血管扩张,咽后壁有散在的淋巴滤泡;②肥厚性咽炎:黏膜充血增厚,咽后壁淋巴滤泡显著增生;③萎缩性与干燥性咽炎:临床少见,黏膜干燥,或萎缩变薄明显,色苍白发亮,常附有黏稠分泌物或带臭味的黄褐色痂皮。

（二）治疗

1.急性咽炎（咽喉肿痛）

推荐处方1

治法　清热泻火,利咽止痛。

穴方　廉泉、阿是穴、天突、少商、关冲、内庭。口苦咽干、牙龈红肿加侠溪、曲池;发热甚者加耳尖、曲池。

操作　阿是穴在咽喉壁红肿处选穴,用粗长毫针于局部黏膜浅表点刺5～6次,出血少许;用短毫针点刺少商、关冲出血。对于热盛者,耳尖可点刺出血。

推荐处方2

三棱针方　少阳、商阳、耳背静脉。用三棱针点刺出血。

2.慢性咽炎

治法　活血化瘀,利咽通痹。

穴方　廉泉、阿是穴、天突、太溪、照海、列缺。咽干重者加太溪、金津、玉液。

操作　毫针刺。阿是穴在咽后壁上选几个点,用长毫针轻轻点刺5～6次;金津、玉液用毫针点刺。

(三)按语

(1)急性咽炎可治愈,针灸尤其是刺络放血对于急性咽炎有较好的疗效。慢性咽炎多见成年人,病程长,易复发,症状顽固,较难治愈,针灸也可明显改善症状。

(2)治疗期间应忌食辛辣等刺激性食物,注意休息。应积极治疗邻近器官的疾病以防诱发本病。

三、咽神经运动性及感觉性障碍

咽的神经支配来自咽丛,咽丛由迷走神经、舌咽、副神经及颈交感干的分支等诸多神经构成,有运动神经和感觉神经。因此,咽的神经障碍往往是感觉性和运动性障碍二者混合出现。

1.运动性障碍

咽部的运动性神经障碍主要分为瘫痪和痉挛两种,前者包括软腭瘫痪、咽缩肌瘫痪,后者为咽肌痉挛。软腭瘫痪的病因分为中枢性或周围性两类,可以单独或合并其他神经瘫痪出现。中枢病变引起者,常见于各种原因引起的延髓病变,常伴有同侧的唇、舌和喉肌瘫痪。周围性病变者以多发性神经炎较多见,故常伴有感觉性障碍,多见于白喉之后。颈静脉孔附近的病变,如原发性肿瘤、血肿的压迫等引起的软腭瘫痪,常合并出现第Ⅳ、Ⅴ、Ⅵ等对脑神经的麻痹。

咽肌痉挛病因大多和软腭瘫痪相同,节律性咽肌痉挛大多原因不明,慢性咽炎、长期烟酒过度、鼻分泌物长期刺激咽部及外界理化因素刺激等均可引发咽肌痉挛,且咽肌痉挛可为咽肌瘫痪的先兆。强直性咽肌痉挛较少见,常发生于狂犬病、破伤风和癔症等疾病。咽肌痉挛在阵挛发作时,患者及旁人常可明显听到"咯咯"的肌肉收缩声。

2.感觉性障碍

咽部感觉性障碍多为全身其他疾病引起,且常与运动性障碍同时出现。若单独出现,多为功能性障碍。发生原因可分为中枢性和周围性病变。中枢性病变,多因脑干和延髓病变引起,周围性病变可由颈静脉孔周围病变累及第Ⅸ、Ⅹ、Ⅺ对脑神经而引起,也可由流感或白喉后神经炎所致。

本类病属于中医学声嘶、吞咽困难、呛食喉风等范畴,中医学认为,各种因素如瘀血、痰饮、肿瘤或外邪、疫毒等,内外邪毒客于经脉,经气失畅,咽隘络脉痹阻,或咽部肌膜失约,导致上述咽部疾病。

(一)辨病

1.运动性障碍

(1)软腭瘫痪:单侧瘫痪可无临床症状,双侧者症状明显。由于软腭不能上举,鼻咽不能闭合,患者说话呈开放性鼻音,言语及歌唱咬音不准;吞咽时食物易反流到鼻腔,偶可经咽鼓管进入中耳;患者不能做吸吮、吹口哨或鼓腮等动作。检查可见:若一侧软腭瘫痪,则悬雍垂偏向健侧,发声时悬雍垂和软腭向健侧移动,患侧不能上举;若两侧瘫痪,则软腭松弛下垂,不能做动作。若影响咽鼓管功能,可出现中耳的症状和体征。

(2)咽缩肌瘫痪:单侧肌瘫痪可见吞咽不畅,梗阻感,尤以进食流质饮食为著,易发生咳呛。双侧肌瘫痪者可见明显的吞咽困难,甚至完全不能吞咽。该病初起进食流质困难,但固体食物则能吞咽。若合并喉部运动或运动障碍,则易将食物误食入下呼吸道。检查可见:单侧肌瘫痪时患侧咽后壁如幕布样下垂,并拉向健侧;双侧肌瘫痪时咽后壁皱襞消失,咽反射消失。

(3)咽肌痉挛:分为强直性和节律性咽肌痉挛。①强直性咽肌痉挛:患者有吞咽障碍、咽喉不适、反复作呕和局部痛感等症状,严重者出现牙关紧闭、张口困难等。②节律性咽肌痉挛:常在患者不知不觉中出现,软腭和咽肌发生规律或不规律的收缩运动,甚至可达60～100次/分,与脉搏、呼吸无关;入睡后或麻醉时,也不能停止。常规咽、喉部检查不易发现,X线吞钡透视或可发现因痉挛引起的吞咽困难;喉镜或食管镜检查可排除器质性病变引起的阻塞。

2.感觉性障碍

(1)咽感觉减退或缺失:口咽部感觉减退,患者多无明显症状;如感觉完全丧失,患者咬破舌头或颊结膜而无痛觉,故常伴有口腔黏膜糜烂。若累及喉咽或喉部,进食或饮水时常被误咽入气管,引起反呛和咳嗽。用压舌板试触腭弓、咽后壁,咽反射明显减退或消失。

(2)舌咽神经痛:一侧咽部、舌根部及扁桃体区域发作性疼痛,为针刺样剧痛,可放射到同侧舌和耳深部,持续数秒至数十秒,伴唾液分泌增加。说话、吞咽、触摸患侧咽壁及下颌角均可诱发,丁卡因麻醉咽部可减轻或制止发作有助于诊断。

(3)咽异感:患者自觉咽部或颈部中线有异物阻塞、烧灼感、痒感、紧迫感、黏着感等。位置常在咽中线上或偏于一侧,多在环状软骨或甲状软骨水平,其次在胸骨上区,较少在舌骨水平,吞咽饮食无碍。病程较长的患者常伴焦虑、急躁、紧张等精神症状,其中以恐癌症较多。咽部检查、邻近器官检查、必要的全身检查及喉镜、食管镜等有助于明确病因。

(二)治疗

治法　疏调气血,通咽利窍。

穴方　廉泉、天突、人迎、阿是穴、颈夹脊、风池、列缺。软腭瘫痪中枢性加天柱、风府,周围性加少商、曲池;咽缩肌瘫痪加照海、合谷;咽肌痉挛加太冲、合谷;舌咽神经痛加翳风、天容、太溪;咽感觉减退加扶突、通里;咽异感加通里、神门。焦虑急躁、紧张加百会、印堂、风府;张口困难加颊车、地仓。

操作　①毫针刺:廉泉、风池均向舌根咽喉方向深刺 2～3 寸,用轻柔的捻转提插手法,使咽部产生酸胀感。阿是穴依不同病而选,软腭瘫痪选软腭部,咽异感或感觉减退可选咽后壁部、环状软骨或甲状软骨旁,用长毫针点刺 3～5 次。余穴常规操作;②结合电针法:毫针刺基础上,廉泉、天突,风池、颈夹脊,分别接电针,咽部肌肉瘫痪者用疏波,痉挛者用密波,刺激 20～30 分钟。

(三)按语

(1)针灸治疗咽部神经性运动、感觉障碍有一定效果。但需请相关科室协助诊断,对于病因明确者,必须及时治疗原发病。如果患者病情严重,在针灸治疗的同时,选用相关西药治疗。

(2)戒烟酒,避免食用辛辣等刺激性食物;吞咽易呛咳者,应细嚼慢咽,少进食流质饮食。

第二节　胃部病症

一、呃逆

呃逆以胃中之气上冲喉间,呃呃连声,声短而频,不能自制为特征,古称"哕",又称"哕逆",俗称打嗝。中医学认为,呃逆一证有虚实寒热之异。实者多气痰火郁所致,虚者有脾肾阳虚和胃阴不足之别,《景岳全书》指出:"因其呃呃连声,故今人以呃逆名之……呃逆之大要,亦为三者而已,一曰寒呃,二曰热呃,三曰虚脱之呃"。常因饮食不节、情志不遂或正气亏虚而引起,胃失和降,气逆动膈是呃逆发生的主要病机。

西医学称之为膈肌痉挛,膈肌局部、膈神经或迷走神经受刺激皆可引起胃内气体上冲喉间而出现呃逆,可单独发生,亦见于其他疾病当中。自限性呃逆见于健康人群,男性多于女性,常因进食、气温变化、情志因素等引起;持续性呃逆是指呃逆持续或反复发作达一周以上,患者多有器质性疾病基础,如胃扩张、胃肿瘤、肝炎、胆囊炎等,自行缓解者少见。现已发现至少有100种以上疾病可导致反复或持续性呃逆。

(一)辨病

以喉间呃呃连声,声短而频,不能自制为主症,可诊断为中医的呃逆。本病多呈阵发性,每分钟数次,甚至10～20余次,间歇片刻又可再度发作。发作时,下胸突然收缩,腹外突,X线可见膈肌阵发性由上凸位变为平坦,多发生在吸气或呼气中期。若膈肌发生极快而有节奏的收缩,每分钟可达100～300次,称为膈肌扑动,此时患者常有气紧、胸痛之感。临床应明确是非器质性还是器质性呃逆,器质性呃逆一般可找到明确的疾病;非器质性要分析引起呃逆的原因。

根据病因可将呃逆分为器质性与非器质性两类,器质性又包括中枢性和周围性呃逆。

1. 非器质性呃逆

吸入冷空气、吞咽过猛、冷饮冷食,各种原因引起的胃扩张;大笑、体位改变,膈肌或肋间肌承受压力骤然改变;自主神经功能紊乱、癔证发作、神经质或精神过度紧张。

2. 器质性呃逆

①中枢性呃逆:由疾病累及第五颈髓以上的脑脊髓引起,包括颅内压增高、脑脊髓炎症、内源性或外源性毒素刺激、脑血管和循环障碍、癫痫、耳部异物;②周围性呃逆:颈胸部病变刺激相关周围神经,包括颈部疾病、纵隔疾病、心血管疾病、肺部疾病。横膈直接刺激所致反射性呃逆,腹部疾病、严重维生素缺乏症、痛风等。

(二)治疗

推荐处方1

治法　理气和胃,降逆止呃。

穴方　天突、膈俞、膻中、中脘、内关、足三里。

操作　①毫针刺:天突先直刺0.2~0.3寸,再将针尖朝下,沿胸骨柄后缘刺入1~1.5寸;膻中向下平刺0.3~0.5寸;内关用快速捻转法,强刺激。行针时嘱患者配合深呼吸。余穴常规操作;②结合电针、灸法等:毫针刺基础上,可在双侧内关、足三里加用电针,每对电极同侧连接,用密波或疏密波交替,每次20分钟。寒证或阳虚明显者膻中、膈俞加艾条温和灸。

推荐处方2

颈夹脊、扶突为主治疗方　颈夹脊、扶突、天突、攒竹、中脘、内关。由于膈神经自第3~5颈髓后根神经节接受感觉神经纤维,迷走神经可传递呃逆刺激,扶突下有迷走神经通过,因此选颈夹脊及扶突为主穴。颈夹脊针尖向脊柱方向斜刺,扶突直刺,均行快速提插法;天突先直刺0.2~0.3寸,再将针尖朝下,沿胸骨柄后缘刺入1~1.5寸;攒竹可针刺或行指压法。颈夹脊可用电针,以同侧夹脊穴分别接正负极,勿交叉接电针。

推荐处方3

调神结合头针经验穴治疗方　内关、水沟、三阴交、太冲,头针经验穴"膈区"(位于胸腔区与胃区中间,自发际向上引2~3cm长的直线)。水沟单向捻转使之滞针,用雀啄泻法。头针"膈区",沿穴区由下向上进针2~3cm,以200次/分钟的频率捻转,持续0.5~1分钟,而后接电针,用连续波,频率3Hz,30分钟。每日2次。用于顽固性呃逆。

推荐处方4

指压方　攒竹。医者用双拇指按压,力量由轻至重,使患者产生明显酸胀痛感,逐渐增加强度,刺激量以患者能忍受为度,同时让患者做深呼吸,按压可随患者呼吸一轻一重有节律的调节力度,持续操作3~5分钟;或以手指持续按压眼球,以呃逆立即停止为佳。

推荐处方5

穴位注射法　内关、足三里。用甲氧氯普胺(胃复安)注射液2ml(20mg),或山莨菪碱注射液2ml(1mg),或盐酸氯丙嗪注射液25mg,分等量注入两侧穴位。多用于顽固性呃逆。

推荐处方6

高位颈节为主方　高位颈节(颈1-3)夹脊及其在颈背部感觉神经的分布野内的穴位、胃俞、膈俞、内关、足三里。毫针刺,或电针,或刺络拔罐。

(三)按语

(1)健康人也可发生一过性呃逆,多与饮食有关,特别是饮食过快、过饱,摄入很热或冷的食物饮料、饮酒等,外界温度变化和过度吸烟亦可引起。呃逆频繁或持续24小时以上,称为难治性呃逆,多发生于某些疾病。

(2)针灸治疗非器质性呃逆效果好,对器质性病变引起的呃逆也有一定的疗效,但应同时积极治疗原发病。年老体弱及重病、久病者见持续性呃逆,为胃气将绝的表现,预后较差。尤其是中风患者出现呃逆时,常是上消化道应激性溃疡出血的前兆。

二、胃痛

胃痛是以上腹胃脘部近心窝处疼痛为主症的病证,又称胃脘痛,古人统称"心痛",但与"真心痛"有显著区别。中医学认为,胃痛的病因主要有寒邪犯胃、饮食伤胃、情志不畅和脾胃素虚等,病位在胃,与肝、脾关系密切。病机分为虚实两端,实证为寒凝、食滞、气郁、血瘀,致胃气阻滞,不通则痛;虚证为中焦阳虚、抑或阴亏,胃腑失于温煦或濡养,不荣则痛。

胃痛作为一种症状可见于多种西医学疾病,如胃痉挛、胃神经症、慢性胃炎、消化性溃疡等。西医学认为,各种原因导致胃黏膜刺激、受损或胃平滑肌痉挛者,均可引起胃痛症状。

(一)辨病

以上腹胃脘部疼痛为主症,临床上应对有关疾病进行鉴别。相关疾病的确诊主要根据胃镜、X线钡餐检查,幽门螺杆菌检测则有助于慢性胃炎及消化性溃疡的病因诊断。

1.胃痉挛

以急性发作、胃痛剧烈为特点。①单纯性胃痉挛,有进食大量生冷食物或腹部受寒病史,也可在强烈的情绪变化后突然发作;②继发性胃痉挛,有明确的原发疾患,如胃炎、胃溃疡、胃癌等病。

2.胃神经症

①临床上常以持续或反复上腹部疼痛或不适、反酸、嗳气、厌食、饱胀、呕吐,并伴有失眠、焦虑、健忘等全身症状为主要表现;②精神因素为本病发生的主要诱因;③各种化验、检查均无异常,排除可解释症状的器质性疾病。

3.慢性胃炎

①缺乏特异性症状,疼痛无节律性,一般以食后为重,常伴食欲不振、饱胀、嗳气、泛

酸、恶心等消化不良症状;②根据胃镜及组织学病理检查,分为浅表性胃炎和萎缩性胃炎。

4.消化性溃疡

①慢性病程、周期性发作、节律性上腹疼痛为其特点,上腹痛可为进食或抗酸药所缓解;②胃溃疡疼痛多在餐后1小时发生,经1~2小时后逐渐缓解,至下次进食后再重复上述节律;十二指肠溃疡疼痛多在两餐之间发生(饥饿痛),持续不减至下餐进食后缓解,部分患者疼痛还会在午夜发生(夜间痛)。

(二)治疗

推荐处方1

治法 和胃止痛。

穴方 中脘、内关、足三里。急性胃痉挛痛甚加梁丘;胃神经症加神门、百会。

操作 ①毫针刺:胃痛发作时,先针远端穴,提插捻转行较强刺激,持续运针1~3分钟,每隔5分钟行针1次;足三里、梁丘直刺得气后向上斜刺行针,以针感上传至腹部、胃部为佳;再针局部穴,平补平泻,刺激不宜过强。余穴常规操作;②结合灸法、拔罐法:脾胃虚寒及寒邪客胃者中脘、足三里可用温针灸,或用艾炷隔姜灸,每穴3~5壮。可加拔罐,留罐10~15分钟,起罐休息3~5分钟后,可再次重复操作。

推荐处方2

高位颈节为主方 高位颈节(颈$_{1~3}$)夹脊及其在颈背部感觉神经的分布野内的穴位、耳郭内迷走神经分支区、胸$_{10}$~腰$_2$部夹脊穴、胃俞、内关、足三里。毫针刺,或电针,或刺络拔罐。

推荐处方3

耳穴方 胃、十二指肠、肝、脾、神门、交感。疼痛剧烈时毫针刺以强刺激,双耳并用;痛缓时宜轻刺激,或用揿针埋藏或压丸法,两耳交替。

推荐处方4

穴位注射方 足三里、胃俞、脾俞、肝俞。每次2穴或一侧穴位,交替进行。用黄芪注射液及复方当归或丹参注射液,背俞穴各注入2.5ml,足三里注入3ml。每周3次。适用于慢性胃炎、消化性溃疡。

推荐处方5

穴位埋线法 中脘、足三里、胃俞、脾俞。用一次性无菌埋线针,将0~1号铬制羊肠线1~2cm,埋入穴位皮下,2周1次。适用于慢性胃炎、消化性溃疡。

(三)按语

(1)针灸对胃脘疼痛以及伴随的上腹胀满不适、嗳气、恶心等症状有明显改善作用。其疗效与发病原因、类型等密切相关。单纯性胃痉挛针灸疗效优越,多可立即见效而痊愈;由胃肠器质性病变所引起者,也有良好的缓痛效果,但应积极治疗原发病。慢性浅表性胃炎的针灸疗效优于萎缩性胃炎;消化性溃疡,病程迁延,易于复发,针灸能有效缓解其临床症状,调节胃酸分泌,利于溃疡愈合。但要根治引起慢性胃炎和溃疡的幽门螺杆菌,必须针药结合,综合治疗。溃疡病出血、穿孔等重症时,应及时采取相应的急救措施。

(2)胃痛注意与肝胆病疾患、胰腺炎及心血管系统疾病相鉴别。饮食和情志因素是胃痛发生或加重的重要原因,故当注重调摄。

三、胃缓

胃缓多指胃腑弛纵不收或胃体下垂,排空延缓,从而出现脘腹痞满,食少易饱,嗳气不舒等临床症状的病证。中医学认为,胃缓的发生多因长期饮食失节,或七情内伤,或劳倦过度所致,基本病机为脾胃失和,中气下陷,升降失常。病位主要在胃,与脾关系密切,病性以虚为本,并可因虚致实,兼见气滞、痰饮等邪,呈现虚实夹杂之候。

根据其病理特征及临床表现,西医学的胃下垂、胃轻瘫综合征可归属中医学的胃缓范畴。胃下垂的发生多是由于膈肌悬吊力不足,肝胃、膈胃韧带功能减退而松弛,腹腔压力降低及腹肌松弛等因素,加上体形或体质等因素,使胃呈 – 基底低张的鱼钩状,即为胃下垂所见的无张力型胃。胃轻瘫综合征是指以胃排空延缓为特征的临床症状群,是各种因素引起的胃运动障碍;根据病因可分为原发性和继发性两类,原发性又称特发性胃轻瘫,病因不明,多发于年轻女性;继发性常见于糖尿病、胃手术后等。根据起病缓急及病程长短可分为急、慢性两种。临床上慢性多见,症状持续或反复发作常达数月甚至数年。

(一)辨病

以胃腑弛纵(运动减弱)或胃体下垂为主症,常伴脘腹痞满,嗳气不舒,食少易饱等,可诊断为中医学的胃缓。临床常见于胃轻瘫与胃下垂。

(1)胃下垂:①站立位,胃的下缘(胃大弯)降至盆腔,胃小弯(弧线最低点)低于两髂嵴水平连线以下,X线检查可确诊;②上腹不适,多在餐后、站立及劳累后加重,易饱胀、厌食、恶心、嗳气、便秘等;③根据下垂程度分为Ⅰ、Ⅱ、Ⅲ度。一般以小弯切迹低于两髂嵴连线水平 1~5cm 为轻度,6~10cm 为中度,11cm 以上为重度。

(2)胃轻瘫综合征:①以胃排空延缓为特征的一组症状,临床表现为早饱、上腹胀满、恶心、呕吐、嗳气或上腹痛等;②相关检查未发现上消化道或上腹部有器质性病变;③胃排空试验以胃内测压或胃电图检查可予确诊。

(二)治疗

推荐处方1

治法 健脾和胃,益气升阳。

穴方 中脘、下脘、脾俞、胃俞、足三里。痞满、恶心加内关、公孙。

操作 ①毫针刺:中脘透刺下脘,行针后使上腹部有胀闷沉重感,或捻转360°,与皮肤呈 45°角缓慢上提，令上腹部有收缩上提感；足三里向上斜刺，促使酸胀感上传；②结合电针、灸法及拔罐法等：在上述毫针刺基础上，腹部穴可用电针，疏波或疏密波交替，强度以患者腹肌出现收缩且能耐受为度，持续刺激 20 ~ 30 分钟；腹部、背部宜用艾条灸，温针灸或隔姜灸法，可加拔罐法。

推荐处方 2

芒针透刺提胃治疗方　①巨阙透肓俞。患者取仰卧位，选用长 175mm 芒针，自巨阙穴快速刺入皮下，针体沿皮下缓缓捻转进针透至左肓俞穴，医者手持针柄缓慢上提，以手下有重力感，患者脐周与下腹部有上提感为佳。提针速度宜慢，每次治疗提针 15 分钟，留针 10 分钟，出针后嘱患者平卧 30 ~ 60 分钟。隔日 1 次；②提胃（中脘旁开 4 寸）、升胃（下脘旁开 4 寸）。用长 125 ~ 145mm 的芒针，分别朝脐或脐下方向斜刺，得气后先用搓法，然后双手持针柄向上提拉 30 ~ 50 次。间歇 5 分钟再重复进行，反复操作 3 ~ 5 次。最后将针反方向单向捻转，待针体松动后即可出针。适用于胃下垂。

推荐处方 3

穴位埋线方　上脘透中脘、脾俞透胃俞、气海透关元、足三里。用一次性无菌埋线针将 0 号羊肠线埋置穴内，20 天 1 次。多用于胃下垂。

推荐处方 4

迷走神经为主方　耳郭内迷走神经分支区、上脘、中脘、高位颈节（颈$_{1~3}$）夹脊及其在颈背部感觉神经的分布野内的穴位、胃俞、足三里。毫针刺，或电针，或刺络拔罐。

（三）按语

（1）针灸治疗本病可明显减轻饱胀、厌食、嗳气等症状，并能增强胃动力，对原发性胃轻瘫疗效显著。胃下垂患者针灸可促进胃肌张力的提高，有利于胃复位。但本病病程较长，须坚持治疗。

（2）平时注意饮食有节，少食多餐，选择富有营养、易消化之品。胃下垂患者应戴胃托，加强腹肌锻炼，增强其张力。继发性胃轻瘫当积极治疗原发病。

四、痞满

痞满是指以心下痞塞，胸膈满闷，触之无形，压之无痛为主症的病证，临床包括胸部和腹部痞满，本节主要讨论腹部痞满。中医学认为，本病病因多为误下伤中、内伤饮食、情志失调，发于胃脘，责之肝脾，病机关键为中焦气机不利，脾胃升降失职。病理性质有虚、实之殊，实为食积、痰湿、气滞等实邪内阻，虚则脾胃虚弱。

西医学的功能性消化不良、胃肠胀气等常见痞满症状。消化不良是临床常见的症候群，分为器质性消化不良及功能性消化不良（又称非溃疡性消化不良）。功能性消化不良是具有胃和十二指肠功能紊乱引起的症状，经检查排除器质性病变的一组临床综合征，病因和发病机制并不清楚,目前认为可能与多种因素有关,已证明本病主要的病理学改变包括胃肠动力障碍、内脏感觉过敏、胃底对食物的容受性舒张功能下降。另外,一般认为社会心理因素与本病发病有密切关系。胃肠胀气是胃肠蠕动功能减弱,以致肠腔内的气体不能正常排出体外所致的腹胀。本节主要论述临床常见痞满症状的功能性消化不良和胃肠胀气,其他疾病引起的痞满可参照本节治疗。

（一）辨病

1. 功能性消化不良

①有餐后饱胀、早饱、上腹痛和上腹灼热感症状之一种或多种,呈持续或反复发作的慢性过程;②上述症状排便后不能缓解(排除肠易激综合征);③上述慢性、复发性消化不良症状,持续至少 4 周以上;④各种检查未能发现器质性病变的一种功能性疾病,即排除可解释症状的器质性疾病。

2. 胃肠胀气

①脘腹胀满、嗳气、矢气,甚或腹痛,腹部叩诊呈鼓音。②单纯性肠胀气与情绪刺激、不良生活习惯以及环境因素有关,除外器质性病变。

（二）治疗

推荐处方 1

治法 通调脾胃,行气除痞。

穴方 膻中、中脘、腹结、天枢、内关、足三里。功能性消化不良伴失眠、焦虑等症加百会、神门;肠胀气甚者,加太冲、神阙。

操作 ①毫针刺:常规操作,以平补平泻法、中等刺激量为宜;②结合电针及灸法等:在上述毫针刺基础上,痞满实证者,针刺得气后,在足三里、内关或中脘、天枢上连接电针仪,用疏密波,电刺激不宜过大。腹部穴可用温针灸、艾条温和灸,也可加隔姜灸。

推荐处方 2

穴位埋线方 中脘、足三里、胃俞、脾俞、肝俞。用一次性无菌埋线针,将 0 号铬制羊肠线 1~2cm,埋入穴位皮下,15 天 1 次。适用于功能性消化不良。

推荐处方 3

穴位贴敷方 神阙、中脘。选醒脾开胃,消食导滞之品,如木香、麦芽、神曲、苍术、莱菔子、砂仁、鸡内金等,共研细末,用米醋或姜汁调成糊状外敷穴位。适用于饮食内停之痞满。

推荐处方 4

迷走神经为主方 耳郭内迷走神经分支区、扶突、中脘、高位颈节(颈$_{1-3}$)夹脊及其在颈背部感觉神经的分布野内的穴位、胃俞、足三里。毫针刺,或电针,或刺络拔罐。

（三）按语

（1）痞满可由多种原因引起,针灸对功能性消化不良所致的上腹部饱胀,满闷不舒有良好疗效,本病目前西医尚无特效药,主要是经验性对症处理,而针灸治疗能明显改善胃肠症状以及焦虑抑郁等心理状态,值得临床推广应用。针灸对单纯性胃肠胀气及功能性厌食症亦可发挥良好的治疗作用。

（2）功能性消化不良应配合心理治疗,调畅情志。小儿厌食症当注意纠正患儿不良的饮食习惯,肠胀气患者要少食易产气的食物。因局部或全身性疾病所致的厌食症和胃肠胀气,应积极治疗原发病,消除病因。

五、呕吐

呕吐是指胃气上逆,胃内容物从口中吐出的病证。一般以有物有声谓之呕,有物无声谓之吐,无物有声谓之干呕。中医学认为,呕吐发生的原因主要有外邪犯胃、饮食不节、情志失调、体虚劳倦等,其病位在胃,与肝、脾关系密切,基本病机为胃失和降,胃气上逆。

西医学认为,引起呕吐的病因复杂,临床上通常分为反射性与中枢性两类。反射性呕吐主要见于消化系统疾病、内脏炎症（胆囊炎、胰腺炎等）及眼、耳疾病;中枢性呕吐主要见于颅脑疾病、药物反应或中毒及神经性呕吐、妊娠呕吐等。本节主要介绍消化系统以呕吐为主要症状的常见病,其他疾病所致的呕吐可参照本节进行针灸治疗。

（一）辨病

以呕吐为主要症状,临床需对引起呕吐的常见疾病进一步鉴别。

1.急性单纯性胃炎

①急性起病,以恶心、呕吐及上腹饱胀、隐痛、食欲减退为主症;②由沙门菌或金葡菌致病者,常于进不洁饮食数小时或 24 小时内发病,多伴有腹泻、发热等。

2.贲门痉挛（食管－贲门失弛缓症）

以食管缺乏蠕动,食管下端括约肌高压,对吞咽动作的松弛反应减弱为特征;①临床主症为食物反流性呕吐、吞咽困难和下端胸骨后不适或疼痛;②有典型的 X 线征象和食管测压特征性表现。

3.幽门痉挛

本病所致的呕吐通常于餐后几小时内发生,应用解痉药后幽门痉挛缓解,胃排空障碍排除则呕吐停止。

（二）治疗

推荐处方 1

治法 和胃降逆,止呕。

穴方 中脘、胃俞、内关、足三里。急性胃炎伴胃痛者加梁丘;贲门痉挛加膻中、天突;

幽门痉挛加膻中、上脘;神经性呕吐加神门、大陵、太冲。

操作 ①毫针刺:呕吐发作时,内关强刺激,持续行针 1～3 分钟。中脘用平补平泻法,刺激不宜过强,以免引起胃脘部不适。神经性呕吐,可在进食后(30 分钟内),呕吐未出现之前针刺双侧内关,行针时嘱患者做深吸气和深呼气 2～3 次,有利于控制呕吐发作。余穴常规操作。②结合灸法:在上述毫针刺基础上,虚寒加用灸法,艾条温和灸,每穴灸 10～15 分钟,或施以隔姜灸,每穴 4～5 壮。

推荐处方 2

穴位注射方 足三里、内关。每次选 1 个穴(双侧)或 2 个穴(单侧),交替使用。用甲氧氯普胺注射液 10mg,每穴注入 5mg;或维生素 B_6 注射液 100mg,每穴注射 50mg。顽固性呕吐可选异丙嗪 1ml(25mg),分别等量注入穴内。

推荐处方 3

耳穴方 胃、贲门、食道、神门、交感、皮质下、肝、脾。用耳穴探棒找准穴位,毫针针刺,或用压丸法,每日按压 4～5 次,以耳郭胀、痛、发热为度,每次按压 1～2 分钟。

推荐处方 4

穴位贴敷方 内关、中脘、神阙。姜半夏、黄连、吴茱萸、柿蒂、苏梗、丁香、白术、党参各等量,研粉,使用时加入透皮吸收促进剂(冰片)、凡士林、香油、生姜汁调成膏剂,将药物(5g)平摊于医用敷贴内圈,清洁穴位皮肤,每穴贴敷 1 剂,每贴持续 8 小时。

(三)按语

(1)针灸治疗呕吐效果良好,既有明显的止呕作用,又无不良反应,尤其对食入即吐,难以服药者针灸可发挥明显优势。穴位注射疗法提供了针药结合的特殊给药途径,既可避免药物内服对胃的不良刺激,又能发挥药物和针灸的双重作用,值得临床推广应用。

(2)因药物反应、妊娠、术后引起的呕吐也可参照本节治疗。但上消化道严重梗阻、癌肿引起的呕吐以及脑源性呕吐,针灸只能进行对症处理,应重视原发病的治疗。注意饮食调理,固护胃气,忌暴饮暴食及厚味油腻、生冷不洁、辛辣食物。保持心情舒畅,避免精神刺激。

第三节　肠部病症

一、腹痛

腹痛是指胃脘以下,耻骨毛际以上部位发生疼痛为主症的病证。因腹内有诸多脏腑,故内科、妇科、外科等多种内脏疾病均可出现腹痛。中医学认为,本病多与感受外邪、饮食所伤,情志失调、素体阳虚等因素相关,其病变涉及脾、大肠、小肠、肝、胆等多个脏腑,基本病机为寒凝、湿热、食积、气郁等邪阻滞气机,脉络痹阻,不通则痛,或脾阳不振,中脏虚寒,脏腑经脉失养,不荣而痛。

腹痛的病因十分复杂,本节主要论述西医学的肠痉挛、急慢性胰腺炎、腹型癫痫以及精神性腹痛等以腹痛为主要临床症状的疾病。其他疾病出现的腹痛症状,可参照本节治疗。

（一）辨病

以腹部疼痛为主症,临床需进一步进行病因鉴别。

1. 肠痉挛

肠壁平滑肌阵阵强烈收缩而引起的阵发性腹痛,又称痉挛性肠绞痛,临床上小儿多见,成人也可因肠道疾病而发生。其特点为腹痛突然发作,以脐周为著,发作间歇时无异常体征。

2. 急性胰腺炎

腹痛为主要表现和首发症状,多在饱餐后突然发作,以剧烈而持续的中上腹痛、恶心、呕吐、发热和血、尿淀粉酶增高为特点,不能为一般胃肠解痛药缓解,进食可加剧。

3. 腹型癫痫

突然发作的腹痛,虽疼痛剧烈,但腹部柔软,无压痛、反跳痛和肌紧张,腹痛可在数分钟或数十分钟内自行缓解,且多数患者有其他类型癫痫发作病史,脑电图检查是诊断本病的重要依据。

4. 精神性腹痛

腹痛无明显诱因,部位不固定,有精神紧张、焦虑、恐惧情绪或癔症性表现,常有自主神经功能紊乱的多系统症状,排除器质性病变。

(二)治疗

推荐处方1

治法 通调腑气,缓急止痛。

穴方 天枢、关元、足三里。寒邪内阻明显者,加神阙;肠痉挛加上巨虚、合谷,若兼有胃痉挛加中脘、梁丘;急性胰腺炎加内关、公孙、太冲;腹型癫痫加鸠尾、内关、百会、大椎;精神性腹痛加神庭、神门、太冲。

操作 ①毫针刺:按虚补实泻原则常规针刺。腹痛发作较甚时,先刺远端穴,行强刺激,持续行针1~3分钟,以移神定痛,然后再针腹部穴,适当延长留针时间,至疼痛缓解为度。②结合灸法:寒邪内阻腹部穴加灸法;神阙用隔盐灸,余穴用温针灸或隔姜灸;或在腹部施以温灸盒灸,以神阙为中心至脐周天枢、关元等穴缓慢移动灸盒,熨灸至腹部皮肤潮红,温热透至腹内为佳。

推荐处方2

经验选穴治疗方 以胃痛穴(口角下1寸处)、腹痛穴(腓骨小头前下方凹陷中,即阳陵泉)为主穴,伴有恶心呕吐者加胸痛穴(位于前臂背侧尺、桡骨之间,腕关节与肘关节连线的下1/3处)。用40mm长毫针,胃痛穴平刺,以局部酸、麻、胀感为宜;腹痛穴直刺,行提插手法,以出现触电样针感向足面、足趾放射为宜;胸痛穴斜刺,行提插手法,以局部酸、麻、胀感为宜。获得针感后立即出针,不予留针。用于各类急性腹痛。

推荐处方3

穴位贴敷方 神阙。用肉桂、高良姜、小茴香、白芍、木香共研细末,加醋调匀敷于脐部,以胶布固定,可配合热水袋保暖,每次敷贴4~6小时,每日1次。或选用大葱、生姜、麦麸、食盐各30g,切碎捣烂,炒热,贴于穴上,药凉后再加热外敷。用于寒性腹痛,对小儿患者尤为适宜。

推荐处方4

穴位注射法 双侧足三里。用山莨菪碱注射液10mg(1ml)或阿托品0.5mg,分别等量注入穴内。适用于胃肠痉挛性腹痛。

(三)按语

(1)针灸对于各种原因所致腹痛均有较好的缓解作用,尤其是急性单纯性肠痉挛等功能性的腹痛,针灸疗效优越。

(2)腹痛病因众多,应明确诊断。对于器质性原因所致者,针灸缓痛后应重视原发病的治疗。如属急腹症,在针灸的同时应严密观察病情变化,必要时及时采取其他治疗措施。

二、泄泻

泄泻亦称"腹泻"，是以排便次数增多，粪便稀薄或完谷不化，甚至泻出如水样为主症的病证。大便溏薄而势缓者称为"泄"，大便清稀如水而势急者称为"泻"。中医学认为，泄泻的发生常与感受外邪、饮食所伤、情志失调、病后体虚及禀赋不足等因素有关。病位在肠，主病之脏属脾，并与胃、肝、肾密切相关，脾病湿盛是致病关键，基本病机为脾失健运，肠道传导失司，清浊不分，相夹而下。

西医学认为，腹泻是消化系统疾病中常见的一种症状，系指排便次数多于平时，粪便稀薄，含水量增加，有时脂肪增多，带有不消化食物，或含有脓血。腹泻的发病基础是胃肠道的分泌、消化、吸收和运动等功能障碍，以致分泌量增加、消化不完全，吸收量减少和（或）动力加速等，这些因素可互为因果。根据病理生理分类，可分为渗透性、分泌性、渗出性、吸收不良性和胃肠动力性腹泻。按解剖部位结合病因分类，可分为胃原性、肠原性及功能性腹泻。根据病程长短，分为急性泄泻和慢性泄泻（超过 2 个月）。临床上腹泻最常见于各种肠道感染、炎症等疾病；功能性腹泻指无任何细菌、病毒感染的腹泻，一般由胃肠蠕动过快引起。本节主要讨论急性肠炎、功能性腹泻、吸收不良综合征、肠道菌群失调，以及溃疡性结肠炎出现的腹泻。其他类型的腹泻可参照本节治疗。

（一）辨病

以排便次数增多，粪便稀薄或完谷不化，甚至泻出如水样为主症者可诊断为中医的泄泻。临床需进一步对腹泻的病因、类型进行鉴别。

1. 急性腹泻

多见于急性肠炎。常在进食尤其是不洁食物后数小时突然发病，腹泻每日数次至10余次，呈黄色水样便，夹未消化食物，一般无黏液脓血。腹痛多位于脐周，呈阵发性钝痛或绞痛。病变累及胃有恶心呕吐、上腹不适等。伴发热、头痛、周身不适、四肢无力等全身症状。血常规中的白细胞可轻度增加；大便常规或培养多为正常，也可见到少量白细胞和红细胞，如系细菌感染可发现致病菌。

2. 慢性腹泻

①功能性腹泻：不伴有腹痛或仅腹部不适的少量多次排泄稀薄便，空腹症状加重。多见于青壮年女性，可长达数年至数十年，呈间歇性发作，常与情绪变化有关，如情绪性腹泻，多伴失眠、健忘、注意力不集中等。排除肠道器质性疾病；②溃疡性结肠炎：一种慢性非特异性结肠炎症，以持续或反复发作的腹泻、黏液脓血便、腹痛为主症；粪便检查无病原体，结合结肠镜检查及黏膜活检，组织学改变可确诊；③吸收不良综合征：小肠消化、吸收功能障碍，造成营养物质从粪便排泄，引起营养缺乏的临床综合征。典型的脂肪泻，粪便

稀薄而量多、油脂状;体重减轻;维生素及矿物质缺乏表现;④肠道菌群失调:又称抗生素相关性腹泻。以严重腹泻或慢性腹泻为主要临床表现,在应用抗生素治疗过程中突然发生腹泻,或原有腹泻加重。腹泻多为淡黄绿色水样便,有时如蛋花样。大便直接涂片及培养有过剩菌显著繁殖。

按病理生理将慢性腹泻分为:①渗透性腹泻,由于食物消化和分解不完全或摄入大量不能吸收的溶质引起肠腔内渗透压增高,体液被动进入肠腔引起的腹泻;②分泌性腹泻,由于肠黏膜受到刺激而致水、电解质分泌过多或吸收受抑所引起的腹泻;③渗出性腹泻,由于肠黏膜的完整性因炎症、溃疡等病变受到破坏,造成大量渗出而引起的腹泻;④胃肠动力失常,因胃肠蠕动增快,以致食糜没有足够的时间被消化和吸收引起的腹泻;⑤吸收不良性腹泻,由于各种原因使肠吸收面积减少或吸收功能降低引起的腹泻。

(二)治疗

推荐处方1

治法 运脾化湿,理肠止泻。以大肠俞募穴、下合穴及足太阴经穴为主。

穴方 神阙、天枢、大肠俞、上巨虚、阴陵泉。寒湿加关元、水分;湿热加内庭、曲池;食滞加中脘、建里;脾胃虚弱加脾俞、胃俞、足三里。久泻虚陷加百会。有明显精神心理症状加神门、内关;溃疡性结肠炎泻下脓血加曲池、合谷、三阴交、内庭。

操作 ①毫针刺结合灸法:神阙用隔姜灸或隔盐灸,余穴常规毫针刺法;小儿患者可浅刺疾出不留针;急性泄泻可每日针灸2次;②针灸结合拔罐法等;在上述常规针灸基础上,神阙、关元可行拔罐或闪罐法。寒湿、脾胃虚弱及阳虚者,天枢可加灸法,用隔附子饼灸,或用艾灸盒灸,将数段长约3cm的艾条一端点燃后均匀置于灸盒中,放在腹部穴位施灸,灸至皮肤潮红汗出,且热感向腹内深处透达为佳。

推荐处方2

经验穴治疗方 止泻穴,位于踝部,踝关节背屈90°,在足外踝正下方,近跖底的赤白肉际处取之。采用温和灸法,每次10~15分钟;或用山莨菪碱、维生素B_1、维生素B_{12}注射液等进行穴位注射。

推荐处方3

穴位贴敷方 ①神阙。寒泻用吴茱萸、丁香、车前子、五倍子、肉桂,依据3:2:1:2:1例进行配方;热泻选车前子、苍术、苦参,按2:3:1比例配方。将药研为细末,每次取10~20g药粉,以醋和蜂蜜调至糊状,敷于脐部。可配合艾条温和灸,每次10~15分钟,灸后纱布覆盖,医用胶带固定;②神阙、关元。用桂皮180g、车前子240g、陈皮90g、木香120g,研细混匀备用,治疗时取药末10g,以生姜汁调成药饼,贴于穴上。再将自发热包(主要成分为硅藻土、烧成硅藻土、还原铁粉、焦炭、食用盐)放置在药饼上,以医用敷贴胶布固定,保留12小时。适用于慢性腹泻及小儿腹泻。

推荐处方4

穴位注射方　双侧足三里。用山莨菪碱注射液 5mg，小儿患者 0.2~0.3mg/kg，分别等量注入穴位。或用维生素 B_1 注射液 100mg（2ml）和维生素 B_{12} 注射液 0.25mg（2ml），每穴注射 2ml 药液。

（三）按语

（1）针灸对急、慢性泄泻均有较好疗效，尤其对功能性腹泻疗效更好。对急性胃肠炎，针刺或配合穴位注射可迅速缓解腹泻、腹痛等症状。但腹泻病因复杂，要达到治愈目的必须结合病因治疗。对腹泻频繁，严重失水者，应采用综合措施。

（2）急性期须控制饮食，治疗期间应注意饮食调理，忌食生冷、辛辣、油腻之品，注意饮食卫生。

三、便秘

便秘即大便秘结不通，主要表现为排便周期延长，或周期不长，但粪质干结，排出艰难，或粪质不硬，虽有便意，但便而不畅。中医学认为，便秘的发生多因饮食不节、情志失调、年老体虚、感受外邪所致；病位主要在肠，与脾、胃、肺、肝、肾等脏腑功能失调有关；基本病机为大肠传导失常，实则多由热结、气滞、寒凝，导致肠腑壅塞，邪阻行便；虚则常因气血阴阳亏虚，气虚则行便无力，阴虚、血虚，肠失濡润，无水行舟。

西医学认为，影响排便过程而发生便秘的因素众多，其中重要的因素有进食过少、食品过于精细缺乏残渣、幽门或肠道梗阻、结肠张力过低、乙状结肠过度和不规则的痉挛性收缩以及腹肌、膈肌、肛提肌及（或）肠壁平滑肌收缩力减弱等。便秘分类按病程或起病方式可分为急性和慢性便秘；按有无器质性病变分为功能性与器质性便秘；按粪块积留部位分为结肠和直肠便秘。器质性便秘主要包括直肠、肛门、结肠病变，其他疾病引起排便的相关肌肉肌力减退。功能性便秘主要见于单纯性便秘，由进食过少、食品精细缺乏残渣，对结肠运动缺乏足够的刺激；排便习惯受到干扰，常由于精神因素、生活规律改变、长途旅行、环境改变等未能及时排便；或长期滥用强泻药之后，使肠道的敏感性减弱，形成对泻药的依赖性。本节主要论述功能性便秘，器质性便秘以治疗原发病因为主，可参照本节治疗。

（一）辨病

以粪便干结，排便费力为主症。临床应首先分辨功能性和器质性便秘，排除引起便秘的器质性病因，如由胃肠道疾病、累及消化道的系统性疾病（糖尿病、神经系统疾病等）引起，即可诊断为功能性便秘。慢性功能性便秘主要分为慢传输型、出口梗阻型和混合型三种类型，其病变部位和病理改变各不相同。

1. 慢传输型

慢传输型又称排空迟缓型或结肠无力。①以结肠动力减弱、传输时间延长为主要特点；②表现为排便次数减少，缺乏便意或粪质坚硬；③影像学或实验室检测提示有全胃肠或结肠通过时间延缓或结肠动力低下。

2. 出口梗阻型

出口梗阻型又称盆底功能障碍或盆底肌协调运动障碍，是指粪便堆积于直肠内而不能顺利从肛门排出。①表现为排便不尽感、排便费力或排便量少，肛门、直肠坠胀感；②排便时肛门外括约肌呈矛盾性收缩；③肛门直肠动力学检测、耻骨直肠肌电图显示功能异常。

3. 混合型　兼具以上两型的特点。

（二）治疗

推荐处方 1

治法　理肠通便。

穴方　天枢、归来、大肠俞、上巨虚、支沟、足三里。热证加曲池、内庭；寒证加神阙、关元；虚证加脾俞、气海。慢传输型便秘加大横、腹结；出口梗阻型便秘加八髎、长强、承山。

操作　①毫针刺结合电针法：天枢、大横、腹结等腹部穴及八髎穴当酌情深刺 1.5～2寸，至腹部或盆腔内有较强针感；并加用电针，慢传输型接双侧天枢、大横，出口梗阻型接双侧中髎、下髎，选疏密波，频率 2Hz/15Hz，以患者局部肌肉轻微颤动为度，刺激 30 分钟；②结合灸法：在毫针刺基础上，寒证、虚证可加灸法；神阙、天枢、关元、足三里及背俞穴，用艾条温和灸或温针灸；腹部及背部穴亦可使用艾灸盒，每次灸 20 分钟。

推荐处方 2

腹部穴毫针深刺法治疗方　天枢、腹结、上巨虚、足三里。天枢、腹结用 0.30mm×(50～75)mm 不锈钢毫针快速破皮，然后缓慢垂直深刺，通过脂肪层，直至腹膜壁层即止（此时患者感觉揪痛或较剧烈的刺痛，同时医者自觉针尖有抵触感），深度 40～50mm，不提插捻转，再接以电针仪，选疏密波；上巨虚、足三里用提插捻转法，留针期间每 10 分钟行针 1 次。每次治疗 30 分钟。

推荐处方 3

穴位埋线方　天枢透大横、气海透关元、大肠俞透肾俞、足三里、上巨虚。用一次性无菌埋线针将羊肠线埋置穴内，每 2 周 1 次。

推荐处方 4

穴位注射方　天枢、大肠俞、上巨虚、足三里，每次选 2 穴（双侧）。用维生素 B_1、维生素 B_{12} 注射液，每穴注射 0.5～1ml；慢传输型可用新斯的明注射液 1ml(0.5mg)，双侧足三里注射，每侧 0.5ml；或辨证选用相应的中药制剂，如虚秘偏气虚者用黄芪注射液，气阴两虚者用生脉注射液,每穴注射 1~2ml。

推荐处方 5

穴位贴敷方 神阙。用生大黄、芒硝各 10g,厚朴、枳实、猪牙皂各 6g,冰片 3g。共研为细末,每取 3~5g,加蜂蜜调成膏状,敷贴于脐部,胶布固定。并可结合艾炷灸,先取药粉填入脐中,上置艾炷点燃施灸,每次 4~5 壮,灸毕用麝香膏封固药粉。若皮肤出现红、痒、水疱等过敏反应,则及时去除药贴。

推荐处方 6

迷走神经为主方 耳郭内迷走神经分支区、中脘、天枢、高位颈节(颈 1-3)夹脊及其在颈背部感觉神经的分布野内的穴位、胃俞、足三里。毫针刺,或电针,或刺络拔罐。

(三)按语

(1)针灸治疗本病尤其对功能性便秘有较好效果,其中慢传输型的疗效优于出口梗阻型者。如经治疗多次而无效者须查明原因。

(2)加强身体锻炼,避免久坐少动,多食粗粮蔬果,多饮水。养成定时排便习惯,并可配合每天以脐为中心顺时针方向按摩腹部。长期便秘患者常伴精神心理因素,当注意心身同治。

四、肠痈

肠痈是外科常见的急腹症,临床以转移性右下腹疼痛和右下腹局限性压痛为特征。中医学认为,肠痈的发生多因饮食不节、寒温不适、饱食后剧烈运动或情志所伤,引起肠腑传导功能失常。病位在大肠,基本病机为肠腑气滞血瘀,瘀久化热,热瘀互结,血败肉腐而成痈脓。

本病相当于西医学的急、慢性阑尾炎,阑尾管腔阻塞是急性阑尾炎最常见的病因,其中约有 60% 是由于淋巴滤泡的明显增生所致,多见于年轻人群;约有 35% 是由于粪石阻塞引起;另外,还有极少部分是由于异物、炎性狭窄、食物残渣等原因引发。阑尾管腔阻塞,内压力升高,导致血液循环障碍,炎症加剧;细菌繁殖,分泌毒素,损伤黏膜上皮而形成溃疡,并侵犯肌层,阑尾壁间质压力增高,血液循环障碍,最终导致阑尾缺血、梗死或坏疽。慢性阑尾炎多数是由急性转变而来,但也有开始即呈慢性过程者。

(一)辨病

以转移性右下腹疼痛,疼痛呈持续性,阵发性加剧为主症,临床应分清急性和慢性。

1. 急性阑尾炎

①转移性右下腹痛:疼痛始于上腹,逐渐移向脐部,6~8 小时后移向并局限在右下腹;②伴纳差、恶心、呕吐、腹泻或便秘等胃肠道症状,体温随症状加重而升高;③右下腹麦氏点压痛、反跳痛及腹肌紧张;④外周血白细胞计数和中性粒细胞比例增高。可分四种病理

类型:急性单纯性阑尾炎、急性化脓性阑尾炎、坏疽性及穿孔性阑尾炎、阑尾周围脓肿。

2. 慢性阑尾炎

①既往多有急性阑尾炎发作病史;②症状不典型,常有右下腹疼痛或不适感,剧烈活动或饮食不节可诱发;③阑尾部位局限性压痛。

(二)治疗

推荐处方1

治法 清热导滞,通腑止痛。

穴方 天枢、上巨虚、阑尾、阿是穴。肠腑气结加合谷、足三里;热盛加曲池、内庭;呕吐加内关、中脘。

操作 ①毫针刺:急性阑尾炎多采用强刺激泻法,可先取远端穴,持续行针数分钟,再刺腹部穴,用捻转泻法,每日2次。阿是穴在腹部压痛点选穴。实施动留针。可留针1~2小时;②结合电针及灸法:毫针刺基础上,以天枢与腹部压痛点,上巨虚与阑尾分为两组,分别接电针,用密波或疏密波交替,每次20~30分钟,强度以患者能耐受为度;慢性阑尾炎以阑尾、阿是穴为重点,采用艾条雀啄灸,每穴灸20~30分钟,或隔姜灸每穴5壮。

推荐处方2

穴位注射方 阑尾、足三里。用10%葡萄糖注射液,每穴注入2~3ml,或庆大霉素,每穴注入4万U。

(三)按语

(1)针灸对单纯性急、慢性阑尾炎未化脓者疗效较好,能有效缓解疼痛、呕恶等症状。若已化脓或有穿孔、坏死倾向者,宜及时转外科处理。对术后患者应用针灸可有效促进胃肠功能恢复。

(2)初期、酿脓期肠痈,可根据患者食欲情况给予流质或半流质;对于溃脓期肠痈应根据病情轻重给予流质或禁食。

第四节　肛肠部病症

一、脱肛

脱肛又名直肠脱垂，是指直肠壁部分或全层向下移位，脱出肛门之外。临床主症为有肿物自肛门脱出，常伴肛门坠胀，或瘙痒、糜烂，排便异常等。除小儿易发本病外，老人、多产妇女也常见发病者。西医学认为，直肠脱垂的病因尚不完全明了，一般认为与以下因素有关：①解剖因素，幼儿发育不良、营养不良患者、年老体衰者，易出现肛提肌和盆底筋膜薄弱无力；小儿骶骨弯曲度小、过直；手术、外伤损伤肛门直肠周围肌或神经等因素，均可减弱直肠周围组织对直肠的固定、支持作用，直肠易于脱出；②腹压增高，如便秘、腹泻、前列腺肥大、慢性咳嗽、排尿困难、多次分娩等，经常使腹压升高，推动直肠向下脱出；③其他因素，如内痔、直肠息肉经常脱出，向下牵拉直肠，诱发黏膜脱垂。目前，对引起直肠完全脱垂有滑动疝学说和肠套叠学说。

中医学认为，脱肛的发生与久病体虚、劳伤过度、久泻久痢、恣食辛辣厚味等因素有关。病位主要在大肠，并与脾、肾、肺等脏腑有关。虚证多因脾气亏虚，中气下陷引起；实证常由湿热下注，络脉瘀滞，肛门约束受损所致。

（一）辨病

1. 症状

①有肿物自肛门脱出，初起便后可自行复位，继而需用手托其回纳，最后稍加用力甚至站立时亦可脱出，难以复位；②排便不尽和下坠感，常见便秘，或见腹泻；③肛周皮肤潮湿、瘙痒或糜烂。

2. 检查

可见直肠黏膜呈"放射状"或"同心环状"皱襞，黏膜表面充血、水肿、溃疡等；直肠指诊见括约肌松弛。

（二）治疗

推荐处方 1

治法 升提固脱。

穴方 百会、长强、大肠俞、承山。湿热下注明显者加次髎、中极。

操作 ①毫针刺：长强斜刺，针尖向上与骶骨平行刺入 1 寸左右，慎勿刺破直肠壁；余穴常规操作，在行针过程中，可令患者同时做提肛动作。②结合灸法及电针法：百会、长强可针后加灸，或可单用灸法，艾条温和灸，每穴 10 ~ 15 分钟；大肠俞、承山，或大肠俞与长强，可接电针，疏波或疏密波交替，刺激 20 ~ 30 分钟。

推荐处方 2

下秩边穴为主治疗方 下秩边、长强、承山。下秩边穴位于秩边穴的外下方，让患者侧卧，伸下腿，屈上腿，上腿腘窝需屈曲为 130°，躯干部稍向前胸倾斜，其姿势体位必须正确。然后在髂前上棘与股骨大转子中点连线作为一边，划一等边三角形，在三角形的另外两边相交处即为本穴。用 3.5 ~ 5 寸长 28 号毫针，针身斜向后（背臀侧）倾斜 10°，行提插捻转手法，使针感达肛肠部，并有便意感。该穴针感强烈，传导明显，受针者常因得气感应而急呼。或致肢体猛动，刺时注意进针后，在轻微提插捻转得气后，迅速施用滞针手法，使针感速达病所，留 1 ~ 2 分钟时间即出针。

推荐处方 3

穴位埋线方 承山（双）。埋入 3 号羊肠线，10 天一次。

推荐处方 4

皮肤针方 在肛门周围外括约肌部位轻轻叩刺，每次 10 ~ 15 分钟，每日或隔日 1 次。

（三）按语

（1）针灸治疗轻、中度脱肛效果较好，小儿脱肛的疗效优于成人、老年人。重度脱肛或局部感染者应综合治疗。

（2）积极治疗慢性咳嗽、慢性泄泻、便秘等，防止腹压增高而诱发或加重本病。治疗期间配合腹肌功能锻炼及提肛运动。

知 | 识 | 链 | 接

直肠脱垂分类与分级

（1）直肠不完全与完全脱垂：直肠壁部分下移，即直肠黏膜下移，称为直肠不完全脱垂，或黏膜脱垂；若直肠全层下移，为直肠完全脱垂。

（2）直肠内脱垂与外脱垂：若下移的直肠壁在肛管直肠腔内为直肠内脱垂；若直肠壁下移到肛门外为直肠外脱垂。

（3）直肠脱垂的分级：分为三度。Ⅰ度：为直肠黏膜脱出，呈淡红色，长 3 ~ 5cm，触之柔软，无弹性，不易出血,便后可自行回纳。Ⅱ度:为直肠全层脱出,长5～10cm,呈圆锥状,淡红色,表面呈环状而有层次的黏膜皱襞,触之较厚,有弹性,肛门松弛,便后有时需用手回复。Ⅲ度:为直肠及部分乙状结肠脱出,长达10cm以上,呈圆柱形,触之很厚,肛门松弛无力。

二、痔疮

痔是指直肠下端黏膜下和肛管皮下的静脉扩大曲张形成的静脉团块,又称痔核,是最常见的肛肠疾病,通常称为痔疮。其发病病因尚未完全明确,可能与多种因素有关,目前认为肛垫下移、静脉曲张可能为主要的病因;另外,长期大量饮酒、进食刺激性食物、肛周感染、营养不良等可诱发本病。中医学认为,本病发生主要与先天性静脉薄弱,兼饮食不节、嗜食辛辣厚味,燥热下迫大肠;以及久坐久立、负重远行、长期便秘、久泄久痢、劳倦及妇女生育过多等,致血行不畅,热与血相搏,筋脉交错,结聚不散而成。其病位在肛肠,与膀胱经、督脉关系密切,其基本病机是湿热内生,络脉瘀结。

（一）辨病

1. 外痔

位于齿状线以下,为肛管皮肤所覆盖,是肛门外赘生皮瓣,逐渐增大,一般无痛,也不出血,仅觉肛门部有异物感。外痔分型:①炎性外痔,肛缘组织水肿如水泡,肿胀疼痛明显;②血栓性外痔,肛缘皮下血栓形成,多因便秘或排便时用力而致肛门静脉丛破裂,血管漏出血管外引起。局部有肿胀、疼痛;③结缔组织性外痔,因慢性炎症的刺激,反复发炎、肿胀,致使肛门静脉丛周围结缔组织增生,形成皮垂。④静脉曲张性外痔,发生在肛管或肛缘皮下静脉团瘀血,局部呈圆形或不规则突起,触之柔软。下蹲或排便时腹压增大,肿物增大,恢复体位后又恢复原状。一般无疼痛。

2. 内痔

位于齿状线以上,为直肠黏膜所覆盖,具有典型的疼痛、便血、脱出、瘙痒等临床表现。内痔分度:①Ⅰ度,便时带血、滴血或喷射状出血,无内痔脱出,便后出血可自行停止;②Ⅱ度,便时带血、滴血或喷射状出血,伴内痔脱出,便后可自行回纳;③Ⅲ度,便时带血、滴血伴内痔核脱出,或久站、咳嗽、劳累负重时内痔脱出,需用手托回纳;④Ⅳ度,内痔脱出,不能回纳,内痔可伴发绞窄、嵌顿。

3. 混合痔

齿状线上下都有且相通连。

（二）治疗

推荐处方 1

治法　清热利湿，化瘀止血。

穴方　次髎、长强、会阳、承山、二白。便秘加归来、天枢。

操作①毫针刺：常规操作；②结合电针及灸法：毫针刺基础上，长强、承山穴接电针，2/100 Hz 的疏密波交替，刺激 20～30 分钟。

推荐处方 2

挑治法　于大肠俞或第 7 胸椎至骶尾间寻找紫红色或粉红色丘疹，以腰骶部接近督脉的痔点疗效较好。局部常规消毒后，用粗针将皮下白色纤维样物挑断，每周 1 次，连续 3～4 次。

推荐处方 3

火针法　龈交。持火针将针尖烧至白亮，快速轻轻点刺，使形成焦痂。隔日 1 次或 3 日 1 次。

（三）按语

痔疮肿痛发作时，用针刺能迅速缓解症状，若求根治需专科处理。

三、肛痛

肛痛是肛门及直肠周围以疼痛为主的症状，多见于西医学的肛门直肠痛、肛裂、肛肠术后疼痛等。肛门直肠痛包括肌肉痉挛痛和神经痛，前者主要指肛提肌痉挛、耻骨直肠肌痉挛、尾骨肌、梨状肌痉挛引起的直肠绞痛或钝痛、肛门有收缩感；后者主要包括阴部神经、尾骨神经、骶神经痛引起的肛痛，多由精神因素导致神经功能失调所致，女性多见。肛裂是齿状线下肛管皮肤层裂伤后形成与肛管纵轴平行的小溃疡，多见于青中年，主要由长期便秘、粪便坚硬所引起。肛肠术后疼痛是大肠肛门术后主要反应之一，由手术创伤所引起。中医学认为，肛痛主要为情志因素导致气血失调，局部脉络瘀阻；或创伤使络脉受损、气血瘀阻所致。

（一）辨病

1. 肛门直肠痛

肌肉痉挛痛多在夜间突然发生，直肠内绞痛或钝痛，持续 5～30 分钟，肛门部有收缩感，然后自行消退。发作无明显规律，可间隔数日或数月；指诊可见肛管和耻骨直肠肌痉挛。肛门神经痛主要是肛门和会阴区的阵发性剧痛、闪痛，女性多见，排除导致肛门、直肠疼痛的器质性病变可以确诊。

2. 肛裂

以肛部疼痛、便秘、出血为主要表现，疼痛较剧烈并由排便引起，在排便时常在粪便表面出现少量血迹,或滴鲜血数滴。

3. 肛肠术后疼痛

疼痛程度与手术部位和创伤大小有关,可为持续性或间歇性,结合手术史可明确诊断。

(二)治疗

推荐处方1

治法 活血通络,安神止痛。

穴方 会阳、次髎、腰俞、百会、承山、合谷。

操作 ①毫针刺:常规操作。当肛痛发作时,先刺远端穴合谷或承山,行强刺激手法,持续行针1~3分钟,或持续行针待痛减,再针局部穴;②结合电针:毫针刺基础上,腰俞、承山、次髎、会阳可加电针,密波,刺激20~30分钟。

推荐处方2

耳穴方 肛门、直肠、大肠、神门、脾、肾上腺。根据辨证,每次选取2~3穴,毫针刺,中等刺激强度,每次留针20~30分钟。

(三)按语

针灸对早期肛裂、肛门神经痛非常有效,亦可明显减轻肛门术后疼痛。治疗期间患者应忌食辛辣刺激性食物,保持大便通畅。

第五节　内脏性胁痛

胁痛是以一侧或两侧胁肋部疼痛为主要表现的病证。胁,指侧胸部,为腋以下至第12肋骨部的总称。内脏性胁痛是指由肝胆等内脏疾患引起的胁肋部牵扯性胀痛或剧痛。中医认为,胁痛的发生常与情志不遂、饮食所伤、外感湿热、劳欲久病等因素有关。胁肋部为肝胆经络所过之处,故其病位主要在肝、胆,又与脾、胃、肾有关。病机多为气滞、血瘀、湿热等邪阻闭,肝胆脉络不通,或阴血亏虚,肝络失养。

前面已经介绍了躯体部胁痛的有关病症,本节以内脏胁痛为主,疼痛部位在胁下与上腹内部,与体表胁痛明显不同,常见于急慢性胆囊炎、胆石症、胆道蛔虫症、急慢性肝炎等疾病。临床以各种原因引起的胆绞痛为主,属于急性胁痛,以上腹部或右上腹疼痛为主症,胆囊点多有明显的压痛。肝炎的胁痛以慢性隐痛为主,部位以上腹部肝区为主,范围较大而模糊。

(一)辨病

以胁部疼痛为主症,内脏胁痛常见于肝胆疾病,诊断要点如下:

1. 胆囊炎

①右上腹部疼痛,进食脂肪餐后加剧,并向右肩及肩胛部放射,Murphy 征阳性;②急性胆囊炎多发生于胆囊结石后,呈持续性剧痛,伴发热、恶心呕吐,外周血白细胞计数增高;③超声检查与 X 线检查有助于确诊。

2. 胆石症

①临床表现与结石所在部位、大小、性质、动态和并发症相关;②胆绞痛是最常见的主诉,为发作性剧痛,多位于中上腹或右上腹,可放射致肩胛间区;③影像学检查可证实结石存在。

3. 胆道蛔虫症

①常有吐虫或排虫史;②突然发生剧烈的右上腹部或上腹部钻顶样疼痛,伴恶心呕吐,但一般无特殊体征;③粪便中可找到蛔虫卵,B 超检查显示胆总管内蛔虫影。

4. 慢性病毒性肝炎

①由乙、丙、丁型肝炎病毒所致,分为轻、中、重度;②以右上腹持续性疼痛,伴乏力、食欲减退、腹胀、溏泄等为主症,重型肝炎可有黄疸、蜘蛛痣或肝外表现;③肝功能变化、病原学检查为重要的诊断依据。

(二)治疗

推荐处方1

治法 疏利肝胆,通络止痛。

穴方 期门、肝俞、胆俞、阳陵泉、支沟。胆病胁痛加日月、丘墟;胆道蛔虫加迎香透四白;胆绞痛急性发作加胆囊穴。恶心呕吐加内关、中脘。

操作 ①毫针刺:疼痛发作较重时,先刺阳陵泉、支沟、胆囊等肢体远道穴,强刺激,持续行针1~3分钟,延长留针时间。如胁痛因胆道蛔虫症所致,双侧迎香穴直刺或微斜刺进针,以有酸胀感为度,然后将针斜向外上方透刺四白穴,捻转行针强刺激,使局部有麻胀感,适当延长留针时间1~2小时,甚至12~24小时,留针时可用胶布固定针柄。伴发热、黄疸者,12小时之后再行针刺,留针时间相同;②结合电针及三棱针法:毫针刺基础上,肝俞、期门,胆俞、日月,阳陵泉、胆囊穴,分别接电针,用密波或疏密波交替,强度以患者能耐受为宜,刺激30分钟;湿热较重者,三棱针点刺出血。

推荐处方2

耳穴方 胆、肝、胃、十二指肠、神门、交感、皮质下。毫针刺法或压丸法。多用于胆囊炎、胆石症。

推荐处方3

穴位注射方 足三里、肝俞、太冲、三阴交。每次选2个穴,交替运用。用黄芪与丹参注射液,或苦参注射液、胸腺肽 α_1,每穴注射1ml。适用于慢性肝炎。

(三)按语

(1)针灸治疗本病止痛效果较好,尤其对胆囊功能异常所致的胁痛多能迅速缓解疼痛。对胆石症引起者,除可缓解胆绞痛外,亦有一定的排石作用。

(2)胁痛可见于多种疾病,临床应注意鉴别诊断,并重视病因治疗。重症胁痛如急性化脓性或坏死性胆囊炎、胆囊穿孔等引起者需及时采取手术等综合措施。饮食宜清淡,忌肥甘厚味。注意调畅情志,情绪稳定。

第六节　儿童病症

一、积滞

积滞是指由乳食内积、脾胃受损而引起的胃肠病证,临床以不思饮食、食而不化、脘腹胀满,嗳腐吞酸、大便溏薄或秘结酸臭为特征。多由喂养不当,乳食过度,或过食生冷肥甘及难以消化食物,脾胃受损,致使脾胃运化失司,气机升降失常,而成积滞;或因小儿脾胃素弱,或病后体弱,一旦饮食稍有不当,则停滞不消,而成虚中夹实的积滞。积滞与伤食、疳证等有密切关系。若伤于乳食,经久不愈,可发展为积;积久不消,迁延失治,可转化为疳。三者名异而源一,而病情有轻重深浅不同,故治疗可相互参考。本病病位在脾胃,基本病机是乳食停聚,积而不化,气滞不行。本病既可单独出现,也可夹杂于其他疾病中。

本病可见于西医学的婴幼儿单纯性消化不良症及慢性病,尤其是消化系统病出现的消化不良。

(一)辨病

以食欲不振,不思乳食,胃脘胀满或疼痛,呕吐酸馊乳食,大便酸臭易稀,或溏薄或秘结,味臭如败卵,舌苔腻为主症;常兼烦躁不安,夜间哭闹或有发热等;有伤乳、伤食史。大便检查,有不消化食物残渣或脂肪球。

(二)治疗

推荐处方1

治法　消食化积,利气行滞。

穴方　梁门、腹结、天枢、足三里。腹胀痛加规律;呕吐加内关;积滞化热加曲池、内庭;烦躁不安加神门、百会。

操作　①毫针刺:常规操作;②结合灸法及拔罐法:主穴针刺后可加灸法,或可单用艾条温和灸法;腹部穴位可用小火罐拔罐或闪罐法。

推荐处方2

皮肤针方 脾俞、胃俞、夹脊(第7～17椎)。叩刺宜轻,以局部潮红为度,每次叩打20分钟。

推荐处方3

穴位注射方 足三里、胃俞、天枢。用胎盘组织液注射,每穴注射1ml。每隔2～3天1次。

（三）按语

注意调节患儿饮食,合理喂养,乳食应定时定量,富含营养,易于消化。随着婴儿年龄的增长,应逐步供给相应的辅食;忌暴饮暴食,过食油腻、生冷及妄加滋补之品等。

二、疳证

疳证是由多种疾患引起的一种慢性疾病,临床以面黄肌瘦、毛发稀疏枯黄、腹部膨隆、精神萎靡等为特征。多见于5岁以下的婴幼儿。中医学认为,疳证的发生多因喂养不当、病后失调、禀赋不足、感染虫疾等所致;病位主要在脾、胃,可涉及心、肝、肺、肾。基本病机为脾胃受损,气血津液亏耗。

疳证可见于西医学的小儿严重营养不良、佝偻病、慢性腹泻等疾病中,是因能量或蛋白质不足引起的一种慢性营养缺乏性疾病。

（一）辨病

当患儿以面黄肌瘦、毛发稀疏等营养不良表现为主症者,可诊断为中医学的疳证。根据病程长短、病情轻重、虚实情况可分为三种常证;初期脾胃失和,纳化失健,属病情轻浅的虚证轻证(疳气);继之脾胃虚损,积滞内停,脾虚夹积,属病情较重的虚实夹杂证(疳积);后期脾胃虚衰,津液消亡,气血两败,终致虚证重证(疳干)。

初见形体略瘦,食欲不振,面色少华,精神欠佳,性急易怒,大便干稀不调,苔薄微腻,脉细有力,为疳气(脾胃失和);继之形体明显消瘦,面色萎黄,肚腹膨胀,甚则青筋暴露,毛发稀疏结穗,烦躁不宁,或见揉眉挖鼻,吮指磨牙,食欲不振,或善食易饥,或嗜食异物,舌淡苔腻,脉沉细而滑,为疳积(脾虚夹积);若病程久延失治,可见极度消瘦,精神萎靡,皮肤干瘪起皱,貌似老人,毛发枯黄,啼哭无力,腹凹如舟,杳不思食,大便稀溏或便秘,舌淡苔少,脉细弱,为干疳(脾胃衰败)。

临床上主要见于西医学的小儿营养不良,其主要诊断依据为:①有喂养不当、吸收不良或慢性疾病史;②消瘦,体重减轻,皮下脂肪减少或消失,甚至肌肉萎缩,生长发育停滞,同时可出现全身各脏器和免疫功能紊乱。按程度不同分为轻、中、重3度;③常有贫血、各种维生素缺乏症、营养不良性水肿,易并发各种感染和低血糖症;④根据WHO参考值(标准差法)进行体格测量,是评估营养不良的重要指标。

（二）治疗

推荐处方 1

治法 健运脾胃，化积消疳。

穴方 四缝、中脘、脾俞、足三里。疳气加章门、胃俞；疳积加腹结、痞根（奇穴，第1腰椎棘突下旁开3.5寸）天枢、太白；干疳加神阙、气海、膏肓、三阴交。若见烦躁不安加神门；精神萎靡加神庭。

操作 ①毫针刺结合三棱针法：四缝用三棱针点刺，挤出黄白色黏液或少量血液；余穴常规毫针刺，对婴幼儿可采取速刺不留针；②灸法：在上述操作基础上，除四缝穴外其余穴可加灸法，或单用艾条温和灸法。

推荐处方 2

皮肤针方 沿脊柱正中督脉、两旁胸$_{7\sim12}$夹脊穴以及膀胱经穴。从上到下轻轻叩刺，至皮肤微红为度，隔日1次。

推荐处方 3

捏脊方 脊柱及其两侧。由下而上用两手行捏法3~5遍，每日2~3次。

推荐处方 4

穴位敷贴方 神阙。用桃仁、杏仁、生山栀、大黄、芒硝各6g，共研细末，葱白捣烂，加鸡蛋清、面粉适量，调成膏状贴敷，24小时后取下。

（三）按语

（1）针灸治疗小儿疳证有一定疗效。从文献报道和临床看，针灸疗效疳气优于疳积，疳积疗效优于疳干，而疳干疗效较差。多年的临床实践表明，四缝穴点刺是针灸治疗本病简捷而有效的方法。因其他慢性疾病所致者，如肠寄生虫、结核病等，应根治其原发病。

（2）提倡母乳喂养，注意饮食定时定量，合理补充营养，纠正不良饮食习惯，对本病康复至关重要。

三、小儿厌食症

小儿厌食症是较长期的食欲减退或消失，主要有两种病理生理因素，一种因局部或全身性疾病影响消化功能，使胃肠平滑肌张力低下，消化液分泌减少、酶的活性降低；另一种是中枢神经系统受人体内外环境刺激的影响，使对消化功能的调节失去平衡。常见的病因可包括消化性溃疡、急慢性肝炎、慢性肠炎、各种原因的腹泻及慢性便秘等；消化道变态反应及服用易引起恶心、呕吐的药物也可导致厌食；全身性疾病、缺锌及内分泌失调等均可导致厌食。小儿情绪变化也是引起厌食的重要因素。

本病归属中医的纳呆等范畴，中医学认为由小儿可因先天禀赋不足，或后天喂养不当，饮食不节，伤及脾胃，导致脾胃虚弱，受纳功能减弱，脾之运化功能失常，遂出现不思饮食、纳谷不香等。

（一）辨病

长期食欲不振,而无其他疾病者。面色少华,形体偏瘦,但精神尚好,无腹膨。

有喂养不当史,如进食无定时定量、过食生冷、甘甜厚味、零食或偏食等。

（二）治疗

推荐处方1

治法 健脾和胃,消食导滞。

穴方 中脘、建里、梁门、足三里、太白、鱼际、里内庭。厌食重者可加四缝,消化不良加脾俞、胃俞、公孙、内关。体质虚弱加脾俞、胃俞、气海。精神性厌食者加百会、神庭、神门。

操作 诸穴均常规操作;背俞穴不宜直刺、深刺。对于小儿留针有困难者,采用快针法,不留针,针刺后行灸法更为适宜。

（三）按语

（1）小儿厌食有两种原因,一种是局部或全身疾病所致,另一种是中枢神经系统受人体内外环境刺激的影响所致。前者需治疗原发病,随着原发病的康复,厌食症可逐渐消除。后者常是家长溺爱小儿,对进食采取不适当的态度,反而引起神经性厌食,这是厌食症的主要类型。针灸对厌食有较好疗效,对于有消化系统基础病者要积极治疗原发病。

（2）有研究认为患儿生存环境和其发病亦有很大关系,临床发现厌食症发病城市儿童明显多于农村儿童,独生子女患病率高于多子女家庭,这提示人为因素造成不良的饮食习惯常是厌食的主要原因,高蛋白、高糖饮食使食欲下降;零食以及吃饭不定时、生活不规律都影响食欲。长期厌食可致营养不良和体质减弱。小儿厌食只要主要纠正不良饮食习惯,配合治疗,均可取得良好效果,预后好。

CHAPTER TEN 第十章

泌尿生殖系病症

第一节　泌尿系病症

一、水肿

水肿指体内水液潴留、泛溢肌肤或体内而引起的头面、眼睑、四肢、腹背甚至全身浮肿的一类病症，又称"水气"。中医学认为，水肿是全身气化功能障碍的一种症状表现，常因于风水相搏、水湿浸渍、湿热内蕴、脾虚湿困、阳虚水泛，致肺、脾、肾三脏功能失调，三焦水道失畅，水液停聚，泛溢肌肤而成。正如《景岳全书·肿胀》云："凡水肿等证，乃肺脾肾三脏相干之病。盖水为至阴，故其本在肾；水化于气，故其标在肺；水唯畏土，故其制在脾。今肺虚则气不化精而化水，脾虚则土不制水而反克，肾虚则水无所主而妄行"。总体上可分为阳水和阴水两大类，阳水以急性发作，初起眼睑浮肿，继则遍及全身，肿势以腰部以上为主，皮肤光泽，按之凹陷易复，小便短少而黄为主症；阴水以慢性发病，下肢先肿，初起足跗微肿，逐渐肢体浮肿，下肢为甚，按之没指，凹陷难复，肿势时重时轻，尿少色清为主症。另外又有肾水、脾水、肝水、心水和肺水之分。总之，其本在肾，其标在肺，其制在脾，可涉及肝、心。局限性水肿多由于局部经脉阻滞，络脉不畅，气血运行受阻，使水湿停聚局部而成水肿，即"血不利则为水"的一种表现。

西医学认为，人体血管外组织间隙体液积聚时则形成水肿，是多种疾病的一种症状，其发生的机制主要与钠和水的潴留、毛细血管滤过压降低、毛细血管内流体静力压升高或毛细血管壁通透性增高、血浆胶体渗透压降低、淋巴回流受阻及组织液压力降低等因素有关。水肿按波及的范围总体上可为局限性和全身性水肿两类，前者指体液聚集于局部组织间隙中，后者指身体各部的组织间隙均有体液聚集。水肿最常见于肾病、右心衰、肝硬化、营养障碍、内分泌失调、妊娠高血压等疾病；乳癌术后也常导致上肢淋巴水肿。

（一）辨病

以头面、眼睑、四肢、腹背出现水肿或全身浮肿为主症时，即可诊断为中医水肿。临床应进一步分清是全身性还是局限性水肿，并辨别导致水肿的病因及疾病。

1. 全身性水肿

以对称性分布为特征,依病因或病变程度不同,轻者仅有晨间轻度眼睑水肿,或久坐久立后足背水肿、手指发胀;严重者延及会阴,可伴胸腹水。①内脏病:均在明确的基础病变后出现水肿,包括肾源性(在清晨有眼睑及颜面水肿,或踝部水肿,重者波及全身)、心源性(以重力性水肿为特点,主要表现在脚和下肢,严重者可出现胸水,颜面一般无水肿,活动后加重,休息晨起减轻)、肝源性(多出现腹水);②内分泌障碍:黏液性水肿常见于甲状腺功能减退症,以黏液样面容为特征,面部呈"假面具样",以颜面和下肢出现水肿,压之无明显凹陷为特点。经前期综合征可出现眼睑、手部及踝部水肿,伴乳房胀痛;③特发性水肿:原因不明的全身性水肿,几乎只见于女性,往往和月经周期相关。水肿受体位影响,且呈昼夜周期性波动,在晨起时仅表现为轻微的眼睑、面部及两手水肿,随着起立及白日时间的推移,水肿将移行到身体下半部,足、踝部有明显凹陷性水肿,到傍晚时水肿最为明显。立卧位水试验有助于此病的诊断;④营养不良蛋白质缺乏:出现程度不同的浮肿,初期较轻,局限于下肢、面部等,血浆蛋白总量及白蛋白浓度可正常或稍低,机体消瘦明显;当血浆蛋白总量在 0.5% 以下,尤其是白蛋白逐渐降至 2% ~3g% 时,浮肿可发展至全身,并有胸水和腹水;⑤药物性水肿:可见于应用糖皮质激素、雄激素、雌激素、胰岛素、萝芙木制剂、甘草制剂等治疗过程中。

2. 局限性水肿

①淋巴回流受阻:可引起该淋巴系统输纳区的局限性水肿。乳癌术后上肢淋巴水肿,发生率达 10% ~37%,患者常在术后 1 年内患侧上肢出现不同程度的肿胀、胀痛麻木,易疲劳乏力、反复感染和活动受限,淋巴管造影即可确诊。丝虫病可引起淋巴管炎和淋巴结炎,出现局限性水肿,严重者出现皮肤粗糙增厚,如皮革样,以下肢象皮肿多见;②局部炎症:由于疖、痈、丹毒、蜂窝组织炎等局部炎症所致的水肿,一般有局部潮红、压痛;③肢体静脉血栓形成或血栓性静脉炎:多见于下肢,表现为非对称性水肿,静脉造影可确诊;④慢性上腔静脉阻塞综合征:水肿出现于面、颈、上肢及上胸部,称为"披肩状"水肿,静脉造影可确诊;⑤慢性下腔静脉阻塞综合征:患者以腹胀、腹壁静脉曲张、下肢及阴囊水肿为特点,静脉造影可确诊;⑥血管神经性水肿:属第一型变态反应局部反应型,常突然发生局限性水肿,消退也较迅速,患者常有过敏史。多发于面部(口唇、眼睑)、耳垂、阴囊、舌、咽等组织疏松部位,手足也可发生。局部表现为广泛弹性水肿,光亮如蜡,扪之有韧性,无可凹性水肿,边界不清,皮肤颜色正常或微红,有灼热微痒或无不适。

(二)治疗

1. 全身性水肿

推荐处方1

治法 疏风清热,调肾利水,消肿。

穴方　水分、水道、肾俞、膀胱俞、三焦俞、委阳、阴陵泉。心源性加心俞、内关；肾源性加肾俞、阴谷；肝源性加肝俞、期门；黏液性水肿加阿是穴（甲状腺局部）、鱼腰、承泣、颧髎、足三里、三阴交；经前期综合征性水肿加百会、印堂、神门、合谷、昆仑、照海；特发性水肿加脾俞、肝俞、肾俞、合谷、三阴交、足三里、照海；营养不良性水肿加气海、关元、脾俞、足三里、悬钟；腹水加中极；胸水加膻中、中府；面部浮肿显著加承泣、颧髎。

操作　①毫针刺：阳水以泻法为主，阴水以平补平泻补法为主；②结合刺络拔罐法及灸法等：在毫针常规操作基础上，阳水可在背部腧穴上行刺络拔罐法，肢体穴位可点刺出血。阴水可在下肢和腹部、后背部穴位针刺后，行温针灸或艾炷灸、艾条灸法；或在腹部行隔附子饼灸法。

推荐处方2

穴位贴敷方　取车前子10g研为细末，与独头蒜5枚、田螺4个共捣成泥，敷神阙穴；或用蓖麻籽50粒、葱白3～5个，共捣烂敷涌泉。适用于全身性水肿或腹水。

2. 局限性水肿

推荐处方1

治法　通经活血，祛瘀消肿。

穴方　阿是穴。上肢肿胀加极泉、曲池、外关；手背肿胀加阳池、合谷、八邪；下肢肿胀加阳陵泉、足三里、三阴交、悬钟；足背肿胀加解溪、丘墟、八风。

操作　①毫针刺结合刺络拔罐法：阿是穴，即在患肢最肿胀处，选择3～5个针刺点，用点刺法或散刺法浅刺出血，加拔罐，吸出瘀血或黄色液体1～2ml，除去火罐，用生理盐水棉球清洁拔罐面后，用无菌黄连纱布湿敷创面。如局部肿胀明显，则在刺血后最肿胀部位分别拔1～3个火罐，每罐拔出1～2ml黄色液体后，换罐再拔，1个部位可连续拔1～3次，拔出液体3～15ml。余穴常规毫针刺法；②结合灸法：在毫针刺基础上，于肿胀明显部位（阿是穴）上行艾条温和灸，或温针灸法，使患者局部有温热感而无灼痛为宜，至皮肤出现红晕为度。亦可在上述刺络拔罐后，加灸法。

推荐处方2

三棱针方　①三焦俞、肾俞、阴陵泉、委中。以三棱针点刺出血数滴。适用于慢性肾炎的水肿；②用三棱针在患肢每个井穴上点刺，每穴挤出血液3～5滴，每周一次。适宜于肢体肿胀。

推荐处方3

火针方　水肿明显处常规消毒，用1寸毫针1～2支，在酒精灯上烧至通红，快速刺入水肿处皮下5～10mm深，迅速拔针，快进快出，沿水肿处排刺，针间距可在1cm左右，可配合挤压，放出血水为宜。适宜于肢体部位水肿。

（三）按语

（1）针灸治疗水肿有一定疗效，尤其对局限性水肿疗效最好，对于全身性水肿的特发性水肿、经前期综合征出现的水肿也有很好疗效。对于有原发病的水肿，必须在治疗原发病的基础上，采用针灸治疗。当出现胸满腹大、咳喘、心慌神昏等水气凌心犯肺等急症时，要采用急救措施。

（2）水肿初期宜进无盐饮食，肿势消退后（约3个月）低盐饮食，待病情好转再逐渐增加盐量，尤其对于肾病患者。慎防感冒，避免劳倦。

二、癃闭

癃闭是指尿液排出困难，甚则小便闭塞不通为主症的病证。以病势较缓、小便不利、点滴而出为"癃"；病势较急、小便不通、欲解不得为"闭"，统称为"癃闭"。中医学认为本病的病因病机是湿热下注、肝郁气滞、肾气亏虚以及尿路瘀阻等导致三焦气化不利，膀胱开合失司。其病位在膀胱，又与三焦关系密切。

西医学的尿潴留归属于癃闭范畴，是指膀胱内充满尿液而不能排出，常由排尿困难发展到一定程度引起。根据临床表现分为急性和慢性尿潴留。根据病因一般分为机械性梗阻和动力性障碍两类，其中以机械性梗阻多见，如良性前列腺增生、肥大，前列腺肿瘤；膀胱颈梗阻性病变如膀胱颈挛缩，局部肿瘤，尿道结石等。动力性梗阻是指膀胱出口、尿道无器质性梗阻病变，尿潴留系由排尿动力障碍所致，最常见原因为中枢和周围神经病变，如脑卒中、脊髓或马尾损伤、肿瘤以及糖尿病，造成神经源性膀胱功能障碍引起排尿困难；直肠或妇科手术损伤副交感神经分支，痔疮、肛瘘手术以及腰麻术后出现排尿困难，导致尿潴留。此外，各种松弛平滑肌的药物如阿托品等，以及妇女产后偶尔可见排尿困难引起尿潴留。

（一）辨病

以排尿困难，尿液在膀胱中潴留为主要临床表现。临床应分清急性、慢性尿潴留，以及机械性梗阻、动力性障碍等病因，并对相关疾病进行鉴别诊断。

1.神经源性膀胱功能障碍

患者常有中枢或周围神经系统损害的病史和体征，如有下肢感觉和运动障碍，会阴皮肤感觉减退、肛门括约肌松弛或反射消失等；临床表现有排尿困难、残余尿量较多，常伴肾积水和肾功能不全。尿路造影显示上尿路有扩张积水，膀胱常呈"圣诞树"形；尿流动力学检查可明确诊断。

2.前列腺增生症

前列腺增生症是增生的腺体压迫膀胱颈部和后尿道引起的尿路梗阻。见于50岁以上男性，表现为尿频，尤其夜尿次数增多，渐有排尿困难，余溺不尽，严重时尿闭。直肠指检多数患者可触到增大的前列腺,表面光滑,质韧、有弹性,边缘清楚,中间沟变浅或消失;经腹壁 B 超扫描可清晰显示前列腺体积大小,增生腺体是否突入膀胱,还可以测定膀胱残余尿量。

3. 产后尿潴留

女性分娩 6~8 小时后仍然不能自己排尿或排尿不畅,致尿液在膀胱内积聚不能排出,膀胱有涨满感,且排除神经及尿路的创伤。

4. 术后尿潴留

腹部手术拔掉导尿管后,或肛肠手术后,出现排尿困难而致尿潴留。

(二)治疗

推荐处方 1

治法 调理膀胱,行气利尿。

穴方 秩边、水道、中极、膀胱俞、三阴交。神经源性膀胱功能障碍可根据损伤部位进行配穴,如中风后尿潴留加四神聪、百会,脊髓病变加局部夹脊穴、督脉穴。前列腺增生症加曲骨、会阴;产后尿潴留加会阴、子宫、曲骨、次髎;肛肠术后尿潴留加长强、次髎、承山;腹部手术拔掉尿管后心理原因导致的尿潴留加神门、三阴交。

操作 ①毫针刺:秩边深刺,提插法,以针感向前阴部放射为佳,可不留针;水道、中极、曲骨,提捏进针,针尖向下平刺 1~1.5 寸,不可过深,以免伤及膀胱,行捻转泻法 1 分钟,使针感向下传导;余穴常规操作,留针 20~30 分钟;②结合电针法、灸法:双侧水道,针尖向曲骨方向沿皮透刺 1~1.5 寸,接通电针,选疏密波,频率为 20Hz,通电 5~10 分钟。神经源性尿潴留可加灸法;仰卧位,腹部中极、水道、曲骨处行大艾炷隔姜片或隔附子饼灸 3~7 壮,有尿意即可停止;腰部膀胱俞,行艾条温和灸 10~20 分钟。

推荐处方 2

腰、骶丛神经及膀胱点电针治疗方 腰神经丛、膀胱,骶神经丛、膀胱下点。腰神经丛由腰椎 2、3、4 棘突中点旁开 3cm 进针,直刺 1.5~2 寸;骶神经丛由关元俞进针,针尖朝脊柱斜刺,穿过腰椎横突达神经根部;膀胱点位于耻骨联合上 2cm,直刺 1.5 寸;膀胱下点位于耻骨联合上 1cm,刺法同膀胱点。两组刺激点同时选用,针刺得气后接电针仪,断续波型,左右分别通电,电流强度以患者能耐受为宜,通电 20~30 分钟。

推荐处方 3

皮肤针方 用轻中度刺激叩刺腰骶部、下腹部、中极、关元、小腿内侧、阳性反应点处,直至皮肤潮红为度。

推荐处方 4

穴位注射方 次髎或中极。以 2ml 注射器,5 号封闭针头,吸取 0.5mg 新斯的明注射液,常规法操作。

推荐处方5

灸法方 神阙。将食盐炒黄待冷放于神阙穴填平,再用2根葱白压成0.3cm厚的薄饼置于盐上,将大艾炷置葱饼上施灸,至温热入腹内有尿意为止。

(三)按语

(1)针灸治疗癃闭疗效满意。若膀胱充盈过度,可在关元局部揉按并逐渐加压,经针灸治疗1小时后仍不能排尿者,应及时采取导尿措施。

(2)癃闭患者往往伴有精神紧张,在针灸治疗的同时,给予患者心理暗示和消除患者的紧张情绪有利于自主排尿,也可反复做腹肌收缩、松弛的交替锻炼。

三、淋证

淋证是以小便频数短赤,淋沥刺痛,欲出未尽,小腹拘急或痛引腰腹为主要特征的病症。中医学认为,淋证病因可归结为外感湿热、饮食不节、情志失调、禀赋不足或劳伤久病;其病位在肾与膀胱,且与肝、脾关系密切。主要病机为下焦湿热,热移膀胱,导致膀胱气化不利;或年老或劳伤,脾肾气虚失于固摄而膏脂下泄;或阴虚火旺,虚火灼伤脉络。根据淋证的症状和病因病机,一般多分为热淋、血淋、石淋、气淋、膏淋和劳淋六种。

西医学的尿路感染、尿路结石、急慢性前列腺炎、尿道综合征和乳糜尿等属于中医学的淋证范畴。临床上以尿路感染最为常见,是各种病原微生物引起的尿路感染性疾病,主要包括肾盂肾炎和膀胱炎,后者占尿路感染的60%以上。尿路结石包括肾结石、输尿管结石、膀胱结石和尿道结石,一般下尿路结石可见淋证的表现,由于尿路结石是淋证中较为特殊的一种,即石淋,在本病的附篇中将详细论述。前列腺炎是由于致病菌感染和(或)某些非感染因素刺激所导致的以骨盆区域疼痛不适、排尿异常、性功能障碍为主要表现的疾病。尿道综合征主要见于女性,主要由各种因素引起尿道括约肌不自主痉挛和收缩所致。乳糜尿属于中医学膏淋范畴,是由局部淋巴液渗出形成以"小便混浊"为主要特征的一类疾病,分为感染性和非感染性,感染性主要由丝虫病引起,非感染性不多见。

(一)辨病

以小便频急,淋沥不尽,尿道涩痛,小腹拘急或痛引腰腹,或浑浊如米泔水等为主症者,可诊断为中医学的淋证。临床应进一步辨别引起淋证的相关疾病。

1.尿路感染

典型的尿路感染有尿路刺激征(尿频、尿急、尿痛、排尿不适、下腹部疼痛)、感染中毒症状(发热)、腰部不适等,结合尿液改变和尿液细菌学检查,凡有真性细菌尿者,即可诊断为尿路感染,需定位诊断是上尿路(肾盂肾炎)或下尿路感染(膀胱炎)。急性肾盂肾炎起病较急,伴发热、寒战,体温多在38.0℃以上。慢性肾盂肾炎可有急性肾盂肾炎病史,常见程度不同的低热、间歇性尿频、排尿不适、腰部酸痛及肾小管功能受损表现,如夜尿增多、低比重尿等。膀胱炎：表现为典型尿路刺激症状，部分患者迅速出现排尿困难，排尿终末时明显，膀胱区压痛，尿液常混浊，并有异味，约30％可出现血尿，少数患者出现腰痛、发热，但体温常不超过38.0℃。

2. 膀胱结石

典型症状为排尿突然中断，疼痛放射至远端尿道及阴茎头部，伴排尿困难和膀胱刺激症状，跑跳或改变排尿姿势后，能使疼痛缓解，继续排尿，常有终末血尿。

3. 尿道综合征

多见于女性，患者有尿频、尿急、尿痛及排尿不适等尿路刺激症状，但多次检查均无细菌尿。部分可能由于逼尿肌与膀胱括约肌功能不协调、妇科或肛周疾病、神经焦虑等引起，也可能是衣原体等非细菌感染造成。

4. 前列腺炎

急性前列腺炎起病急骤，有尿频、尿急、尿痛及直肠刺激症状，伴高热、寒战、厌食、乏力等。尿镜检可见大量白细胞及脓细胞，尿道分泌物检查及细菌培养可以发现致病菌。慢性多由急性迁延而来，有细菌性和非细菌性之分。一般均有前列腺的压痛，及会阴部、下腹部隐痛。

5. 乳糜尿

反复发作的乳白色尿，或伴血尿，在高脂肪餐或劳累后诱发或加重，或有其他丝虫病症状。淋巴造影可观察淋巴管与尿路的通道。

（二）治疗

推荐处方1

治法　清热化湿，利水通淋。

穴方　中极、膀胱俞、次髎、阴陵泉。尿路感染加曲骨、曲池、血海、大椎、耳尖；尿道综合征加曲骨、会阴、神门、三阴交；前列腺炎加曲骨、大椎、曲池、秩边、水道；乳糜尿加脾俞、肾俞、足三里、三阴交。

操作　①毫针刺：腹部如中极、曲骨向下斜刺1～1.5寸，有强烈酸胀或放电感至阴部为佳；膀胱俞、膈俞、肾俞等针尖朝向脊柱方斜刺0.8～1寸；耳尖用短毫针点刺，放血2～3滴；余穴常规操作。急性期和症状较重者，每日治疗2次；②结合电针法：在上述毫针刺基础上，膀胱俞、次髎（或中极、曲骨）可接电针，疏密波，每次20分钟。

推荐处方2

灸法方　关元或神阙。可行艾条灸，或神阙隔盐大艾炷灸，关元隔姜灸，至皮肤潮红为度。适用于劳淋。

推荐处方3

皮肤针方　关元、曲骨、水道、归来、三阴交、曲泉、第3腰椎至第4骶椎夹脊。用皮肤针轻刺激,至皮肤红润为度。

推荐处方 4

穴位贴敷方 甘遂 30g、麝香少许(也可用冰片代替)、面粉适量。将甘遂研细末装瓶备用,用时取 10g 药末兑入麝香或冰片、面粉,加温开水调成糊状,将之贴于中极穴处,药面直径约 2 寸,用保鲜膜覆盖,胶布固定。每日 1~2 次,排尿后取下。加热敷则效更佳。

(三)按语

(1)针灸治疗淋证常可迅速缓解尿路刺激症状。注意局部卫生,多饮水、勤排尿,是有效的辅助治疗方法。

(2)膏淋、劳淋气血虚衰者应适当配合中药治疗,以针药结合疗效更佳。

(3)前列腺炎是一种较顽固的疾病,针灸有较好疗效,但由于其病变部位较为特殊,需长期坚持治疗。

四、尿失禁

尿失禁是在清醒状态下尿液不能控制而自行流出的一种病症,可发生于任何年龄,但以女性和老年人为多。中医学称为小便失禁、小便不禁等,认为本病多由于禀赋不足、病后气虚、劳伤、老年肾亏等,使下元不固、膀胱失约而致。其他如创伤瘀滞下焦、湿热下注积于膀胱等亦可致尿失禁。

西医学认为尿失禁是由于膀胱括约肌损伤或神经功能障碍而丧失排尿自控能力,使尿液不自主地流出。根据发病原因分为真性尿失禁、假性尿失禁、压力性尿失禁、急迫性尿失禁、反射性尿失禁等类型。真性尿失禁又称完全性尿失禁、无阻力性尿失禁,指尿液连续从膀胱中流出,膀胱呈空虚状态,常见原因为外伤、手术或先天性疾病引起的膀胱颈、尿道括约肌损伤。假性尿失禁,又称充溢性尿失禁,指膀胱功能完全失代偿,过度充盈而造成尿不断溢出,见于各种原因所致的慢性尿潴留,膀胱内压超过尿道阻力时,尿持续或间断溢出。急迫性尿失禁是指严重的尿频、尿急而膀胱不受意识控制发生排空,常继发于膀胱的严重感染,可能由膀胱的不随意收缩引起。压力性尿失禁指当腹内压突然增高(咳嗽、喷嚏、大笑、屏气等)时,尿液不随意流出,因膀胱与尿道之间正常解剖关系的异常,使腹压增高传导至膀胱和尿道的压力不等,尿道括约肌没有相应的压力增高所致;盆底肌松弛也为常见原因,主要见于女性,特别是多次分娩或产伤者。反射性尿失禁由完全的上运动神经元病变引起,排尿依靠脊髓反射,患者不自主地间歇排尿(间歇性尿失禁),排尿没有感觉。另外,亦有因精神、环境因素引起的精神性尿失禁,老年人因使用药物(镇静剂、抗胆碱能药、抗抑郁药和利尿剂)所引起的药物性尿失禁。

(一)辨病

辨病以尿液不随意识控制而自行流出为主症,可诊断为尿失禁。临床应进一步分析引起尿失禁的原因。

1. 完全性尿失禁

尿道阻力完全丧失,膀胱内不能储存尿液,尿液持续不断地流出,膀胱呈空虚状态,常见于外伤、手术或先天性疾病引起的膀胱颈、尿道括约肌损伤。还可见于女性尿道口异位、膀胱阴道瘘等。

2. 充溢性尿失禁

下尿路有较严重的机械性(如前列腺增生)或功能性梗阻引起的尿潴留,膀胱呈膨胀状态,当膀胱内压上升到一定程度并超过尿道阻力时,尿液不断地自尿道中滴出。该类患者的膀胱呈膨胀状态。

3. 压力性尿失禁

当腹压骤然增加时,如在用力咳嗽、打喷嚏、大笑、行走或跑步时,少量尿液不自主溢出,常见于多次分娩、产伤的女性,也可见于妊娠子宫、盆腔肿瘤压迫等。临床根据症状程度分为三度:Ⅰ度:咳嗽、大笑、打喷嚏、剧烈活动时发生尿失禁。Ⅱ度:站立、行走、屏气等轻微用力时或由坐位站起时即可发生尿失禁。Ⅲ度:尿失禁与活动无关,卧位时亦可发生尿液不自主溢出。

4. 急迫性尿失禁

强烈的、不能控制的尿频、尿急等症状。其病因较复杂,大致可分为两类:①神经源性尿失禁,由于脊上神经系统病变(脑血管疾病、脑肿瘤、脑外伤等)引起的逼尿肌反射亢进,一旦括约肌神经损伤或疲乏,不能抵抗逼尿肌反射产生的压力所致,如大脑皮质感觉中枢功能完全受损,这类抑制性反应也将消失,从而加重尿失禁的症状。②非神经源性尿失禁,主要由膀胱感染、结石、肿瘤及间质性膀胱炎等刺激,增加膀胱的敏感性,引起逼尿肌的不稳定性收缩所致。

5. 反射性尿失禁

反射性尿失禁是由完全的上运动神经元病变引起,排尿完全依靠脊髓反射,患者不自主地间歇排尿(间歇性尿失禁),排尿没有感觉。

（二）治疗

推荐处方1

治法　化瘀通经,固摄膀胱。

穴方　中极、气海、肾俞、膀胱俞、三阴交。

操作　①毫针刺:背俞穴向脊柱方向斜刺1~1.5寸,针刺中极等腹部穴位时,患者需排空小便,向曲骨方向斜刺1~1.5寸,使针感向阴部放散;②结合电针、灸法等:在上述毫针刺基础上,中极、三阴交,或中极、气海,或肾俞、膀胱俞,接通电极,用疏波,或疏密波交替,刺激30分钟。背俞穴或者腹部穴位行艾灸或者针上加2cm长艾粒灸30分钟;或用大艾炷隔姜灸 3~7 壮,微微汗出即止,膀胱部位有热胀感为宜。

推荐处方 2

电针法治疗方 次髎、会阳。次髎用毫针向下斜刺入第 2 骶后孔内 3~4 寸,要求触电样针感放射至前阴,然后略提出针少许;会阳直刺 2.5 寸,局部酸胀样针感。分别接电针,频率选 50Hz,每次 20 分钟。

推荐处方 3

龟板灸法治疗方 三伏天时,取生龟板 1 只(内置 100~150g 食盐),置于神阙穴,在食盐上放置底面直径为 5cm 的圆锥形大艾炷,每次 1 壮,隔日 1 次。龟板下放置一块无菌纱布或棉手帕,以便患者感到局部灼热刺痛时,在神阙周围缓慢移动龟板,每次艾灸约 1 小时。适用于老年尿失禁。

推荐处方 4

埋线方 足三里、肾俞、三阴交、关元透中极。用注线法每次选穴 2~4 个,常规消毒后局麻,用套管穿入羊肠线 1.5~2cm,在局麻皮丘处快速刺入穴位,行针得气后埋入羊肠线,以无菌干棉球按压片刻,外敷创可贴。2 周 1 次。

(三)按语

(1)针灸治疗尿失禁以功能性效果最佳,器质性病因的尿失禁应结合原发病的治疗。

(2)多饮水能够促进排尿反射,并可预防泌尿道感染。如无禁忌,可嘱患者每日摄入液体量 2000ml 左右。但应在入睡前限制饮水,以减少夜间尿量。

(3)指导患者进行收腹、提肛等骨盆底部肌肉的锻炼,即嘱患者做收紧肛门及阴道的动作,每次进行 3 秒钟后放松,连续 15~30 分钟,每日 2 次,以增强控制排尿的能力。训练间断排尿,即在每次排尿时停顿或减缓尿流,以及在任何"尿失禁诱发动作",如咳嗽、弯腰等之前收缩盆底肌肉,从而达到抑制不稳定的膀胱收缩,减轻排尿紧迫感和溢尿。

五、遗尿

正常幼儿在 2~3 岁时已能控制排尿,若 3 岁以上仍睡眠中小便自遗,醒后方知,称为遗尿,又称"尿床"、"夜尿症"。中医学认为,遗尿的病位在膀胱,多因肾气不足、下元虚寒,或脾肺气虚,或肝经湿热等导致膀胱约束无权而发生。

西医学认为正常排尿机制在婴儿期由脊髓反射完成,以后建立脑干—大脑皮质控制,至 3 岁已能控制排尿。临床按照病因可分为原发性和继发性两类,原发性遗尿症较多见,约占 70%~80%,无明显尿路或神经系统器质性病变,男多于女(2~3:1),部分患者有家族史,多因控制排尿的能力发育迟滞所致。患者健康状况一般欠佳,疲倦、过度兴奋紧张、情绪波动等都可使症状加重,有时会自动减轻或消失,亦可复发。约 50% 患儿可于 3~4 年内发作次数逐渐减少而自愈,也有一部分患儿持续遗尿直至青春期,往往造成严重的心理负担,影响正常生活与学习。继发性遗尿症大多与神经系统疾病或泌尿系疾病有关。若小儿因贪玩少睡、过度疲劳、睡前多饮等偶然尿床者不作病论。

(一)辨病

若3岁以上小儿仍频繁发生睡眠中小便自遗,可诊断为遗尿。临床应分辨病因,鉴别原发性与继发性遗尿。

1. 原发性遗尿

患儿出现遗尿,但无明显尿路或神经系统等器质性病变。

2. 继发性遗尿

病因复杂,患儿遗尿是由明显的泌尿系统疾病或神经系统病变等所引起,如癫痫、脑病、脊膜膨出、腰骶椎隐裂等以及泌尿道畸形、感染,尤其是膀胱炎、尿道炎等可引起继发性遗尿现象。实验室检查(尿常规、尿培养)以及X线平片观察有无脊柱裂,膀胱尿道造影观察有无下尿路梗阻等有助于诊断病因。继发性遗尿症在处理原发疾病后症状即可消失。

(二)治疗

推荐处方1

治法 益气固肾,止遗。

穴方 气海、关元、肾俞、膀胱俞、三阴交。

操作 ①毫针刺:气海、关元直刺或向下斜刺,使针感下达阴部为佳;背俞穴向脊柱方向斜刺;②结合灸法:在毫针刺基础上,背、腹部穴可行温针灸或隔附子饼灸;或单用艾条温和灸法。

推荐处方2

皮肤针方 胸$_{11}$~腰$_2$夹脊、肾俞、气海、曲骨、三阴交。用皮肤针叩刺,至皮肤潮红为度。

推荐处方3

头针方 额旁3线、顶中线。缓缓进针后,反复行针5~10分钟,带电针,疏波。

推荐处方4

穴位注射方 三阴交、肾俞、膀胱俞、中极、气海。每次选2~3个穴,维生素B$_{12}$注射液500μg,加维生素B$_1$注射液100mg,每穴注入药液1ml,隔日1次。或取会阴穴,以硝酸的士宁注射液皮下注射2ml。

推荐处方5

高位颈节及腰骶部夹脊为主方 高位颈节(颈$_{1~3}$)及腰骶部夹脊。毫针刺,电针,疏波或疏密波,刺激20分钟。

（三）按语

（1）针灸治疗本病疗效确切。绝大多数儿童遗尿的出现与疾病无关，多为心理因素或其他各种因素造成，属原发性遗尿，针灸有较好疗效。继发性遗尿应针对原发病积极进行治疗，单纯采用针灸，则疗效较差。

（2）治疗期间，嘱小儿白天勿过度疲劳，减少活动量，傍晚后控制饮水。应培养患儿白天有意识憋尿，控制排尿，以锻炼膀胱储尿功能。

（3）对患儿要耐心教育，鼓励其自信心，切勿嘲笑和歧视他们，避免产生恐惧、紧张和自卑感。治疗初期夜间可按时唤醒患儿排尿，以后逐渐养成临睡前排尿及早起排尿的习惯。

六、泌尿系结石与绞痛

泌尿系结石与绞痛是由泌尿系统各部位结石引发的剧痛症，包括肾、输尿管的上尿路结石和膀胱、尿道的下尿路结石。上尿路结石以腰腹部绞痛、尿血相继出现为主要临床特点，下尿路结石以排尿困难和尿流中断为主要特点。我国泌尿系结石发病率为 1%～5%，近年来有增加趋势。男性发病率高于女性，两者之比约为 3∶1。

本病属于中医学"石淋"、"砂淋"、"血淋"的范畴，但本病有其特殊性，因此，在本节详述。中医学认为，饮食不节、下焦湿热、肾阳不足而致结石是本病的基础；机体排石过程中，结石刺激脏腑组织是发生绞痛的直接原因；结石伤及脏腑组织黏膜、血络则会出现尿血。本病主要病机是湿热蕴结下焦，肾与膀胱气化不利。病初多为实证，若病延日久，则从实转虚，而见虚实夹杂。

（一）辨病

当患者以腰腹部阵发性绞痛，或小便时尿液突然中断，尿道剧烈刺痛、涩痛、有血尿等症状为主症即可考虑为泌尿系结石。临床应进一步分清结石的部位、大小等，不同部位的结石，疼痛的部位和性质可有不同。腹部 X 线、B 超、膀胱镜、CT、肾盂造影等检查可提示结石的部位、大小和形状。尿常规检查可见白细胞、红细胞。泌尿系结石患者出现绞痛时需与胆绞痛鉴别，右输尿管下段结石伴有绞痛需与急性阑尾炎鉴别。

1. 上尿路结石（肾、输尿管结石）

典型临床症状是一侧腰部突发性绞痛，疼痛为阵发性，沿输尿管向下放射至同侧下腹部、外阴和大腿内侧，疼痛剧烈时伴有恶心、呕吐等症状，肾区或输尿管走行区有叩击痛或压痛。绞痛发作后出现血尿，多为镜下血尿，或有排石。若结石在肾盂中，无感染且无活动时，可长期不引起症状，但多数患者表现为疼痛和血尿相继出现，与体力活动有关。肾结石梗阻在一定部位可引起肾积水，当积水较多时，可触摸到肾脏，并有肾区叩击痛。

2. 膀胱结石

典型症状是排尿中断,排尿痛,并向阴茎头或远端尿道放射,改变体位可缓解疼痛,继续排尿。患者平时多有排尿不畅、尿频、尿急、尿痛和终末血尿,因继发感染可伴有脓尿。

3. 尿道结石

较少见,多来自肾和膀胱,主要表现为排尿困难,排尿痛,尿流不畅,尿线细甚至点滴不下,导致尿潴留。结石损伤尿道时,可出现血尿。

(二)治疗

推荐处方1

治法 行气止痛,利尿排石。

穴方 ①肾绞痛:肾俞、腰俞、次髎、足三里、三阴交、阿是穴;②肾、输尿管上段结石:肾俞、膀胱俞、三阴交;③输尿管下段结石:肾俞、水道、三阴交;④膀胱结石:中极、曲骨、横骨、膀胱俞、三阴交;⑤尿道结石:曲骨、会阴、三阴交。

操作 ①毫针刺:阿是穴在腹、背部、大腿内侧等疼痛部位选穴。在绞痛发作时先刺远端穴位,用泻法,强刺激,疼痛缓解时针刺局部穴位。中极向曲骨沿皮浅刺1~1.5寸,留针20~30分钟。余穴常规操作;②结合电针、灸法等:在上述毫针刺基础上,腰骶部、腹部穴位可加电针。肾、输尿管上段结石,肾俞接阴极,膀胱俞接阳极;输尿管下段结石,肾俞接阴极,水道接阳极;膀胱结石,中极接阴极,曲骨接阳极;尿道结石,曲骨接阴极,会阴接阳极;治疗前30分钟内令患者尽量多饮水,以高频率(密波)断续波,强度由弱到强,以患者能够耐受为度,持续刺激30~60分钟,以痛止为度。每日可治疗2次。腹部、背部、腰骶部穴位可加艾灸或大艾炷隔姜灸或隔附子饼灸5~7壮。

推荐处方2

拔罐方 肾俞、阿是穴。选中等大小的火罐,常规操作,留罐5~10分钟。用于疼痛发作时。

推荐处方3

穴位注射方 腰部压痛点、肾俞、京门、中极、关元、三阴交、阴陵泉。每次选3~4穴,每穴注入0.25%~0.5%普鲁卡因溶液1~2ml。隔日1次。

推荐处方4

腰骶部夹脊为主方 腰骶部夹脊、肾俞、膀胱俞。电针,以高频率(密波)断续波,强度由弱到强,以患者能够耐受为度,持续刺激30~60分钟,以痛止为度。

(三)按语

(1)针灸(尤其是电针)治疗泌尿系结石与绞痛有较好的镇痛和一定的排石作用。尤其在绞痛发作时及时治疗,可促进排石,快速止痛。针刺疗效与结石的位置及形状、大小相关,相对而言结石在输尿管中下段,横径小于1cm,较光滑的易于排出;结石在输尿管上段或肾盂内、有棱者,或因结石日久,有粘连者不易排出。一般结石<0.6cm,光滑,无尿路感染、梗阻,纯尿素结石、胱氨酸结石,可先行保守治疗,尤其是直径<0.4cm的光滑结石,90%能自行排出。

(2)针刺治疗期间,应鼓励多饮水,保持每日尿量达2000ml左右,多做跑跳运动。如出现腰腹部疼痛阵发性加剧,多为排石的先兆。对于绞痛持续发作不能缓解者,应明确病因,采取综合治疗。若结石体积较大,针灸难以奏效,则采用超声体外碎石及手术治疗。尤其石淋患者,以促进排石。

(3)平时多喝水,少静坐,防止复发。

第二节　男性生殖系病症

一、遗精

遗精是指不因性生活而精液频繁遗泄的病症,有梦而遗精,称为"梦遗";无梦而遗精,甚至清醒时精液流出,称"滑精"。凡成年未婚男子,或婚后夫妻分居,长期无性生活者,一月遗精1~2次属于正常现象,属于"精满则溢"。如遗精次数较多,每周2次以上,或清醒时流精,伴有头昏耳鸣,健忘,心悸失眠,腰酸腿软,精神萎靡等症,则属于病态。中医学认为,遗精与所求不遂,情欲妄动,沉溺房事,精脱伤肾,或劳倦过度,气不摄精,或饮食不节,湿浊内扰等原因有关。劳心太过,心肾不交,水亏火旺,或欲念不遂,心动神摇,君相火旺,或饮食不节,湿热内生,均可引起热邪扰动精室;早婚、房劳过度,或频繁自慰,或纵欲无度,日久肾虚精脱,或相火扰动精宫,或肾不固精等均可导致遗精。

西医学认为,遗精是无性交活动时的射精,是青少年常见的生理现象,约有80%未婚青年都有过遗精。如一周数次或一夜数次遗精,或仅有性欲观念即出现滑精,则属病态。心理因素是引起遗精的主要原因,如缺乏正确的性知识,过于注重性问题;或性刺激环境影响,经常处于色情冲动中;或性要求过分强烈,不能克制,以及长期思欲未能发泄;或长期自慰的不良习惯;上述因素对性活动中枢长期刺激,引起皮质、脊髓中枢的功能紊乱,性中枢持久的异常兴奋,导致频繁遗精。另外,生殖器官局部病变的刺激(如包茎、包皮过长、尿道炎症、前列腺炎、精囊炎等);物理因素(被褥沉重压迫、穿紧身衣裤)刺激生殖器也可导致遗精;过度疲劳,睡眠深沉,大脑皮质下中枢活动加强而致遗精。

需要指出的是,中医学与西医学对遗精及其危害问题认识有所不同,而且遗精的频度差别很大,正常未婚男子,有每月遗精达2~8次,但并无异常者;在有规律的性生活时,也可经常遗精或遗精次数增多。因此,对于生理性与病理性遗精的辨别,当以是否引起明显的神经衰弱或全身不适为主,如果患者遗精伴有明显的头晕头胀、乏力疲惫、失眠、情绪低落、疑虑焦躁等全身症状,应考虑为病理性遗精,当给予治疗。

（一）辨病

非性交时发生精液外泄,每周 2 次以上,或在清醒时精自滑出,伴精神萎靡,头晕耳鸣,失眠多梦,神疲乏力,腰膝酸软,记忆力减退等。另外,前列腺炎、附睾炎、精囊炎、泌尿系感染等疾病以及男子性功能障碍等常可见遗精症状。

（二）治疗

推荐处方 1

治法　固摄精官。

穴方　关元、志室、肾俞、次髎、三阴交。

操作　①毫针刺:关元等腹部穴位,针尖斜向下 1 ~ 1.5 寸,使针感向会阴部传导;背俞穴斜向脊柱方向 1 ~ 1.5 寸;余穴常规操作;②结合电针、灸法等:在上述毫针刺基础上,腰骶部穴位可加电针,用疏波,或疏密波交替,刺激 20 ~ 30 分钟。虚证者,肾俞、志室等针刺得气后,可加艾灸或温针灸法。

推荐处方 2

会阴穴毫针强刺激治疗方　先令患者平卧,毫针直刺入会阴穴 1.5 ~ 2 寸,不提插,视病情程度及治疗情况决定捻转力度。一般多单方向捻针以加强刺激,刺激强度以患者最大忍耐度,腹部产生电击感为限。留针 30 分钟,间歇行针,每日或隔日治疗 1 次。适用于顽固性的遗精。

推荐处方 3

列缺穴埋针法治疗方　列缺穴常规消毒后,用 28 号 1 寸不锈钢针逆经脉循行方向平刺穴位,产生酸、麻、胀感后,令患者取不同姿势活动无影响时,用胶布固定,留针 12 ~ 18 小时,于晚 6 ~ 7 时埋针,至次日 8 ~ 12 时取下,睡前按压数次,左右交替取穴,每周埋针 3 次。适用于遗精。

推荐处方 4

穴位注射方　肾俞、志室、气海、关元、足三里、三阴交。50% 金樱子或维生素 B_{12}（每毫升 15μg）,任选一种,每次取 2 ~ 3 个穴位,每穴注射 1ml。隔日 1 次。

推荐处方 5

皮肤针方　关元、中极、三阴交、太溪、心俞、肾俞、志室或腰骶椎两侧夹脊穴及足三阴经膝关节以下的腧穴。用皮肤针叩打至皮肤轻度红晕。

（三）按语

（1）针灸治疗功能性遗精、早泄可获得满意疗效,在治疗的同时应消除患者的思想顾虑,摒弃遗精恐惧感。对于器质性疾病应同时治疗原发病。

（2）节制性欲,禁看淫秽书刊和黄色录像。睡眠养成侧卧习惯,被褥不宜过厚,衬裤不宜过紧。早泄患者应克服心理因素,性交时可带避孕套或阴茎局部喷涂利多卡因等以延长射精潜伏期。

二、男性不育症

凡育龄夫妇同居1年以上、性生活正常又未采用任何避孕措施,由于男方原因使女方不能受孕者称为男性不育症。中医学称为"无子"、"无嗣",认为本病与肾、心、肝、脾有关,尤其与肾的关系最为密切。多由于肾精亏虚、气血不足、肝郁血瘀和湿热下注等因素而致精少、精弱、精寒、精薄、精瘀等。

西医学认为,引起男性不育的原因和疾病非常复杂,主要有睾丸生精功能缺陷、内分泌功能紊乱、精子抗体形成、精索静脉曲张、输精管阻塞、外生殖器畸形和性功能障碍等。多数患者缘于精子数量少、质量差及活力低;部分患者因于射精障碍(不射精、逆行射精等)。按临床表现可分为原发性和继发性不育;按性器官病变部位可分为睾丸前性、睾丸性和睾丸后性;按生育能力分为绝对不育(无精子症)和相对不育(精子数量少或精子质量差)。另外,还有免疫因素,即男性在生殖道免疫屏障被破坏的条件下,精子、精浆在体内产生抗精子抗体,使射出的精子产生凝聚而无法穿过宫颈黏液。

本节主要介绍精液异常、精囊炎所致的男性不育症,其他原因引起的男性不育症可参照本节进行针灸治疗。

(一)辨病

由于男方原因所导致的女性不能怀孕,可诊断为男子不育症。临床应进一步辨别导致不育症的病因。

1. 精液异常

性功能正常,各种原因所致的精液异常,包括无精、弱精、少精、精子发育停滞、畸精症或精液液化不全。正常精液量为2～6ml,平均为3ml,pH7.0～7.8;在室温下放置30分钟内液化;精子密度(20～200)×10^9/L;精子活率＞50%;正常形态精子占66%～88%。通过精液检测诊断。

2. 精囊炎

主要表现为性交射精后有明显的下腹会阴部胀痛,同时伴有血精或脓精。直肠指检精囊有压痛及肿大。

(二)治疗

推荐处方1

治法　益肾填精,调理精宫。

穴方　气海、关元、肾俞、脾俞、次髎、三阴交。湿热下注者加阴陵泉、中极。

操作　①毫针刺:次髎向前阴方向深刺1.5寸,使针感向前阴放散;背俞穴向脊柱方向斜刺1～1.5寸。余穴常规操作;②结合灸法、电针法:在上述毫针刺基础上,肾俞、三阴交,接电针,疏波,刺激 20 分钟。虚证者气海、关元或肾俞,可加艾条或温针灸,或用大艾炷隔附子饼灸。

推荐处方2

毫针丛刺治疗方 ①项丛刺:下脑户、风府、哑门。再从下脑户分别至乳突根部分 6 个等份刺激点,共 15 个刺激点。用 25mm 毫针垂直进针 4~8 分,切忌捻转,只提插行针得气即可;②骶丛刺:位于八髎穴处,用 40mm 毫针,上髎、次髎针刺深度为 1 寸,中、下髎为 0.5~1 寸。每穴针 3 针呈齐刺状,共 24 针。不做过重手法,不要求刺入骶孔内,也不要求针感向某处放射。

推荐处方3

皮内针方 关元、三阴交。用图钉型揿针垂直刺入,胶布固定。每 3 日 1 次。

推荐处方4

穴位注射方 足三里、关元、肾俞、三阴交。每次选用 2 个穴位,用绒毛膜雌性激素 0.5ml 注入穴位浅层。

(三)按语

(1)针灸治疗本病有较满意的效果。应戒烟戒酒,避免有害因素的影响,如放射性物质、毒品、高温环境。

(2)治疗期间宜节制房事,注意选择同房日期,以利受孕。

知|识|链|接

世界卫生组织(WHO)推荐男性不育病因诊断(4 项 16 类)

(1)性功能障碍包括勃起功能障碍和射精功能障碍及性频率太少或性交时应用润滑剂等其他性问题造成不育。(2)性功能正常,精子和精浆检查异常:①男性免疫性不育,50% 以上活动精子有精子抗体包裹;②不明原因不育,精子和精浆检查正常;③单纯精浆异常,包括精液量、黏稠度、酸碱度、生化检查、白细胞计数以及精液培养,各项中有一项以上不正常者。(3)具有肯定病因而使精液质量异常的男性不育病因分类:①医源性因素,由于医学或手术的原因造成精液异常。②全身性原因,如全身性疾病、酗酒、吸毒等。③先天性异常,如 Klinefeltrer 综合征、Y 染色体缺陷、纤毛不动综合征、隐睾等。④后天性睾丸损害,如腮腺炎引起睾丸炎等。⑤精索静脉曲张。⑥男性附属性腺感染不育。⑦内分泌原因,下丘脑病变如 Kallmann 综合征;垂体病变包括垂体前叶功能不全、高催乳素血症;外源性或内源性激素水平异常、雌激素/雄激素过多、糖皮质激素过多、甲状腺功能亢进或减退等。(4)其他表现为精液质量异常,但没有肯定病因的男性不育:①特发性少精子症,有精子,而精子密度 $< 20 \times 10^6/ml$;②特发性弱精子症,精子密度正常而快速前向运动的精子 $< 25\%$ 或前向运动精子 $< 50\%$;③特

发性畸形精子症,精子密度和活力正常,但精子头部正常形态<30%;④梗阻性无精子症,精液检查无精子,输精管道有梗阻而睾丸活检证实有精子发生。⑤特发性无精子症,没有查明原因而精液中无精子。

三、阳强

阳强又称"强中",指男性阴茎久举不痿,经数小时、数日甚至逾月挺举持续不倒的症状,不受性欲影响或影响较小,排精之后尚不松软,触之则痛。中医学认为,本病多由于肝经湿热扰动精室,败精瘀阻宗筋脉道,或因房事不当、妄服壮阳之药,泄精耗阴,阴虚阳亢,相火亢盛无所制。阴器为肾之所系,肝脉所络,故其病位在肾,与肝关系密切。

本病相当于西医学的阴茎异常勃起,是指与性欲无关的阴茎持续勃起状态。阴茎持续勃起超过6小时已属于异常勃起。原发性病因不明,继发性多由血栓性疾病、神经性疾病及创伤等引起。低血流量型因静脉阻塞所致,高血流量型由异常动脉血注入引起。本病须与性欲亢进相鉴别,前者阴茎易勃起,但无阴茎疼痛,得到性满足后,精液排出,阴茎可痿软,虽然受性刺激很快又能勃起,甚至性交,但是从射精到重复勃起,一般应有短暂的"不应期"。

(一)辨病

以不因性欲影响阴茎坚硬勃起,持续数小时乃至数日不痿软,行房无射精或射精量少,且射精后阴茎仍勃起不软,自感阴茎不适,甚至疼痛为主症。常在无性刺激情况下突然发病,经常夜间发作,伴有阴茎、腰及骨盆部疼痛。查体见阴茎海绵体充血坚实,而尿道海绵体和龟头柔软。低血流量型若持续数小时则因组织缺血而疼痛较重,阴茎勃起坚硬。高血流量型则阴茎很少疼痛,不能达到完全勃起硬度,通常有会阴或阴茎外伤史。

(二)治疗

推荐处方1

治法 清肝泻火,化瘀软坚。

穴方 曲骨、肾俞、会阴、气冲、蠡沟、行间、三阴交。湿热瘀阻加中极、阴陵泉。

操作 ①毫针刺:先刺肢体远端穴蠡沟、三阴交、行间,采用提插捻转相结合的强刺激手法,每穴持续操作1~3分钟;气冲、曲骨、会阴针尖斜向阴器方向刺1寸,使针感向前阴传导。余穴常规操作;②结合刺络拔罐、电针法:在上述毫针刺基础上,行间可用三棱针点刺出血3~5滴,或肾俞点刺出现后加拔火罐,拔出瘀血3~5ml;气冲、三阴交或曲骨、会阴,针刺后接电针仪,强刺激,用密波(频率60Hz/分钟),使阴茎痿软为佳。

推荐处方 2

穴位贴敷方 取露蜂房 10g,白芷 10g,研末,醋调成饼,临睡前敷神阙穴,胶布固定,次晨取下。

推荐处方 3

耳穴方 外生殖器、内生殖器、内分泌、肾、神门。每次选 2~4 穴,毫针中度刺激;或埋针、药丸按压。

推荐处方 4

皮肤针方 重点叩刺腰骶部夹脊穴,配合刺激下腹部、腹股沟和阴茎根部,中度刺激(阴茎根部可重度刺激),使局部皮肤出现红晕为度。

(三)按语

(1)针灸治疗本病效果较好。若疗效欠佳者可配合使用安定等镇静止痛药。但本病属急症,宜及时治疗,否则易致阴茎水肿或小便艰涩、癃闭。患者可配合运动下肢,通过下肢运动方法,使髂外动脉血流量增加,髂内动脉血流量相对减少而使阴茎疲软。

(2)保持乐观豁达的心境,善于调节控制不良情绪,节制房事和避免强烈的性刺激,远离声色刺激。不要滥用各种滋肾壮阳的补品,少吃肥甘厚味,少饮酒。

第三节　月经与带下病症

一、月经不调

月经不调是以月经周期、经期、经量、经色、经质等发生异常为主症的月经病。根据月经周期异常可分为月经先期(经早)、月经后期(经迟)、月经先后无定期(经乱);根据经量异常可分为月经过多(经多)和月经过少(经少);根据行经时间及经间期异常情况可分为经期延长和经间期出血。虽然月经不调有以上多种分类,但临床上也常可见到多种月经不调情况并见。中医学认为,月经不调的主要病因为寒热湿邪侵袭,内伤七情,房劳多产,饮食不节,劳倦过度和体质因素等;主要病机为脏腑功能失常,气血不和,冲任二脉损伤,以及肾 - 天癸 - 冲任 - 胞宫轴失调。本病病位在胞宫,与肾、肝、脾三脏及冲、任二脉功能失调有关。

月经周期异常是以行经的周期发生紊乱为主要症状的一类月经不调。经早以月经周期提前为特点,多因气虚不摄,或血热内扰所致;经迟是指月经周期延后,多由于血亏或血瘀、寒凝所致;西医学的功能失调性子宫出血可见经迟;月经后期若伴经少,常可发展为闭经;经乱以月经周期紊乱,或提前或延后为特点,因血海蓄溢失常,多由肝气郁滞或肾气虚衰所致。西医学的功能失调性子宫出血常可出现经早、经迟、经乱,盆腔炎也可出现经早。

月经量异常是以行经的量发生异常为主要症状的月经不调。经多是指月经量较正常明显增多,因气虚、血热,或瘀血内阻,血不归经所致;常见于西医学的功能性子宫出血、子宫肌瘤、子宫肥大症、盆腔炎、子宫内膜异位症及宫内放置节育器等。经少是指月经量过少,系由血海不盈,阳虚血寒,或血瘀胞宫所致,常见于西医学的子宫发育不良、性腺功能低下及计划生育手术后等。

行经时间及经间期异常情况主要包括经期延长或经间期出血。经期延长是指月经周期基本正常,而以行经时间延长,主要由气虚冲任失约,或热扰冲任,或瘀阻冲任所致;西医学的排卵性功能性子宫出血病的黄体萎缩不全、盆腔炎等疾病及计划生育手术后可引起经期延长。经间期出血是指两次月经中间周期性少量阴道出血,主要由肾阴不足,或湿热内蕴,或血瘀胞络,当阳气内动之时,阴阳转化不协调,阴络易伤,损及冲任,血海固藏失职,血溢于外所致;常见于西医学的排卵期出血;经间期出血若出血量增多,出血期延长、失治误治则可发展为崩漏。

西医学认为,月经不调仅作为一种症状,可见于功能失调性子宫出血、盆腔炎等多种疾病,计划生育手术后也常导致各种形式的月经不调。本节主要介绍临床上最常见的功能失调性子宫出血的排卵性月经失调。计划生育术后及其他疾病所见月经不调,均可参照本节治疗,但应以治疗原发病为主。

（一）辨病

以月经周期、经期、经量、经色、经质等发生异常为主症者均属于中医学的月经不调。月经不调的原因较多,临床应针对病因进一步诊断。功能性月经不调主要见于功能性子宫出血的排卵性月经失调。

1. 黄体功能不足

月经周期缩短,因此月经频发,有时月经周期虽在正常范围内,但患者不易受孕或易在早孕时流产。妇科检查生殖器官在正常范围内,基础体温双相型,但排卵后体温上升缓慢,上升幅度偏低.升高时间仅维持 9~10 日即下降,子宫内膜显示分泌反应不良。

2. 子宫内膜不规则脱落

月经间隔时间正常,但经期延长,长达 9~10 日,且出血量多,基础体温双相型,但下降缓慢。诊断性刮宫在月经期第 5~6 日进行,内膜切片检查仍能见到呈分泌反应的内膜,且与出血期及增生期内膜并存。

3. 中医分类

（1）月经周期异常:是以行经的周期发生紊乱为主要症状的一类月经不调。①月经先期(经早):以月经周期提前 7 天以上,甚至半月余一行,连续 2 个月经周期以上为主症。②月经后期(经迟):以月经周期超过 35 天,连续 2 个月经周期以上为主症。③月经先后无定期(经乱):以月经周期或前或后,均超过 7 天以上,并连续 2 个月经周期以上为主症。

（2）月经量异常:是以行经的量发生异常为主要症状的月经不调。①月经过多(经多):以月经周期基本正常,经量明显增多,在 80ml 以上,或时间超过 7 天为主症。②月经过少(经少):以月经周期基本正常,经量很少,不足 30ml,甚或点滴即净为主症。

（3）行经时间及经间期异常:主要包括经期延长或经间期出血。①经期延长:以月经周期基本正常,行经时间超过 7 天以上,甚或淋沥半月方净为主症;②经间期出血:以两次月经中间,约在周期的第 12~16 天出现规律性少量阴道出血,出血持续 2~3 天,或数日为主症。

（二）治疗

推荐处方1（月经周期异常）

治法　调理冲任，益肾调经。

穴方　子宫、关元、三阴交、交信。①经早：气不摄血加气海、足三里；血热内扰加中极、行间；②经迟：血寒凝滞加归来、神阙；③经乱：气滞加期门、太冲。

操作　①毫针刺：常规操作。于月经来潮前5～7日开始治疗，行经期间不停针，至月经结束为1个疗程。若经行时间不能掌握，可于月经干净之日起针灸，隔日1次，直到月经来潮。连续治疗3～5个月经周期；②结合电针及灸法、三棱针法：在毫针刺基础上，子宫、关元，或关元、三阴交分别接电针，疏波或疏密波交替，刺激20～30分钟；寒证、阳虚证，腹部、背部穴可行灸法，温针灸或隔姜灸法；血热内扰者，行间可点刺出血。

推荐处方2（月经量异常）

治法　调理冲任，调和经血。

穴方　子宫、气海、血海、三阴交。①经多：气不摄血加百会、足三里；阴虚血热加曲池、太溪；②经少：肝血亏虚加肝俞、膈俞；阳虚血寒加命门、神阙；血瘀胞宫加太冲、归来。

操作　①毫针刺：于经前5～7天开始治疗，常规操作。亦可根据月经周期不同，经前期予轻按重提泻法，经间期予平补平泻法，经后期予重按轻提补法；②刺结合电针、灸法及三棱针法：在毫针治疗基础上，子宫、气海可加电针，疏波，刺激20～30分钟；气不摄血、阳虚血寒者，子宫、百会、气海、命门、神阙等可加灸法；阴虚血热者曲池可点刺出血。

推荐处方3（行经时间及经间期异常）

治法　调理冲任、活血止血。

穴方　子宫、气海、足三里、断红、三阴交。①经期延长：气虚加脾俞、关元；虚热加曲池、太溪；血瘀加血海、内关；②经间期出血：肾阴不足加肾俞、太溪；湿热内蕴加中极、阴陵泉；血瘀胞络加血海、太冲。

操作　①毫针刺：于经前5～7天开始治疗，常规操作。断红穴位置，在手背第2、3掌骨之间，指蹼缘后方赤白肉际处；②结合电针及灸法，在毫针治疗基础上，子宫、气海可接电针，疏波，刺激20～30分钟；气虚者，气海、关元、脾俞、足三里可加灸法。

推荐处方4

皮肤针方　在腰椎至尾椎、下腹部任脉、肾经、脾经、肝经循行线轻轻叩刺，以局部皮肤潮红为度。

推荐处方5

灸法　神阙、至阴、隐白。神阙行隔盐灸或隔姜灸，至阴、隐白用艾条温和灸。

推荐处方 6

刮痧法　刮痧部位为背部足太阳膀胱经第 1 侧线(膈俞至肾俞)、上髎、次髎、中髎、下髎、腹部任脉循行线(脐下至关元)。

推荐处方 7

密集型毫针排刺治疗方　①耻骨联合上缘的腹直肌和棱椎肌附着处。自两侧耻骨结节连接上缘做出相应的一排针距为 1cm 的横向稍偏弧形的进针点群,均做直刺贯穿耻骨联合上缘直至两侧耻骨结节上方的肌附着处;②两侧腹股沟部和大腿根部后段的股内收肌群和闭孔外肌耻骨上、下支附着处 1cm 的两排进针点群;③腰骶部位于腰 3 椎棘突—骶 4 中嵴部的腰部深层肌棘突(中嵴)—椎板(背面)—后关节附着处做左右各两排(共四排),针距为 2cm 的进针点群。用 4 寸长的 26 号针,对上述 3 个有高敏度压痛点的部位做针距为 1～2cm 的密集型针刺,加温针灸。

(三)按语

(1)针灸对功能性月经不调有较好的疗效。如是生殖系统器质性病变引起者应以治疗原发病为主,采取综合治疗措施。

(2)把握治疗时机有助于提高疗效。一般多在月经来潮前 5～7 天开始治疗,行经期间不停针,至月经结束为 1 个疗程。

(3)注意生活调养和经期卫生,如畅达情志、调节寒温、适当休息、忌食生冷和辛辣食物等。

二、痛经

在行经前后或月经期出现下腹疼痛、坠胀,伴腰骶椎酸痛或其他不适,程度较重以致影响生活质量者称痛经,又称"经行腹痛"。中医学认为,痛经多由情志不调,肝气郁结,血行受阻;或经期受寒饮冷,坐卧湿地,冒雨涉水,寒湿之邪客于胞宫,气血运行不畅所致;或由脾胃素虚,或大病久病,气血虚弱,或禀赋素虚,肝肾不足,精血亏虚,加之行经之后精血更虚,胞脉失养而发病。其病位在胞宫,与冲、任二脉及肝、肾二脏关系密切。寒湿凝滞或肝郁血瘀,冲任二脉气血不畅,胞宫血瘀,"不通则痛";肾虚或气血不足,冲、任二脉气血失和,胞宫失养,"不荣则痛"。

西医学将痛经分为原发性和继发性两类,原发性痛经是指生殖器官无器质性病变的痛经,占痛经的 90% 以上,主要与月经时子宫内膜及月经血中前列腺素含量增高,引起子宫平滑肌过强收缩、血管挛缩,造成子宫缺血乏氧状态,增高的前列腺素进入血液还可引起心血管和消化道的一系列症状。无排卵的增生期子宫内膜因无黄体酮刺激,所含前列腺素浓度很低,因此,通常不发生痛经。继发性痛经系指由盆腔器质性疾病所引起的痛经。本节以讨论原发性痛经为主,继发性痛经可参照本节针灸治疗。

（一）辨病

以行经前后或月经期出现小腹疼痛、坠胀为主症者，可诊断为痛经。临床应分清原发性和继发性。

1. 原发性痛经

青少年期常见，多在初潮后 1～2 年发病；疼痛多自月经来潮后开始，最早出现在经前12 小时，以行经第一日疼痛最剧烈，持续 2～3 日后缓解，疼痛常呈痉挛性，部位在小腹耻骨以上，可放射至腰骶部和大腿内侧；可伴恶心、呕吐、腹泻、头晕、乏力等症状，严重时面色发白、出冷汗；妇科检查无异常发现。

2. 继发性痛经

在初潮后数年方出现症状，大多有月经过多、不孕、放置宫内节育器或盆腔炎病史，妇科检查可发现引起痛经的器质性病变，如子宫内膜异位症、子宫腺肌病、肿瘤、盆腔炎或宫颈狭窄等，必要时行腹腔镜检查有助于鉴别诊断。

（二）治疗

推荐处方 1

治法 调理冲任，温经止痛。

穴方 关元、子宫、十七椎、三阴交、合谷。寒凝加神阙、归来。

操作 ①毫针刺：先针刺远端穴合谷、三阴交，用较强刺激持续行针 1～3 分钟，以疼痛缓解为佳；后取小腹及背腰部穴位。发作期每日可治疗 2 次，间歇期可隔日 1 次，月经来潮前 5～7 天开始治疗为佳；②结合灸法及电针法：在上述毫针治疗基础上，关元或子宫、三阴交可加电针，腹部穴接负极，三阴交接正极，密波（频率 70～80Hz），每次 20 分钟；寒凝腹部穴位可用灸法、隔姜灸或温针灸。

推荐处方 2

电针方 大肠俞、秩边。深刺约 3 寸，秩边斜向内 45°，深刺 3 寸，使针感传至小腹及外生殖器，同时加电针，连续波（密波），频率 80Hz，每次 20 分钟。

推荐处方 3

皮肤针方 叩刺腰骶部夹脊穴和下腹部相关腧穴。先上后下，先中央后两旁，中度刺激，以皮肤潮红为度。

（三）按语

（1）针灸对原发性痛经有显著疗效。治疗宜从经前 5～7 天开始，直到月经期结束；连续治疗 2～3 个月经周期，一般连续治疗 2～3 个周期能基本痊愈。应重视精神心理治疗，阐明月经时轻度不适是生理反应，消除紧张和顾虑有缓解效果。

（2）对继发性痛经，运用针灸疗法减轻症状后，应及时确诊原发病变，施以相应治疗。经期应避免精神刺激和过度劳累，防止受凉或过食生冷。

（一）辨病

患者表现因人和病变部位的不同而异,症状特征与月经周期密切相关。临床常见症状:①继发性痛经,进行性加重是其典型症状。疼痛多为于下腹、腰骶及盆腔中部,有时可放射至会阴部、肛门及大腿,常于月经来潮时出现,并持续至整个经期。少数患者长期下腹痛,经期加重;②不孕;③月经量增多、经期延长或淋漓不断;④性交痛,尤其月经前疼痛最为明显;⑤盆腔腹部常可触及触痛性结节或包块,腹腔镜检查最具诊断价值。

（二）治疗

推荐处方 1

治法　活血化瘀,调经止痛。

穴方　关元、阿是穴、子宫、三阴交、合谷、断红。

操作　①毫针刺:治疗宜从经前 5～7 天开始,直到月经期结束。痛经发作时,先刺远端穴合谷、三阴交,强刺激持续行针 1～3 分钟,以疼痛缓解为佳。刺关元针尖斜向下腹,有酸胀感为宜。阿是穴在盆腔腹部选可触及触痛性结节或包块,行提插泻法。②结合灸法及电针法:在上述毫针治疗基础上,腹部穴位可加灸法、温针灸或隔姜灸;关元、阿是穴、子宫可接电针,密波(频率 70～80Hz),每次 20 分钟。

推荐处方 2

穴位埋线方　三阴交、肾俞、次髎或血海、子宫、关元。常规消毒,将约 1cm 的(直径 0.04mm)羊肠线埋入穴内,胶布贴敷针孔 24 小时。经前 1 周内开始埋线,每个月经周期共进行 2 次穴位埋线。

（三）按语

子宫内膜异位症应以原发病治疗为主,针药结合可获得更好疗效。子宫内膜异位症临床上常出现强烈的痛经,这种痛经属于继发性痛经范畴,针灸可缓解症状。

子宫内膜异位症

子宫内膜异位症是指具有生长功能的子宫内膜组织生长在子宫腔被覆黏膜以外的身体异常部位所引起的疾病,因其大多数病变出现在盆腔内生殖器和邻近器官的覆膜面,故常称盆腔子宫内膜异位症。本病多发于 30～40 岁女性,青春期发病少见,绝经后异位内膜可随之萎缩吸收,妊娠可使症状得到暂时或永久性缓解。中医文献中没有本病的名称,但据其临床表现可归属中医的"痛经"、"癥瘕"、"月经不调"或"不孕"等。各种原因导致瘀血阻滞胞宫、冲任脉是其基本病机。

三、闭经

闭经是指女子年逾16周岁，月经尚未来潮，或月经周期已建立而后又中断6个月以上的一类病证。在中医文献中又称"女子不月"、"经水不通"、"月事不来"。中医学认为，导致经闭的原因主要是血枯和血滞。血枯者属先天不足，肝肾亏损；或后天失养，脾胃虚弱，精血不足，冲任失养，无血以行，发为经闭。血滞者多因情志不遂，肝气郁结，气滞血瘀；或脾失健运，痰湿阻滞；或经期感寒，寒凝胞脉，冲任不通，经血不行所致。本病病位主要在胞宫，与肝、脾、肾有密切关系。基本病机是胞脉空虚或胞脉瘀滞。此外，闭经应与避年（指月经一年一行无不适，不影响生育）、暗经（指终身不行经，但能生育，且无不适）相鉴别，两者均为极少见的月经特殊生理现象。

西医学认为闭经是一种症状，由于正常月经的建立和维持有赖于下丘脑－垂体－卵巢轴的神经内分泌调节、靶器官子宫内膜对性激素的周期性反应和下生殖道的通畅，因此，上述其中任何一个环节发生障碍均可导致闭经。根据既往有无月经来潮，又将闭经分为原发性和继发性两类。原发性闭经较少见，多为遗传学原因或先天性发育缺陷引起。继发性闭经发生率明显高于原发性，病因复杂，根据病变部位又分为下丘脑性、垂体性、卵巢及子宫性闭经，以下丘脑性闭经最常见。至于青春期前、妊娠期、哺乳期以及绝经期的闭经都属于生理现象。

（一）辨病

本病的诊断首先需明确是原发性闭经还是继发性闭经，并进一步寻找闭经原因，确定病变部位。同时应注意与月经后期、生理性闭经相鉴别。

1. 原发性闭经

女性年龄超过16岁，第二性征已发育，月经还未来潮；或年龄超过14岁，第二性征尚未发育，且无月经来潮者。应注意检查乳房及第二性征、子宫的发育情况，了解生长发育史，有无先天缺陷及家族史。

2. 继发性闭经

月经初潮一年余，或正常月经周期已建立，而后月经停止6个月以上；或按自身原有月经周期计算停止3个周期以上者。应通过妇科检查、性激素测定、内镜、宫腔镜等检查，明确病变部位和闭经类型。

（二）治疗

推荐处方1

治法 调理冲任，活血通经。

穴方 关元、归来、子宫、肾俞、气冲、三阴交。下丘脑性、垂体性闭经者加百会、风府、风池、颈夹脊；卵巢及子宫性闭经加阿是穴（子宫穴外0.5～1寸）。

操作 ①毫针刺:常规操作;②结合电针、灸法:在毫针刺基础上,归来、子宫可接电针仪,疏波或疏密波交替,每次20分钟;虚证及寒湿者,关元、子宫、肾俞等穴加灸,艾条温和灸或隔姜灸。

推荐处方2

穴位埋线方 子宫、气海、足三里、中脘、建里、天枢、血海、三阴交、脾俞、肾俞。每次取2~4个穴。取一段长约1cm的消毒羊肠线进行常规操作。每两周1次,避开月经期。

推荐处方3

穴位注射方 肾俞、肝俞、脾俞、关元、归来、气海、三阴交、足三里。每次选2~3个穴,用当归、红花、黄芪等中药制剂,或维生素B_{12}、胎盘组织液等,每穴每次注入1~2ml,隔日1次。

(三)按语

(1)闭经病因复杂,不同病因引起者,针灸治疗效果差异较大。一般针灸对精神因素及功能性原因所致的闭经,如卵巢功能早衰、垂体前叶功能减退疗效较好;而对结核病、子宫发育不全、肾病等器质性病变及原因引起的闭经效果较差。

(2)患者应注意情绪调节,保持乐观心态,加强体育锻炼,生活起居有节律,劳逸结合,并注意饮食调节。

知|识|链|接

西医对闭经的分类

由于引起闭经的原因众多,故可从不同角度进行分类:①从生理与病理角度分类:生理性闭经(青春前期、妊娠期、哺乳期与绝经过渡期及绝经后期)、病理性闭经(真性闭经、假性闭经)。②从有无下丘脑-垂体-卵巢子宫轴病变分类:各种解剖上的缺陷、原发性卵巢功能衰竭、慢性无排卵。③从卵巢功能减退的严重程度分类:Ⅰ度闭经、Ⅱ度闭经。④从引起闭经主要病变涉及部位分类:子宫性闭经、卵巢性闭经、垂体性闭经和下丘脑性闭经。

四、崩漏

崩漏是指妇女不在行经期间阴道突然大量出血或淋漓不断的一种病症。其发病急骤,暴下如注,大量出血者为"崩";病势较缓,出血量少,淋漓不绝者为"漏"。两者虽有不同,但其发病机制相同,且常常交替出现或相互转化,故概称"崩漏"。本病是临床常见病、多发病,尤以青春期或更年期、产后最为多见。

中医学认为崩漏的发生与素体阳盛或脾肾亏虚、房劳多产、饮食不节、七情内伤、过度劳累等因素有密切关系。或热伤冲任、迫血妄行;或瘀血阻滞、血不归经;或肾阳亏虚、失于封藏;或脾气虚弱、统摄无权,均可致冲任不固。其病位在胞宫,病变涉及冲、任二脉及肝、脾、肾三脏。病机主要是冲任损伤,固摄失司,以致经血从胞宫非时妄行。

崩漏常见于西医学的无排卵型功能失调性子宫出血、是由于调节生殖的神经内分泌机制失常引起的异常子宫出血,而全身及内外生殖器官无器质性病变存在。另外,其他原因如宫内节育环等所引起的阴道不规则出血也属于中医学的崩漏范畴。

（一）辨病

妇女不在行经期间阴道突然大量出血或淋漓不断者,可诊断为中医的崩漏。临床应对引起崩漏的原因进一步鉴别。

1. 无排卵型功能失调性子宫出血（简称功血）

临床表现各不相同,最常见的症状是子宫不规则出血,表现为月经周期紊乱,经期长短不一,经量不定或增多,甚至大量出血。出血期间一般无腹痛或其他不适,出血量多或时间长时,常继发贫血,大量出血可导致休克。根据出血的特点,临床包括:①月经过多:周期正常,经期延长（ >7 天）或经量过多（ >80ml）;②子宫不规则出血:周期不规则,经期延长,经量过多或正常;③月经过频:月经频发,周期缩短（ <21 天）。妇科检查子宫大小在正常范围,出血时子宫较软,除外全身性疾病及生殖道器质性病变。

2. 避孕器致子宫出血

常发生于放置节育环后一年内,尤其是最初 3 个月内,表现为经量增多、经期延长或周期间点滴出血。

（二）治疗

推荐处方 1

治法　调理冲任,固崩止漏。

穴方　子宫、关元、三阴交、隐白、断红。

操作　①毫针刺:关元针尖向下斜刺,使针感传至耻骨联合上下为佳。②结合电针及灸法:子宫、关元可加电针,疏波,每次 20 分钟;无热象者,隐白可只用灸法,亦可在毫针刺基础上,加艾条灸法或温针灸。

推荐处方 2

皮肤针方　腰骶部督脉、足太阳经,下腹部任脉、足少阴经、足阳明经、足太阴经,下肢足三阴经。由上向下反复叩刺 3 遍,中度刺激。每日 1 ~ 2 次。

推荐处方 3

穴位注射方　气海、血海、膈俞、三阴交、足三里。每次选 2 ~ 3 个穴,用维生素 B_{12} 或黄芪、当归注射液,每穴注射 2ml。

(三)按语

(1)针灸对本病有一定疗效。但对于血量多、病势急者,应采取综合治疗措施。绝经期妇女如反复多次出血,应做相关检查以明确诊断,排除肿瘤致病因素。

(2)要保证足够营养的摄入,避免生冷饮食。血热型崩漏饮食宜清淡,忌辛辣动火之品。多吃粗纤维食物和水果,保持大便通畅。

(3)避免精神刺激,注意调畅情志,保持乐观情绪,积极配合治疗。生活要有规律,保证充足的睡眠,防止过度劳累,注意保暖,避免受凉。保持外阴清洁。

知｜识｜链｜接

西医对崩漏的认识

阴道出血是临床最常见的症状,妇女生殖道的任何部位,包括宫体、宫颈、阴道和外阴均可发生出血。虽然绝大多数出血来自宫体,但除正常月经外,无论其源自何处,均为病理性阴道出血。引起阴道出血的常见原因有:①卵巢内分泌功能失调:包括无排卵型功能失调性子宫出血、排卵性月经失调、月经间期卵泡破裂、雌激素水平短暂下降等;②与妊娠有关的子宫出血:流产、异位妊娠、妊娠滋养细胞疾病、产后胎盘部分残留、胎盘息肉、子宫复旧不全等;③生殖器炎症:外阴溃疡、阴道炎、急性宫颈炎、宫颈息肉、子宫内膜炎等;④生殖器肿瘤:子宫肌瘤、卵巢肿瘤及恶性肿瘤外阴癌、阴道癌、宫颈癌、子宫内膜癌、子宫肉瘤、绒毛膜癌等;⑤损伤、异物和外源性激素:生殖道创伤、暴力性交、宫内放置节育器以及雌激素、孕激素使用不当等;⑥内科出血性疾病:血小板减少性紫癜、再生障碍性贫血、白血病、肝功能损害等。

五、绝经前后诸症

绝经前后诸症是指妇女在绝经前后,出现烘热,面赤汗出,头晕目眩,耳鸣心悸,烦躁易怒,失眠健忘,精神倦怠,腰背酸痛,手足心热,或伴有月经紊乱等与绝经有关的症状,又称"经断前后诸症"。这些证候常参差出现,轻重不一,发作次数和时间无规律性,病程长短不一,短者数月,长者可迁延数年以至于十数年不等。中医学认为,本病的发生与先天禀赋、情志所伤、劳逸失度、经孕产乳所伤等因素有关。妇女至绝经前后,肾气渐亏,天癸将竭,精血不足,阴阳平衡失调,出现肾阴不足,阳失潜藏,或肾阳虚衰,经脉失于温养等肾阴阳失调而发病。"肾为先天之本",肾阴阳失调,每易波及其他脏腑,而其他脏腑病变,久则必累及于肾,故本病病位主要在肾,与肝、脾、心三脏及冲任二脉关系密切。基本病机为肾精不足,冲任亏虚。

绝经是指月经完全停止1年以上,是妇女生命进程中必然发生的生理过程。我国城市妇女的平均绝经年龄为 49.5 岁,农村妇女为 47.5 岁。围绝经期指从接近绝经出现与绝经有关的内分泌、生物学和临床特征起至绝经 1 年内的期间,即绝经过渡期至绝经后 1 年。绝经过渡期是指从月经周期出现明显改变至绝经前的一段时期,通常在 40 岁后开始,历时约 4 年,长者可达 10~20 年。过去,人们一直用"更年期"来形容这一渐进的变更时期。由于更年期定义含糊,1994 年 WHO 提出废弃"更年期",推荐采用"围绝经期"一词。

本病相当于西医学的围绝经期综合征,又称绝经综合征,是妇女在绝经前后出现性激素波动或减少所致的一系列躯体和精神心理症状。绝经分为自然绝经和人工绝经,前者指卵巢内卵泡生理性耗竭所致,后者指两侧卵巢经手术切除或受放射性治疗所致的绝经,人工绝经较自然绝经者更易发生绝经综合征。绝经前后最明显的变化是卵巢功能衰退,随后表现为下丘脑 - 垂体功能退化,从而出现一系列临床症状。

(一)辨病

本病以 40 岁左右妇女,绝经前后出现月经紊乱,阵发性潮热汗出,心悸心烦,性欲减退,情绪不稳定等为主症。临床表现分为近期症状和远期症状。

1. 近期症状

①月经紊乱:40 岁左右妇女出现月经周期不规则、经期持续时间长及经量增多或减少;②血管舒缩症状:潮热是特征性症状,是雌激素降低的特征性表现,为反复出现短暂的面部和颈部及胸部皮肤阵阵发红,伴有烘热,继之出汗,一般持续 1~3 分钟。该症状一般持续 1~2 年,长者可达 5 年或更长时间;③自主神经失调症状:心悸、眩晕、头痛、失眠、耳鸣等;④精神神经症状:注意力不易集中,情绪波动大,激动易怒、焦虑不安或情绪低落、抑郁、不能自我控制及记忆力减退等。

2. 远期症状

①泌尿生殖道症状:阴道干燥、性交困难及反复阴道感染、排尿困难、尿痛、尿急等;②骨质疏松:50 岁以上妇女约半数以上会发生绝经后骨质疏松(一般在绝经后 5~10 年内),最易发生在椎体;③阿尔茨海默病:绝经期妇女发病率高于老年男性;④心血管病变:绝经后妇女动脉硬化、冠心病发病率明显高于绝经前。

实验室检查:血清 FSH(促卵泡激素)值升高,或伴有血清 E_2(雌激素)值降低有助于诊断。

(二)治疗

推荐处方 1

治法 滋肾固本,调理冲任。

穴方 关元、肝俞、肾俞、三阴交、太溪。失眠加四神聪、神门、安眠;汗多加合谷、复溜、夹脊;心悸加内关、神门。

操作 ①毫针刺:背俞穴向脊柱方向斜刺;肝阳上亢者,太冲可用短毫针点刺出血;余穴常规操作；②结合电针及灸法：在上述毫针刺基础上，三阴交、太溪可接电针，用疏密波，弱刺激，以患者稍有刺激感为度，刺激20～30分钟；阳虚者腹部、背部穴可加艾条温和灸或温针灸法。

推荐处方2

耳穴方 内生殖器、内分泌、皮质下、神门、交感、肾、肝、脾、心。每次选一侧3～4个耳穴，毫针用轻刺激。也可用埋针或压籽法。

（三）按语

（1）针灸治疗本病有较好疗效，但应注意配合心理疏导，使患者畅达情志，避免忧郁、焦虑、急躁情绪；要劳逸结合，多做户外活动，加强体育锻炼，增强体质。对重症患者，还应注意配合中药或其他疗法治疗。

（2）绝经期前后是妇女多种肿瘤好发的时期，因此，在诊断本病时要详问病情，并可根据病情做一些必要的辅助检查，排除其他疾病，以免贻误病情。

六、经前期综合征

经前期综合征（PMS）是指反复在经前期（黄体期）出现周期性以躯体、精神症状为特征的综合征，月经来潮后症状自然消失。病因尚不明确，可能与精神社会因素、卵巢激素失调和神经递质异常有关。本病多发于25～45岁的育龄妇女，临床表现各异，病情轻重有别，轻者可以忍受，重者影响工作和生活。

在中医古籍中，根据月经周期而出现的各种不同症状，分别有"经行头痛"、"经行眩晕"、"经行乳房胀痛"、"经行浮肿"、"经行吐衄"、"经行情志异常"、"经行泄泻"等记载，各症既可单独出现，又可同时出现。因此，本病应属于中医学"月经前后诸证"之范畴，多因情志失调、素体虚弱、饮食所伤、劳倦过度等因素，导致脏腑、气血、阴阳失调而发病。总之，本病与冲、任二脉及脾、肝、肾关系密切，其基本病机是冲任气血不和，脏腑阴阳失调。

（一）辨病

以月经来潮前出现精神紧张、神经过敏、烦躁易怒、乳房胀痛等症状，呈周期性发作为主症。症状出现于月经前1～2周，月经来潮后迅速减轻直至消失。主要症状包括：①躯体症状：头痛、背痛、乳房胀痛、腹部胀满、便秘或腹泻、肢体浮肿、体重增加、运动协调功能减退；②精神症状：易怒、焦虑、抑郁、情绪不稳定、疲乏及饮食、睡眠、性欲改变；③行为改变：注意力不集中、工作效率低、记忆力减退、神经质、易激动等。临床需与轻度精神病及心、肝、肾等疾病引起的浮肿相鉴别；必要时可同时记录基础体温，以了解症状出现与卵巢功能的关系。

（二）治疗

推荐处方 1

治法 镇静安神，调理气血。

穴方 百会、神门、三阴交、太冲。头痛、眩晕加风池、太阳；失眠多梦加内关、四神聪；乳房胀痛加肩井、膻中；情志异常、烦躁易怒加水沟、神庭；腹泻加天枢、上巨虚。

操作 ①毫针刺：在月经来潮前 2 周开始治疗，直到月经来潮。主穴以平补平泻法或泻法为主，三阴交可行补法。余穴常规操作；②结合灸法：在上述毫针治疗基础上，虚证可加灸法。

推荐处方 2

耳穴方 内生殖器、内分泌、皮质下、肝、脾、肾。毫针中度刺激，留针 15 ~ 30 分钟；也可用埋针或压籽法。

推荐处方 3

皮肤针方 在下腹部任脉、肝经、脾经和腹股沟以及下肢足三阴经循行线上轻轻叩刺，以局部皮肤潮红为度。

（三）按语

（1）针灸治疗本病有较好的临床疗效，治疗同时应调整生活状态，如合理的饮食及营养，适当的身体锻炼，戒烟、限制钠盐和咖啡的摄入。

（2）据报道经前期综合征患者对安慰剂治疗的反应率高达 30% ~ 50%，部分患者精神症状突出，情绪紧张时明显加重症状，因此，心理因素对本病影响较大，必须对患者做好心理疏导，消除紧张情绪，使其心态平和，保持心情舒畅。

七、带下过多

带下过多系指带下量明显增多，色、质、气味异常，或伴有全身及局部症状的一种病证，又称"带证"、"下白物"、"白沃"、"赤白沃"等。若在月经期前后、排卵期及妊娠期带下量稍有增多，而没有其他不适者，属正常生理现象。中医学认为，湿邪是导致带下过多的主要原因。若素体脾虚，或饮食所伤，或劳倦太过，使脾虚失运，湿浊内盛，流注下焦；或肾阳不足，气化失常，水湿内停；或久居湿地，冒雨涉水，或摄生不洁，湿毒内侵，均可使任脉受损，带脉失约，发为带下过多。本病病位在胞宫，与脾、肾及带脉、任脉关系密切。

西医学认为，白带是由阴道黏膜渗出液、宫颈管及子宫内膜腺体分泌液等混合而成，其形成与雌激素作用有关。正常白带呈白色稀糊状或蛋清样，高度黏稠，无腥臭味，量少，对妇女健康无不良影响，称为生理性白带。生殖道出现炎症，特别是阴道炎、急性宫颈炎或癌症、盆腔炎等，白带量显著增多且性状亦有异常改变，称为病理性白带。西医学无带下病之病名，认为带下异常仅仅是多种疾病的一个症状，临床须根据病史、症状、体征及实验室检查以做出进一步诊断。凡出现病理性白带的疾病,可归属中医学的带下病范畴。

(一)辨病

凡以带下量明显增多,色、质、气味发生异常,或伴有全身、局部症状者可诊断为中医学的带下过多。临床应进一步对引起带下异常的相关常见疾病进行鉴别诊断。

1.阴道炎

①细菌性阴道炎:带下色白,质稀,有腥臭味,或伴外阴瘙痒或灼热感,部分患者无症状;镜检可找到线索细胞,氨试验阳性;②萎缩性阴道炎:有绝经史,外阴灼热不适、瘙痒,阴道分泌物增多,质稀薄,呈淡黄色,严重者呈脓血性白带;妇检阴道呈萎缩性改变。

2.宫颈炎

阴道分泌物增多,呈乳白色黏液状,或呈淡黄色脓性,可伴外阴瘙痒及灼热感,腰骶部酸痛、下腹部坠痛;可有血性白带或性交后出血。妇科检查宫颈有不同程度的充血、水肿、糜烂、肥大,有黏液脓性分泌物附着甚至从宫颈管流出。

3.慢性盆腔炎

阴道分泌物增多,下腹部坠胀、疼痛及腰骶部酸痛,常在劳累、性交后及月经前后加剧;可伴月经失调,量增多,时有低热,易疲倦;部分患者可出现精神不振,周身不适,失眠等。妇科检查子宫常呈后倾后屈,活动受限或粘连固定。输卵管炎在子宫一侧或两侧可触及呈索条状的增粗输卵管,并有轻度压痛。输卵管积水或输卵管卵巢囊肿,在盆腔一侧或两侧触及囊性肿物,活动多受限。盆腔结缔组织炎时,子宫一侧或两侧有片状增厚、压痛,宫骶韧带常增粗、变硬,有触痛。腹腔镜、B超等有助于鉴别。

4.盆腔瘀血综合征

临床特点为"三痛两多一少",即盆腔坠痛、低位腰痛、性交痛、月经多、白带多、妇科检查阳性体征少。常需盆腔静脉造影、腹腔镜检或手术证实有盆腔静脉增粗、迂回、曲张或成团,并除外生殖器官其他器质性病变。

5.卵巢功能失调性白带异常

白带呈透明黏液性,外观与正常白带相似,量显著增多,但应排除宫颈癌高分化腺癌及阴道腺病。

(二)治疗

推荐处方 1

治法 利湿化浊,固摄任带。

穴方 带脉、中极、白环俞、三阴交。阴道炎加曲骨、会阴、太冲;宫颈炎加子宫、曲骨;慢性盆腔炎、盆腔瘀血综合征加归来、曲骨、阿是穴(下腹部压痛点)、次髎;卵巢功能失调加子宫、阿是穴(子宫穴外0.5~1寸)。阴痒加蠡沟、太冲;带下色红加太冲、行间;腰部酸痛加肾俞、大肠俞;纳少便溏加中脘、天枢。

操作 ①毫针刺：带脉向前斜刺，不宜深刺；白环俞直刺，使骶部有酸胀感；中极针尖向下斜刺，使针感传至耻骨联合部，或会阴部。余穴常规操作；②结合电针、灸法及刺络拔罐法：在上述毫针刺基础上，腰骶部、腹部穴位可加电针，密波或疏密波交替，刺激 20 分钟；可加灸法；湿热明显者，白环俞可刺络拔罐，行间点刺出血。

推荐处方 2

穴位注射方 关元、中极、三阴交、足三里。每次选用上下各一个穴。用黄芪注射液、当归注射液、胎盘组织液等。每穴注药 1～2ml，隔日 1 次。

推荐处方 3

刺络拔罐方 十七椎、腰眼为主穴，配"八髎"周围之络脉。三棱针点刺出血，拔罐 5～10 分钟。每 3～5 天治疗 1 次。适用于湿热下注所致带下病。

（三）按语

（1）带下过多的病因复杂，一般而言针灸对卵巢功能失调性带下过多效果最好，对于阴道炎、宫颈炎、慢性盆腔炎及盆腔瘀血综合征导致的带下病也有较好疗效，但要注意明确诊断，针对病因施治，可配合药物内服及外阴部药物洗浴等法，以提高疗效。要注意排除癌性病变导致的带下过多。

（2）平素应养成良好的卫生习惯，勤洗勤换内裤，注意经期卫生及孕产期调护，经常保持会阴部清洁卫生，避免重复感染。

（3）饮食有节，忌食生冷辛辣、厚味；调畅情志，避免精神刺激，清心寡欲，减少房事，注意劳逸适度，多行户外活动。

八、带下过少

带下过少是指带下量明显减少，导致阴中干涩痒痛，甚至阴部萎缩者。中医学认为，大病久病，年老体弱，肾精亏耗，气血枯滞，任带失养，阴液不足无以滋润阴窍，可导致带下过少。本病的主要病机为阴液不足，不能润泽阴户。肝肾亏损，血枯瘀阻是导致带下过少的主要原因。

带下过少可见于西医学的卵巢早衰、绝经后卵巢功能下降、盆腔放疗后、药物抑制卵巢功能等导致雌激素水平低落而引起的阴道分泌物减少，本病可影响妇女的生育和生活质量。

（一）辨病

以带下过少，甚至全无，阴道干涩，重者阴部萎缩，或伴性欲低下，性交痛等为主症可诊断为带下过少。临床应进一步分析引起带下过少的病因。

（1）卵巢功能早衰：女性 40 岁之前绝经，常伴绝经期症状，实验室检查可见雌二醇（E_2）下降，促卵泡生成素（FSH）、促黄体生成素（LH）、睾酮（T）升高。

（2）绝经后：一般妇女在 45～54 岁自然绝经，因卵巢功能下降而出现带下过少，少数可出现阴道干涩不适等症状。

（3）手术切除卵巢或盆腔放疗后：有明确的手术或放疗史，其后出现带下过少。

（二）治疗

推荐处方 1

治法　调理任带，润养胞脉。

穴方　关元、带脉、血海、足三里、三阴交。卵巢功能早衰加肾俞、阿是穴（子宫穴外 0.5～1 寸）；绝经后加子宫、曲骨、太溪；手术切除卵巢或盆腔放疗后加子宫、次髎、气海。

操作　①毫针刺：常规操作；②结合电针及刺络拔罐法：关元、带脉可加电针，疏波刺激 20 分钟；血枯瘀阻者，膈俞可加刺络拔罐，血海点刺出血。

推荐处方 2

穴位注射方　关元、归来、三阴交、足三里。当归注射液或胎盘组织液，每穴注药 1～2ml，隔日 1 次。

（三）按语

（1）针灸治疗带下过少具有一定效果，但必须明确诊断，针对引起病因综合治疗。

（2）治疗期间忌食辛辣、油腻、寒凉之品。合理调整生活状态，避免精神刺激，保持心情舒畅，适当的身体锻炼。

第四节　妇科杂病

一、不孕症

不孕症是妇科常见的疑难病证，凡女子婚后未避孕，有正常性生活，配偶生殖功能正常，同居 1 年以上而未受孕者；或曾有过孕育史，而后未避孕，又连续 1 年未再受孕者，称不孕症。前者为原发性不孕，古称"全不产"；后者为继发性不孕，古称"断续"。

中医学认为，不孕症的发生常与先天禀赋不足、房事不节、反复流产、情志失调、饮食所伤等因素有关，其病因病机虽然较为复杂，但总不外乎脏腑、经络、冲任、气血病变。凡先天肾虚，或精血亏损，使冲任虚衰，寒客胞脉，而不能摄精成孕；情志不畅，肝气郁结，气滞血瘀，或经期产后，余血未净，不禁房事，瘀血停滞，冲任受阻，不能摄精成孕；或脾失健运，痰湿内生，滞于冲任，壅塞子宫，导致不孕。本病病位在胞宫，与任、冲二脉及肾、肝、脾关系密切。基本病机为肾气不足，冲任气血失调。

西医学认为，临床上有绝对不孕和相对不孕之分。夫妇一方有先天或后天生殖器官解剖生理方面的缺陷，无法纠正而不能妊娠者称"绝对不孕"；夫妇一方，因某些因素阻碍受孕，一旦纠正仍能受孕者称"相对不孕"。临床上导致不孕症的原因非常复杂，如排卵障碍、输卵管因素、子宫因素和宫颈因素以及免疫因素等，另外也有部分患者经临床系统检查仍不能确认不孕原因。排卵功能障碍导致不排卵的主要原因有：①下丘脑－垂体－卵巢轴功能紊乱；②卵巢病变，如卵巢早衰、多囊卵巢综合征、卵巢不敏感综合征；③肾上腺及甲状腺功能异常也可影响卵巢功能。

本节主要介绍排卵障碍所致不孕症的针灸治疗，其他原因导致的不孕症可参照本节治疗。

（一）辨病

以育龄妇女，未避孕，配偶生殖功能正常，婚后有正常性生活，同居 1 年以上而未怀孕为主症。本病是因女方原因导致的不能怀孕，诊断首先要排除男方因素。女方检查应详细询问与不孕有关的病史,注意检查第二性征及内外生殖器发育情况,有无畸形、炎症、包块、触痛及泌乳,并做特殊检查,如卵巢功能检查、输卵管通畅试验、宫腔镜、腹腔镜等,以分辨病属何种不孕。B超及磁共振成像对女性生殖道形态和畸形导致的不孕有较好的诊断价值。排卵障碍所致不孕症通过卵巢功能检查可以确诊,包括排卵检测和黄体功能检查,可用B超检测卵泡发育和排卵;基础体温检测、宫颈黏液检查、黄体期子宫内膜活组织检查、女性激素(促卵泡激素、黄体生成素、雌二醇、催乳素、睾酮、黄体酮)的测定。在黄体中期测定黄体酮可反映是否排卵和黄体功能;在月经周期第2~3天测定促卵泡激素等,可反映卵巢的基础状态。

西医认为受孕是一个复杂而又协调的生理过程,必须具备下列条件:卵巢排出正常卵子;精液正常,有正常性生活;卵子和精子能在输卵管内相遇并结合成为受精卵,并能顺利地输入子宫腔内;子宫内膜已准备充分,适合于受精卵着床。此环节中任何一个异常,便可导致不孕症。在男方生殖器官及精液正常的情况下,因女性原因所致不孕,临床常分为以下几类:卵巢性不孕、阴道性不孕、宫颈性不孕、子宫性不孕、输卵管性不孕、染色体异常性不孕、免疫性不孕。

(一)治疗

推荐处方1

治法　调理冲任,补肾助孕。

穴方　关元、子宫、阿是穴、肾俞、次髎、三阴交。

操作　①毫针刺:阿是穴在子宫外侧(0.5~1寸,即相当于卵巢的体表投影);次髎深刺2~2.5寸,针感向少腹放射。选择排卵期之前(约月经周期第12天)开始治疗为宜,以促进排卵;②结合电针、灸法:在毫针刺基础上,关元、子宫、肾俞穴可加艾条温和灸或隔附子饼灸、隔葱灸,或温针灸;子宫、阿是穴可接电针,疏密波,刺激20分钟。

推荐处方2

穴位注射方　子宫、关元、归来、肾俞、三阴交。每次选2个穴,以当归注射液、绒毛膜促性腺激素等,每穴注入药液1~2ml,从月经周期第12天开始治疗,连续治疗5次。

推荐处方3

穴位埋线或贴敷方　子宫、归来、三阴交。按埋线法常规操作,植入羊肠线,每月1次;或取败酱草、皂刺、当归、丹参、元胡、莪术、川芎、赤芍各10g,共为细末,以生理盐水搅拌成糊状,取适量贴敷于穴位,胶布固定。每周2次。

(三)按语

(1)引起不孕的原因很多,男女双方皆应查明原因,针对病因治疗。针灸主要对神经内分泌功能失调导致的不孕有较好的疗效,但其疗程较长,需要坚持治疗。

(2)注意情志调节,经期卫生,加强运动,增强体质。

二、阴挺

阴挺是妇女阴中有物下坠,甚至挺出阴户之外,又称"阴挺下脱"、"阴脱"、"阴突"等。根据其脱出的不同形态,又有"阴菌"、"阴痔"、"阴痂"等名称。因本病多发生在产后,又称之为"产肠不收"、"子肠不收"。中医学认为,本病多发生在产后,因气虚而中气下陷,或产伤未复而操劳过度,或年老体衰,肾气不固,带脉失约,亦有因久咳、便秘而致者。发病年龄多在40~70岁,多见于多产妇女。

本病相当于西医学的子宫脱垂。正常情况下子宫位于盆腔中部,呈前倾或后倾位,子宫纵轴与阴道纵轴成90°~100°角,子宫颈位于坐骨棘水平以上,子宫正常位置的维持,主要靠盆底肌肉和筋膜以及附着于子宫的韧带等的支持作用。当子宫从正常位置沿阴道下降,子宫颈外口达坐骨棘水平以下,甚至脱出阴道口外,则为子宫脱垂。本病病因主要为分娩损伤(经阴道助产或第二长程延长)致盆底肌、筋膜及子宫韧带过度伸展,甚至撕裂致组织松弛;或腹腔内压增加(盆腔肿瘤、腹水、便秘、长期慢性咳嗽等);或雌激素水平下降(妇女哺乳期、更年期、老年期);或盆腔组织先天发育不良或退行性变等,致使盆底组织及子宫的韧带变薄弱,子宫失其正常位置而下垂。本病常并发阴道前、后壁膨出及膀胱膨出。

（一）辨病

当患者自诉有球形物自阴道内脱出,咳嗽,走路时加重,轻者肿物脱出不大,经平卧休息后能自动回纳,重者脱出肿物较大,平卧休息后亦不能自行回纳,多数患者伴腰骶部酸痛,带下量多等症状,即可诊断为中医的阴挺。临床应进一步分清子宫脱垂的程度。取截石位,嘱患者向下屏气,当腹压增加时,观察子宫颈的位置。①Ⅰ度:子宫体下降,子宫颈外口位于坐骨棘水平以下,但未脱出阴道口外;②Ⅱ度轻:子宫颈已露于阴道口或脱于阴道口外,但子宫体仍在阴道口内;③Ⅱ度重:子宫颈及部分子宫体脱出阴道口之外。④Ⅲ度:整个子宫全部脱出阴道口外。

（二）治疗

推荐处方1

治法　益气升提,补肾固脱。

穴方　百会、气海、子宫、维道、曲骨、三阴交。

操作　①毫针刺:补法为主。维道、气海向曲骨方向斜刺2~2.5寸,使针感放散到会阴部,单方向捻转,使肌纤维缠绕针身后,缓慢提针柄,使患者有子宫上提收缩感为宜。留针过程中令患者收腹,深吸气,可增强针刺效果。余穴常规操作;②结合电针、灸法:毫针刺基础上,双侧子宫,气海、曲骨分别接电针仪,气海接正极,曲骨接负极,疏波或疏密波交替,刺激20分钟,强度以患者能耐受为度;百会先针后灸,或针灸同施,用艾条行温和灸,腹部穴可加艾条温和灸或温针灸。

推荐处方 2

穴位注射方 曲骨、双维胞(关元旁 6 寸)、双肾俞。催产素 10μg 加生理盐水至 10ml，亦可选用维生素 B$_1$、维生素 B$_{12}$ 注射液，或当归注射液。每穴注入药液 1~2ml，隔日 1 次。

推荐处方 3

穴位贴敷方 神阙、子宫。取蓖麻籽 10~20 粒，捣烂成泥，与当归、丹参、川芎、赤芍、升麻、枳壳各 10g，共为细末，以生理盐水搅拌成糊状，取适量贴敷于穴位，以胶布固定。每周 2 次。

（三）按语

（1）针灸对于轻度阴挺有较好的治疗效果。对重度（Ⅱ度重、Ⅲ度子宫脱垂）疗效较差，应采取手术等综合方法治疗。

（2）针灸治疗的同时，应指导患者做提肛肌运动。方法：自然坐位，做肛门收缩的动作，继而放松，一松一紧，每日早晚各 1 次，每次 5~15 分钟。

（3）积极治疗引起腹压增高的病变，如慢性支气管炎、便秘等。产后 3 个月内应尽量避免久蹲及担、提重物。哺乳期不宜超过 2 年，以免导致子宫及其周围组织萎缩，引发阴挺。

三、高催乳素血症

高催乳素血症是以非妊娠期和非哺乳期出现乳房泌乳和月经的停闭或紊乱为主症，且血清催乳激素水平异常升高，亦称为"溢乳性闭经"。

本病可归属于中医学"月经不调"、"闭经"、"不孕"、"溢乳"等范畴。中医学认为，本病发生多与禀赋不足、七情内伤、人流小产、饮食不节、劳倦过度等因素有关。其基本病机以肾精亏虚为本，肝郁气滞为标。病变脏腑主要在肝、脾、肾。

（一）辨病

血清催乳激素（PRL）水平持续异常增高，大于 1.14nmol/L，同时出现非妊娠和非哺乳期乳房泌乳，闭经或月经不调，不孕，性欲下降，部分患者可有头痛、眼花、视觉障碍及性功能改变等临床表现，可诊断为高催乳素血症。必要时可进行包括蝶鞍 CT 或 MRI 等检查。另外，要注意药物性泌乳症，长期服用多巴胺受体和 H$_2$ 受体拮抗剂、某些抗精神病药、抗抑郁药、雌激素和避孕药、抗心律失常及抗高血压药等亦可出现溢乳，结合病史、服药史可以确诊。

（二）治疗

推荐处方 1

治法 调理冲任，理气活血。

穴方　肾俞、肝俞、膻中、关元、三阴交、公孙。月经不调加气海、归来;腹胀加天枢

操作　①毫针刺:以平补平泻法为主;②结合灸法及电针:毫针刺基础上,背俞、关元可加灸法;背俞穴可接电针,密波,每次 20 分钟。

推荐处方 2

穴位注射方　足三里、关元、归来、三阴交、肝俞、脾俞、肾俞。用 5% 当归注射液或 10% 红花注射液,每次选 2~3 个穴,每穴注射 1~2ml,隔日 1 次。

（三）按语

针灸疗法对高催乳素血症有一定的疗效。临床治疗应根据病因,多采用针药结合的方法治疗。

第五节　乳腺病症

一、急性乳腺炎

急性乳腺炎为乳腺的急性化脓性炎症,发病率约占产妇的 10% ,初产妇多见。多因产后乳汁淤积,或乳头破损,导致细菌沿淋巴管、乳管侵入乳房,继发感染而成。乳汁淤积是本病的重要原因,产妇乳头发育不良妨碍哺乳、乳管不畅影响排乳,以及每次授乳未将乳汁完全排空均可引起乳汁的淤积,而淤积乳汁的分解物进一步成为细菌良好的培养基,有利于细菌的生长繁殖,进而引发急性乳腺炎。乳痈是以乳房红肿疼痛、排乳不畅,以致结脓成痈为主症的病证。好发于产后 3 ~4 周,故又有"产后乳痈"之称。

中医学称本病为乳痈,认为多因过食厚味,胃经积热;初产妇人精神紧张,情志不遂,肝气郁结,或忧思恼怒,肝经郁火;或乳头皮肤破损,外邪火毒侵入乳房等,导致乳房脉络不通,排乳不畅,郁热火毒与积乳互凝,从而结肿成痈。此外亦有因断乳方法不当,致乳汁淤积,酿成乳痈者。本病主要在胃、肝两经。胃热肝郁、火毒凝结是其基本病机。

(一)辨病

哺乳期出现乳房红肿热痛,并伴有高热寒战,应考虑乳痈,即急性乳腺炎。初起乳房局部肿胀疼痛,乳汁排出不畅,乳房可触及边界不清的肿块,表面皮肤发红或不变色,压痛明显,伴畏寒发热。炎症继续发展,局部红肿热痛等症状日趋严重,可伴有腋下淋巴结肿大压痛,高热不退。一般 7 ~ 10 天后,若感染逐渐局限,则形成脓肿,触诊可有波动感。脓肿位置愈浅波动愈明显,位置较深的脓肿,波动不明显。脓肿溃破或手术切开后,脓出通畅,肿消痛减,身热减退,疮口逐渐愈合。注意仔细检查乳头有无擦伤、皲裂。B 超检查有助于对深部脓肿的定位。血常规检查可见白细胞总数及中性粒细胞数量明显增高。

(二)治疗

推荐处方 1

治法　清热散结,通乳消肿。

穴方　膻中、乳根、期门、肩井、少泽、内庭。淤乳期加太冲、曲池;成脓期加阿是穴、大椎;溃脓期加三阴交、足三里。火毒甚者加大椎、行间;乳房胀痛甚者加肝俞、天宗。

操作　①毫针刺:膻中向患侧乳房横刺;乳根向上刺入乳房底部;期门沿肋间隙向外斜刺或刺向乳房;肩井针尖应向前或后下方刺入;少泽用短毫针点刺出血。病情较重者每日可针 2 次;②结合火针点刺:毫针刺基础上,成脓期可在痛肿局部选阿是穴,用火针刺入,排尽脓血。

推荐处方 2

灸法方　适用于急性乳腺炎初发期。将葱白或大蒜捣烂,平铺在痛处阿是穴,点燃艾条灸 10 ~ 20 分钟;而后温和灸肩井、乳根,每穴 5 ~ 10 分钟,每日 2 次。

推荐处方 3

挑治方　在肩胛骨下部或脊柱两旁寻找红色疹点,红疹直径约为 0.5mm,不高出皮肤,颜色鲜红,指压不褪色,稀疏散在,数量不等。常规消毒,用三棱针挑破红疹,使之出血少许,后加拔火罐。

（三）按语

（1）本病发病初期采用针灸治疗效果较好。针刺后可用大鱼际及手指指腹从乳房根部向乳头方向轻轻按摩,然后提拉乳头,轻揉乳晕以排出残乳。

（2）哺乳期妇女要避免挤压乳房,及时治疗乳头皲裂,养成良好的哺乳习惯,定时哺乳,每次哺乳应将乳汁吸尽,或用吸乳器抽吸干净,防止乳汁淤积。断乳时应先逐渐减少哺乳次数和时间,再行断乳。对于有乳头皲裂者要及时治疗。

（3）对于有高热,乳房肿痛明显,局部检查有波动感,应考虑有脓肿形成,应立即抽吸排脓或手术切开引流,否则可能引起脓毒血症。

二、乳癖

乳癖以单侧或双侧乳房疼痛并出现良性肿块为特征,与月经周期及情志变化密切相关。好发于 25 ~ 45 岁的中青年妇女,其发病率占乳房疾病的 75% ,是临床上最常见的乳房疾病。中医学认为,本病多与情志内伤、忧思恼怒有关。足阳明胃经过乳房,足厥阴肝经至乳下,足太阴脾经行乳外,若情志内伤,忧思恼怒则肝脾郁结,气血逆乱,气不行津,津液凝聚成痰;复因肝木克土,致脾不能运湿,胃不能降浊,则痰浊内生;气滞痰浊凝结阻于乳络则成肿块引发疼痛。任脉隶于肝肾,冲脉隶于阳明,若肝郁化火,耗损肝肾之阴,则冲任失调。《圣济总录》云:"冲任二经,上为乳汁,下为月水。"因此本病多与月经周期相关。其基本病机为气滞痰凝乳络,冲任失调,病在胃、肝、脾三经。

本病相当于西医学的乳腺囊性增生病、乳房纤维瘤等疾病。乳腺囊性增生病主要是由于卵巢功能失调,黄体酮分泌减少,雌激素分泌相对增高,雌激素长期刺激乳腺组织,而缺乏孕激素的节制和保护作用,导致乳腺实质增生和复旧不全,日久而成。其病理形态复杂,增生可发生于腺管周围并伴有大小不等的囊肿形成;或腺管内表现为不同程度的乳头状增生,伴乳管囊性扩张;也有发生于小叶实质者,主要为乳管及腺泡上皮增生,又称小叶增生。本病是乳腺组织的非炎症、非肿瘤的良性增生性疾病,大部分患者较长时间内均属良性增生性病变,预后较好;部分年轻患者可能在乳腺增生病变基础上形成纤维腺瘤;少部分患者(2%~3%)有癌变的可能,为此有乳癌家族史的患者更应引起重视。乳房纤维瘤为良性肿瘤,其病因与小叶内纤维细胞对雌激素的敏感性异常增高有关。

(一)辨病

1. 乳腺囊性增生病

中青年妇女,乳房胀痛并可触及肿块,肿块可发生在单侧或双侧,多位于乳房的外上象限,大小不一,质地软或中等,表面光滑或颗粒状,与周围组织界限模糊,与皮肤或深部组织不粘连,触摸可有移动和疼痛,肤色不变。乳房疼痛以胀痛为主,或为刺痛或牵拉痛,多在月经前加剧,月经后减轻,或随情绪波动而变化。腋窝淋巴结不肿大。少数患者可见乳头溢乳。乳腺红外线热图像扫描、B超、乳房钼靶X线摄片有助于诊断,对于肿块较硬或较大者,可做组织病理学检查。

2. 乳房纤维瘤

高发年龄为20~25岁,其次为15~20岁和25~30岁。好发于乳房外上象限,约75%为单发,少数多发。除乳房肿块外常无明显自觉症状。肿块增大缓慢,质似硬橡皮球的弹性感,表面光滑,易于推动。月经周期对肿块大小并无影响。

(三)治疗

推荐处方 1

治法 化瘀散结,调理冲任。

穴方 ①乳腺囊性增生病:膻中、乳根、屋翳、天宗、期门、足三里、合谷、太冲;②乳腺纤维瘤:阿是穴。

操作 ①毫针刺:膻中向患侧乳房平刺,乳根、屋翳向乳房肿块方向平刺。若乳房胀痛与月经周期明显相关,应在月经周期前一周开始针刺治疗;②火针法:乳腺纤维瘤在局部肿块处,火针点刺;③结合电针、三棱针法等:毫针刺基础上,乳根、屋翳接电针,密波或疏密波交替,刺激20~30分钟;天宗用三棱针点刺后拔罐,每周2次。

推荐处方 2

毫针刺治疗方 穴位分为两组:①屋翳、合谷、期门;②肩井、天宗、肝俞。将本病分为四个证型,肝火型加太冲、侠溪;肝郁型加阳陵泉;肝肾阴虚型去合谷,加肾俞、太溪;气血两虚型去合谷加脾俞、足三里;月经不调型去合谷,加三阴交。屋翳针刺呈25°向外刺入1.5寸,期门沿肋间向外平刺1.5寸,均使局部产生胀感;肩井针尖向前平刺1寸,使胀麻感并向肩前放射,天宗呈 25°向外下方刺入 1.5 寸,使产生胀重感。两组穴位交替使用。

(三)按语

(1)针刺对乳腺囊性增生病有较好的止痛效果,可使乳房肿块缩小或消失。对针灸治疗后肿块不消或增大,质地较硬或不均匀,疑有恶性病变者,可考虑手术切除肿块送病理检查。乳腺纤维瘤在确诊的情况下,火针治疗疗效肯定。

(2)本病与情志密切相关,应保持心情舒畅。由于本病的变化常与月经周期密切相关,因此对于兼有月经失调等妇科疾患及内分泌失调者,应同时积极治疗。

妊娠、分娩及围产期病症

第一节　妊娠病症

一、胎位不正

胎位是指胎儿在子宫内的位置,胎位不正是指妊娠 30 周后胎儿在子宫内的位置不正常,又称胎位异常。正常的胎位应为胎体纵轴与母体纵轴平行,胎头在骨盆入口处,并俯屈,颏部贴近胸壁,脊柱略前弯,四肢屈曲交叉于胸腹前,整个胎体呈椭圆形,称为枕前位,除此以外的胎位则均为异常胎位。妊娠 30 周以前,异常胎位发生率较高,但妊娠 30 周后多能自行转为正常胎位,但如妊娠后期仍为异常胎位者,则才诊断为胎位异常。

西医学对胎位异常的分类较为复杂,总体上分为头位置异常(枕后位、枕横位、面先露)、臀先露及肩先露。临床上常简单地以胎体在骨盆入口处的先露部位及胎儿纵轴与母体纵轴的相互关系来论述,如常见的胎位不正有横位又称肩先露(胎体纵轴与母体纵轴垂直,即胎儿横卧于骨盆入口处,先露部为肩),臀位又称臀先露(胎儿臀部在骨盆入口处)等,臀先露是最常见的异常胎位。引起胎位异常的原因较多,有母体因素如骨盆异常、子宫发育不良或畸形、前置胎盘、羊水过多、多次生产致腹肌松弛及子宫收缩乏力、胎膜早破;胎儿因素,胎儿畸形、过大等;以及头盆不称、脐带过短或绕颈等。异常胎位在分娩时可引起难产,因此,在妊娠期必须高度重视,早期纠正胎位。

中医古籍在难产的记述中已提到胎位异常方面的内容。如《保产要旨》云:"难产之故有八,有因子横、子逆而难产者……",这里的子横、子逆就是指胎位不正。中医学认为,本病病机是胎气失和,气血虚弱或气滞血瘀,因孕妇素体虚弱,正气不足,无力促胎转正;或平素过度安逸;或感受寒邪,寒凝血滞,气不运行,血不流畅,气滞血瘀;或孕期受惊,气机失畅,均可导致胎位不正。本节主要介绍臀位、横位两种常见的胎位异常,其他类型的胎位异常可参照本节治疗。

(一)辨病

妊娠 30 周后,胎儿在子宫体内的位置不正常,即可诊断为胎位不正。临床应进一步分清胎位异常的类型,腹部、阴道及 B 超检查有助于诊断。常见的胎位不正主要有臀位与横位。

1.臀位

腹部检查子宫呈纵椭圆形,子宫底部可触到圆而硬、按压有浮球感的胎头;B 超检查胎头在肋缘下,耻骨联合上方为臀或为足。

2.横位

子宫呈横椭圆形,胎头在母体腹部一侧触及,耻骨联合上方较空虚;胎心音在脐周两旁最清楚;B 超检查胎头在母体腹部的一侧。

(二)治疗

推荐处方 1

治法 调和气血,纠正胎位。针灸治疗期间应配合胸膝卧位矫正法。

穴方 至阴。

操作 单用灸法。孕妇排空小便,松开腰带,坐于靠背椅上或半仰卧于床上,两腿伸直。术者双手执艾条温和灸双侧至阴穴,艾火距离穴位 2~3cm,以孕妇不产生灼痛而有明显的温热感为度。每日施灸 15~20 分钟,3~5 日为 1 疗程;也可用麦粒大小的艾炷,直接置于至阴穴上施灸,至局部灼热难忍,即另换 1 炷,每日 4~5 壮;或隔姜灸,每日睡前灸至阴 30 分钟。

胸膝卧位矫正胎位方法:让孕妇排空膀胱,穿着宽松的衣裤,松解裤带,双膝稍分开(与肩同宽),跪在床上,大腿与小腿成 90°。上半身向床面下俯,胸、肩紧贴在床上。头转向一侧,臀部抬高,双手向前平伸或放在头两侧,形成臀高头低位。每天做 2~3 次,每次15 分钟,连做 1 周后复查。这种姿势可使胎臀退出盆腔,借助胎儿重心改变,使胎头与胎背所形成的弧形顺着宫底弧面滑动完成。

推荐处方 2

三阴交灸法方 孕妇排空小便,松开腰带,坐于靠背椅上或半仰卧于床上,两腿伸直。于三阴交行温针灸或艾条温和灸法,每次 20~30 分钟。据报道可有效改变臀先露的胎位,灸后 1 小时胎动达高峰。

(三)按语

(1)艾灸至阴纠正胎位的疗效确切,多数观察统计的成功率在 85%~95%,一般 3 次左右即可纠正。矫正后的复变率约 10%,但再次治疗后仍能转为头位。国外报道异常胎位自然转正率为 60%,说明艾灸疗效确切,且无任何不良副作用。指导孕妇每天做胸膝卧位 10~15 分钟,能提高转正率。

(2)艾灸矫正胎位的最佳时机是妊娠 28~32 周。28 周以前,胎体相对较小,在子宫腔内活动范围较大,胎儿位置和姿势容易改变,即使胎位不正也可暂不处理。妊娠 32 周后,胎儿在子宫的位置及姿势相对固定,此期治疗效果较差。因子宫畸形、骨盆狭窄、盆腔肿瘤等因素导致的胎位不正,不适合针灸治疗。应尽早转妇产科处理,以免发生意外。

(3)妊娠32~34周时,若灸后胎位未转正,由医生给予外转胎位术。尤其是横位应选择剖宫产,做好分娩方式的选择,提前住院待产,以避免不良后果。

二、妊娠恶阻

妊娠恶阻,又称"孕吐",以反复出现恶心呕吐、厌食甚至闻食即呕、食入即吐、不能进食和饮水为特征,是妊娠早期(6~16周)的常见病症。中医学认为,恶阻即恶心而饮食阻隔之意,其病位在胃,主要病机是胃失和降,与肝、脾、冲任脉有关。盖受孕之后,经血藏而不泄,阴血下聚胞宫以养胎,冲、任二脉气血偏盛,脾胃之气相应不足;或孕妇体弱,脾胃气虚,中焦气机升降失常,浊阴之气不降,随冲气上逆犯胃;或孕妇素体痰盛,阻碍中焦气机,浊气不降,反随冲气上逆犯胃;或情志不畅或精神紧张,则肝郁气滞,肝气横逆犯胃,导致胃失和降而呕吐。其基本病机为冲气上逆,胃失和降。

西医学称本病为妊娠剧吐,是指少数孕妇早孕反应严重,频繁恶心呕吐,不能进食,以致发生体液失衡及新陈代谢障碍,甚至危及孕妇生命的病症,发生率为 0.35% ~ 0.47%。本病病因尚未明确,一般认为可能与妊娠相关激素(绒毛膜促性腺激素、雌激素、孕激素、胎盘生长激素)的急剧增加或高水平;或孕妇的精神紧张、情绪不稳、社会因素影响;或大脑皮质及皮质下中枢功能失调致使下丘脑自主神经系统功能紊乱有关。近年研究还发现,妊娠剧吐可能与感染幽门螺旋杆菌有关。

(一)辨病

多见于年轻初孕妇,停经40日左右出现早孕反应,逐渐加重直至频繁呕吐不能进食。病轻者呕吐物较多(尤其进食后),伴有厌食、乏力、体重下降,嗜睡或失眠,尿酮体阴性;中度呕吐者呕吐频发,闻食亦吐,全身出现脱水症状,体温略升高,脉搏增快,血压降低,尿酮体阳性;重度呕吐者临床较少见,主要为持续性呕吐,不能进食和饮水,呕吐物多为黏液、胆汁或咖啡色血渣,尿少或无尿,体温升高,脉搏增快,血压下降,甚至嗜睡、休克、严重脱水和电解质紊乱,尿酮体阳性,尿素氮增高,血胆红素增高。妊娠剧吐主要应与葡萄胎及可能引起呕吐的疾病如肝炎、胃肠炎相鉴别。

(二)治疗

推荐处方1

治法 调气和胃,降逆止呕。

穴方 膻中、中脘、内关、公孙、足三里。眩晕加百会、风池;神倦嗜卧加百会、气海;厌食加四缝、天枢;少寐、多梦、心悸加心俞、神门。

操作 ①毫针刺:以平补平泻法为宜,手法宜轻柔,不用泻法,恐伤胎气;腹部穴位不宜深刺,捻转手法为宜,慎用提插手法。呕吐时可先刺内关,行轻柔的平补平泻法持续1~3分钟,或持续行针至呕吐停止为佳;②结合灸法:在上述毫针刺基础上,脾胃虚弱中脘、足三里及背俞穴可加灸法,艾条温和灸或隔姜灸或温针灸。每次施灸30分钟,以局部出现红晕、潮红为度;③可选主穴单用穴位贴敷法或皮肤针法:用生姜片先涂擦主穴局部至潮红,再将生姜片用胶布固定于穴上;或用皮肤针轻柔叩刺,至局部潮红为度。

推荐处方2

耳穴方 脾、胃、肝、神门、内分泌、皮质下。每次选4~5个穴,埋王不留行籽或压磁珠治疗,强度以患者耐受为度。隔日1次。

推荐处方3

药艾条灸方 中脘、巨阙、内关、足三里。陈艾叶250g,苍术50g,研末后混匀,用细麻纸制成艾条,点燃后温和灸,皮肤潮红为度。

(三)按语

(1)针灸治疗妊娠恶阻疗效明显。但妊娠早期,胞胎未固,针灸治疗时取穴不宜过多,手法不宜过重,以免影响胎气。

(2)饮食宜清淡易于消化,宜少吃多餐,避免异味刺激。呕吐剧烈的重症患者应避免电解质紊乱和代谢性酸中毒,若出现代谢紊乱者应进行静脉补液治疗。

第二节 产科及产后病证

一、难产

难产又称异常分娩,指胎儿不能顺利娩出者。西医学认为,影响分娩的主要因素为产力、产道、胎儿及精神心理因素,这些因素在分娩过程中相互影响。任何一个或一个以上的因素发生异常以及四个因素间相互不能适应,均可使分娩进展受到阻碍,导致异常分娩。因此,难产常见于产力异常(主要是子宫收缩力异常)、产道异常(有骨产道异常及软产道异常,临床上以骨产道狭窄多见)、胎儿异常(胎位异常及胎儿相对过大)等原因。由于针灸治疗主要对产力异常中宫缩乏力有良好的调节作用,子宫收缩过强常导致严重的后果,如胎儿窒息、子宫破裂等,因此,本节主要讨论宫缩乏力引起的难产。子宫收缩乏力常由头盆不称或胎位异常、子宫局部因素、精神因素、内分泌失调及大量使用镇静、镇痛剂、麻醉药所致,临床可分为协调性宫缩乏力和不协调性子宫乏力。宫缩乏力可导致多种产程曲线异常,如总产程超过 24 小时称为滞产。

中医学对难产的病因很早就有较为全面的认识,如《保产要旨》云:"难产之故有八,有因子横、子逆而难产者;有因胞水沥干而难产者;有因女子矮小,或年长遣嫁,交骨不开而难产者;有因体肥脂厚,平素逸而难产者;有因子壮大而难产者;有因气虚不运而难产者"。这些病因认识与现代医学的论述完全一致。总之,本病总因气血虚弱或气血瘀滞而致。气血虚弱者,患者素体虚弱,正气不足,或产时用力过早,耗气伤力;或胞水早破,浆血干枯,以致难产;气血瘀滞者,患者临产恐惧,过度紧张,或感受寒邪,以致气机不利,血运不畅;或妊娠期过度安逸,气血失于畅行,均可导致难产。

(一)辨病

当孕妇临产时胎儿不能正常顺利娩出,即可诊断为难产。临床应进一步分清导致难产的原因,以下主要介绍产力异常中的宫缩乏力诊断要点:

(1)协调性子宫乏力:特点为子宫收缩具有正常的节律性、对称性和极性,但收缩力弱,宫腔内压<15mmHg,收缩持续时间短、间歇时间长且不规则,宫缩<2次/10分,当子宫收缩达高峰时,宫体隆起不明显,即腹部不隆起,不变硬。产科检查常见中骨盆与骨盆出口平面狭窄,胎先露部下降受阻,持续性枕横位或枕后位等。此种宫缩乏力对胎儿影响不大。

(2)不协调性宫缩乏力:常见于初产妇,特点为子宫收缩的极性倒置,子宫收缩波自下而上扩散,收缩波小而不规律,频率高,节律不协调,宫腔内压达20mmHg,宫缩间歇期子宫壁也不完全松弛;产妇自觉下腹部持续性腹痛、拒按,烦躁不安,呼痛不已,但宫底收缩力不强,属于无效宫缩。产科检查可见下腹有压痛,宫颈扩张早期缓慢或停滞,胎先露部下降缓慢或停滞,潜伏期延长。

(二)治疗

推荐处方1

治法 调理气血,行滞下胎。

穴方 独阴、合谷、三阴交。神疲、心悸加百会、神门;腹痛剧烈加足三里。

操作 ①毫针刺:先针合谷、三阴交,合谷用补法,三阴交用泻法,独阴斜刺,行泻法。肢体远端穴宜行重刺激手法;采用间歇动留针法,5分钟行针1次,至产妇宫缩规律而有力为止;②结合电针法:在毫针刺基础上,合谷、三阴交接电针仪,2Hz/50 Hz疏密波,强刺激60分钟左右或至产妇宫缩规律有力为止。

推荐处方2

电针方 至阴、独阴。各刺入0.3寸左右,接电针仪,2Hz/50 Hz疏密波,强刺激60分钟左右或至产妇宫缩规律有力为止。

推荐处方3

经皮电刺激法 合谷、内关、三阴交、太冲。应用经皮电刺激仪治疗,至产妇宫缩规律有力为止。

(三)按语

(1)针灸对产力异常引起的滞产具有明显的催产作用。而因子宫畸形、骨盆狭窄等原因引起的滞产,不宜应用针灸治疗。

(2)滞产时间过长,对产妇和胎儿健康危害极大。因此,必要时应及时手术处理。

知|识|链|接

子宫收缩力异常的分类

子宫收缩力是分娩进程中最重要的产力,贯穿于分娩全过程,具有节律性、对称性、极性及缩复作用等特点。无论何种原因使上述特点发生改变,如失去节律性、极性倒置、收缩过弱或过强,均称为子宫收缩力异常,即产力异常。包括:子宫收缩乏力及子宫收缩过强两种,每种又有协调性及不协调性之分。

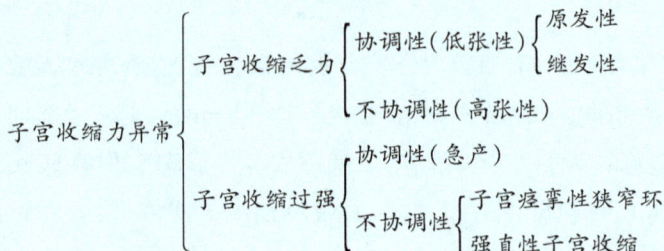

子宫收缩力异常
- 子宫收缩乏力
  - 协调性(低张性)
    - 原发性
    - 继发性
  - 不协调性(高张性)
- 子宫收缩过强
  - 协调性(急产)
  - 不协调性
    - 子宫痉挛性狭窄环
    - 强直性子宫收缩

二、分娩痛

分娩的过程,就是把胎儿从母亲子宫和生殖道中挤排出来的过程。而推动胎儿前进的动力,主要就是母亲子宫的收缩力,即分娩痛。它对母婴都有重要的生理意义。①对新生儿而言:在第1产程中,子宫收缩力可帮助胎儿扩充产道,推动胎儿前进;没有子宫收缩力,胎儿便不能够把产道扩开。在第2产程中,子宫收缩力又促使胎儿尽快娩出。由于产道弯曲、狭小,胎儿需要母亲的子宫收缩力和产道反作用力的合力才能及时变换姿势、顺利通过。同时,由于子宫节律性的收缩,可相应压缩和扩张胎儿胸廓,刺激新生儿肺泡表面活性物质加速生成,并有利于肺泡液和吸入的羊水挤出;此外,产道对新生儿头部的挤压,还有利于新生儿大脑和前庭功能的发育;②对母亲而言:分娩阵痛使子宫下段变薄,上段变厚,宫口扩张,产后子宫收缩力更强,既有利于排出恶露,也有利于子宫复原。

分娩痛是指产妇正式临产后,在产程中子宫阵发性收缩以及胎儿经产道娩出造成的疼痛,常伴有明显子宫及产道组织(特别是子宫下段、宫颈和阴道、会阴部)损伤。分娩是一个生理过程,一般疼痛孕妇能够忍受;而且正常分娩痛引起的痛反射对产程的进行等非常有益。但是,剧烈的产痛可导致孕妇一系列神经内分泌反应,使血管痉挛、外周阻力增高,子宫收缩不协调,产程受阻,胎儿宫内缺氧,严重威胁母婴安全。因此,目前选择既有镇痛作用,又不干扰产程的安全分娩方法成为产科学研究的热点之一。分娩痛贯穿于第1产程和第2产程。在第1产程中,疼痛主要来自子宫收缩和宫颈扩张,系通过内脏传入纤维与交感神经一并在胸10~腰1节段传入脊髓,经脊髓上传至大脑痛觉中枢。在第2产程中,疼痛主要来自阴道和会阴部肌肉、筋膜、皮肤、皮下组织的伸展、扩张、牵扯、撕裂,刺激信号由会阴神经传入骶2~4脊髓节段,经脊髓上传至大脑痛觉中枢。

分娩痛属中医学的痛证范畴,中医学认为,妊娠后期,产妇久坐少动,气血疏于宣通,分娩时气血瘀滞胞宫,不通则痛;或平素气血虚弱,生产时气虚血瘀;或临产时精神过度紧张,神动则气机逆乱,均可产生异常疼痛。

（一）辨病

孕妇临产或分娩时,情绪紧张,疼痛剧烈,难以忍受,叫喊不停,出汗伴肢冷,脉弦紧。若疼痛异常剧烈,可见产妇焦虑、恐惧、子宫收缩不协调,胎儿缺氧,产程延长等。

1. 第一产程痛

性质属于"内脏痛",定位很不明确。产程开始时,出现伴有疼痛的子宫收缩,习称"阵痛"。随着产程的继续,疼痛不断加重,主要在下腹部、腰部,有时放射到髋、骶部和沿大腿向下传导,或髋、骶部出现牵拉感。在宫颈扩张期,由于宫缩频率增加,间隔缩短,疼痛较剧烈,尤其是宫颈扩张到 7～8cm 时,疼痛最为剧烈。

2. 第二产程痛

性质属于典型的"躯体痛",定位明确,疼痛性质尖锐。疼痛部位主要在下腰部及骶区上部,产妇会出现强烈的"排便感"和不自主地向下屏气。

（二）治疗

推荐处方 1

治法　通调气血,催产止痛。应积极引导,鼓励产妇,缓解产妇的紧张情绪。

穴方　合谷、三阴交。第一产程加百会、神门;进入第二产程再加太冲、昆仑。

操作　①毫针刺:补合谷,泻三阴交,根据产妇分娩的时间和疼痛情况,可持续行针或间断行针;②结合电针法:可以双侧合谷及双侧三阴交,或同侧合谷与三阴交分别接电针,或者在合谷、三阴交局部各选一个点作为参考电极（负极）,连续波（密波）,频率 50～100Hz,持续治疗,以痛减或结束分娩为宜。

推荐处方 2

耳穴方　子宫、神门、皮质下、内分泌、交感,压磁珠或埋豆,持续或间断按压,至分娩结束。

（三）按语

（1）分娩镇痛的必备条件为:①对产妇、胎儿不良作用小;②起效快,作用可靠;③避免运动阻滞,不影响宫缩和产妇运动;④产妇清醒,能配合分娩过程。针灸则具有以上特点,因此能有效缓解分娩痛,对产妇和胎儿都是安全的,且不影响产程,甚至可加速产程。

（2）分娩痛的镇痛时机非常重要,一般以宫口开大 3～5cm 时开始治疗为佳,过早可能抑制必要的痛反射而影响产程,太迟常达不到满意的镇痛效果。

（3）分娩痛的强度除与个体痛阈有关外,尚与分娩次数有关。大多数初产妇自宫缩开始之初即出现疼痛,随着产程进展,疼痛加剧,难以忍受;而经产妇则多在第 2 产程后方见分娩痛。整个产程始终不出现分娩痛者极为罕见。

第三节 产后病症

一、胞衣不下

胞衣不下又称"胎衣不下"、"儿衣不下"、"息胞",指胎儿娩出后30分钟以上,胞衣仍不能自然娩出。中医学认为,本病主要由各种因素导致气虚、血瘀、寒凝,使胞脉气血运行不畅,胞宫活动功能减弱,胞衣不能正常娩出。

本病相对于西医学的胎盘滞留,是产后大失血的主要原因之一。产后出血指胎儿娩出后24小时内失血量超过500ml。正常情况下胎盘多在胎儿娩出后15分钟内娩出,若30分钟后胎盘仍不能排出,胎盘剥离面血窦不能关闭而导致产后出血,常见的原因有膀胱充盈、胎盘嵌顿及胎盘剥离不全。另外,西医根据子宫壁及胎盘的关系,分为胎盘全部剥离滞留、部分残留、胎盘嵌顿、粘连和植入。中医学的胞衣不下即指胎盘滞留,而西医学将胎盘滞留只作为产后出血的病因之一,不作独立疾病诊断。

(一)辨病

产后30分钟以上胎盘仍不能自然娩出,小腹或胀或痛,阴道出血(量多、色淡或量少夹有血块);产科检查见子宫略大,小腹压痛,按之有块,可诊断为中医的胞衣不下。西医诊断时,如因胎盘滞留,胎儿娩出后24小时内失血量超过500ml,可诊断为产后出血(胎盘滞留)。

(二)治疗

推荐处方1

治法 益气活血,温经散寒。

穴方 子宫、气海、肩井、合谷、三阴交。寒凝加神阙、关元。

操作 ①毫针刺:肩井平刺或斜刺,不可深刺,以免伤及肺尖导致气胸;余穴常规操作;②结合灸法及电针法:毫针刺基础上,腹部穴位可加灸法,艾条温和灸或温针灸;寒凝者,神阙则行隔盐灸30分钟;合谷、三阴交,双侧子宫分为两组,分别接电针仪,可用疏波或疏密波交替,刺激 30 分钟。

推荐处方 2

耳穴方 交感、皮质下、腹、内生殖器。毫针强刺激,或接电针。

(三)按语

(1)针灸疗法对本病的轻症、短时间内出血不多者安全有效。病情较重、出血偏多者宜采用注射子宫收缩剂或手术剥离胎盘法。

(2)若大量出血并见虚脱晕厥者,应及时采取中西医结合急救措施。

二、恶露不绝

恶露是指产后胞宫内的余血浊液,正常情况下产后第 2～4 天血量较多,第 2 周血量减少,3 周左右恶露排净,如产妇在分娩后 3 周以上仍有阴道出血、溢液,淋漓不净,称恶露不绝,又称"恶露不止"、"恶露不尽"。中医学认为,本病多由素体虚弱,或孕后脾虚,不能统摄冲脉之血;或情志不畅,气郁血滞,血不归经;或素体阴虚,产后阴亏,虚热内生;或产后过用辛热温燥之品,或产后胞脉空虚,温热之邪侵袭,或肝郁化热,热扰冲任,迫血下行。因此,其基本病机为冲任不固,气血运行失常,多因气虚失摄、血热内扰、气血瘀滞而引发。

西医学认为,恶露是产后随子宫蜕膜脱落,含有血液、坏死蜕膜等组织经阴道的排出物,因其颜色、内容物及时间不同,恶露可分为血性、浆性及白色恶露。血性恶露含大量血液,色鲜红,量多,持续 3～4 日,逐渐减少,浆液增加,转为浆性恶露;浆性恶露含大量浆液,色淡红,持续 10 日左右,逐渐减少,白细胞增多,变为白色恶露;白色恶露含大量白细胞,色泽较白,质黏稠,持续约 3 周干净。正常恶露有腥味,但无臭味,持续 3 周左右,总量 250～500ml。

本病可见于西医学的晚期产后出血(分娩 24 小时后,在产褥期内子宫发生的大量出血),其原因与子宫胎盘附着面复旧不全、部分胎盘残留、蜕膜残留、产褥感染等有关。需要指出的是,中医的恶露不绝主要指产后恶露时间超过 3 周以上,而西医的晚期产后出血主要指异常的出血,两者并不完全一致。

(一)辨病

以产后 3 周以上仍有阴道出血、溢液为主症者,可诊断为中医的产后恶露不绝。与本病相关的西医学晚期产后出血诊断要点为:①阴道出血,胎盘胎膜残留、蜕膜残留引起的阴道出血多在产后 10 日发生;胎盘附着部位复旧不良常发生在产后 2 周左右,可反复多次阴道流血,也可突然大量出血;②腹痛和发热,常合并感染,伴发恶露增加,恶臭,有低热和全身不适等症状;③全身症状:可继发贫血,严重者因失血性休克危及生命;④妇科检查,可见子宫大而软,宫口松弛,有时可触及残留组织。必要时需做子宫刮出物病理检查。

（二）治疗

推荐处方 1

治法　调和气血，固摄冲任。

穴方　子宫、曲骨、气海、断红、三阴交。小腹空坠者加百会；腹痛拒按者加归来。

操作　①毫针刺：常规操作；②结合灸法、电针及三棱针法：在毫针刺基础上，腹部主穴可加温针灸、艾条温和灸法；双侧子宫，曲骨、气海可加电针，疏密波，刺激 20 分钟；血热者行间点刺出血。

推荐处方 2

穴位贴敷方　气海、关元。将吴茱萸 5g、当归 10g、党参 20g，研末加醋调成糊状，均匀涂于 3cm×3cm 的胶布上，贴敷于穴上。可结合电磁波治疗仪照射，每次 30 分钟。

（三）按语

（1）针灸治疗产后恶露不绝疗效较好，但对重症宜查明原因，综合治疗。

（2）产后患者多虚，应卧床静息，安定情绪；饮食宜清淡而富含营养，忌食生冷；不宜过劳，禁忌房事。

三、恶露不下

产妇在胞衣娩出后，胞宫内的余血浊液停留不下，或下亦甚少，并伴小腹疼痛等症者称为恶露不下。中医学认为，本病多因临产时恐惧，或忧思怫郁，肝气郁结，疏泄失职，以致气血壅滞，阻碍恶血下行；或临产当风受寒或伤于生冷，以致恶露为寒所凝，瘀结不下。其基本病机为冲任瘀滞，胞脉气血运行不畅。恶露不下尚没有西医相对应的病名。

（一）辨病

产妇在胞衣娩出后 3 周内，残留于胞宫内的余血、浊液仍滞留于胞宫不能排出，或下之甚少，伴有血块，小腹疼痛；妇科检查见子宫略大、稍硬，触压疼痛。

（二）治疗

推荐处方

治法　疏通胞宫，理气化瘀。

穴方　子宫、中极、归来、血海、三阴交。寒凝加神阙、天枢。小腹痛甚加天枢、归来；胸腹胀甚加内关、期门。

操作　①毫针刺：常规操作。腹部穴位宜行较强的刺激手法；②结合电针、刺络拔罐及灸法：在毫针刺基础上，子宫、归来可加电针，疏波或疏密波交替，强刺激 20 分钟；气滞血瘀者，膈俞加刺络拔罐；寒凝者腹部穴位均可加用艾条或温针灸。

（三）按语

产后恶露属余血、浊液，若停蓄胞宫不下，可引发多种产后杂证，故宜积极治疗。针灸治疗本病疗效较好。临床亦可配合中药调和气血,提高疗效。

四、产后缺乳

产后缺乳是指妇女在产后哺乳期,乳汁分泌不足,甚至全无,不能满足哺乳需要的一种病证,又称"产后乳少"、"乳汁不足"、"乳汁不行"。多发生在产后数天至半个月内,也可发生在整个哺乳期,临床上以新产妇的缺乳最为常见。据统计产后缺乳的发病率约占产妇的20%～30%,且有上升趋势,由于母乳喂养对母婴健康均有重要意义,因此,预防和治疗产后缺乳值得重视。中医学认为,乳汁为气血所化生,气血来源于脾胃吸收的水谷精微,故中医有"乳房属胃"之说。若母体素虚,或产后营养缺乏,气血亏虚,乳汁化生不足而乳少。肝藏血,主疏泄,性喜条达,肝血充足,肝气条达则经脉通畅,载血上行化为乳汁;若情志不遂,肝郁气滞,气机不畅,或哺乳不当,乳络壅滞,使乳汁不行而乳少或无乳。

西医学认为,产后乳少是垂体功能低下,或孕期胎盘功能不全,造成促性腺激素、促肾上腺皮质激素、生长激素以及雌孕激素分泌不足,阻碍乳腺的发育,影响产后分泌乳汁;此外,乳汁开始分泌后,如发生营养不良、精神恐惧或抑郁,均可直接影响下丘脑,致使腺垂体催乳素分泌减少。哺乳不当,如哺乳次数太少,或乳汁不能排空,造成乳汁郁积,转而抑制乳汁的分泌。另外,哺乳中期(月经复潮后)乳汁减少,属正常现象。

(一)辨病

乳房发育正常,产后排出的乳汁量少,甚或全无,不够喂养婴儿。乳房检查松软,不胀不痛,挤压乳汁点滴而出,质稀;或乳房丰满,乳腺成块,挤压疼痛乳汁难出,质稠。排除因乳头凹陷和乳头皲裂造成的乳汁壅积不通,哺乳困难,乳房检查无其他明显器质性病变。

(二)治疗

推荐处方 1

治法　行气活血,通络下乳。

穴方　膻中、肩井、乳根、少泽、足三里。精神因素所致加百会、神庭、神门。

操作　①毫针刺:膻中穴向两侧乳房平刺 1～1.5 寸;乳根向乳房基底部平刺 1 寸左右,以乳房出现微胀感为宜;肩井向前平刺或斜刺 0.5 寸;少泽浅刺 2～3 分。余穴常规操作;②结合电针、灸法及拔罐法:在上述毫针刺基础上,同侧肩井、乳根或膻中与一侧乳根接电针,乳根均接正极,疏波或疏密波(弱刺激强度为宜),每次 20 分钟;乳根、膻中、肩井可加灸法,艾条温和灸或温针灸;亦可在肩井、乳根、膻中拔罐,或在上述穴位及乳房周围进行闪罐法,以局部潮红为度。

推荐处方 2

电针方　乳根、屋翳。针刺得气后接电针仪,以疏波弱刺激 20 分钟。

（三）按语

（1）针灸治疗产后乳少疗效明显。产后缺乳宜早期治疗，患者应积极配合，饮食上给予高蛋白流质食物，可多食猪蹄汤、鲫鱼汤等增强营养，同时应掌握正确的哺乳方法。对因乳汁排出不畅而有乳房胀满者，应及时用吸乳器排乳，以免罹患乳腺炎。

（2）患者应保持精神舒畅，切忌暴怒或忧思，保证睡眠充足，劳逸结合等。通过治疗调养，一般都能取得满意的效果，预后良好。

第四节　人工流产综合反应与人工授精助孕

一、人工流产综合反应

人工流产术是指妊娠 14 周以内,因意外妊娠、优生或疾病等原因而采用手术方法终止妊娠,是避孕失败的补救方法。人工流产综合反应是该手术常见的并发症之一。西医学认为,人工流产综合反应是手术时疼痛或局部刺激等引起的迷走神经兴奋症状,与受术者的情绪、身体状况及手术操作有关。

中医学认为,受术者素体虚弱,气血不足,加之手术时损伤胞络,精神紧张,导致气血运行逆乱,遂出现本病。

(一)辨病

在施行人工流产手术中或术后,受术者出现恶心、呕吐、头晕、胸闷、气喘、心动过缓、心律不齐、面色苍白、大汗淋漓,严重者出现四肢厥冷、血压下降、晕厥、抽搐等一系列症状,即可诊断为本病。

(二)治疗

推荐处方 1

治法　调神定志,益气固本。

穴方　百会、内关、神门、足三里。恶心、呕吐加中脘;头晕加风池;胸闷加膻中;气喘加天突;四肢厥冷、血压下降、晕厥加水沟、神阙(灸法);抽搐加合谷、太冲。

操作　毫针常规操作,以轻柔平补平泻法或补法为宜。

推荐处方 2

耳穴方　交感、肾上腺、神门、心、胃。毫针刺法或压丸法。

(三)按语

针灸对人工流产综合反应有较好的防治效果。由于该反应的发生是神经、精神综合作用的结果,与心理因素关系密切,易发生在精神紧张,对人流手术惧怕的孕妇中,因此,要消除孕妇恐惧心理,避免精神过度紧张。另外,避免在孕妇过分疲劳、饥饿的情况下实施手术;术中尽可能减轻对子宫口和宫壁的刺激强度(包括牵拉、扩张宫口,刮搔宫壁等),动作宜轻柔。

二、辅助生殖技术助孕

辅助生殖技术是指在体外对配子和胚胎采用显微镜操作技术,帮助不孕夫妇受孕的一组方法。

(一)辅助生殖技术

辅助生殖技术包括人工授精、体外授精 – 胚胎移植、卵细胞浆内单精子注射及其他衍生技术等。

1. 人工授精

人工授精是将精子通过非性交方式放入女性生殖道内使其受孕的一种技术。包括使用丈夫精液人工授精和用供精者精液人工授精。按照国家法律规定,目前后者精子来源一律由卫生部认定的人类精子库提供和管理。目前临床上较常用的人工授精方法为宫腔内人工授精,即将精液洗涤处理后去除精浆,取 0.3 – 0.5 毫升精子悬浮液,在女方排卵期间通过导管经宫颈管注入宫腔内授精。人工授精可在自然周期和促排卵周期进行,在促排卵周期中可能有 2 各以上卵子排出,常导致多胎妊娠发生率升高和发生卵巢过度刺激综合征等一系列并发症。

2. 体外授精与胚胎移植

体外授精 – 胚胎移植技术指从妇女卵巢内取出卵子,在体外与精子授精并培养一段时间,再将发育到一定时期的胚胎移植到宫腔内,使其着床发育成胎儿的全过程,通常称为"试管婴儿"。

3. 卵细胞浆内单精子注射

即将精子直接注射到卵细胞浆内,获得正常卵子受精和卵裂过程,将胚胎进行体外培养,然后将胚胎移植到宫腔内,使其着床发育成胎儿。

近年来,有关针灸疗法促进人工授精和胚胎着床成功率的报道不断增多,初步显示了针灸在促进人工授精和试管婴儿的成功率方面的良好前景,同时也扩大了针灸疗法的应用范围。

(二)治疗

推荐处方 1

治法 调和冲任,理宫助孕。

穴方 关元、中极、子宫、三阴交、地机。患者精神负担较重者,加印堂、百会、神庭、神门、安眠。

操作 腹部穴位针后加灸,腹部及肢体选穴可加电针,疏波,弱刺激,每次20分钟。

推荐处方2

体穴结合耳穴方 子宫、气海、关元、内关、足三里、三阴交,耳穴神门、内生殖器、神门、盆腔、内分泌。体穴常规刺,可加电针,疏波,弱刺激,每次20分钟;耳穴以王不留行籽贴压,嘱其每天自行按压3~5次,每次1~3分钟。

(三)按语

(1)进入21世纪,人类辅助生殖技术(ART)在药物促排卵、体外受精–胚胎移植以及其衍生技术等方面不断取得突破,但成功率并非百分百。因此,人们迫切需要寻求提高成功率的方法。荷兰阿姆斯特丹自由大学和美国马里兰大学医学院研究人员以1366位接受人工授精疗程的女性为对象进行了研究发现,接受针灸辅助疗程的女性受孕成功率比没有接受针灸的女性高出65%,说明针灸疗法可大大提高人工授精的成功率。

(2)胚胎着床是一个复杂的过程,子宫内膜的厚薄对胚胎着床有着至关重要的作用,而针灸能显著改善胚胎着床障碍,提高着床率,且无胚胎毒性,大大提高妊娠率。另外,由于不孕女性在身心上承受巨大的压力,因此,针灸提供着床率的机制也可能与减轻女性的精神紧张密切相关。

循环系统病症

第一节　静脉血管病症

一、浅表性血管瘤

浅表性血管瘤是软组织中最常见的良性肿瘤,属于血管错构或血管发育不良,多为先天性,女性较多见。多发生于头、颈部,四肢及躯干次之。根据其结构分为三类,临床过程和预后各不相同。毛细血管瘤为表浅的毛细血管扩张、曲折、迂回而成,它起源于残余的胚胎成血管细胞,多发于婴儿,多为女性,大部分为错构瘤,1 年内可停止生长或消退。海绵状血管瘤一般由小静脉和脂肪组织构成,它的形态和质地均像海绵,故称为海绵状血管瘤。蔓状血管瘤由较粗的纤曲血管构成,大多数为静脉,也可有动脉或动静脉瘘,除发生于皮下和肌肉,也可侵入骨组织,范围较大。

中医学认为,本病多由先天因素所致脉络畸形错构或发育不良,后天因素多因热毒炽盛,瘀血阻络导致。心主血脉,心火妄动,逼血入络,血行失常,脉络怒张,纵横丛集;日久则血瘀痰滞,脉络阻结;气为血之帅,血为气之母,血瘀可致气郁结聚;气郁及血瘀均可导致脉络阻滞,气血运行不畅,加重脉络盘曲怒张。

（一）辨病

血管瘤按其结构分为以下三类:

1. 毛细血管瘤

多见于婴儿出生时(约 1/3)或出生后不久(1 个月之内),大多数为女性。出生时即可发现皮肤有红点或小红斑,逐渐长大,红色加深并且隆起;瘤体的增大速度常比婴儿发育更快,境界分明,压之可稍褪色,放松后恢复红色。大多数为错构瘤,1 年内可停止生长或消退。

2. 海绵状血管瘤

多数生长在皮下组织内,也可在肌内,少数可在骨或内脏等部位。皮下海绵状血管瘤可使局部轻微隆起,皮肤正常,或有毛细血管扩张,或呈青紫色。肿块质地软而境界不太清,有的稍有压缩性,可为钙化结节,可触痛。肌海绵状血管瘤常使肌肥大、局部下垂,在下肢者久站或多走时有发胀感。

3. 蔓状血管瘤

多见于四肢,许多树枝状扩张的血管,迂回曲折呈蔓状,局部皮肤呈暗红色或蓝紫色,有时可摸到血管搏动或听到血管杂音,或可触到硬结,有明显的压缩性和膨胀性。

（二）治疗

推荐处方

治法 活血化瘀,散结消瘤。

穴方 阿是穴。

操作 火针治疗。取病变局部,视瘤体大小确定刺激点。常规消毒,术者左手固定瘤体,右手持火针在点燃的酒精灯上烧红,刺入瘤体 1～5mm 深,挤出血液少许,用干棉球按压针孔,必要时加压包扎。每周治疗 1 次。

（三）按语

（1）火针疗法治疗本病简单易行,见效快,治愈率高,治愈后一般不留瘢痕。火针治疗时针体要烧至通红,快速准确地刺中瘤体。本疗法是利用火针的高温,直接灼伤瘤体组织,使其发生血栓并致无菌性炎症反应,最后结缔组织增生、纤维化,导致其萎缩、消退。

（2）在火针治疗时应注意患者体位要舒适,切忌针刺时乱动。蔓状血管瘤治疗时,要注意预防和控制大量出血。精神过于紧张、饥饿、劳累的患者不宜火针。针后不要洗澡,以免污水侵入针孔。

二、下肢静脉曲张

下肢静脉曲张系指下肢静脉血回流障碍所致的一种病症。多发于从事于持久站立工作、体力活动强度高,或久坐少动的人。早期很少有症状,少数患者,在多走路后产生下肢酸痛,后期可因静脉瘀血引起皮肤营养性变化,发色素沉着,湿疹和顽固性溃疡（老烂腿）等并发症。病因目前还未明确,最近有文献报道与病变血管中某种特定的胶原酶及弹性蛋白的缺少有关

中医学文献中记载的"筋瘤"类似本病,认为本病是由于久立劳作、持重努伤以致气滞血瘀、筋聚络阻,出现下肢青筋盘曲,暴露皮下如蚯蚓状,或筋脉聚结,累累似瘤状,瘤体坚而色紫的一种疾病。

（一）辨病

有长期站立和使腹压升高病史,或下肢静脉曲张的家族史;患者下肢静脉明显迂曲扩张,站立时更为明显;可伴有色素沉着,溃疡,血栓性浅静脉炎,出血,溃疡等并发症。超声多普勒或静脉造影示大隐静脉迂曲扩张,瓣膜功能不全。一般深静脉通畅,大隐静脉瓣膜

功能不全,可能有交通支静脉瓣膜功能不全。

（二）治疗

推荐处方 1

治法　活血化瘀,疏经通络。

穴方　阿是穴（静脉曲张部位）、血海、足三里、三阴交。

操作　将直径 0.5mm、长 5cm 的钨锰合金火针的前中段烧红,对准局部曲张的静脉,速刺疾出,刺破曲张的静脉;对静脉曲张较重者,用止血带截扎曲张静脉的上部,用火针点刺放血后,松开止血带,无须干棉球按压,使血自然流出,待血止后,用干棉球擦拭针孔。随后以毫针刺血海、足三里、三阴交,可带电针。每周治疗 2 次。嘱患者保持局部清洁,针后 24 小时内不要洗浴,避免针孔感染。

推荐处方 2

皮肤针方　阿是穴。先针刺留针 15 分钟,起针后以梅花针沿静脉曲张和结节肿块部位由下而上,由轻而重的做中等强度叩打 5 分钟,加灸法,每日 1 次。

（三）按语

一般单纯的下肢静脉曲张症状不会很重,可以通过抬高下肢或穿弹力袜缓解,只要治疗及时,一般预后良好。平时应进行适当的体育锻炼,增加血管壁弹性。坐时双膝勿交叉过久,以免压迫、影响静脉回流。卧床时抬高患肢 30°～40°,以利静脉回流。保持大便通畅,防止便秘,避免长时间站立和过多的负重,肥胖者应有计划地减轻体重。避免用过紧的腰带、吊袜和紧身衣物。长期站立或妊娠期,应平躺抬高下肢,加强下肢运动。或自我按摩或行热水浸浴。注意劳逸结合。长途步行或长久站立工作者,应使用弹力袜。皮肤如已出现变薄、光亮、汗毛稀疏等,应注意保护。尤其是糖尿病患者,以免破损后形成慢性溃疡,不易愈合。

三、慢性下肢溃疡

慢性下肢溃疡以下肢深、浅静脉及交通支血管的结构异常,静脉压力增高为小腿皮肤营养性改变和溃疡发生的病理基础,长期深静脉瓣膜功能不全或深静脉血栓形成后遗症造成的下肢深静脉血液回流不畅是溃疡形成的主要原因。长期站立、腹压过高和局部皮肤损伤是溃疡发生的诱发因素。

本病中医称臁疮,认为多由久站或过度负重,而致小腿筋脉横解,青筋显露,瘀停脉络,久而化热,或小腿皮肤破损染毒,湿热下注而成,疮口经久不愈。

（一）辨病

以小腿内臁（内侧）较为多见,局部初起常先痒后痛,色红,糜烂,迅速转为溃疡。溃疡大小不等,呈灰白或暗红色,表面或附有黄色脓苔,脓水秽臭难闻。病久溃疡边缘变厚高起,四周皮色黯黑,漫肿或伴有湿疹,收口后易反复发作;多见于下肢患有筋脉横解(静脉曲张)的患者。

（二）治疗处方

推荐处方 1（初期）

治法　活血化瘀,消肿止痛。

穴方　阿是穴、阴陵泉、足三里。

操作　在红肿处选阿是穴 3～5 个,用毫针围刺,深约 1 寸左右,用泻法,并带电针,用疏密波,刺激 20～30 分钟。阴陵泉、足三里直刺 1.5 寸,用强刺激捻转泻法结合提插动作,使得气感较重。

推荐处方 2（后期）

治法　温经散寒,祛腐生新。

穴方　疮口阿是穴。

操作　在疮口先用火针进行点刺,在用灸法,每次灸 3～5 壮,或用艾条灸 30 分钟。

（三）按语

针灸治疗臁疮有一定疗效,尤其对于久不收口者针灸有良好的促进疮口愈合作用,但疮口溃烂时应结合常规外科药物治疗。如果患者合并糖尿病预后较差,尤其是局部感染严重者,可能会并发毒血症。治疗期间应注意平卧时抬高下肢,利于静脉回流。疮口愈合后应注意用弹力护套保护,避免局部损伤及蚊虫叮咬,引起复发。

第二节　动脉血管病症

一、雷诺病

雷诺现象是指因受寒冷或情志紧张刺激后,肢端细动脉痉挛,使手指(足趾)皮肤突然出现苍白,相继出现皮肤变紫、变红,伴局部发冷、感觉异常和疼痛等短暂的临床现象。临床可分为原发性和继发性,原发性是指病因不明,称为雷诺病,约占半数患者;继发性是指出现于其他已明确诊断的疾病者,被统称为雷诺现象。本病病因尚不明确,多有寒冷、情绪激动及其他诱发因素;多发于秋冬季节,常反复发作;以20～40岁女性多见,多数患者仅见于手指,也可合并足趾,但单纯足趾发病者少见。本病常找不到任何潜在病因,仅为局部血管功能异常。目前认为,前列腺素代谢、微循环和血管内皮细胞的功能异常是本病的病理生理基础之一。

本病属中医学的"血痹"范畴,中医学认为,脾肾亏虚,寒湿客于脉络,稽迟血凝而阳气不达四末;或肝失条达,气血运行失调,血脉痹阻,同时外感风寒之邪发为本病。本节主要介绍临床上常见的雷诺病,雷诺现象可参照本节进行针灸治疗。

(一)辨病

在寒冷刺激或情绪激动时,肢端皮肤出现有规律性的颜色变化,由苍白到发绀,再到潮红,最后恢复正常;一般发作持续10多分钟,约1/3病例持续1小时以上,有时必须将患肢浸于温水中方可缓解。以上发作往往从某一手指开始,逐渐在其余手指出现类似症状。雷诺病的典型发作可分三期:①缺血期,指早期表现,一般好发于手指、足趾远端皮肤,出现发作性苍白、僵冷,伴出汗、麻木或疼痛,多对称性自指端开始向手掌发展,但很少超过手腕;②缺氧期,受累部位继续缺血,毛细血管扩张瘀血,皮肤发绀而呈紫色,皮温低,疼痛,此时自觉症状一般较轻;③充血期,一般在保暖以后,也可自动发生。此时血管痉挛解除,动脉充血,皮肤潮红,皮温回升,可有刺痛,肿胀及轻度搏动性疼痛。当血液灌流正常后,皮肤颜色和自觉症状均恢复正常。临床应分辨原发性与继发性。

（二）治疗

推荐处方 1

治法　温经通脉，行气活血。

穴方　①上肢：太渊、外关、内关、合谷、八邪、阿是穴；②下肢：悬钟、三阴交、解溪、太冲、八风、阿是穴。

操作　①毫针刺：常规操作。阿是穴在病变部位选 2 ~ 3 个点；②结合电针法、灸法及点刺出血法：上肢选内关、外关与八邪，下肢选三阴交、太冲，分别接电针仪，疏波刺激 20 分钟；主穴均可针后加灸法，或单用灸法；寒证、阳虚者均可加灸法。

推荐处方 2

电针方　C_5 ~ T_3 夹脊穴、曲池、合谷，T_{10} ~ L_3 夹脊穴、足三里、太冲。针刺得气后，用疏密波刺激 15 ~ 20 分钟，强度以患者舒适为度。

（三）按语

（1）针灸治疗雷诺综合征有一定效果，总体上原发性疗效较好。继发性雷诺综合征应以治疗原发病为主。可配合药物熏洗和外敷。

（2）本病预后相对良好，约 15% 患者自然缓解，30% 逐渐加重。长期持续动脉痉挛可致动脉器质性狭窄，但极少（小于 1%）需要截指（趾）。患者宜避免情绪激动、寒冷刺激，忌烟、远离吸烟场所。保持四肢末端皮肤清洁、避免受伤，注意保暖，如有溃疡或坏疽，应综合治疗，防止感染。

二、多发性大动脉炎

多发性大动脉炎，又称"无脉症"、"缩窄性大动脉炎"，是一种较为常见的累及主动脉及其大、中分支的慢性进行性且常为闭塞性非特异性炎症性血管疾病。本病病因未明，多认为与遗传因素、内分泌异常、感染（链球菌、结核分枝杆菌、病毒等）后机体发生免疫功能紊乱以及细胞因子的炎症反应有关。病变侵犯不同部位大动脉可引起不同的症状，其中以头和臂部动脉受累引起的上肢无脉症最常见。本病多见于年轻女性，男女之比是 1∶8，发病年龄多为 20 ~ 30 岁。

本病属中医学"臂厥"、"骭厥"、"脉绝"、"脉痹"等范畴。中医学认为，本病因先天禀赋不足，后天脾胃失调，以致气血亏虚，复因六淫侵袭寒湿为最，致使血瘀阻脉；或因脾肾阳虚，不能温煦，寒凝脉滞；或为肝肾阴虚，筋脉失之濡养，脉涩为痹。总之，诸多因素终致血脉瘀涩，脉道不通，血瘀为标，正虚为本，而致无脉。邪侵形成急性活动期的表现；酿成病损后病变进入慢性炎症中间期即稳定期，以气血虚弱或肝脾肾亏虚为主要表现；晚期随着脉痹血瘀进一步损害则以血瘀阻络为主，甚则形成瘢痕损害。本节主要介绍临床上最常见的头臂动脉型和胸、腹主动脉型，其他类型的多发性大动脉炎可参照本节进行针灸治疗。

（一）辨病

以一侧或双侧患肢发麻、发凉、疼痛，甚或萎软无力，脉搏微弱或缺失为主症。发病缓慢，在发病早期或疾病活动期，可有发热、全身不适、食欲不振、出汗、皮肤苍白等，可伴有关节炎和结节性红斑以及血管杂音、血沉加快。根据受累动脉的不同分为头臂动脉型、胸腹主动脉型、广泛型、肺动脉型和其他类型，以下介绍临床常见的头臂动脉型和胸腹主动脉型。

（1）头臂动脉型：颈动脉和椎动脉狭窄引起头部缺血，表现为眩晕、头痛、视物昏花、咀嚼无力等，甚则反复晕厥、抽搐、失语、偏瘫；上肢缺血出现单侧或双侧上肢无力、发凉、酸痛、麻木。查体：颈动脉、桡动脉、肱动脉搏动减弱或消失，颈部、锁骨上、下窝可闻及血管杂音。患侧上肢动脉血压低于健侧10mmHg以上。此型约占23%～33.3%。

（2）胸腹主动脉型：下肢缺血出现双下肢无力、发凉、酸痛、易疲劳和间歇性跛行等；肾动脉开口处狭窄，表现为高血压、头痛、头晕。查体：背部、腹部闻及血管杂音，下肢血压低于上肢血压。

（二）治疗

推荐处方1

治法 活血通络，通痹复脉。

穴方 ①头臂动脉型：人迎、极泉、尺泽、内关、太渊、神门；②胸腹主动脉型：气海、关元、气冲、足三里、解溪。急性期发热加大椎、风池、曲池；稳定期、晚期，患侧上肢部加心、肺经排刺；下肢部加脾、胃经排刺。

操作 ①毫针刺：极泉、尺泽提插手法，使针感向上肢放射；气冲直刺1.5～2寸，提插手法使针感向下肢放射；余穴常规操作。上、下肢排刺时，针距1～2寸，直刺1寸，平补平泻法；②结合电针、三棱针及灸法：在上述毫针刺基础上，上肢尺泽、太渊，下肢气冲、解溪，分别接电针，疏波或疏密波交替，每次20分钟。急性期大椎、曲池、尺泽可加点刺出血；稳定期、晚期，阳虚可加温针灸、隔附子灸法或艾条灸法。

推荐处方2

皮肤针方 上肢手太阴、手少阴循行线，下肢足太阴、足阳明循行线，用皮肤针轻叩刺。

推荐处方3

穴位注射方 曲池、手三里、内关、足三里、三阴交。用丹参注射液每穴1～2ml，隔日1次。

（三）按语

（1）针灸治疗多发性动脉炎有较好疗效，治疗后寸口、跗阳脉搏动增强或血压可以测出。患者应避免外邪侵袭，预防感冒，劳逸适度。注意保护患肢，避免外伤、烫伤等。

（2）本病多缓慢起病，受累动脉易形成侧支循环，因此只要不累及重要脏器供血，多数患者预后良好。5年生存率为93.85%，10年生存率为90.9%，常见死因为脑出血，其次为手术并发症、肾衰竭及心力衰竭。

第三节 血压异常病症

一、高血压病

高血压病是一种在安静状态下体循环动脉血压持续升高（收缩压≥140mmHg 和/或舒张压≥90mmHg）为主要表现的伴或不伴有多种心血管危险因素的临床综合征。高血压是多种心、脑血管疾病的重要病因和危险因素，常引起重要脏器如心、脑、肾和血管等器官功能性或器质性改变。高血压有原发性高血压和继发性高血压之分，原发性高血压的病因尚未十分明确，主要与遗传、年龄与性别、饮食、长期工作紧张、精神刺激和环境等因素有关；继发性高血压是由某些确定的疾病或病因引起的，如原发性醛固酮增多症、嗜铬细胞瘤、肾血管性高血压、肾素分泌瘤等，可通过手术得到根治或改善，约占所有高血压的5%。本病发病率较高，且有不断上升和日渐年轻化的趋势。

中医学无"高血压"病名，但可归属于"眩晕"、"头痛"、"肝风"等范畴。中医学认为，本病的病因病机主要由于情志失调、饮食失节和内伤虚损等导致肝肾阴阳失调。其病位在肝肾，病本为阴阳失调，病标为内生风、痰、瘀，又可互为标本。本节主要介绍临床上最常见的原发性高血压，继发性高血压以治疗原发病为主，可参照本节进行针灸治疗。

（一）辨病

主要根据测量的血压值高于正常值（140mmHg/90mmHg）而诊断。排除症状性高血压；明确高血压的程度，对高血压进行分期、分级；明确心、脑、肾、眼底等重要脏器的损伤情况。高血压病早期约半数以上患者无明显症状，常在体检测量血压时偶然发现。如血压波动幅度较大时可出现症状，常见眩晕、头痛、耳鸣、眼花、心悸、失眠、健忘等，常在紧张或劳累后加重。随着病情发展，则可发生心、脑、肾、眼底等并发症。

（二）治疗

推荐处方1

治法 平肝潜阳，调和气血。

穴方 风池、人迎、曲池、合谷、三阴交、太冲。眩晕头痛加太阳、印堂;心悸失眠加神门、内关。

操作 ①毫针刺:人迎避开颈总动脉,直刺 0.5～1 寸,提插泻法,余穴毫针刺泻法为主;②结合三棱针法:曲池、太冲可行点刺出血。

推荐处方2

人迎毫针特殊刺法(洞刺法)治疗方 又名窦刺,其穴在颈外动脉窦处。令患者仰卧,头部低位。先用手按压之,如感眩晕,则不宜针刺。针刺时左手指固定其下动脉,右手持 1.5 寸毫针,针刺在动脉壁上,不可过深,以针后针柄微颤为度,不用手法,10 秒后起针,留针最长不宜超过 2 分钟。主要适用于原发性高血压。

推荐处方3

耳穴方 耳背沟、耳尖、皮质下、交感、神门、肝、肾等。每次选 3～4 个穴,毫针刺或埋针或王不留行籽压丸。血压过高或高血压危症者,可在耳背沟(对耳轮后面上 2/5 处寻找可见的静脉)和耳尖,以三棱针点刺出血。

推荐处方4

三棱针方 耳尖、大椎、太阳、曲池。每次选 1～2 个穴,点刺出血 3～5 滴,每周治疗 2～3 次。

(三)按语

(1)针灸治疗原发性高血压病有一定疗效,对各期高血压病均有降压作用,其中对 1 期高血压病疗效明显。

(2)对于多次治疗无效或逐渐加重的高血压,要查明原因。注意原发性高血压与继发性高血压鉴别,继发性者应以治疗原发病为主,针刺起到辅助的暂时缓解症状作用。

(3)长期服用降压药物时,针灸治疗阶段不要突然停药。应治疗一段时间,待血压降至正常或接近正常,自觉症状明显好转或基本消失后,再逐渐减小药量。

知│识│链│接

高血压诊断分级标准(1999 年 WHO/ISH 世界卫生组织/国际高血压联盟)

①理想血压:收缩压 <120mmHg 和舒张压 <80mmHg;②正常血压:收缩压 <130mmHg 和舒张压 <85mmHg;③正常高值:收缩压 130～139mmHg 和舒张压 85～89mmHg。

根据血压情况可分为 3 级:

1 级高血压(轻度):收缩压 140～159mmHg 或舒张压 90～99mmHg;亚组:临界高血压:收缩压 140～149mmHg或舒张压 90～94mmHg。

2 级高血压（中度）：收缩压 160～179mmHg 或舒张压 100～109mmHg。

3 级高血压（重度）：收缩压≥180mmHg 或舒张压≥110mmHg。

单纯收缩期高血压，收缩压≥140mmHg 和舒张压＜90mmHg；亚组：临界高血压，收缩压 140～149mmHg 和舒张压＜90mmHg。

二、低血压症

低血压症是指成年人的肱动脉血压＜12/8 kPa（90/60mmHg），常伴有头晕头痛、心悸，甚则晕厥等症状以及某些基础病。低血压症根据起病形式分为急性和慢性两大类。急性低血压是指患者血压由正常或较高的水平突然而明显下降；慢性低血压是指血压持续低于正常范围的状态。西医学分为体质性、体位性、继发性三类。体质性低血压最常见，一般与体质、年龄或遗传等因素有关；体位性低血压，患者的低血压发生与体位变化（尤其直立位）有关；继发性低血压则由神经、内分泌、心血管等系统疾病及某些药物引起。

本病归属于中医学"眩晕""虚损"的范畴。中医学认为，凡禀赋不足，后天失养，病久体虚，积劳内伤等均导致脏腑气血阴阳亏损，脾虚不能化生气血，心虚血液运行无力，肾虚脑髓失养，均可导致本病；本病主要涉及心、脾、肾等脏。本节主要介绍临床上常见的体质性和体位性低血压，其他类型的低血压可参照本节进行针灸治疗。

（一）辨病

当成年人肱动脉血压低于 12/8 kPa（90/60mmHg）并伴有临床症状及某些疾病者，即可诊断为低血压症。临床应分清原发性、继发性低血压。

1. 原发性低血压

①体质性：多见于 20～50 岁的妇女和老年人，轻者可无症状或易晕车船，重者出现疲乏、健忘、头晕、头痛、心慌甚至晕厥或有心前区压迫感等症状；夏季气温较高时更明显；②体位性：患者从卧位到坐位或直立位时，或长时间站立出现血压突然下降超过 20mmHg，并伴有明显症状，如头昏、头晕、视力模糊、乏力、恶心、心悸、认知功能障碍等。

2. 继发性低血压

除低血压外，伴有其他血管症状、其他系统疾病临床表现。

（二）治疗

推荐处方1

治法 益气升阳，补心健脾。

穴方 百会、气海、心俞、脾俞、内关、足三里。头晕头痛加太阳、印堂；心悸怔忡加大陵、神门；失眠健忘加四神聪；晕厥加水沟、风池。

操作　①毫针刺：背俞穴均向脊柱方向斜刺 1.5 寸，毫针刺补法为宜。②结合灸法：主穴均可针后加灸，或可单用灸法。施灸法时，百会宜先行施艾条悬灸，灸至局部有较强热感为佳，再灸其他腧穴；气海、足三里可常年施灸。

推荐处方 2

耳穴方　额、枕、颞、皮质下、肾上腺、升压点。头晕耳鸣加肝、肾；心悸失眠加神门、心；神疲乏力加脾、胃。每次选 3 ~ 4 个穴，毫针刺或埋针或王不留行籽压丸。

推荐处方 3

隔物灸方　神阙。隔姜灸或隔盐灸或艾盒灸，每次 5 ~ 10 壮。

（三）按语

（1）针灸对任何类型的低血压均有一定的升压治疗作用。对继发性低血压应以治疗原发病为主；晕厥时可用针刺急救处理。

（2）应加强营养；睡眠时头位不宜过低；转变体位宜动作和缓，切忌过猛起立。

知|识|链|接

低血压症的分类

目前低血压的诊断尚无统一标准，一般认为成年人肱动脉血压低于 12/8 kPa（90/60mmHg）即为低血压。低血压根据其产生的原因分为以下两大类：

（1）生理性低血压状态：是指部分健康人群中，其血压测值已达到低血压标准，但无任何自觉症状，经长期随访，除血压偏低外，人体各系统器官无缺血和缺氧等异常，也不影响寿命。

（2）病理性的低血压症：除血压降低外，常伴有不同程度的症状以及某些疾病。可分为原发性与继发性低血压，前者指无明显原因的低血压状态；后者指人体某一器官或系统的疾病所引起的血压降低。又根据起病形式分为：①急性低血压，指低血压在短期内迅速发生，以致出现脑、心、肾等重要脏器缺血等症状，如虚脱和休克的征象；②慢性低血压，指血压持续低于正常范围的状态，分为体质性、体位性和继发性三类。其中多数与患者体质瘦弱、年龄或遗传等因素有关，称之为体质性低血压；部分患者的低血压发生与体位变化（尤其直立位）有关，称为体位性低血压；而与神经、内分泌、心血管等系统疾病有关的低血压称之为继发性低血压。

三、虚脱

虚脱是以面色苍白、神志淡漠，或昏迷、肢冷汗出、血压下降为特征的危重症候。多由大量出血、大吐、大泻，或因六淫邪毒，情志内伤，药物过敏或中毒，久病虚衰等严重损伤气血津液，致脏腑阴阳失调，气血不能供养全身所致。甚者导致阴阳衰竭，出现亡阳亡阴之危候。

虚脱主要见于西医学的休克,是指在各种强烈致病因素作用下,机体循环功能急剧减退,组织和细胞的血液灌注虽经代偿仍受到严重的限制,从而引起全身组织和脏器的血液灌注不良,导致组织缺氧、微循环瘀滞、重要生命脏器功能障碍和细胞的代谢功能异常等一系列危重的病理生理改变,是临床各科严重疾病中常见的并发症。休克的发病规律一般是从代偿性低血压(组织灌注减少)发展到微循环衰竭,最后导致细胞膜的损伤和细胞死亡。休克最常见的原因有低血容量性、心源性和感染性休克,它可以分为六大类:血容量降低、严重的大面积烧伤、严重感染、神经性刺激与损伤、心脏泵功能障碍、具有过敏体质的人。

(一)辨病

休克的临床表现常因病因和休克的轻重程度不同而异。按程度大致可分为早、中、晚三期。临床还应分清病因,常分为六种类型。

(1)早期:休克代偿期(缺血缺氧期),表现为交感神经活动兴奋,如面色苍白,口唇、肢端轻度发绀,冰冷,脉速,烦躁,精神紧张等,血压正常或偏低,尿量减少。部分患者可表现为暖休克。

(2)中期:休克进展期(瘀血缺氧期),意识尚清醒,表情淡漠,表浅静脉萎陷,口渴,心音低钝,脉细速,收缩压 8.0 ~ 10.7kPa(60 ~ 80mmHg),呼吸浅表,急促,尿量每小时小于20ml。

(3)晚期:休克难治期(微循环衰竭期),意识和表现由兴奋转为抑制,甚至昏迷,面色青灰,口唇及肢端发绀,皮肤湿冷和出现花斑,脉细弱或摸不清,收缩压小于 8.0kPa(60mmHg)或测不出,脉压差显著缩小,尿闭,呼吸急促或潮式呼吸,可发生 DIC、出血倾向、酸中毒以及心脑肝肾等重要器官功能衰竭。

(二)治疗

推荐处方

治法　回阳固脱,苏厥救逆。

穴方　素髎、百会、气海、神阙、关元、内关。神志昏迷者,加中冲、水沟。

操作　毫针刺结合灸法。素髎、内关毫针强刺激;百会、神阙、关元、气海可加灸法。

(三)按语

(1)虚脱可由多种原因引起,发病突然,病情复杂,须针对原因采取不同治疗方法,针灸可作为辅助的抢救措施之一。

(2)各型休克均可采取平卧位,但可略有不同。如失血失液性休克可采取头和躯干抬高 20°~30°,下肢抬高 15°~20°,心源性休克伴心力衰竭者可采取半卧位等。患者保持安静,避免搬动。患者暂予禁食。根据患者具体病情和室温采取降温或保温措施,感染性休克的高温患者,采用物理降温,慎用药物降温。要维持通气功能、给予吸氧,注意生命体征的监测,对血压、脉搏、呼吸、神志、皮肤、尿量等进行监测,是简便实用的手段,可间接反映循环、肺、脑、肾等重要脏器的灌注及功能。

知|识|链|接

临床上休克的分类

(1)低血容量性休克,大量失血、失液引起。失血是否发生休克取决于失血量和失血速度,若患者既往无贫血相关病史,30分钟内出血量不超过全身血量的20%时,机体常可得到代偿不发生休克;出血量达到30%时,将超过机体的代偿能力发生休克;出血量达50%时,常迅速发生严重失血,发生休克而死亡。剧烈呕吐、腹泻、大量出汗、高渗脱水以及液体大量进入第三间隙如肠梗阻、炎症渗出等导致有效循环血量快速下降而发生休克。

(2)烧伤性休克,严重的大面积烧伤早期可因创面大量渗液及疼痛而引起失血失液性休克,晚期则可因继发感染引起感染性休克,临床上常称为烧伤性休克。

(3)感染性休克,严重感染导致休克。在革兰阴性杆菌导致的休克中,细菌所释放的内毒素发挥重要的作用,而革兰阳性细菌的外毒素在休克的致病中亦发挥重要的作用。

(4)神经源性休克,神经性刺激与损伤引起。剧烈疼痛,高位脊髓麻醉或损伤,引起强烈的神经刺激和损伤,导致血管运动中枢抑制或交感缩血管纤维功能障碍引起血管扩张,使血管容积增加,血容量相对减少,发生休克。

(5)心源性休克,心脏泵血功能障碍引起。急性心脏泵血功能的严重障碍可引起心输出量急剧减少导致休克,常见于急性大面积心肌梗死,急性心肌炎,严重心律失常及心包填塞等心脏疾患。

(6)过敏性休克具有过敏体质的人接受某些过敏原(如药物,血清制剂及外界过敏物质等)时,使机体产生Ⅰ型变态反应,促进机体细胞合成和释放组胺等血管活性物质,引起血管扩张或微血管通透性增加,导致血管容积增加和血容量减少,可引起休克。另外,近年来也有外科休克概念,是指因外科疾病引起的休克,在上述休克原因中,以前三种在外科休克的发生中最为常见。

第四节　心脏病症

一、心悸

心悸是指患者自觉心中悸动、惊惕不安,甚则不能自主的一种病证。临床一般多呈发作性,每因情志波动或劳累过度而发作,常伴胸闷、气短、失眠、健忘、眩晕、耳鸣等症。心悸可分为惊悸与怔忡,前者多为功能性,病情较轻;后者多为器质性病变所致,病情较重,可呈持续性。中医学认为,心悸的病位主要在心,与肝、脾、肾、肺四脏密切相关。其发病多因体质虚弱、饮食劳倦、七情所伤、感受外邪及药食不当等因素,导致气血阴阳亏虚、心神失养,发为心悸;或痰、饮、火、瘀,阻滞心脉,扰乱心神,心神不宁,而发本病。

心悸可见于西医学的某些功能性或器质性疾病,如各种心律失常、冠心病等心脏病变,以及贫血、低钾血症、心脏神经症等。心悸最常见于心律失常,正常人的心律起源于窦房结,频率为 60 ~100 次/分钟;心电图显示窦性心律的 P 波在 Ⅰ、Ⅱ、aVF 导联直立,aVR 导联倒置,PR 间期 0.12 ~0.20 秒;心律失常是指心脏冲动的频率、节律、起源部位、传导速度或激动次序的异常。本篇主要介绍常见的心律失常,其他原因引起的心悸,可参考本节辨证施治。

(二)辨病

以自觉心跳异常、慌乱不安为主症,可伴有脉象结、代、数或迟、缓等,可诊断为中医的心悸。心悸又分为惊悸与怔忡,病情较轻,可由突然受惊等情绪诱发,多为阵发性者属于惊悸;病情较重,无精神等因素影响亦可发生,发作呈持续性者属于怔忡。临床应进一步分析病因,并分清是否属于心律失常。

心律失常临床表现,轻者可无症状,或有心悸、心跳暂停感、头晕不适等;严重者可出现胸闷、气促,甚至晕厥,可诱发或加重心绞痛、低血压、心力衰竭等症状;心电图、动态心电图、临床电生理检查等有助于明确诊断。临床常见的心律失常诊断要点如下:

(1)窦性心动过速:心电图符合窦性心律的特征,成人窦性心律的频率超过 100 次/分,心动过速通常逐渐开始和终止。

(2)窦性心动过缓:成人窦性心律的频率低于60次/分,常同时伴有窦性心律不齐(不同 PP 间期的差异大于 0.12 秒)。

(3)期前收缩:又称过早搏动,是起源于窦房结以外的异位起搏点过早发出的激动引起的心脏搏动。根据激动起源部位的不同,可分为房性、房室交界区性和室性期前收缩。

(4)阵发性心动过速:是一种阵发性快速而规则的异位心律。实际上它是3个或3个以上连续发生的期前收缩。根据异位节律点发生的部位,可分为房性、房室交界区性、房室折返性及室性阵发性心动过速。

(5)非阵发性房室交界区性心动过速:心动过速发作起始与终止时心率逐渐变化,有别于阵发性心动过速,故称为"非阵发性"。其发生机制与房室交界区组织自律性增高或触发活动有关。最常见的病因为洋地黄中毒等。

(二)治疗

推荐处方1

治法 调理心气,安神定悸。

穴方 膻中、心俞、厥阴俞、内关、神门。

操作 ①毫针刺:先刺内关,持续行针1~3分钟;背俞穴向脊柱方向斜刺1.5寸;余穴常规操作。实证、急性发作时以泻法为主,可每日治疗2次;②结合灸法及刺络拔罐法:在毫针刺基础上,虚证(除阴虚火旺)背俞穴及背部膀胱经穴可加用灸法;瘀血证明显者背部穴可加刺络拔罐。

推荐处方2

耳穴方 交感、神门、皮质下、心、脾、肝、胆、肾。毫针轻刺激,留针中行针2~3次。亦可用揿针埋藏或用王不留行籽贴压。心脉瘀阻可加耳尖放血。

推荐处方3

按解剖学组方 高位颈节(颈1~3)的颈夹脊及其感觉神经分布的颈、背部穴位、耳郭内迷走神经分支。针刺、电针或加拔罐法。

(三)按语

(1)针灸治疗心悸的效果较好,但以功能性心悸效果最好。心悸可因多种疾病引起,针灸治疗前必须明确诊断,针对病因进行治疗。

(2)针灸治疗心悸时,如患者症状持续不能缓解,病情加重出现心衰倾向时,应及时采用综合治疗措施,以免延误病情。

二、胸痹

胸痹是指以胸部闷痛,甚则胸痛彻背,喘息不得卧为主症的病证。轻者仅感胸闷如窒,呼吸欠畅,重者则有胸痛,严重者心痛彻背,背痛彻心。中医学认为,胸痹的病位在心,但与肺、肝、脾、肾有关。其发生多与寒邪内侵、饮食失调、情志失节、劳倦内伤、年迈体虚等因素有关。病机总属本虚标实,发作期以标实为主,缓解期以本虚为主,虚则为气虚、阴伤、阳衰,肺、脾、肝、肾亏虚,心脉失养;实则为寒邪、血瘀、气滞、痰浊,痹阻胸阳,阻滞心脉。其病机转化常可因实致虚,亦可因虚致实。

本病可见于西医的冠状动脉粥样硬化性心脏病(冠心病)、心肌梗死、心包炎、二尖瓣脱垂综合征、病毒性心肌炎、肺心病、慢性阻塞性肺气肿等。胸痹主要见于冠心病心绞痛,西医分为稳定型和不稳定型心绞痛两类,前者又称稳定型劳力性心绞痛,是冠状动脉在固定性严重狭窄的基础上,由于心脏负荷的增加引起心肌急剧的、暂时的缺血与缺氧的临床综合征;后者是一种冠心病的急性心脏事件,是急性冠状动脉综合征的重要组成部分,是介于慢性稳定型心绞痛和急性心肌梗死之间的中间临床综合征。本症患者男性多于女性,多数患者年龄在 40 岁以上。本节主要介绍冠心病心绞痛,其他原因引起的胸痹可参考本节辨证论治。

(一)辨病

以胸部闷痛,甚则胸痛彻背,喘息不得卧为主症可诊断为中医的胸痹。临床应进一步分清病因及疾病类型。临床常见于冠心病心绞痛,分为稳定型和不稳定型心绞痛。

(1)稳定型心绞痛:以发作性胸痛为主要临床表现。疼痛特点为:①部位,主要在胸骨体中段或上段后方,可放射至左肩、左臂内侧达环指和小指,或至颈、咽或下颌部;②诱因,体力劳动、情绪激动、饱食、寒冷、心动过速等可诱发;③性质,常为压迫、憋闷、紧缩感;④持续时间,一般 3～5 分钟内逐渐消失,很少超过 15 分钟;⑤缓解方式,去除诱因和(或)舌下含用硝酸甘油可迅速缓解。平时一般无异常,发作时常见心率加快、血压升高、表情焦虑、皮肤湿冷、出汗等。有时可出现第四或第三心音奔马律;暂时性心尖部收缩期杂音。发作时心电图可见以 R 波为主的导联中,ST 段压低,T 波平坦或倒置,发作过后数分钟内逐渐恢复。

(2)不稳定型心绞痛:胸痛的部位、性质与稳定型心绞痛相似。具有以下特点:①诱发心绞痛的体力活动的阈值突然或持久降低;②心绞痛发作的频率、严重程度和持续时间明显增加;③胸痛放射至附近或新的部位;④发作时伴有相关特征,如恶心、呕吐、出汗、心悸或呼吸困难;⑤硝酸类药物缓解作用减弱。

(二)治疗

推荐处方 1

治法 行气宽胸,活血止痛。

穴方 膻中、巨阙、内关、阴郄。

操作 心胸痛发作时,先刺内关、阴郄,持续捻转行针 1～3 分钟,至疼痛减轻为佳。

推荐处方2

按解剖学组方　高位颈节（颈1～3）的颈夹脊及其感觉神经分布的颈、背部穴位、内关、心俞、厥阴俞。针刺，或电针治疗，或与颈背部刺络拔罐。

推荐处方3

刮痧方　胸前、背部两肩胛内侧之膀胱经及督脉，凡士林或万花油涂抹后，用刮痧板进行刮痧，以出痧点为度。

（三）按语

（1）针刺治疗胸痹尤其是在及时缓解症状方面有较好的疗效。临证时胸痹首先要明确诊断，针灸治疗时，如果出现胸痛剧烈，汗出肢冷，口唇发绀等严重症状，应争分夺秒采取综合抢救措施，挽救患者生命。

（2）患者应尽量避免诱发因素，注意休息，低盐低脂饮食，保持恬淡乐观的心态，勿过度劳累。冠心病心绞痛患者，应长期配合抗凝及降脂治疗，可稳定斑块，降低心绞痛及心肌梗死的发病率。

知 | 识 | 链 | 接

冠心病心绞痛的严重程度分级（加拿大心血管病学会）

Ⅰ级：一般体力活动（如步行和登楼）不受限，仅在强、快或持续用力时发生心绞痛。

Ⅱ级：一般体力活动轻度受限。快步、饭后、寒冷或刮风中、精神应激或醒后数小时内发作心绞痛。一般情况下平地步行200m以上或登楼一层以上受限。

Ⅲ级：一般体力活动明显受限，一般情况下平地步行200m，或登楼一层引起心绞痛。

Ⅳ级：轻微活动或休息时即可发生心绞痛。

呼吸系统病症

第一节　鼻喉部病症

一、鼻鼽

鼻鼽是指以突然或反复发作的鼻痒、喷嚏、流清涕、鼻塞等为主要特征的鼻病,可常年性发病,亦可呈季节性发作。中医学认为,本病多由脏腑虚损,正气不足,尤以肺气虚弱,腠理疏松,卫表不固,风邪、寒邪或异气乘虚入侵,犯及鼻窍所致。

西医学的变应性鼻炎、血管运动性鼻炎、酸性粒细胞增多性非变应性鼻炎均属于鼻鼽的范畴。变应性鼻炎是发生在鼻黏膜的变态反应性疾病,超敏状态下的鼻黏膜在变应原的刺激下发生Ⅰ型变态反应,冷热刺激也易于诱发;临床可分为常年性和季节性变应性鼻炎(又称花粉症);根据发病时间特点又可分为间歇性和持续性鼻炎;本病发生与遗传和环境因素密切相关,已证实空气污染和发病有明显的关系。血管运动性鼻炎,又称血管舒缩性鼻炎、神经反射性鼻炎,是鼻部自主神经平衡失调,血管反应性增强所致的一种应激性疾病。嗜酸性粒细胞增多性非变应性鼻炎,病因不明,其发病多与环境气候、湿度等非特异性因素有关。

(一)辨病

1. 变应性鼻炎

突然阵发性发作,先有鼻内刺痒,打喷嚏,随之流大量水样稀涕及鼻塞等,可呈季节性或常年性发作,或发作有可追溯诱因、阳性家族过敏史合并其他过敏疾患等。鼻腔检查:常年性者鼻黏膜苍白、充血或呈灰蓝色,季节性者以明显水肿为特点;变应原皮肤试验阳性;鼻分泌物嗜酸性粒细胞阳性,血清特异性IgE升高。

2. 血管舒缩性鼻炎

临床症状与变应性鼻炎极为相似,表现为阵发性鼻痒、打喷嚏、流清涕、鼻塞,常在清晨起床时突然发作,并与情绪变化有关。鼻黏膜色泽变化较大,有时苍白,有时红润,鼻分泌物嗜酸性粒细胞阴性,变应原皮肤试验阴性,特异性IgE正常。

3.嗜酸性粒细胞增多性非变应性鼻炎

临床表现及鼻腔检查与变应性鼻炎相同,鼻分泌物中可找到较多的嗜酸性粒细胞,但变应原皮肤试验阴性,特异性 IgE 正常。

（二）治疗

推荐处方1

治法　宣通鼻窍,益肺扶正。

穴方　迎香、印堂、阿是穴、肺俞、足三里。

操作　①毫针刺:迎香宜向内上斜刺,捻转泻法,持续行针,使局部有强烈的酸胀感,患者即刻感觉鼻腔通畅为度,留针期间多次行针。阿是穴在颧髎外,沿颧骨弓下缘与下颌骨冠状突之间的缝隙(约颧骨下缘向外后 1cm)为进针点,选用 0.35mm 毫针,将针向上后方刺入,做小幅度的捻转,进针 2 寸左右,进针过程中应阻力较小,当针尖触及蝶腭神经节时,鼻内有发麻或放电样感觉,同时鼻通气立刻改善,若无此针感,可小幅度调整方向和深度,直至出现上述针感为度,不留针;②结合灸法:印堂、迎香可针后灸法,或单用灸法(雀啄灸),数次雀啄后以手按压穴位,以利于热量渗入;肺俞、足三里、可加隔姜灸或悬灸。

推荐处方2

穴位贴敷方　迎香、印堂、肺俞、脾俞、风门、大椎。每次选 2~3 穴,以白芥子、细辛、麻黄等药物研成细末,以姜汁调成糊状,稍干后取直径 1cm 左右的药饼贴敷于穴位上,胶布固定,2~3 小时后去除。

（三）按语

(1)针灸治疗本病有较好疗效,经针灸治疗可控制症状,但容易反复。烟酒过度可影响鼻黏膜血管舒缩而发生障碍,所以治疗期间,应忌烟酒。

(2)患者应避免或减少粉尘、花粉、羽毛、兽毛、蚕丝等变应原的刺激,尤其是有过敏史的患者,应避免接触或服用易引起过敏的食物、药物,如鱼虾、海鲜。平时应加强锻炼,增强体质。

知｜识｜链｜接

蝶腭神经节

解剖学表明,鼻部的自主神经为蝶腭神经节的节后神经纤维,它对鼻部的分泌功能和微血管功能都具有调节作用,因此,临床上有大量的针刺蝶腭神经节治疗变应性鼻炎的报道。关于针刺蝶腭神经节的有关参数,有学者在人尸体上进行了解剖学研究,科学地总结了体表进针点、针刺方向和深度。

(1)进针点:经眶外缘向下引一条垂线,与颧骨下缘相交后 1cm 处,约 80% 的人为该点,约 20% 的人为与上颌骨颧突下缘相交点后 1cm 处。

(2)进针角度和深度:以针柄与颧骨表面皮肤的夹角为针刺角度,上角为 116.8°±1.7°(115°~120°),后角为 101°±2.3°(98°~105°),按照以上参数针尖均可达蝶腭神经节附近,稍调针体即可刺中神经节。进针深度为 5.4±0.1(5.2~5.6)cm。

二、鼻衄

鼻衄即鼻腔出血,是多种疾病的常见症状之一,约占耳鼻咽喉科急诊的 33.2%,可由鼻部损伤引起,亦可因脏腑功能失调而致,本节主要讨论后者所引起的鼻衄。中医学认为鼻衄乃鼻中络脉损伤,血液溢于脉外所致。其病机有虚实两方面,实证常见于外感热邪、过食辛辣及暴怒伤肝等,引起肺热、胃火、肝火、心火等火热实邪循经上炎,迫血妄行;虚证常见于肝肾阴虚,虚火上炎或脾气虚弱,统血失司等导致血不循经,脱离脉道。鼻衄严重者又可称为"鼻红""鼻洪""脑衄",妇女经期鼻衄又叫"倒经"。

西医学认为鼻出血,可单由鼻腔、鼻窦疾病引起,也可由某些全身性疾病所致,但以前者为多见。临床可见间歇性反复出血,亦可呈持续性出血;出血量多少不一,轻者仅鼻涕带血或倒吸血涕,重者可达数百毫升。病因可分为局部因素和全身因素,前者如鼻外伤、炎症等,后者如营养障碍或维生素缺乏、急性发热性传染病、心血管疾病、内分泌失调、血液病等。另外,临床上又将原因不明的鼻出血称为特发性鼻出血。鼻出血的部位多在鼻中隔前下方的易出血区,儿童、青少年的鼻出血多在该部位,中老年则多发生在鼻腔后段,出血多凶猛,不易止血。经行鼻衄又称"倒经"或"逆经",是指妇女在月经来潮时或经前,出现周期性的鼻出血并伴有月经量少甚至不行等临床表现的一种疾病。其主要原因是在鼻中隔前下方有一个对雌激素较为敏感的血管丰富而脆弱的区域,月经期间或月经前,女性体内雌激素增多,该区域受到增多的雌激素刺激,会出现鼻黏膜血管增生、肿胀充血的症状,最后破裂流血。对于子宫内膜异位症的患者,其脱落的子宫内膜可经过血液转移到鼻黏膜处,形成小血肿,受到卵巢激素变化的影响,血肿可突破布满毛细血管网的脆弱的鼻黏膜,从而引起出血。

(一)辨病

当患者以鼻腔出血为主诉和就诊的原因时即可诊断为中医的鼻衄,临床应分清鼻出血部位和原因。除了寻找出血点外,并做必要的全身检查(测量血压、血常规检查、出血时间及凝血时间测定、毛细血管脆性试验及血小板计数等)。以下介绍针灸临床常见的几种鼻出血。

1.炎症性鼻出血

多见于伤风、感冒或鼻炎、鼻窦炎,是鼻腔、鼻窦的特异性或非特异性感染,出现鼻黏膜充血、干燥、糜烂,血管增多、脆性增高引起的出血。出血多为单侧、量少,常为涕中带血或少量滴血。

2. 高血压性鼻出血

多见于中老年人。常因血压骤然升高而引起,在出血之前,一般会感觉头昏、头痛,出血来势较猛且不易止,多为单侧,部位多在鼻后孔及鼻咽静脉丛,量多少不一,轻者仅少量出血,重者可发生失血性休克。

3. 维生素缺乏性鼻出血

维生素 C、P 缺乏可增加毛细血管脆性和通透性,导致鼻出血。

4. 内分泌失调性鼻出血

主要见于女性,青春期的月经期可发生鼻出血和先兆性鼻出血,绝经期或妊娠的最后3 个月亦可发生鼻出血,可能与毛细血管脆性增加有关。

5. 特发性鼻出血

在疾病全过程未能找到明确病因的鼻出血,以小儿和青年多见,主要是鼻中隔前部出血。

（二）治疗

推荐处方 1

治法 清热肃肺,凉血止血。

穴方 迎香、上星、印堂、天府、孔最。

操作 迎香宜斜向内上平刺,捻转 1～3 分钟,并嘱患者用鼻呼吸。余穴常规操作。

推荐处方 2

井穴为主毫针刺治疗方 隐白、至阴、少商、商阳、关冲、上星。毫针刺常规操作,中等度刺激,留针 20 分钟。用于鼻部急性出血的止血。

推荐处方 3

耳穴方 内鼻、肺、胃、肾上腺、额、上耳根、肾。毫针刺或埋针或压丸。

（三）按语

（1）针灸治疗鼻衄常与其他方法配合使用,如应用简易的指压鼻翼止血法、局部冷敷止血法,即以冰袋或冷湿毛巾敷于患者的前额或颈部。出血量大时应配合局部填塞止血,以防止出血过多而造成贫血等不良后果。

（2）在止血的同时还应查明病因,积极治疗原发病。由血液病引起者,多选用灸法。治疗期间忌食辛辣香燥之品。

三、鼻窒

鼻窒是指以经常性鼻塞、经久不愈,甚则嗅觉失灵为主要特征的鼻病,多因正气虚弱,伤风鼻塞反复发作,余邪未清而致。鼻窍及其邻近病灶的影响,不洁空气,过用血管收缩剂滴鼻等亦可导致本病发生。其病机多与肺、脾功能失调,邪滞鼻窍,或邪毒久留、气滞血瘀有关。中医理论认为肺主气,开窍于鼻;督脉"至鼻柱"、手阳明经"上挟鼻孔"、足阳明经"起于鼻",手太阳经"抵鼻"等,因此,当各种内外因素,导致上述经脉气血失调,犯及鼻窍,则均可发生本病。

本病相当于西医学的慢性鼻炎,是鼻窍黏膜和黏膜下层的慢性炎症性疾病。西医学认为本病病因未明,可能与多种因素如鼻局部原因、职业及环境、全身因素及其他因素等有关。一般认为本病不是感染性疾病,即使有感染存在,也是继发性。

(一)辨病

1.慢性单纯性鼻炎

一般为黏液涕,继发感染时为脓涕;呈交替性、间歇性鼻塞,昼轻夜重,夏轻冬重,有时可伴头痛、头昏、咽干及咽痛,嗅觉减退不明显。鼻腔检查可见黏膜充血、下鼻甲肿胀、表面光滑而柔软富有弹性。

2.慢性肥厚性鼻炎

单侧或双侧持续性鼻塞,无交替性特点;鼻涕不多,黏液性或黏脓性、不易擤出;常有闭塞性鼻音、耳鸣、耳闭塞感以及头痛、头晕、咽干、咽痛,少数患者有嗅觉减退。检查可见下鼻甲黏膜肥厚、鼻甲骨肥大、黏膜表面不平,呈结节状或桑葚样,鼻黏膜弹性差。

(二)治疗

推荐处方1

治法 通利鼻窍。

穴方 迎香、鼻通、内迎香、阿是穴、合谷。

操作 ①毫针刺:迎香宜斜向上透刺鼻通穴,捻转泻法,持续行针,使局部有强烈的酸胀感,患者即刻感觉鼻子通畅为度,留针期间多次行针;阿是穴在颧髎外,沿颧骨弓下缘与下颌骨冠状突之间的缝隙(约颧骨下缘向外后1cm)为进针点,操作可参照"鼻衄"中的刺激方法;内迎香及鼻甲肿厚部阿是穴用短毫针点刺出血,不留针。余穴常规操作;②结合电针、三棱针法、皮肤针及灸法:毫针刺基础上,迎香、鼻通可加电针,疏波或疏密波交替,刺激20分钟;内迎香、商阳、鼻甲肿厚部阿是穴亦可用三棱针点刺出血少许;对于鼻塞症状严重者,迎香、鼻通可用梅花针轻轻叩刺,以局部潮红为度;或悬灸,每次施灸30分钟,以皮肤红晕、深部组织发热为度。

推荐处方2

刺络拔罐方 内迎香、大椎、肺俞。内迎香用三棱针点刺出血,大椎、肺俞用三棱针点刺或梅花针重叩出血,加拔罐,隔日一次。

推荐处方 3

穴位注射方 迎香。复合维生素 B 注射液或丹参注射液,每穴注入 0.2～0.5ml,隔日 1 次。

（三）按语

（1）针灸治疗慢性鼻炎有一定疗效,尤其是改善鼻塞症状。单纯性鼻炎针灸疗效优于肥厚性及萎缩性鼻炎。慢性肥厚性鼻炎一般由单纯性鼻炎发展而来,故应早发现、早治疗以免延误治疗时机。

（2）应避免局部长期使用血管收缩剂滴鼻,鼻塞严重时,不可强行擤鼻,以免邪毒入耳。

四、鼻渊

鼻渊以鼻流浊涕,量多不止为主要特征,常伴有头痛、鼻塞、嗅觉减退等症状,又称"脑漏"、"脑砂"、"脑渊"。中医学认为,鼻渊的发生,多因外感风热邪毒,或风寒侵袭久而化热,邪热循经上蒸鼻窍;或胆腑郁热,循经上犯,蒸灼鼻窍;或脾胃湿热,邪毒循经上扰等引起;或久病体弱,肺气虚损,肺卫不固则邪毒易于滞留,上结于鼻而为病;或饮食不节,劳作太过,思虑忧伤,损伤脾胃,精微生化不足,清阳不升,鼻失濡养而发。

本病相当于西医学的急慢性鼻窦炎,是鼻窦黏膜的化脓性炎症,与局部因素及全身因素有关。我国城市人口鼻窦炎的发病率大约在 5%～15%。急性鼻窦炎多继发于急性鼻炎,以鼻窦黏膜的急性卡他性炎症或化脓性炎症为主;慢性鼻窦炎多因急性鼻窦炎反复发作、迁延日久所致,可单侧、单窦发病,而双侧、多窦发病极为常见。

（一）辨病

当患者以鼻流浊涕,量多不止,伴头痛、鼻塞、嗅觉减退为主症者可诊断为中医的鼻渊。临床应进一步分清急性鼻窦炎、慢性鼻窦炎。

1. 急性鼻窦炎

多发生于急性鼻炎之后,出现发热,精神不振,鼻内分泌物增多,鼻塞,暂时性的嗅觉减退或丧失,并伴有头痛较剧,以及局部的压痛和叩痛。成人以急性额窦炎和上颌窦炎较重。

2. 慢性鼻窦炎

多为急性鼻窦炎迁延日久所致。主要症状为鼻流大量脓浊涕,且有臭味,患侧鼻塞,嗅觉减退,少数可导致永久性失嗅,常伴有头部闷胀痛或钝痛,记忆力减退。

（二）治疗

推荐处方 1

治法 宣肺化浊,通利鼻窍。

穴方　迎香、印堂、鼻通、通天、列缺、合谷。上颌窦炎出现前额痛,在眉弓及面颊部有压痛者,加阳白、攒竹、鱼腰、颧髎;筛窦炎在眼内角处的鼻梁部可有压痛或疼痛,加痛点阿是穴;额窦炎主要为前额部疼痛,并在前额眉弓处有压痛,加攒竹、鱼腰;蝶窦炎在眼后部及头深部、枕部出现疼痛,加球后、风池、脑户、玉枕。

操作　毫针刺,常规操作。

推荐处方2

穴位注射方　合谷、印堂、迎香、巨髎、侠溪。用复合维生素B注射液,每穴注射0.2~0.5ml,每次选用1~2个穴。

（三）按语

（1）针灸为治疗鼻渊的一种辅助手段,对鼻渊引起的额痛、面颊痛、鼻塞、嗅觉减退等有较好效果,临床常与其他方法配合使用。鼻塞涕多者切忌用力擤鼻。

（2）部分鼻渊患者,可引起脑病,或听、视力下降,故本病应及早防治。慢性反复发作者,应配合专科检查,及时排除肿瘤。

知｜识｜链｜接

鼻窦炎的头痛部位

鼻窦是上颌窦、筛窦、额窦、蝶窦的总称。它们既可以单独发生病变,也可多个或全部出现炎症,通称为鼻窦炎。头痛是鼻窦炎的常见症状,其头痛发生的部位和时间与解剖位置有着密切的关系。

（1）上颌窦炎:前额部疼痛,在眉弓及面颊部可有压痛,上午轻,下午重,急性者可伴有上列磨牙痛。

（2）筛窦炎:在眼内角处的鼻梁部可有压痛或疼痛,头痛较轻,前组筛窦炎的头痛性质有时与额窦炎相似,后组筛窦炎的头痛性质有时与蝶窦炎相类似。

（3）额窦炎:主要为前额部疼痛,并在前额眉弓处有压痛,上午重,到中午时疼痛最剧,午后减轻,至晚上则全部消失。

（4）蝶窦炎:在眼后部及头深部疼痛,还可引起晨起轻、午后重的枕部疼痛。

五、喉喑

喉喑以语声嘶哑或语声不出为特征。其起病急骤者,称"暴喑""卒喑";反复发作或迁延不愈者,称"久喑"、"久无音"。中医学认为,喉喑有虚实之分,与肺肾关系密切。《景岳全书》指出:"声由气而发,肺病则气夺,此气为声音之户也;肾藏精,精化气,阴虚则无气,此肾为声音之根也","声音出于脏气,凡脏实则声弘,脏虚则声怯。"实证者多由风寒、风热犯肺,肺气失宣,邪气凝滞于喉,或情志不舒、肝气犯肺,气滞痰凝,阻滞喉窍,导致“金实不鸣”;虚证者多因肺肾虚损,喉窍失养,导致“金破不鸣”。

西医学的急慢性喉炎、喉返神经麻痹、声带麻痹或声带小结及癔症性失音等疾病均可见失音。根据失音的原因,又可分为功能性和器质性失音。前者多由精神刺激引起,如癔症性失音等;后者多由喉部炎症、肿瘤及支配声带神经损伤引起。各种原因引起的失音可参考本节进行辨证施治。

（一）辨病

当患者以语声嘶哑或语声不出为主症者可诊断为中医的失音。临床应进一步分清常见的导致失音的疾病。

1. 慢性喉炎

多因急喉炎反复发作而转化为慢性,亦有长期发声过度,缓慢起病者。以声嘶为主,可伴有喉部不适和干燥感,声嘶的程度轻重不等。部分患者晨起时发声正常,但讲话多后出现声嘶;有些患者晨起时声嘶较重,持续发声致喉部分泌物咳出后反而减轻;大多数患者噤声一段时间后声嘶可缓解,但讲话多后又可加重。喉部检查黏膜多有暗红色充血、肿胀或萎缩,声带肿胀、肥厚,声门闭合不密。

2. 声带小结

主要为声嘶,早期程度较轻,声音稍粗或基本正常,仅用声多时感觉疲劳,时好时坏,呈间歇性。以后逐渐加重,发展为持续性声嘶。多因长期用声过度或不当而致,从事教师、演员等用嗓较多职业者易患本病;检查可见两侧声带边缘在前中1/3处有对称性隆起,早期小结柔软而带粉红色,病程长者小结变得坚实而呈苍白色。

3. 喉返神经麻痹

单侧不完全麻痹,症状不著,有短时期声嘶,随即恢复,除在剧烈运动时可出现气促外,常无呼吸困难;双侧不完全麻痹可引起喉阻塞,严重者可引起窒息;单侧完全麻痹出现发声嘶哑,易疲劳,说话和咳嗽有漏气感;双侧完全麻痹,发声嘶哑而弱,说话费力,自觉气促,但无呼吸困难,误呛时可导致排痰困难、呼吸有喘鸣音。

4. 癔症性失音

多有精神刺激史,也可由受凉、感冒而诱发。症状为突然声嘶、失音、声调改变,重者耳语,很少完全无音,但咳嗽、哭笑声却正常。还可伴有不同程度的精神症状,如精神不振、淡漠等。

（二）治疗

推荐处方1

治法 通利喉窍,利关开音。

穴方 廉泉、人迎、水突、照海、通里。喉炎加天突;声带小结加上廉泉;喉返神经麻痹

加扶突;癔证性失音加水沟。

操作 毫针刺:廉泉向咽喉部深刺,行提插手法,以咽喉部有较强针感为度。余穴常规操作。

推荐处方2

穴位注射方 人迎、水突、廉泉。用复方丹参注射液、当归注射液、鱼腥草注射液、双黄连注射液,每次每穴注射0.5~1ml。

(三)按语

(1)针灸治疗失音疗效较好,同时还应针对其诱因进行相关治疗。

(2)在治疗期间应避免用声过度,暴喑者宜禁音,久喑者可进行适当的发声训练,有助于发声功能的恢复。忌烟酒,饮食宜清淡,少食辛辣油煎等刺激性食品。

第二节　上呼吸道感染

一、咳嗽

咳嗽是指肺失肃降，肺气上逆作声，咯吐痰液而言，是肺系疾病常见的证候之一。临床将咳嗽分为外感和内伤两类。外感咳嗽常由风寒热燥等外邪从口鼻、皮毛侵袭肺卫，肺失宣肃而引起；内伤咳嗽常因饮食、情志失调、体虚等引起的脏腑功能失调所致。病位主脏在肺，与肝脾有关，可涉及肾；基本病机为邪犯于肺，肺气上逆。

西医学认为，咳嗽是呼吸系统病的常见症状，可由呼吸系统的炎症、过敏及物理或化学等因素而引起，常见于上呼吸道感染、气管 - 支气管炎症、肺炎、肺结核、支气管扩张等，其他疾病如左心衰竭、胸膜炎、胃食管反流等也可引起咳嗽。据统计慢性咳嗽的发病率为3%~5%。本节主要介绍临床上最常见的上呼吸道感染、慢性支气管炎及过敏性咳嗽等，其他疾病以咳嗽为主症时也可参照本篇进行治疗。

（一）辨病

1. 辨病

当患者以咳嗽为主症即可诊断为中医的咳嗽。临床应进一步明确引起咳嗽的病因及疾病，常见引起咳嗽的呼吸系统疾病诊断要点如下。

（1）上呼吸道感染：以咳嗽为主症时，可伴有鼻塞流涕、喷嚏、咽痒等肺系局部症状，或伴有恶寒发热、无汗或少汗、头痛、肢体酸楚等全身症状。

（2）慢性支气管炎：起病缓慢，病程长，主要症状为咳嗽、咳痰，或伴有喘息。咳嗽、咳痰连续 2 年以上，每年累积或持续至少 3 个月，并排除其他引起慢性咳嗽的病因。咳嗽、咳痰一般晨间明显，咳白色泡沫痰或黏液痰，加重期亦有夜间咳嗽，睡眠时有阵咳或排痰。

（3）过敏性咳嗽：又称咳嗽变异性哮喘，是哮喘的一种特殊表现，主要症状为咳嗽持续或反复发作超过一个月，常伴夜间或清晨发作性咳嗽，痰少，运动后加重，可伴喷嚏、流涕、鼻痒、眼痒等。咳嗽发作与气候、环境、生活习惯的变化有关。

（二）治疗

推荐处方 1

治法　宣肃肺气，化痰止咳。

穴方　天突、肺俞、中府、太渊。外感风热咳嗽加大椎、尺泽，风寒咳嗽加风门、合谷。过敏性咳嗽加迎香、百会、气海。胸痛加膻中；胁痛加阳陵泉；咽喉干痒加太溪；痰中带血加孔最；盗汗加阴郄；面肢浮肿、小便不利加阴陵泉、中极；气短乏力加足三里、气海。

操作　①毫针刺：胸背部腧穴采用平刺、斜刺方法，按穴位局部解剖特点严格掌握针刺深度。余穴常规操作；②结合灸法、刺络拔罐法：在毫针刺基础上，风寒、阳虚者可加灸法。外感咳嗽及内伤咳嗽之实证者，可加拔罐，于中府、风门、肺俞等穴拔罐；实证者可刺络拔罐，出血 3~5ml，每周 2~3 次；风热大椎、尺泽均可点刺出血。

推荐处方 2

穴位敷贴方　定喘、肺俞、膏肓、脾俞、大椎、中府、膻中。用白芥子、甘遂、细辛、延胡索等药为细末，姜汁搅拌成糊，取蚕豆大一团，贴敷穴上，每次酌取 3~4 个穴，每次贴 0.5~2 小时（夏季、过敏体质及儿童贴敷时间酌减），待所贴之处有痒痛、灼热感时取下。10 天 1 次，共治疗 3~5 次。慢性咳喘者可于夏季三伏天施用。本方适用于内伤咳嗽者。

推荐处方 3

皮肤针方　颈背部督脉、膀胱经、喉两侧。用梅花针轻或中度叩刺，每日或隔日 1 次。

（三）按语

（1）针灸对于咳嗽有一定疗效，临证必须明确诊断，必要时配合药物治疗。

（2）平时注意锻炼身体，增强体质，提高机体防御疾病的能力，做好防寒、防尘、防大气污染工作。因过敏而发作者宜查找过敏原，避免接触。严禁吸烟，禁食辛辣、油腻及海腥发物。

知 | 识 | 链 | 接

中华医学会呼吸病学分会发布的"咳嗽的诊断与治疗指南"（2009 版）

将咳嗽按时间分为三类：急性咳嗽、亚急性咳嗽和慢性咳嗽。急性咳嗽时间 <3 周，亚急性咳嗽为 3~8 周，慢性咳嗽 >8 周。咳嗽按性质又可分为干咳与湿咳。不同类型的咳嗽病因分布特点不同。慢性咳嗽病因较多，通常根据胸部 X 线检查有无异常分为两类：一类为 X 线胸片有明确病变者，如肺炎、肺结核、支气管肺癌等；另一类为 X 线胸片无明显异常，以咳嗽为主或唯一症状者，即通常所说的不明原因慢性咳嗽（简称慢性咳嗽）。

中医将咳嗽分为外感咳嗽和内伤咳嗽，前者以咳嗽、咳痰，多伴有表证为主症，后者以反复咳嗽、咳痰，病程较长，或伴有喘息等为主症。

二、感冒

感冒是风邪侵袭人体所致的常见外感病，以鼻塞、流涕、咳嗽、头痛、恶寒发热、全身不适等为主症。本病四季均可发生，尤以秋、冬两季为多。病情轻者多为感受当令之气，以鼻咽部症状为主，称为伤风、冒风、冒寒；重者多为感受非时之邪，常有高热、全身酸楚等较重的全身症状，称为重伤风。若在一个时期内广泛流行、病情类似者，称为时行感冒。中医学认为，感冒是以风邪为主的六淫邪气、时行疠气，在人体正气不足，卫外功能失司时，从皮毛、口鼻入侵肺卫，出现的一系列肺卫症状。临床有风寒、风热、暑湿感冒等多种类型。由于四时六淫邪气之不同，以及患者素体禀赋之差异，临床上尚可见到体虚感冒，治疗时需兼顾。

本病属于西医学的急性上呼吸道感染，认为当人体在淋雨、受凉、过度劳累、气候突变等因素诱发下，使全身或呼吸道局部防御功能降低，原已存在于呼吸道或从外界侵入的病毒、细菌迅速繁殖，以鼻咽部炎症为主要表现，可伴全身中毒症状。时行感冒即西医学的流行性感冒，是流感病毒引起的急性呼吸道传染病，危害性较大，临床需注意鉴别。

流行性感冒（简称流感）是由流行性流感病毒引起的急性呼吸道传染性病。临床特征是起病急，高热、头痛、乏力、眼结膜炎和全身肌肉酸痛等中毒症状明显，而呼吸道卡他症状轻微。主要通过接触及空气飞沫传播。发病有季节性，北方常在冬季，而南方多在冬夏两季。流感病毒可分为甲（A）、乙（B）、丙（C）三型，甲型病毒经常发生抗原变异，传染性大，传播迅速，极易发生大范围流行。历史上最严重的一次是 1917—1919 年在欧洲暴发的西班牙流感，导致 2000 万人死亡（第一次世界大战的死亡人数只是 850 万人）。西医治疗方案要点是：①隔离；②对症治疗；③抗病毒治疗；④支持治疗和预防并发症。

（一）辨病

有受寒史，起病较急，喷嚏、鼻塞、流清涕，也可表现为咳嗽、咽干、咽痒或烧灼感，甚至鼻后滴漏感，2～3 天后鼻涕变稠，可伴咽痛、头痛、流泪、味觉迟钝、呼吸不畅、声嘶等，有时由于咽鼓管炎致听力减退。检查可见鼻腔黏膜充血、水肿、有分泌物，咽部可为轻度充血。自然病程为 3～7 天。伴并发症者可致病程迁延。病毒感染者白细胞计数一般正常或偏低，伴淋巴细胞比例升高；细菌感染者可有白细胞计数与中性粒细胞增多和核左移现象。

（二）治疗

推荐处方 1

治法　祛风解表。

穴方　风池、大椎、太阳、列缺、合谷。风寒加风门、肺俞；风热加曲池、外关。头痛加头维；鼻塞加迎香；咽痛加少商；发热较甚加耳尖；全身酸楚加身柱；邪盛体虚者加足三里。

操作　①毫针刺：泻法为主，浅刺为宜。合谷、风池、大椎等穴均应获得较强针感；体虚者足三里用补法;②结合灸法、三棱针法及拔罐等:在毫针刺基础上,风寒感冒可于大椎、风门、肺俞用艾条温和灸,每穴灸 10 分钟;或温针灸,或加拔罐;治疗后患者有出汗反应为佳。风热感冒或暑热较盛者,大椎、太阳、委中点刺出血,或加拔罐,一般出血 3 ~ 5ml 为宜;少商、耳尖点刺出血。体虚感冒者足三里可用灸法,或温针灸。

推荐处方 2

毫针疾刺结合排罐治疗方 督脉大椎,足太阳膀胱经大杼、风门、肺俞、肝俞、胆俞、脾俞、胃俞、大肠俞、小肠俞、白环俞,手太阳小肠经天宗、秉风、肩中俞和手阳明大肠经曲池、合谷。以毫针"半刺"法,疾刺以上穴位,得气后不留针,随即以大椎为起点沿督脉向下至腰俞排列拔罐 8 个,然后以大椎为中点,沿督脉垂线方向,经过肩中俞向外排罐,双侧各 2 个,再以肩中俞为起点,沿督脉平行线至秩边拔罐,双侧各 7 个,最后从肩部向下过秉风至京门连线排列拔罐,双侧各 5 个。留罐以皮色紫红或紫黑为宜,最长不超过 6 分钟。适用于流行性感冒及症状较重的普通感冒。

推荐处方 3

穴位贴敷方 大椎、肺俞、风门、脾俞、肾俞、足三里。用甘遂、延胡索、白芥子、细辛等药按 1:2:2:2 比例共研为末,生姜汁调和制成药饼,于"三伏天"进行穴位贴敷治疗,每伏贴 1 次,共贴 3 次。每次贴敷时间小儿为 1 ~ 2 小时,成人为 4 ~ 6 小时,以患者局部皮肤发热而能耐受为度。适用于防治反复感冒、体虚感冒患者。

推荐处方 4

拔罐方 项背部足太阳膀胱经(从大杼至肾俞)及督脉(从大椎至命门)。行走罐法,左右两侧交替进行 3 ~ 5 遍,至皮肤潮红或发紫,以患者能耐受为度;然后在大椎、风门、肺俞等处留罐 10 分钟。

推荐处方 5

穴位注射方 足三里。用黄芪注射液及复方当归注射液各 1ml,或卡介菌多糖核酸注射液 1ml,每次注射一侧穴位,左右交替,每周注射 1 ~ 2 次,1 个月为一疗程。适用于防治体虚感冒。

(三)按语

(1)针灸治疗感冒能迅速缓解鼻塞、流涕、头项强痛等症状,并有良好的退热作用。灸法对预防感冒有独特优势,体虚易感冒者可长期艾灸足三里、大椎、关元等穴,感冒流行期亦可灸之,以提高机体免疫力,增强抗御病邪的能力。

(2)注意休息,多喝水,饮食宜清淡。保持室内空气流通,在感冒流行期间,少去公共场所。针灸治疗期间,若出现高热持续不退,咳嗽加剧等病情加重情况时,宜尽快采取综合治疗措施。

(3)感冒与流脑、乙脑、流行性腮腺炎等传染病的早期症状相似,应作鉴别。

三、扁桃体炎

扁桃体炎分为急性和慢性两类,急性扁桃体炎是腭扁桃体的急性非特异性炎症,主要由乙型溶血性链球菌等感染所致;当机体抵抗力下降时,存在于咽部和扁桃体窝内或从外界侵入的病原体开始大量繁殖,侵入其实质而发生炎症。受凉、潮湿、过度劳累及上呼吸道有慢性病灶存在等均可诱发,本病有传染性,患者需适当隔离。慢性扁桃体炎是由急性扁桃体炎反复发作,使隐窝内上皮坏死,细菌与炎性渗出物聚集其中,隐窝引流不畅而演变为慢性炎症;亦可继发于流感、鼻腔感染等,通常认为与机体免疫力下降、自身变态反应有关。

扁桃体炎属中医乳蛾范畴,急性扁桃体炎相当于风热乳蛾,慢性扁桃体炎相当于虚火乳蛾。乳蛾是以发热、咽喉两侧喉核红肿疼痛,形似乳头,状如蚕蛾,喉核表面或有黄白色脓点;或喉核肿大、质硬、暗红等为主要表现的喉核疾病。发于一侧者为单乳蛾,发于两侧者为双乳蛾。多发于儿童及青年。急性发病者,多为实热证,好发于春秋两季,有一定传染性,偶可流行暴发。病程迁延、反复发作者,多为虚证或虚实夹杂证。中医学认为,风热乳蛾多为风热之邪乘虚侵袭咽部,火热邪毒搏结喉核而致;虚火乳蛾多因病久体弱,肺肾两虚,虚火上炎,熏灼喉核而致。此外,尚可见邪热传里、肺胃热盛,脾胃虚弱、喉核失养及痰瘀互结、凝聚喉核等所致者。

（一）辨病

临床以咽喉两侧喉核红肿疼痛,表面或有黄白色脓点;或喉核肿大、质硬暗红等为主症即可诊断为中医的乳蛾。临床应分清急性和慢性扁桃体炎。

1. 急性扁桃体炎

起病急骤,以剧烈咽痛为主,常放射至耳根部,伴有吞咽困难,可伴有畏寒、高热、头痛、食欲下降、乏力、全身不适、便秘等。检查可见扁桃体、两腭弓及咽部呈弥漫性充血,扁桃体肿大且表面可有黄白色脓点。临床上可分为急性卡他性扁桃体炎和急性化脓性扁桃体炎,后者包括急性滤泡性和隐窝性扁桃体炎两种。

2. 慢性扁桃体炎

常有咽痛,急性扁桃体炎和易感冒病史,可有咽干、咽痒、咽部异物感、刺激性咳嗽等症状,亦可出现口臭、呼吸及吞咽障碍、语言含糊不清、打鼾以及消化不良、头痛、乏力、低热等症状。检查可见扁桃体和舌腭弓呈慢性充血,黏膜呈暗红色,挤压舌腭弓时,隐窝口有时可见黄白色干酪样点状物溢出。

（二）治疗

推荐处方 1（风热乳蛾）

治法　疏风清热,消肿利咽。

穴 方　天容、大椎、风池、尺泽、合谷、少商。喉核红肿疼痛、高热加耳尖、耳背静脉、商阳;腹胀便秘加天枢;成脓后可加局部阿是穴。

操 作　毫针刺结合三棱针法。大椎、尺泽、少商、商阳、耳尖、耳背静脉点刺出血,余穴毫针刺泻法。当扁桃体化脓成熟后,用三棱针或火针点刺局部以排脓。

推荐处方2(虚火乳蛾)

治 法　滋阴降火,清利咽喉。

穴 方　天容、太溪、照海、合谷、鱼际。失眠多梦加神门、四神聪。

操 作　毫针刺,常规操作。

(三)按语

(1)针灸治疗本病效果较好,但对急性发作者应彻底治愈,以免迁延日久,缠绵难愈。

(2)针灸治疗期间,如患者扁桃体周围脓肿,出现不能进食、呼吸困难等严重病情时,宜尽快转科治疗。禁烟酒,避免过食辛辣及肥甘厚腻等食物。

(3)本病常被视为全身感染的"病灶"之一,如发作次数频繁,则应考虑手术摘除扁桃体。病灶型扁桃体炎一经确诊,以早期手术切除为宜。

第三节 哮 喘

哮喘是指以呼吸急促，喉间哮鸣，甚者张口抬肩，不能平卧为主症的一种反复发作性疾病。本病一年四季均可发病，尤以寒冷季节和气候急剧变化，饮食不当，情志失调及劳累等诱发，常在夜间及清晨发作或加重，伴干咳或咯大量白色泡沫痰，甚至出现发绀等，多有家族史或过敏史。中医学认为，本病的基本病机为宿痰伏肺，遇感诱发。外感风热或风寒、吸入花粉、烟尘等可致肺失宣肃而凝津成痰；饮食不当，脾运失健则聚湿生痰；每当气候突变、情志失调、过分劳累、食入海腥发物等均可引动体内蕴伏痰饮，痰随气升，气因痰阻，相互搏结，壅塞气道，肺气宣降失常而发为哮喘。发作期因气阻痰壅，阻塞气道，表现为实证；如反复发作，必致肺气耗损，久则累及脾肾，故在缓解期多见虚象。

本病常见于西医学的支气管哮喘、慢性喘息性支气管炎、左心衰竭引起的喘息样呼吸困难（心源性哮喘）等。支气管哮喘是由多种细胞（如嗜酸性粒细胞、肥大细胞、T淋巴细胞、中性粒细胞、气道上皮细胞等）和细胞组分参与的气道慢性炎症性疾病，常存在气道高反应性和广泛多变的可逆性气流受限。慢性喘息性支气管炎、心源性哮喘则是在原发病基础上出现的喘息或气急、呼吸困难。

（一）辨病

以发作时呼吸急促，喉间哮鸣，甚者张口抬肩，不能平卧为主症，呈反复发作性，多突然发生，数小时至数天后缓解，可诊断为中医学的哮喘。临床应注意分辨支气管哮喘、慢性喘息性支气管炎及左心衰竭引起的喘息样呼吸困难。

1. 支气管哮喘

发作性伴有哮鸣音的呼气样呼吸困难或发作性胸闷、咳嗽，严重者被迫采取坐位或端坐呼吸，干咳或咳大量白色泡沫痰，甚至出现发绀。有时咳嗽为唯一的症状（咳嗽变异性哮喘）。哮喘症状可在数分钟内发作，经数小时至数天自行缓解，或用支气管扩张药缓解，部分患者可在缓解数小时后再次发作。在夜间和凌晨发作加重常是哮喘的特征之一。部分青少年患者可在运动后出现胸闷、咳嗽、呼吸困难，称运动性哮喘。多与接触变应原、冷空气、物理、化学性刺激、病毒性上呼吸道感染、运动等有关。发作时在双肺可闻及散在或弥漫性、以呼气相为主的哮鸣音,呼气相延长。支气管激发或运动激发试验、支气管舒张试验均为阳性;昼夜最高呼气流量变异率≥20%。

2.慢性喘息性支气管炎

以咳嗽、咳吐白色黏液、浆液泡沫性痰等为主,兼见喘息或气急,早期多无异常体征。急性发作期在背部、双肺底可闻及干、湿啰音,咳嗽后可减少或消失。

3.左心衰竭引起的喘息样呼吸困难

夜间阵发性呼吸困难、发绀、咳嗽、咳白色或粉红色泡沫痰,有心脏病变。两肺可闻及广泛的湿啰音和哮鸣音,左心界扩大,心率加快,心尖部可闻及奔马律。胸部 X 线检查时,可见心脏增大,肺瘀血征。

(二)治疗

推荐处方1(发作期)

治法 降气定喘。急性发作时,不管何种证型均以降气定喘为法,急则治标,迅速缓解哮喘持续状态。

穴方 天突、肺俞、定喘。心源性哮喘加心俞、内关。

操作 ①毫针刺结合刺络拔罐法:天突行提插泻法,持续行针 1~3 分钟,动留针;肺俞、定喘,用三棱针点刺出血,拔火罐,出血 3~5ml;以哮喘缓解为度;②指针法:以拇指指腹在穴位上用力向下切按,使局部产生明显酸胀感并向内渗透。持续按压 3~5 分钟,交替按压穴位,直至哮喘发作状态得以缓解。

推荐处方2(缓解期)

治法 益肺扶正。

穴方 肺俞、定喘、膻中、中府、太渊。心源性哮喘加厥阴俞、内关。

操作 ①毫针刺:肺俞向脊柱方向斜刺,余穴常规操作;②结合灸法及刺络拔罐法:虚证哮喘及风寒外袭者,肺俞均可针后加灸,或单用灸法。定喘可单用或针后加用刺络拔罐法(每周 2~3 次);风热犯肺、痰热壅肺者,肺俞、大椎可点刺出血或加拔罐。

推荐处方3

高位颈节为主方 高位颈节(颈$_{1-3}$)的颈夹脊及其感觉神经分布的颈、背部穴位、肺俞。电针或刺络拔罐法。

推荐处方4

穴位贴敷方 肺俞、膏肓、肾俞、膻中、定喘。用炒白芥子20g、甘遂15g、细辛15g共为细末,用生姜汁调药粉成糊状,制成药饼如蚕豆大,上放少许丁桂散或麝香,敷于穴位上,用胶布固定。贴30~60分钟后取掉,以局部有红晕微痛为度。若起泡,消毒后挑破,保持局部干燥,防止感染。一般常在"三伏天"贴敷,即所谓冬病夏治。

推荐处方 5

穴位埋线方 肺俞、定喘、膻中、肾俞。常规消毒后,用一次性埋线针将"2－0"号羊肠线埋于穴位下肌肉层,15 天左右或羊肠线完全吸收后,再行下一次治疗。

（三）按语

（1）针刺对缓解哮喘发作有一定疗效,对于发作严重或哮喘持续状态,经针灸治疗不能及时缓解者,应立即配合药物迅速缓解症状。平时积极锻炼身体,增强体质,提高抗病能力。气候变化时应注意保暖。过敏体质者,注意避免接触致敏源及进食易致过敏的食物。

（2）临床要注意辨别左心衰引起的喘息样呼吸困难,本病为左心衰时,由于左心室舒张末压增高,肺静脉回流不畅,使肺静脉压、肺毛细血管压也随之升高,导致肺淤血、肺水肿而引起,属于危重急症,要综合治疗。忌用肾上腺素或吗啡,以免抑制呼吸,造成生命危险。

第四节 高 热

高热是体温超过 39℃ 的急性症状,中医学所称的"壮热"、"实热"、"日晡潮热"等,均属于高热的范畴。可由外感湿热之邪从口鼻而入,卫失宣散,肺失清肃,或温邪疫毒侵袭人体,燔于气分,或内陷营血引起。也有因外感暑热之邪,内犯心包而致者。

西医学的急性感染、急性传染病,以及中暑、风湿热、结核病、恶性肿瘤等病中所见高热可参本病治疗。

(一)辨病

以体温升高,超过 39℃ 为主症。高热作为一种症状,可见于急性感染、传染病等,临证应分清引起高热的病因。

(二)治疗

推荐处方 1

治法 清泻热邪。

穴方 大椎、曲池、合谷、十二井或十宣、耳尖。抽搐加太冲、阳陵泉;神昏加水沟、内关。

操作 毫针刺结合刺络拔罐法。毫针泻法。大椎刺络拔罐出血,十宣、井穴、耳尖、尺泽、内庭可点刺出血。

推荐处方 2

耳穴方 耳尖、耳背静脉、肾上腺、神门。耳尖、耳背静脉用三棱针点刺出血,余穴用毫针刺,强刺激。

推荐处方 3

刮痧方 脊柱两侧和背俞穴。用特制刮痧板或瓷汤匙蘸食油或清水,刮脊柱两侧和背俞穴,刮至皮肤红紫色为度。

(三)按语

针灸退热有很好的效果,但在针刺治疗的同时,须查明原因,明确诊断,并配以相应的基础治疗。

皮肤和皮下组织病症

第一节　病毒性皮肤病症

一、带状疱疹

带状疱疹是由水痘－带状疱疹病毒经呼吸道进入人体,引起的一种以簇集状丘疱疹、局部刺痛为特征的急性疱疹性皮肤病。该病毒潜伏于脊髓后根神经节的神经元中,当机体细胞免疫功能下降时被激活,在神经所支配区域的皮肤内复制,产生水疱,同时使受累神经发生炎症、坏死,产生神经痛。如上呼吸道感染、劳累过度、精神创伤、恶性肿瘤放射治疗或应用皮质类固醇激素及一些免疫抑制剂等均可成为本病诱因。

因本病疱疹常累如串珠,呈带状,状如蛇行,故中医称为蛇串疮、蛇丹;每多缠腰而发,故又称缠腰火丹。多见于成年人,好发于春秋季节。中医学认为,发病的内因为机体素有蕴热,情志内伤,肝郁气滞,久而化火,肝经蕴热;或饮食不节,脾失健运,湿邪内生,蕴而化热,湿热内蕴。当机体正气不足时,外感毒邪,内外因素导致湿热火毒蕴结于肌肤,发为本病。年老体虚者,常因血虚肝旺,湿热毒盛,气血凝滞,以致疼痛剧烈,病程迁延。总之,本病为外感火热湿毒之邪所致,并与情志、饮食、起居等因素诱发有关。

（一）辨病

（1）前驱症状:发疹前 1～5 天,患者可有轻度乏力、低热、纳差等全身症状及患处皮肤灼热、疼痛感。

（2）皮损特征:患处皮肤潮红、焮热刺痛,继而出现粟粒至绿豆大小的透明、张力性小水疱,水疱簇拥密集,疱液澄清,各簇水疱间可见正常皮肤,皮损沿周围神经支配区域呈带状分布;多发生在身体的一侧,一般不超过前后正中线,好发部位依次为肋间神经、颈神经、三叉神经和腰骶神经分布区域。

（3）伴随症状:伴有较剧烈的神经痛,疼痛可在发病前或伴随皮损出现,但疼痛程度不一,且不与皮损严重程度成正比,少数患者皮疹完全消退后仍遗留有神经痛。

带状疱疹最常见的部位为肋间神经分布区域,但也有一些发生在特殊部位的带状疱疹。①三叉神经眼支支配区域的带状疱疹：单侧面的额部、头皮红斑水疱，眼周可明显肿胀，结膜潮红充血，在结膜乃至角膜上出现水疱，可发生溃疡性角膜炎，愈后形成角膜云翳而影响视力，严重时可致失明，疼痛剧烈；②耳部带状疱疹：由于病毒侵犯面神经及听神经所致，表现为患侧面瘫，耳鸣、耳聋听觉症状，在外耳道及鼓膜上有疱疹；③胃肠道、泌尿道带状疱疹。

（二）治疗

推荐处方1

治法　泻火解毒，通络止痛。

穴方　阿是穴、支沟、阳陵泉、行间、夹脊。根据皮疹部位不同加相应的穴位，颜面部加阳白、太阳、颧髎；胸胁部加期门、大包；腰腹部加章门、带脉。便秘加天枢。心烦加神门。

操作　①刺络拔罐结合毫针刺：首先于疱疹及其周围选择数个点作为阿是穴，用三棱针点刺后拔火罐，每罐出血3～5ml。余穴毫针刺泻法，夹脊穴向脊柱方向斜刺1.5寸，捻转泻法；②毫针刺或结合电针：先于皮损局部阿是穴采用平刺、浅刺，针尖指向皮损中心；或围刺法，在疱疹带的头、尾各刺一针，两旁则根据疱疹带的大小选取1～3个进针点，向疱疹带中央沿皮平刺。余穴操作同上。亦可毫针刺后结合电针治疗，选夹脊穴与相应皮损刺痛部位阿是穴，接电针，密波或疏密波交替，每次20～30分钟，强度以患者能耐受为度。

推荐处方2

灸法方　皮损局部。①艾灸法：用艾条回旋灸，以热引热，外透毒邪。每个部位施灸3～5分钟；②敷棉灸法：将药棉撕成薄薄的一块，面积同疱疹大小，置于疱疹之上，覆盖疱疹，从一边点燃。注意棉花片要足够薄，操作时不要灼伤局部皮肤；③灯火灸法：以最早出现的疱疹或大疱疹为重点，用灯心草蘸麻油，点燃后吹灭迅速在疱疹头部中央点灸，听到水疱破裂发出"啪"声即可，疱疹处用碘伏消毒。

推荐处方3

火针方　疱疹及疼痛点。以碘伏消毒，在疱疹起始两端及中间选择治疗部位，根据疱疹簇的大小确定所刺针数，每次以簇中疱疹数量或面积的1/3～1/2为宜。进针深度以针尖刺破疱疹，达到其基底部为度；对于直径大于0.5cm的较大疱疹，用粗火针点刺；刺后用消毒棉签轻轻挤尽疱液。患者就诊的前3日可每日1次，之后隔日1次。适应于本病的疱疹期。

推荐处方4

刺血疗法治疗方　以皮损局部、曲泽、委中、大椎为穴方。在疱疹的起止部位及分布区用三棱针点刺数处使出血，加局部拔罐，每罐出现3～5ml；其他穴每次可酌选1～2个穴，用三棱针点刺出血；每日或隔日1次。

（三）按语

（1）针刺治疗本病疗效肯定，一般针灸治疗 1～3 次后，临床症状即有显著改善，尤其对缓解神经痛效果较好。针灸可促进水疱与红斑的消退，对缩短疗程，预防带状疱疹后遗留神经痛均有一定意义。

（2）带状疱疹的预后良好，一般患者病程为 2～3 周，老年人则为 3～4 周，水疱逐渐干涸、结痂脱落，愈后不留瘢痕，仅有暂时性色素沉着。部分患者在皮疹完全消退后（通常 4 周后）神经痛持续存在，则称为带状疱疹后遗神经痛，神经痛可达数月至数年。

（3）治疗期间不宜食辛辣食品和鱼虾蟹等动风发物。若疱疹处皮损严重，可用 2% 甲紫涂擦，防止继发感染。皮损有渗出者，可外敷呋喃西林氧化锌软膏。

二、疣

疣是一种发生于皮肤浅表的良性赘生物，因其皮损形态及发病部位不同而名称各异。如发于颜面、手背、前臂等处者称扁瘊；发生于手背、手指、头皮等处者称千日疮、疣目或瘊子；发于足跖部者称跖疣等。中医学认为本病多与外感风热毒邪、情志不畅等因素有关，病位在肌肤腠理，以风热毒邪搏结于肌肤，或肌肤失润为基本病机。跖疣多由局部气血凝滞而成，外伤、摩擦常为其诱因。

西医学认为疣是由人类乳头瘤病毒（HPV）感染皮肤、黏膜所引起的良性赘生物，一般潜伏期 6 周～2 年，临床常见有寻常疣、扁平疣、跖疣及尖锐湿疣等。本节主要论述前三种疣类。扁平疣中医学称为扁瘊，多由 HPV－3 所致，以扁平隆起性丘疹、表面光滑为临床特征，好发于青年人。寻常疣中医称为疣目、千日疮等，俗称刺瘊、瘊子，多由 HPV－2 所致，以丘疹表面粗糙、可呈乳头瘤状增生为特征，多发于 5～20 岁；由于自身接种感染关系，可发生在身体的任何部位，但以手部最为多见，手在水中长期浸泡是常见的诱发因素。跖疣是发生在足底部的寻常疣，多由 HPV－1 所致，外伤、摩擦、足部多汗等均可促进其发生。

（一）辨病

1. 扁平疣

皮肤上出现粟粒至黄豆大小的扁平隆起性丘疹，圆形或椭圆形，表面光滑，质硬，正常肤色或淡褐色，扁平坚实的小疣体高出皮肤，多见于颜面、手背和前臂部，数目较多、密集。伴有不同程度的瘙痒，常因搔抓后接种成串珠状排列，病程缓慢，愈后不留瘢痕，有时可自行消退，可复发。

2. 寻常疣

典型皮损为黄豆或更大的灰褐色、棕色或皮色丘疹，表面粗糙，质地坚硬，可呈乳头瘤状增生。发生于甲周者称甲周疣，发生在甲床者称甲下疣，疣体细长突起伴顶端角化者称丝状疣，好发于颈、额和眼睑；疣体表面呈参差不齐的突起者称指状疣，好发于头皮及趾间。

3. 跖疣

皮损可发生于足底的任何部位,但以足部压力点,特别是跖骨的中部区域为多。皮损初起为细小发亮的丘疹,渐增至黄豆大小或更大,因受压而形成淡黄色或褐黄色胼胝样斑块或扁平丘疹,表面粗糙,界限清楚,边缘绕以稍高的角质环,去除角质层后,其下方有疏松的角质软芯,可见毛细血管破裂出血形成小黑点。患者可自觉疼痛或无任何症状。

(二)治疗

推荐处方 1

治法 疏风清热,解毒散结。

穴方 ①疣目、扁瘊:阿是穴、曲池、合谷;②跖疣:阿是穴。扁平疣个数较多或全身泛发者加肺俞、风池、血海、膈俞。疣体局限者可根据所在部位的经络选邻近穴 1~2 个。

操作 ①毫针刺:母疣(指最先长出或体积最大者)及疣体,用 26~28 号 0.5~1 寸较粗之毫针,在母疣及疣体中心快速进针至疣底部,大幅度捻转提插数次,然后摇大针孔,迅速出针,放血 1~2 滴,再压迫止血;若疣体较大,再于疣体上下左右四面与正常皮肤交界处各刺 1 针,以刺穿疣体对侧为度,施用同样手法。每周 2 次,余穴常规毫针刺;②结合火针法:以母疣、疣体为阿是穴,用火针速刺,达疣体基底部即可,不可深刺,以免损伤真皮层,每周 2 次;余穴常规毫针刺。以上操作不论是火针还是毫针,均以损毁疣体为目的,每次以疣体数量或总面积的 1/3~1/2 为宜,分 2~3 次将所有疣体治疗完毕,然后根据情况可继续治疗;每次治疗时均应选母疣并作为重点治疗部位。

推荐处方 2

激光针方 疣体局部。用 7~25mV 的氦-氖激光治疗仪,散焦进行局部照射 20~30 分钟。

推荐处方 3

艾灸方 疣体局部。疣目少者可用艾炷着疣上灸之,每次 3~5 壮,持续治疗至疣体枯萎脱落为止。

推荐处方 4

穴位贴敷法 疣体局部。将鸦胆子仁捣烂贴敷于疣体局部,注意不能损伤到正常皮肤,用玻璃纸及胶布固定,三天换药 1 次,主要适用于疣目。亦可用鸦胆子仁油于扁瘊上涂抹。可用千金散或乌梅肉于跖疣局部贴敷。

(三)按语

(1)针灸治疗本病有较好疗效,治疗以局部选穴为主。若在治疗期间出现局部色泽发红,瘙痒明显,往往是经气通畅之象,为转愈之征兆,应坚持治疗。

(2)针刺尤其是火针,可破坏其底部的供应疣体营养的血管,使之出血、阻塞,断绝疣体的血液供应,从而使疣体枯萎脱落。平素避免摩擦、挤压疣体,防止继发感染。

世界针灸学会联合会 国际针灸教育与科普系列丛书
世　针　堂

第二节　细菌性皮肤病症

一、疔疮

疔疮是好发于颜面、四肢,以形小、根深、坚硬及肿痛灼热,反应剧烈,易于走黄、损筋伤骨为主要表现的疮疡;因其初起形小根深,底部坚硬如钉,故名疔疮。疔疮的范围很广,名称繁多,证因各异,根据发病部位及性质不同,可分为颜面部疔疮、手足部疔疮、红丝疔、烂疔、疫疔等。中医学认为,"膏粱厚味足生大疔",本病的发生多由恣食膏粱厚味、醇酒辛辣,脏腑火毒结聚;或感受火热之邪,或肌肤不洁邪毒外侵,流窜经络,使气血阻滞而成。若热毒亢盛,内攻脏腑则成危候。

本病相当于西医学的皮肤急性化脓性病变,如疖、痈、急性浅表性淋巴管炎、甲沟炎等,多由于皮肤不洁、擦伤、环境温度较高,或机体抵抗力下降,病菌主要为葡萄球菌等从破损处侵入而导致急性化脓性感染。

（一）辨病与辨经

1. 辨病

以头面、四肢部位,病变初起状如粟粒,色或黄或紫,或起脓水疱、脓疱,根结坚硬如钉,自觉麻痒而疼痛轻微,然后肿势逐渐增大,四周浸润明显,疼痛剧烈,约经 5 ~ 7 天,溃出脓栓,肿消痛止为主症者可诊断为中医学的疔疮。临床应分清病变性质、部位及西医相关疾病。

（1）疖:毛囊深部及其周围组织的化脓性炎症,好发于头面部、颈部和臀部。皮损初起为毛囊性炎性丘疹,基底浸润明显,以后炎症向周围扩展,形成坚硬结节,伴红肿热痛,数天后中央变软,有波动感,顶部出现黄白色点状脓栓,脓栓脱出后有脓血和坏死组织排出,以后炎症逐渐消退而痊愈。

（2）痈:系多个相邻毛囊及其周围炎症相互融合而形成的皮肤深部感染,好发于颈、背、臀及大腿等处,初起皮损为弥漫性炎性硬块,表面紧张发亮,界限不清,迅速向四周及皮肤深部蔓延,继而化脓、中心软化坏死,表面出现多个脓栓,脱落后留下多个带有脓性基底的深在性溃疡,外观如蜂窝状。可伴局部淋巴结肿大和全身中毒症状,可并发败血病。

(3)急性淋巴管炎:是病菌从破损的皮肤、黏膜或其他感染病灶侵入,经组织的淋巴间隙进入淋巴管,引起淋巴管及其周围组织的急性炎症,好发于四肢。皮肤破损部位红肿疼痛,从该处呈红丝显露,迅速向上走窜。轻者红丝较细,无全身症状,1～2日可愈;重者红丝较粗伴发热、头痛等全身症状(中医称为红丝疔)。有的还可出现结块,一处未愈,另处又起;有的2～3处相互串连。部位表浅者颜色较红,深在部位者皮色暗红,或不见红丝,但患者出现条索状肿块和压痛。

2. 辨经

根据患部辨经。面部疔疮多属手、足阳明经,人中部疔疮属督脉,背部多属足太阳经,下肢外侧属足少阳经等。

(二)治疗

推荐处方1

治法 泻火解毒,消肿止痛。

穴方 阿是穴、身柱、灵台、合谷、委中。热毒炽盛加曲池、大椎、曲泽;疔疮走黄加十二井穴、人中、十宣;红丝疔可沿红丝从终点到始点依次选3～5个阿是穴。还可根据患部所属的经脉配穴,如发于面部迎香穴处者,属手阳明经,加商阳;人中疔属督脉,加大椎;唇疔属足太阴,加隐白。

操作 毫针刺结合三棱针法、灸法等。阿是穴在病变局部及周围选穴,采用毫针围刺法,或用隔姜灸法,或在疔疮周围点刺出血;身柱、灵台、委中、大椎、曲泽点刺出血或刺血后加拔罐;如系红丝疔,可沿红丝从终点依次点刺到起点,并可拔罐,以泻其恶血。

推荐处方2

挑刺方 在背部二肩胛区选丘疹样阳性反应点3～5个,三棱针挑刺出血。

推荐处方3

火针方 病变局部。用于疔疮中心部位,火针点刺。适用于后期成脓。

(三)按语

(1)针灸治疗疔疮效果较好,尤其对红丝疔采用沿淋巴管刺络放血法效果很好。疔疮初起,切忌挤压;后期成脓可手术切开排脓。

(2)疔疮走黄症候凶险,需及时采用综合方法治疗。疔疮患者应忌食辛辣、鱼虾等食物。

二、丹毒

丹毒是皮肤淋巴管的急性炎症感染,为乙型溶血性链球菌侵袭所致。好发于下肢及面部。患者常先有皮肤或黏膜的某种病损,如皮肤损伤、足癣、口腔溃疡、鼻窦炎等,发病后淋巴管网分布区域的皮肤出现炎症反应,色如涂丹,常会累及引流区的淋巴结,病变蔓延较快,常伴有全身反应症状,但很少有组织坏死或化脓。由于病原菌可潜伏于淋巴管内,治愈后在诱发因素作用下容易复发。常见于儿童和老年人,春、秋季多发。

中医学认为,本病属火毒为病。多因血分有热,外受火毒,热毒搏结,蕴阻肌肤,不得外泻;或皮肤黏膜有损伤,火毒之邪乘虚而入引起。同时可夹有风热、肝火、湿热、新生儿胎热火毒等。生于下肢者称"流火";生于头面者称"抱头火丹";新生儿多生于臀部,称"赤游丹"。

(一)辨病

起病急,开始可有畏寒、发热、头痛、全身不适等。多发生于下肢,其次为头面部,表现为片状皮肤红斑、微隆起、色鲜红、压之褪色,放手即恢复,中间稍淡、境界较清楚。局部有烧灼样疼痛,病变部位向外扩展时,中央红肿消退转为棕黄色。部分可起水疱,附近淋巴结肿大,有触痛,但少见皮肤和淋巴结化脓破溃。病情加重时可见全身性脓毒症加重。经治疗好转后,可因反复发作而出现淋巴管阻塞、淋巴瘀滞,尤其下肢丹毒反复发作可导致淋巴水肿、局部皮肤粗厚、肢体肿胀,甚至形成"象皮肿"。

(二)治疗

推荐处方

治法 泻火解毒,凉血祛瘀。以皮损局部及手阳明经穴为主。

穴方 阿是穴、曲池、血海、委中。胎火蕴毒加中冲、大椎、水沟。胸闷心烦加内关、膻中;呕吐加内关、中脘。

操作 三棱针、皮肤针结合毫针刺。阿是穴选病变部位,用三棱针散刺或梅花针叩刺出血,加拔火罐;委中、大椎、内庭、中冲可点刺出血;余穴常规毫针刺。

(三)按语

(1)针灸治疗本病有较好的疗效,尤其适用于下肢丹毒。头面部及新生儿丹毒病情一般较重,应采取综合疗法。大多数患者经治疗后预后好,5~6天后发生脱屑,逐渐痊愈,但本病易复发。

(2)治疗中被污染的针具、火罐等应严格消毒,防止交叉感染。

第三节　瘙痒性皮肤病症

一、神经性皮炎

神经性皮炎是一种慢性皮肤神经功能障碍性疾病,临床以苔藓样皮损和阵发性瘙痒为特征,故又称慢性单纯性苔藓。本病病因尚不清楚,可能与神经精神因素(如情绪紧张、失眠、忧郁、过度疲劳)、胃肠道功能障碍、内分泌失调、饮食(如饮酒、进食辛辣和鱼虾等)、局部刺激(如硬质衣领、毛织品、化学物质、感染病灶、汗水浸渍)等诸多内外因素有关。搔抓、慢性摩擦可能是主要的诱因或加重因素,病程中形成的瘙痒—搔抓—瘙痒的恶性循环,造成本病发展并导致皮肤苔藓样变。本病临床上可分为局限型和泛发型。局限型仅见于颈项等局部,为少数境界清楚的苔藓样肥厚斑片;泛发型分布较广泛,以肘、腘、四肢、面部及躯干为多,甚至泛发全身各处。

本病属于中医学的牛皮癣、顽癣、摄领疮等范畴。中医学认为,情志内伤、风邪侵扰是本病的诱发因素,营血失和、气血凝滞则为本病的基本病机。病变初起为风湿热之邪阻滞肌肤,或硬领等外来机械刺激所引起;病久则耗伤阴液,营血不足,血虚生风生燥,肌肤无以濡养。情志不遂,肝郁化火;或紧张劳累,心火上炎;或思虑伤脾,脾失运化,湿邪内蕴等,均可导致气血运行失常,成为诱发本病的重要因素。本病初期以风热夹瘀的实证为主,后期以血虚风燥的虚实夹杂证为主。

(一)辨病

1. 辨病

(1)多发于中青年人,皮损好发于颈项、上眼睑处,也常发生于双肘伸侧、腰骶部、小腿、女阴、阴囊及肛周区等易搔抓部位,多局限于一处或两侧对称分布。

(2)初起皮损为针头至米粒大小的多形性扁平丘疹,淡红或淡褐色,质地较为坚实,表面可覆有少量糠秕状鳞屑,伴阵发性瘙痒;日久皮损可渐融合扩大,皮肤增厚,呈苔藓样变,直径可达2~6cm或更大,中央皮损较大而明显,边缘可见散在的扁平丘疹,境界清楚,部分患者皮损分布广泛。

（3）常因精神刺激或食辛辣、鱼虾类食物而诱发或加重。呈慢性病程,常年不愈或反复发作。

2. 辨经

根据皮损发生的部位进行归经,如皮损发生于肘部伸侧属手少阳经;颈部两侧属足少阳经;项背部、腰骶部属督脉、足太阳经;前阴部属足厥阴经;肛周属督脉。

（二）治疗

推荐处方

治法 疏风清热,活血润燥。

穴方 阿是穴、曲池、血海、膈俞。根据发病部位所属经脉,循经在邻近取1～2个腧穴,或循经远端配1～2穴。如发于后项部足太阳膀胱经,可加天柱、风门;发于前阴部属足厥阴经,加蠡沟、太冲;发于肛周区属督脉,加长强,又由于足太阳经别入肛,可远端配承山;发于肘伸侧部属手少阳经,加外关、清冷渊等。

操作 ①毫针刺:皮损部阿是穴用毫针浅刺、围刺,即针尖指向皮损中心平刺,亦可用毫针在局部点刺出血少许;②皮肤针、拔罐及灸法结合毫针刺:皮损部阿是穴可用梅花针轻轻叩刺,使局部潮红、微渗血;对于病程较长,局部皮损肥厚者可行刺络拔罐。可加用灸法,尤其适用于浸润肥厚、范围较小的皮损;用艾条悬起灸,围绕病灶从中心向外移动,每次灸20分钟,也可用温针灸。

（三）按语

（1）本病病程慢性,常年不愈或反复发作。针灸治疗本病主要针对局限型,有较好的近期疗效,可改善临床症状,尤其对于局限型初发者疗效较好。

（2）避免搔抓、摩擦、热水烫洗及刺激性药物外涂。忌食辛辣等刺激性食品,多食新鲜蔬菜、水果。

二、瘙痒症

瘙痒症中医学称为风瘙痒、痒风,是指皮肤无原发性损害,仅以瘙痒为主的一种皮肤病。中医学认为,禀赋不耐,血热内蕴,外感之邪侵袭,血热生风;或久病体虚,风邪侵袭,血虚生风;或饮食不节,损伤脾胃,湿热内生,化热生风,内不得疏泄,外不得透达,遏于肌表,发为瘙痒症。总之,内、外因素导致血热、血虚、湿热,使腠理失养或邪郁于肌表为其基本病机。

西医学对本病的发病机制尚未明确,一般认为瘙痒的发生直接或间接与神经精神因素密切相关,与体质、代谢等因素也有一定关系。临床可分为局限性和全身性瘙痒,局限性瘙痒多与局部摩擦刺激、细菌、寄生虫感染等有关;全身性瘙痒常与工作环境、气候变化、饮食、药物过敏等有关；另外，某些慢性疾患（如糖尿病、肝胆病、尿毒症等）常伴有继发性的全身性瘙痒。

（一）辨病

瘙痒为本病特征性临床表现，皮肤无原发性皮损，但由于搔抓可导致继发性皮损。根据瘙痒范围分为全身性和局限性瘙痒症。

（1）全身性瘙痒：最常见的因素为皮肤干燥，其他如神经精神因素、系统性疾病、妊娠、药物或食物、气候改变（如温度、湿度）、工作和居住环境、生活习惯、贴身衣服等均可引起瘙痒发生或加重。临床表现为痒无定处，程度不同，常为阵发性且夜间为重。特发类型的全身瘙痒症包括：①老年性瘙痒症，多由于皮脂腺分泌功能减退，皮肤干燥和退行性萎缩等因素诱发，躯干多见；②冬季瘙痒症，由寒冷刺激诱发，常伴皮肤干燥，脱衣睡觉时加重；③夏季瘙痒症，高热潮湿常为诱因，出汗常使瘙痒加重。

（2）局限性瘙痒：表现为局部阵发性剧痒，好发于女阴、阴囊、肛周、小腿和头皮部位。情绪激动、温度变化、衣服摩擦等刺激可引起瘙痒发作或加重。局部常见条状抓痕、血痂、色素沉着等。

（二）治疗

推荐处方1（全身性瘙痒）

治法 疏风清热，润燥止痒。

穴方 风门、风市、膈俞、曲池、血海、神门。老年性瘙痒加养老、太溪；冬季瘙痒加大椎、三阴交；夏季瘙痒加水道、尺泽。

操作 ①毫针刺：浅刺为宜；②结合三棱针及拔罐法：膈俞、血海、曲池可点刺出血，膈俞可加拔罐法。

推荐处方2（局限性瘙痒）

治法 活血散风，润燥止痒。

穴方 阿是穴。前阴部瘙痒加曲骨、蠡沟、太冲；肛周瘙痒加长强、委中、通谷；小腿部瘙痒加承山、丰隆、三阴交；头皮瘙痒加百会、上星；躯干部等处的局部性瘙痒加局部经穴。

操作 ①毫针刺：浅刺为宜。局部阿是穴围刺，亦可用细毫针在瘙痒局部行轻柔的点刺法；②皮肤针、拔罐法结合毫针刺：局部阿是穴（除阴部、肛周）用皮肤针叩刺，少量出血，可加拔火罐。

推荐处方3

依据皮肤的神经支配规律选穴方 头颈部皮肤感觉由脊髓颈$_{2\sim3}$节段后支的皮质支配，头颈部瘙痒可选颈2～3夹脊穴、列缺、后溪；面部感觉由三叉神经感觉根支配，因此面部瘙痒选攒竹（眶上神经出颅处）、颧髎（眶下神经出颅处）、夹承浆（颏神经出颅处）、合谷；脊髓上肢皮肤感觉由脊神经颈$_5$～胸$_2$节段后支的皮支支配，上肢部瘙痒选局部阿是穴、颈夹脊$_4$及胸$_2$以上夹脊、曲池、合谷；下肢皮肤感觉由脊神经腰$_2$～骶$_2$节段后支的皮质支配，下肢部瘙痒可选胸10以下及腰夹脊、上髎、次髎、委中、阴陵泉、三阴交；会阴部皮肤感觉由脊髓骶$_{3-5}$节段后支的皮支支配，因此，会阴部瘙痒选腰夹脊、中髎、下髎、蠡沟、血海、太冲。

推荐处方4

穴位注射方　膈俞、肺俞、风门、曲池、血海。用当归注射液或丹参注射液进行穴位注射，每穴1～3ml。适用于顽固性瘙痒。

推荐处方5

刺络拔罐方　局部阿是穴、膈俞、肺俞、风门。用皮肤针叩刺，加拔火罐。适宜于局限性瘙痒症（除阴部、肛周）。

（三）按语

（1）针灸以治疗非器质性病变所出现的瘙痒症为主，对于因器质性病变或系统性疾病所导致的继发性瘙痒症，应以治疗原发病为主，针灸只作为辅助治疗缓解瘙痒症状。

（2）避免过度搔抓，以防皮损而继发感染。忌食辛辣刺激性食物及浓茶、烟、酒。宜多吃新鲜蔬菜、水果。

第四节　色素障碍性皮肤病症

一、黄褐斑

黄褐斑是由于皮肤色素沉着而在面部呈现局限性褐色斑的皮肤病,因常呈对称性片状、蝴蝶状分布,又称为蝴蝶斑,好发于中青年女性。西医学认为本病发生与内分泌失调、紫外线照射、化妆品应用、妊娠、过度疲劳、种族及遗传等多种因素有关,尤其是雌激素、孕激素在体内增多,刺激黑色素细胞分泌黑色素和促进黑色素沉着堆积可能是主要原因。妊娠引起者称"妊娠斑",分娩后可消失。黄褐斑在一些慢性疾病特别是妇科病(如月经失调、痛经、子宫附件炎、不孕症等)、肝病、慢性酒精中毒、甲亢、结核病以及内脏肿瘤的患者中也常发生,其中因肝病引起者称为"肝斑";此外,氯丙嗪、苯妥英钠及口服避孕药等也可诱发黄褐斑。

中医学称为黧黑斑,认为情志不畅,肝郁气滞;冲任不调,肝肾亏虚,阴虚内热,或久病气血亏虚,营卫失和,面失所养;或饮食不节,忧思过度,损伤脾胃,脾虚湿困,痰瘀互结均可导致本病。本病的发生与肝、脾、肾三脏关系密切,气血不能上荣于面部为主要病机。

（一）辨病

面部色斑呈黄褐色、淡褐色或咖啡色,好发于两颧、额及鼻部,常呈对称性片状、蝴蝶状分布,边界清楚,受紫外线照射后颜色可加深,常在夏季加重,秋冬季减轻。好发于中年已婚女性,偶有男性患者。皮损局部无不适症状,病程不定,可持续数月或数年。

（二）治疗

推荐处方 1

治法　调和气血,化瘀消斑。

穴方　阿是穴、颧髎、膈俞、肝俞、合谷、三阴交。

操作　①毫针刺:皮损局部用细毫针浅刺,色素沉着较重之处可围刺,或用毫针点刺出血。余穴常规毫针刺;②结合三棱针及拔罐法:在上述毫针刺基础上,膈俞可行刺络拔罐法,出血 3～5ml;面部用小火罐行闪罐法,以面部色斑沉着处潮红为度。

推荐处方 2

耳穴方　面颊、内分泌、肺、肝、脾、肾。毫针刺或王不留行籽贴压法。

推荐处方 3

皮肤针方　黄褐斑局部。用皮肤针轻轻叩刺,以局部皮肤潮红为度,每周 1～2 次。

（三）按语

（1）针灸治疗黄褐斑有一定的效果,但需较长疗程。

（2）诱发黄褐斑的因素较多,因此,要注意戒除诱发病因,如由药物或化妆品所致者,应立即停用。治疗期间应减少紫外线照射。

二、雀斑

雀斑是好发于曝光部位主要是面部的一种孤立散在的棕褐色小斑点,无自觉症状。目前认为可能是常染色体显性遗传病,具有一定的遗传倾向,也可隔代遗传。通常在 5 岁以后出现,随年龄增长而数目增多,女性由于雌激素的原因,长雀斑的人数也比男性多。日晒后加重,夏重冬轻。一般来说雀斑大多出现于皮肤较白的脸上。每逢夏季日晒增多时,雀斑色泽加深,对美容影响较大。冬季虽然雀斑颜色浅些,但不会完全消失。据观察,雀斑较多的人色素痣发生率也较高。

中医学亦称雀斑,以面部状若芝麻散在如雀卵之色而定名,又名"面皯（黑皯）",首见于《诸病源候论》,书中云:"人面皮上,或有如鸟麻,或如雀卵上之色是也。此由风邪客于皮肤,痰饮渍于脏腑,故生皯（黑皯）。"因此,中医认为本病的发生多因素禀肾水不足之体,不能荣华于上,火滞结而为斑,多自幼发病,又伴有家庭病史;卫气失固,触犯风邪,则外风易袭人皮毛腠理之间,血气与风邪相搏,不能荣润肌肤,则生雀斑;或由素禀血热内蕴之体,或七情郁结、心绪烦扰,多食辛辣炙博之品而致血热,再外受风邪,与血热搏于肌肤,则发为雀斑。

（一）辨病

好发于女性,自幼出现,随年龄增长而逐渐增多,青春期达高峰;发病部位以面部鼻梁、颧及颊部多见,也可见于颈、手背及肩部等暴露部位;皮肤损害呈黄褐色色素斑,圆形、卵圆形或不规则形,针头至绿豆大小,直径一般不超过 0.5 厘米,黄褐色、暗褐色、浅黑色斑点,界限清楚,对称分布,数目多少不定,少则数十个,多则百余个,散在或密集,病程缓慢;常对称分布。受紫外线照射后颜色加深,春夏季加重,冬季减轻。组织病理皮损部位黑素细胞胞体大,树枝状突起增长,在基底细胞内黑素颗粒数量增多。

（二）治疗

推荐处方1

治法 活血祛斑。

穴方 局部阿是穴。

操作 视雀斑点的色素深浅、斑点大小,分别选用粗、中、细三种型号的平头火针。一般大雀斑用粗号平头火针,小雀斑用细号平头火针,余用中号平头火针。针刺前,先用麻沸散或其他表皮局麻药物,进行病损部的局部麻醉。然后将针在酒精灯上烧红,对准雀斑速刺,斑点即成灰白色结痂。火针温度要根据年龄大小、皮肤坚嫩灵活掌握。儿童雀斑治疗温度要略低于成年人,而治疗老年性高出皮肤的深色雀斑的温度又要高于中青年。针刺力度,色深力度宜大,点刺速度宜慢;色浅力度宜小,点刺速度宜快。

雀斑病情分轻、中、重三种。轻者色浅较分散,如芝麻粒大,一般治疗1次即可;中度者斑有黄、黑、褐等色,集聚于鼻部,面部密度不大,须治2～3次;重度雀斑,斑点大小不一,几乎盖满正常皮肤,可行分次(即多次)分批(即先刺大的,继刺中小的斑点)治疗。凡经火针治疗者,嘱于结痂脱落后20～30天再行复查,对个别遗留者再做治疗。

注意事项 本法为常用有效之法,如有条件,可作为首选之法。治疗结痂约过两周后脱落。脱落后一周内皮肤可能呈淡红色,但一周后即可转为正常,不留任何良遗迹。

火针治疗,患处或出现水泡,或结以皮痂,应加以保护,让其自行脱落。洗脸时注意勿被毛巾擦掉,更不能用指甲搔挖,以免遗留疤痕。著者在治疗实践中发现,部份患者在病灶部留有浅迹,多与手抓皮痂有关。这一点务必告诉患者。另外,个别患者脱痂后,局部有较明显的色素沉着,一般在1～3个月左右即会自行消失。火针治疗后,有少数患者在半年内可出现症状复发,再予治疗仍能获效。

推荐处方2

治法 活血祛斑。

穴方 迎香、印堂、神庭、巨髎、合谷、足三里、三阴交。

操作 以1.5寸28～30号毫针在面部穴位进针,针体与皮肤呈30度角刺入,得气后施平补平泻手法,然后接通电针仪,用疏密波,频率18～22次/分,电量以患者感舒适为度,可逐渐递增,每次治疗30分钟,隔日1次,10次为一疗程,疗程间隔3～7天。

（三）按语

（1）本病对健康无影响,只是影响容颜。目前尚缺乏确切有效的根治办法,雀斑的病损的部位位于表皮,一旦面部长出雀斑,通常很难自动消退。西医目前的治疗基本方案为避免日晒,外涂遮光剂,外用脱色剂,可选用脉冲激光等治疗,但不能防止复发。因此,本病的各种治疗方法只是对症治疗,减轻色素斑。一般是暂时消除或减弱雀斑的颜色,需要数周或数月的时间,大多只能维持一定的时间。另外,药物点涂(药物腐蚀),化学剥脱,高频电以及普通的二氧化碳激光等治疗,有一定疗效,但操作不当容易留下疤痕。

(2)从目前的研究报道看,在雀斑局部用火针、热针、电针进行破坏性治疗是取得疗效的主要方法,因此,在治疗中为取得较好疗效要注意选择上述合适的刺法,要以局部治疗为主,整体治疗为辅。由于雀斑的斑点较浅,只要轻轻地针刺灼烧表皮就可破坏表皮基底层的黑色素细胞,从而起到治疗作用。

三、白癜风

白癜风是一种后天性色素脱失性皮肤黏膜疾病,病因不明,一般认为可能与遗传、神经精神、免疫及内分泌代谢有关,是这些因素使自身黑色素细胞破坏,从而导致皮肤色素局限性脱失。本病一般夏季发展较快,而冬季常减慢发展或停止蔓延。此外,感情创伤、日晒、化妆品过敏、其他疾病以及妊娠等均可能使本病加重。

本病中医称白驳风,以皮肤变白,形状不一,并不痒痛为特征的皮肤病。中医理论认为本病由气血失和、脉络瘀阻所致。情志内伤,肝气郁结,气机不畅,复感风邪,搏于肌肤;素体肝肾虚弱,或亡精失血,外邪侵入,郁于肌肤;跌打损伤,络脉瘀阻,毛窍闭阻,肌肤失养等,产生白斑。

(一)辨病

皮损颜色变白,或斑或点,形状不一,无痛痒;可发生在身体各处,以四肢、头面多见;多见于情志内伤青年。组织病理检查示表皮明显缺少黑素细胞及黑素颗粒,基底层往往完全缺乏多巴染色阳性的黑素细胞。白癜风分为二型、二类、二期。

1.二型

(1)寻常型:①局限性,单发或多片白斑,局限于某一部位;②散在性,散在、多发白斑,常呈对称分布;③泛发性,多由散在性发展儿而来,白斑多相互融合成不规则大片,有时仅残留小片岛屿状正常肤色;④肢端性,白斑初发于人体的肢端,而且主要分布在这些部位。

(2)节段型:白斑为1片或数片,沿某一皮神经节段支配的皮肤区域走向分布,一般为单侧。

2.二类

①完全性白斑:白斑为纯白或瓷白色,白斑中没有色素再生现象,白斑组织内黑色素细胞消失或功能完全丧失,对二羟苯丙氨酸(多巴)反应阴性;②不完全白斑:白斑脱色不完全,白斑中可见色素点,白斑组织内黑色素细胞数目减少或功能损伤,对二羟苯丙氨酸(多巴)反应阳性。

3.二期

①进展期:白斑增多,原有白斑逐渐向正常皮肤移行、扩大,境界模糊不清,易发同形反应;②稳定期:白斑停止发展,境界清楚,白斑边缘色素加深,没有新的白斑出现。

（二）治疗

推荐处方 1

治法 活血通络,疏风清热。

穴方 阿是穴。

操作 阿是穴围刺用泻法,或梅花针叩刺加拔火罐,寒凝肌表用隔物灸。

推荐处方 2

治法 养血活血。

穴方 阿是穴、曲池、风池、血海。

操作 阿是穴进行围刺,用泻法,或用梅花针叩刺加拔罐。

（三）按语

（1）目前尚无特效的治疗方法,早期治疗,疗程至少要 3 个月。本病病程迁延,往往终身不愈。针灸对缓解症状有一定疗效。总体而言,其自然病程通常表现为缓慢和进行性,但对个体而言,病程常无法预测。据大多数临床资料显示,病程最短者为数周,最长者可达 70 余年。在疾病进程中,可因曝晒、精神创伤、急性疾病或手术等严重的应激状态而迅速扩散。在极个别情况下,白癜风快速进展,在数天或数周内形成广泛脱色,称为暴发性白癜风。疾病的发展可以是原有皮损的扩大融合,也可出现新的皮损。有些资料表明,白癜风患者有 70% 左右处于疾病的进展期,也就是说多数患者病情处于活动期。另一方面,白癜风也可缓慢进展或间歇性发展,或可长期稳定不变,还有一部分先在患部出现一些色素沉着的斑点,以后这些斑点逐渐增多和扩大,从而缓慢恢复正常肤色。但是完全自愈恢复正常者较少,亦有不少愈后复发者。

（2）一般而言,非节段型白癜风倾向于终身发展,故其预后较节段型更差。国外有学者研究了白癜风的始发部位与疾病发展的关系,并借此对疾病的预后进行预测。其结果显示:以手为始发部位的患者,皮损易发展至面部;以后背、手或足为始发部位者,白癜风易发展到其他部位;始发部位为面、上肢或下肢者,白癜风不易进展;皮损单纯出现在面部的进展率最低。

知│识│链│接

白癜风的同形反应

所谓同形反应是指正常皮肤在受到非特异性损伤(如创伤、抓伤、手术切口、日晒、接种或有些皮肤病等)后,可诱发与已存在的某一皮肤病相同的皮肤变化(皮损)。同形反应的机制可能属于自身免疫现象,由于外伤以及皮肤炎症等刺激,引起表皮和真皮的某种破坏而产生了自身抗原,使得体内发生一系列免疫学反应,从而产生了皮肤的病理变化。白癜风的同形反应多发生于疾病的进展期,其发生的时间可长可短,短者可发生在损伤后 10~20 天,长者可达数月或数年。还有一部分患者一开始发病就是以同形反应的形式出现的。

　　白癜风的同形反应试验:在患者肩部三角肌区正常色素皮肤处,酒精常规消毒后,以消毒种痘针划痕呈井字形,大小为 1 厘米,1 个月以后检查划痕处,色素脱失为阳性,无色素变化为阴性。根据实验结果可作如下判断:同形反应阴性者,皮损多为稳定型,对光化学疗法效果好;同形反应阳性者,皮损多为扩展型,对光化学疗法反应较差,而应用糖皮质激素治疗效果较佳。观察白癜风的同形反应对预测病情变化、预后有重要意义。

第五节　荨麻疹与湿疹

一、荨麻疹

荨麻疹是一种皮肤出现红色或苍白色风团、时隐时现的瘙痒性皮肤病,俗称"风疹块"、"风团疙瘩",任何年龄均可发病。西医学认为本病是皮肤、黏膜的一种过敏性疾病,是致敏后皮肤、黏膜的小血管反应性扩张及渗透性增加而产生的一种局限性水肿反应。

本病相当于中医学的瘾疹,认为由先天禀赋不耐,表卫不固,腠理开泄,风寒、风热之邪乘虚侵袭,遏于肌肤,营卫失调所致;或因饮食不节,胃肠积热,复感风邪,郁于肌表而发为疹块。此外,情志内伤、冲任不调、肝肾不足,血虚生风化燥,阻于肌肤,以及对食物等过敏也常导致本病。

（一）辨病

以皮肤出现风团疙瘩,大小不等,形状不一,高出皮肤,边界清楚,瘙痒等为主症。临床分为三种类型。

1. 急性荨麻疹

皮疹持续时间一般不超过 24 小时,但新皮疹可此起彼伏,不断发生。起病急,皮肤突然瘙痒,随之出现大小不等的红色或淡红色风团,孤立或融合成片,皮损局部皮肤凹凸不平,呈橘皮样外观;皮损骤起骤停,反复发生,消后不留痕迹。病情严重者可伴有心慌、烦躁,甚至血压降低等过敏性休克症状;胃肠道黏膜受累时可出现恶心、呕吐、腹痛、腹泻等;呼吸道黏膜受累时可出现呼吸困难,甚至窒息。一般可在数日内痊愈。

2. 慢性荨麻疹

皮损反复发作超过 6 周以上者。患者全身症状一般较轻,风团时多时少,反复发生,常达数月或数年之久,偶可急性发作,表现类似急性荨麻疹。

3. 特殊类型

包括皮肤划痕症、寒冷性荨麻疹、胆碱能性荨麻疹、日光性荨麻疹、压力性荨麻疹。

（二）治疗

推荐处方1

治法 疏风止痒,养血和营。

穴方 肺俞、风池、膈俞、曲池、合谷、血海。皮疹发于上半身加内关、商阳;发于下半身加风市、足三里;皮肤瘙痒甚者加神庭、神门;恶心呕吐加中脘、内关;呼吸困难加气舍、天突。

操作 ①毫针刺:浅刺为宜,常规操作。急性瘾疹治疗可每日1~2次,慢性者可隔日1次;②结合刺络拔罐及灸法:肺俞、膈俞,可点刺出血;或刺络后可加拔火罐,出血1~3ml;风寒束表证,风门可温针灸或隔姜灸。

推荐处方2

毫针刺治疗方 以风市、风池、大椎、大肠俞为主穴,皮疹发于上肢者加曲池、内关,发于下肢者加血海、足三里。毫针刺法,浅刺为宜。

推荐处方3

皮肤针方 风池、血海、曲池、风市、颈至骶夹脊。用梅花针重叩至皮肤隐隐出血为度。

推荐处方3

拔罐方 神阙。先闪罐3次,然后留罐5分钟左右,至局部充血。

推荐处方4

穴位埋线方 大椎、肺俞、膈俞、曲池、血海、三阴交。每次在背部、肢体部各选1~2个穴,常规消毒后,用可吸收性外科缝线进行穴位内埋藏。每2~4周埋线1次。

（三）按语

（1）针灸治疗急性荨麻疹效果较好,对于反复发作的慢性荨麻疹应积极查找发病原因,进行针对性治疗。对于伴有急性呼吸困难或过敏性休克等重症患者应中西医配合积极抢救。

（2）本病发作期间忌食鱼虾、蟹贝等食物。

（3）西医学的风疹是由风疹病毒引起的一种常见的急性传染病,以发热,全身皮疹为特征,常伴有耳后、枕部淋巴结肿大。应注意与本病所称的"风疹块"概念区别。

二、湿疹

湿疹是以皮损对称分布,多形损害,剧烈瘙痒,有渗出倾向,常反复发作为特征的皮肤病。病因目前尚不清楚,一般认为是一种由多种内、外因素引起的真皮浅层及表皮炎症。内因可能与慢性感染病灶、内分泌及代谢改变、血液循环障碍、精神神经因素、遗传等因素有关;而外因如食物(鱼、虾等)、吸入物(花粉、尘螨等)、生活环境(日光、炎热、干燥等)、动物皮毛等可诱发和加重本病。临床上急性期皮损以丘疱疹为主,有渗出倾向;慢性期以苔藓样变为主,病情易反复发作。

中医学称为湿疮,认为是由内外因素合而为患,内因主要是先天禀赋不足,外因为风湿热邪侵袭肌肤,郁于腠理而发。急性者以湿热之邪与风邪相搏于肌肤为主;慢性者反复发作,迁延日久,多为湿热之邪耗伤阴血,血虚生风化燥,使肌肤失于濡养。中医临床又根据患病部位不同而冠以不同病名,如发于头面部者称面游风;发于耳后者称旋耳疮;发于四肢肘膝关节屈曲部位者称四弯风;发于阴囊部者称肾囊风;发于脐部者称为脐疮;婴幼儿发生在面部者称为奶癣。根据皮损的表现不同,如浸淫全身、滋水较多者称为浸淫疮;以丘疹为主者称为血风疮或粟疮。

（一）辨病

根据临床症状和发病缓急可分为急性湿疹、亚急性湿疹和慢性湿疹三型。急性湿疹常好发于面部、耳后、手足、前臂、小腿等外露部位;慢性湿疹除发生在手足、小腿等部位外,还常好发于肘窝、膝弯、股部、外阴、肛门、乳房等部位。

(1)急性湿疹:起病急,皮损呈多形性。初起常在红斑的基础上出现粟粒大小的丘疹、丘疱疹或水疱,水疱破溃后出现点状糜烂、渗出,皮损常融合成片并向周围蔓延,边界不清,伴剧烈瘙痒。

(2)亚急性湿疹:皮肤红肿、渗出等急性炎症减轻,水疱、糜烂逐渐好转,渗出减少,皮损呈黯红色,可有少许鳞屑及轻度浸润,同时伴剧烈瘙痒。

(3)慢性湿疹:常由急性或亚急性湿疹迁延不愈而成,少数发病即为慢性起病。患部皮肤黯红色斑上少量丘疹、抓痕、鳞屑,局部皮肤肥厚、粗糙、皲裂及苔藓样变,伴不同程度瘙痒。

（二）治疗

推荐处方1

治法　清热化湿,祛风止痒。

穴方　阿是穴、曲池、风市、血海、阴陵泉。阴囊湿疹加箕门、曲泉、蠡沟;肛门湿疹加长强、承山;肘、腘窝湿疹加尺泽、委中;面部湿疹加风池、颧髎。

操作　①毫针刺:浅刺为宜,常规操作。皮损局部采用围刺法,即向皮损中心平刺;②结合皮肤针法:皮损局部可单行皮肤针叩刺,亦可在毫针围刺基础上行皮肤针叩刺。急性湿疹宜轻叩刺,若急性湿疹局部渗液、糜烂较重者,只轻叩皮损周围;慢性湿疹皮损以增厚、苔藓样变为主,皮肤针宜重度叩刺出血(2～3次/周),可加拔火罐,出血1～3ml。

推荐处方2

三棱针方　尺泽、委中。消毒后以三棱针点刺出血少许,隔日1次。

推荐处方3

皮肤针方 背部夹脊穴、膀胱经第一侧线（大杼至白环俞）。皮肤针叩刺，以局部潮红为度。

（三）按语

（1）针灸治疗本病有一定的疗效，能较好地缓解症状。慢性湿疹病情迁延，易反复发作，难以根治，治疗应有足够的疗程。

（2）应注意皮损部位的清洁、干燥，尽量减少搔抓，防止继发感染。局部忌用热水烫洗，或用肥皂等刺激物洗涤，避免外界刺激。饮食宜清淡，忌食鱼、虾等过敏性食物；加强体育锻炼，增强抗病能力。

第六节　皮肤附属器病症

一、寻常痤疮

痤疮是一种累及毛囊与皮脂腺的慢性炎症,好发于颜面部,亦可发生在前胸及背部,可呈现为粉刺、丘疹、结节或囊肿等多种临床表现,常伴有皮脂溢出,青春期过后,大部分自然痊愈或减轻。本病具有一定的损容性,各年龄段人群均可患病,但以青少年发病率最高。中医学称之为"皶"、"痤",认为本病发生与风热、湿热及痰瘀密切相关,主要涉及肺、脾、胃等脏腑。素体阳热偏盛,肺经蕴热,复受风邪,熏蒸面部;或恣食膏粱厚味、辛辣之品,助湿化热,肠胃蕴热;或脾虚湿浊内停,郁久化热,热灼津液成痰;上述病因使肌肤毛窍阻滞,导致肌肤疏泄失常发为痤疮。如《内经》云:"寒薄为皶,郁乃痤"。另外,冲任失调,以及化妆品等引起肌肤毛窍疏泄失常,也常是导致本病的因素。

本病以寻常痤疮多见,西医学认为其主要与雄激素、皮脂分泌增加、毛囊皮脂腺开口处过度角化和痤疮内丙酸杆菌感染等四大因素相关,部分患者还与遗传、免疫和内分泌障碍等因素有关。青春期后体内雄激素增加,或雄、雌激素水平失衡,使皮脂腺增大及皮脂分泌增加,为毛囊内寄生菌的生长提供物质基础,导致毛囊皮脂腺开口处受阻,排泄不畅,皮脂、角质团块等淤积于毛囊口即形成粉刺;同时使局部产生炎症反应,出现从炎性丘疹到囊肿的一系列临床表现。月经前痤疮是指女性在经前发生痤疮或痤疮加重,主要与月经来潮前女性体内雌激素水平下降,雄激素水平相对增高有关。另外,尚有许多特殊类型的痤疮,如聚合性痤疮、暴发性痤疮、婴儿痤疮、药物性痤疮、化妆品痤疮等。本节主要介绍寻常痤疮、月经前痤疮,其他类型痤疮可参照本节治疗。

(一)辨病

1.辨病

(1)寻常痤疮:①好发于面部、胸、背部,15~30岁的青少年为多发人群;②皮损初起为与毛囊一致的圆锥形丘疹粉刺,分为开放性的黑头粉刺和闭合性的白头粉刺,同时伴有炎症损害,如炎性丘疹、脓疱、结节、囊肿等;③一般局部无自觉症状,少部分患者可有轻微痒、痛,病情时轻时重,呈慢性经过,可遗留色素沉着、瘢痕。

(2)月经期痤疮:是痤疮的一种特殊类型,发生于女性,以痤疮的发生或加重与月经周期密切相关为特点。

2. 辨经

根据痤疮发生部位进行归经,发生于面部属手足阳明经,背部属足太阳经及督脉,胸部属手太阴、足阳明经及任脉。

(二)治疗

推荐处方 1

治法　清泻肺胃,活血散结。

穴方　阿是穴、四白、颧髎、肺俞、大椎、曲池、内庭。脘腹胀满加中脘、天枢;便秘加天枢、支沟。另外,可根据痤疮发生的具体部位,选局部经穴及循经远端选穴。

操作　阿是穴可在皮损明显的局部选择,也可在肩背部选择阳性反应点。①毫针刺:面部穴位毫针浅刺、围刺,余穴常规针刺,泻法或平补平泻法;②结合三棱针法:肩背部阳性反应点、肺俞、大椎,用三棱针点刺后加拔火罐,每罐出血 3～5ml。

推荐处方 2

火针方　痤疮结节或囊肿顶部中央、基底部及肺俞、脾俞。速刺速出,皮损较大者,可连续点刺;囊肿者用棉签轻轻挤出囊内物,碘酒或酒精消毒,每周 1～2 次。适用于结节、囊肿性痤疮。

推荐处方 3

皮肤针方　大椎、肺俞、膈俞。梅花针叩刺,中等刺激,以局部潮红微微渗血为度,可加拔罐,出血量为 1～3ml,2 天 1 次。

(三)按语

(1)针灸治疗本病效果较好。患者应注意皮肤清洁,经常用温水、硫磺皂洗面,皮脂较多时可每日洗 2～4 次,严禁用手挤压皮疹粉刺,以免引起炎症扩散,尤其是危险三角区的痤疮。

(2)宜清淡饮食,治疗期间不用油腻或油性较重护肤品,不可滥用化妆品,尤其是粉质的化妆品容易堵塞毛孔,造成皮脂淤积。

知|识|链|接

痤疮的程度分级

临床根据皮损性质和严重程度将痤疮分为 4 级三度。

Ⅰ级(轻度):散发或多发的黑头粉刺,可伴散在分布的炎性丘疹。

Ⅱ级(中度):Ⅰ度+炎症性皮损数目增多,出现浅在性脓疱,但局限于颜面。

Ⅲ级(重度):Ⅱ度+深在性脓疱,分布于颜面、颈部和胸背部。

Ⅳ级(重度~集簇性):Ⅲ度+结节、囊肿、伴瘢痕形成,发生于上半身。

二、斑秃

斑秃中医学称"油风",俗称鬼剃头,是一种突然发生的头部局限性脱发,严重者头发可全部脱落,甚至累及眉毛、胡须、腋毛、阴毛等。一般无自觉症状,多在无意中发现,常在过度劳累、睡眠不足、精神紧张或受刺激后发生。中医学认为"发为血之余",由于肝肾不足或脾胃虚弱,营血不能荣养皮毛,以致毛孔开张,风邪乘虚袭入,风盛血燥;或肝气郁结,气机不畅,以致气滞血瘀,发失所养而成。

目前西医学对该病发病机制的认识尚不明确,一般认为与情绪应激、内分泌失调、自身免疫及遗传等多因素有关,约25%的患者可有家族史。本病可发生于任何年龄,但以青壮年多见。临床按病期可分为进展期、静止期及恢复期。本病病程可持续数月至数年,毛发多数能再生,但也可复发,脱发越广泛,复发机会越多而再生机会越少。头皮边缘部位(尤其是枕部)毛发再生较难。斑秃继续发展出现头发全脱称为全秃,严重者出现眉毛、胡须等毛发全脱者称为普秃。

(一)辨病

头发突然间成片脱落,呈圆形、椭圆形或不规则形,边界清楚,直径可达1~10cm大小,数目不等,患处皮肤光滑、无炎症、无鳞屑、无瘢痕。少数患者可出现全秃,甚至其他部位体毛也脱落。进展期脱发区边缘头发松动,易于拔出(轻拉试验阳性),如损害继续扩大,掉发数目增多,可互相融合成不规则的斑片;静止期时脱发区边缘的头发不再松动,大部分患者在脱发静止3~4个月后进入恢复期;恢复期则有新毛发长出,最初出现细软色浅的绒毛,逐渐增粗,颜色变深,最后完全恢复正常。

(二)治疗

推荐处方1

治法 活血通络,化瘀生发。

穴方 阿是穴、百会、风池、膈俞、神门。

操作 ①毫针刺:阿是穴在斑秃局部取穴,用短毫针围刺,或点刺整个区域,微微出血。余穴常规毫针刺;②皮肤针、灸法结合毫针刺:斑秃局部用梅花针叩刺,从脱发边缘呈螺旋状向中心区叩刺,使之潮红或微出血;之后用艾条温和灸5~10分钟;余穴毫针刺常规操作。

推荐处方 2

毫针治疗方 主穴选百会、头维、生发穴（风池与风府连线中点），配翳明、上星、太阳、风池、鱼腰透丝竹空。常规毫针刺法。

推荐处方 3

皮肤针方 斑秃局部、头皮部足太阳膀胱经。用梅花针叩刺，使局部皮肤微出血，每天或隔日 1 次。

推荐处方 4

皮肤针结合局部外擦药及灸法等综合治疗方 斑秃局部、夹脊穴或背俞穴。斑秃局部用梅花针叩刺后，局部外擦斑蝥酊剂（或旱莲草酊剂，或生姜片外擦）；或加艾条温和灸 5～10 分钟。夹脊穴或背俞穴叩刺宽度为 5～10cm，中度叩刺至局部皮肤微出血，隔日 1 次。

（三）按语

（1）斑秃绝大多数患者预后良好，可在 6～12 个月内自然恢复。全秃、普秃病程可迁延，且发病年龄越小，恢复的可能性也越小。对于秃发范围广的患者，治疗期间宜戴假发以减轻心理负担，有利于疾病的恢复。

（2）针灸治疗本病有较好的效果，可促进局部皮肤充血，改善斑秃局部血液循环，促进毛发生长。一般经过治疗 2～3 个月，可有毛发新生。

（3）患者不宜用碱性强的洗发液洗头；应向患者解释病程及预后，使其减轻顾虑，保持心情舒畅及乐观情绪。

三、多汗症

多汗症是指正常生活环境下患者局部或全身皮肤自发性异常出汗，属于中医学的汗证范畴。中医理论认为，汗液由机体津液化生，与血液有密切关系，所谓血汗同源。汗证的病因主要包括病后体虚、情志不调和嗜食辛辣等。病后体虚，肺卫不固，肌表疏松，腠理开泄，或表虚卫弱，复加微受风邪，营卫不和，卫外失司，汗液外泄；思虑烦劳过度，损伤心脾，血不养心，心不敛营，汗液外泄；或因耗伤阴精，阴虚火旺，扰动阴津，不能自藏而外泄；或忿郁恼怒，肝郁化火，逼津外泄；饮食不节，或素体湿热偏盛，邪热内生，熏蒸津液而外泄。总之，汗证的病机可归纳为各种内外因素导致的卫表不固，或心不敛营，津液自泄；虚火内生，或邪热郁蒸，逼津外泄。临床可分为自汗和盗汗两大类。汗症虚多实少，自汗多属阳虚气虚；盗汗多属阴虚血虚。实证者，多由肝火或湿热郁蒸所致。自汗、盗汗作为症状既可单独出现，也可伴随在其他疾病中出现。若因体质因素，平时易于出汗，而不伴有其他临床症状者，不做病态论。

西医学认为,汗腺受交感神经节后纤维的支配,任何因素导致交感神经兴奋性增强,乙酰胆碱分泌量增多,加强了汗腺的兴奋,均可导致多汗发生;由于汗腺神经紧张度增加,使它对正常强度的神经性和非神经性刺激的出汗反应增强。服用大剂量糖皮质激素时也常出现多汗。主要与精神因素、偏瘫或脑震荡等引起自主神经损伤或功能紊乱,以及内分泌功能失调(如甲亢、糖尿病)等引起,有时可为某些疾病的伴发症状。多汗症可分为原发性和继发性,前者病因不明,多与精神心理因素有关;后者与神经系统器质性病变有关。此外,部分全身系统疾病如甲状腺功能亢进、结核病、围绝经期综合征可出现多汗,某些遗传病也可出现多汗症。

(一)辨病

以正常环境下,患者并无过度运动,汗出异常增多为主症者,可诊断为多汗症。若白昼时时汗出,动辄益甚为自汗;以寐中汗出,醒来自止者为盗汗。临床应分清原发性与继发性,并辨明病因。另外,也应分清是局限型还是泛发性多汗。

1. 分清原发与继发性

(1)原发性多汗症:为自主神经中枢调节障碍所致,也可能与遗传有关。常自少年期开始,平时手心、足心、腋窝及面部对称性多汗,如在情绪激动、温度升高或活动后出汗量比正常明显增多,常见大汗淋漓,可湿透衣裤。

(2)继发性多汗症:①某些神经系统疾病:间脑病变引起偏身多汗,脊髓病变引起节段性多汗,多发性神经炎恢复期出现相应部位多汗,颈交感神经节炎症或肿瘤压迫出现同侧面部多汗;面神经麻痹恢复期可出现一侧面部多汗,同时有流泪、颞部发红,称为鳄鱼泪征和耳颞综合征,系面神经中自主神经纤维变性再生错乱所致;②感染性疾病或慢性消耗性疾病:肺结核、骨结核、风湿热、癌症或部分慢性病及其恢复期等可出现多汗;③某些内分泌疾病或紊乱:围绝经期综合征、甲亢、肢端肥大症等可出现多汗。

2. 局限型与泛发型

(1)局限型多汗:男女均可发生。多见于掌跖、腋下、腹股沟、会阴部,其次为前额、鼻尖和胸部,其中以掌跖最为常见,无明显季节区别。初发于儿童或青春期,一般持续数年,止25岁以后自然减轻。患者常伴末梢血液循环功能障碍,如手足皮肤湿冷、青紫或苍白、易患冻疮等。

(2)泛发型多汗:主要由于其他疾病引起的全身广泛性多汗。

(二)治疗

推荐处方1

治法 调和营卫,固表止汗。

穴方 合谷、复溜、夹脊。邪热明显者,加大椎、少商、耳尖;间脑病变引起偏身多汗加风池、天柱、曲池、外关、足三里、三阴交;脊髓病变引起节段性多汗加病变部位的夹脊穴,

并根据受累的部位及相关症状进行循经配穴;多发性神经炎引起的多汗加曲池、外关、内关、八邪、足三里、三阴交、悬钟、太冲、八风;颈交感神经节病变或引起的一侧面部多汗加颈夹脊、阳白、颧髎、颊车;面神经麻痹出现一侧面部多汗、流泪、颧红加阳白、承泣、颧髎、翳风、颊车、地仓;结核病汗多加膏肓、肾俞、肺俞、太渊;慢性消耗性疾病或病后恢复期加脾俞、足三里、关元、气海;围绝经期综合征汗多加心俞、肾俞、肝俞、三阴交;甲亢多汗加廉泉、天突、人迎、心俞、肝俞、太冲;自汗加肾俞、命门、大椎;盗汗加太溪、三阴交、关元。

操作 ①毫针刺:先泻合谷后补复溜;夹脊穴向脊柱方向斜刺;②结合电针、灸法、拔罐及三棱针法:合谷、复溜,夹脊穴可加电针,疏密波交替;自汗较重者,夹脊加灸法,或加拔罐,以走罐法为佳;邪热郁蒸者,大椎、少商、耳尖可点刺出血,大椎可加拔罐,出血3~5ml。

推荐处方2

拔罐方 背部膀胱经、夹脊。进行走罐法,以背腰部皮肤出现潮红为度。

(三)按语

(1)针灸治疗多汗症有较好的效果,尤其对于功能性的自汗、盗汗效果更优,对于继发性的多汗症也有良好的止汗作用,但要同时积极治疗原发病。

(2)味觉性局部型多汗为继发性多汗,多为反射性多汗,即当摄入过热或过于辛辣的食物时,出现额、鼻、颞部多汗,与延髓发汗中枢有关,此种多汗可通过调节饮食即可。

第七节 鸡 眼

鸡眼是长期摩擦和挤压引起的圆锥形角质增生性皮肤损害,常发生于足部(亦偶见于手部),其根陷肉里,顶起硬结,形似鸡眼的皮肤病。

中医学认为,本病由于足部或手部长期摩擦和挤压,导致局部气血运行不畅,肌肤失养而致。

(一)辨病

(1)好发于年轻人,多见于足跖前中部、小趾外侧或拇趾内侧缘,也见于趾背及足跟,以足底、趾间等多见,偶见于手部,经过缓慢。

(2)为嵌入皮内的圆锥形角质栓,一般如黄豆大小或更大,表面光滑与皮面平或稍隆起,境界清楚,呈淡黄色或深黄色,半透明。尖端呈楔状,嵌入真皮,外周有一圈透明的淡黄色环,状如鸡眼。

(3)由于尖端刺激乳头部的神经末梢,故行走、压迫时感疼痛。

(二)治疗

推荐处方

治法 祛瘀生新。

穴方 阿是穴。

操作 局部消毒,取火针直刺鸡眼中心深至根底。继将火针于鸡眼四周向根部作环状焠刺。操作时将火针在酒精灯上烧红,对准鸡眼中心坚硬如钉处直刺入根部,至针下有空感或冒出少量白色分泌物立即出针。沿着鸡眼周边作焠刺,进针速度要适宜,不能过猛,太快不能焦化鸡眼角质和毛细血管,易引起出血和疼痛。火针在角质层不痛,只有空感后微痛。

（三）按语

本病治疗比较简单，主要通过火针对鸡眼角质层的焦化和破坏，达到使鸡眼焦枯脱落，预后好。一般火针治疗后 1～3 天，鸡眼开始焦枯，轻者治疗 1 次，1 周可愈；重者 1 周后再治疗 1 次，一般 2～3 周左右自然脱落而愈。平素应注意足部的保养，减少摩擦，避免穿紧鞋，鞋内宜柔软。

CHAPTER FIFTEEN 第十五章

内分泌、营养和代谢病症

一、肥胖症

肥胖症是指由于能量摄入超过消耗,导致体内脂肪贮积过多,体重超过理想体重 20% 以上。肥胖症可分为单纯性和继发性两类,不伴有器质性疾病的均匀性肥胖(肥胖所致的并发症例外)称为单纯性肥胖,约占肥胖患者总数的 95%;由其他疾病引起者称为继发性肥胖,约占 5%。

中医学将肥胖称为"肥人""肥满",认为多与暴饮暴食、嗜食肥甘厚味、安逸少动、先天禀赋等因素有关;其发生涉及脾、胃、肾三脏功能失调,而以水湿痰浊阻滞脏腑经络为基本病机。

(一)辨病

体重超过理想体重 20% 以上为肥胖症。临床需进一步明确单纯性肥胖与继发性肥胖。

(1)单纯性肥胖:脂肪分布均匀,病史、体检、实验室检查排除内分泌、代谢性疾病。单纯性肥胖可分为体质性肥胖(幼年起病)和获得性肥胖(成年起病)。

(2)继发性肥胖:继发于其他疾病所导致的神经－内分泌－代谢紊乱基础之上,如下丘脑疾病、多囊卵巢综合征、原发性甲状腺功能减退症等,也可由外伤或服用某些药物引起,常伴有原发疾病的临床特征。

(二)治疗

推荐处方 1

治法　健脾祛湿,化痰消浊。

穴方　中脘、天枢、曲池、丰隆、三阴交、阴陵泉、太冲。腹部肥胖较重加归来、下脘、中极;便秘加支沟。

操作　①毫针刺:泻法为主,腹部、四肢腧穴视患者肥胖程度可适当深刺。②结合电针及灸法:在毫针刺基础上,腹部、四肢穴位可加电针,密波连线波或断续波,强刺激 20 分钟;阳虚者可加灸法,以重灸法为宜。

推荐处方 2

耳穴方　口、胃、脾、三焦、内分泌等。毫针刺,中强刺激,或用王不留行籽贴压,每次餐前 30 分钟压耳穴 3~5 分钟,有胀热感为宜。

穴位埋线方　天枢、滑肉门、大横、丰隆等。按埋线法常规操作,植入羊肠线,每月 1 次。

(三)按语

(1)针灸治疗单纯性肥胖疗效好,对于内分泌功能紊乱或产后肥胖也有良好疗效。

(2)针灸治疗期间,患者应控制饮食,尤其是碳水化合物和脂肪的摄入,配合体育锻炼,增加活动量,可提高疗效。针灸治疗需坚持多个疗程,长时间治疗,疗效才能比较稳定。

知丨识丨链丨接

肥胖评估方法

(1)身高推算法:男性标准体重(kg)=身高(m)-105;女性标准体重(kg)=身高(m)-100。如实际体重超过标准体重20%,可定义为肥胖。

(2)体重指数(body mass index,BMI):计算公式为:BMI=体重(kg)/身高(m)^2。中国肥胖问题工作组建议:BMI(kg/m^2)<18.5为体重过低;18.5~23.9为正常;24.0~27.9为超重;大于26为轻度肥胖,大于28为中度肥胖,大于30为重度肥胖。

(3)标准体重百分率:计算公式为:标准体重百分率=被检者实际体重/标准体重×100%。≥120%为轻度肥胖;≥125%为中度肥胖;≥150%为重度肥胖。该标准不适用于健美和举重运动员等特殊个体。

(4)腰臀比值(WHR):以脐为标志的腰腹围长度与以髂前上棘为标志的臀部围长(以cm为单位)之比所得比值。正常男性WHR≥0.85;女性≥0.80为腹型肥胖。

(5)体脂测量:双能X线吸收法和磁共振显像测定体脂的准确度高,但欠经济。

二、瘿病

瘿病以颈前喉结两侧肿大结块、不痛不溃、逐渐增大、缠绵难愈为主症,又称"瘿气"、"瘿瘤"和"瘿囊"。本病以高原地带及山区多发,中青年女性多见。中医学认为,瘿病的发生多与情志内伤、饮食及水土失宜等因素有关。本病病位在颈部喉结两旁,颈部为多条经脉所过之处,病变脏腑涉及肝、脾、胃、肾、心,与肝脏关系尤为密切。基本病机是气(火)、痰、瘀互结于颈部。

西医学的单纯性甲状腺肿、甲状腺功能亢进症、单纯性甲状腺腺瘤等,可归属中医的瘿病范畴。甲状腺肿是指良性甲状腺上皮细胞增生形成的甲状腺肿大;单纯性甲状腺肿也称为非毒性甲状腺肿,是指非炎症、非肿瘤原因,不伴有临床甲状腺功能异常的甲状腺肿,最常见原因是碘摄入量不足或各种原因所致的甲状腺激素合成减少所致。甲状腺功能亢进症是指其产生过多的甲状腺激素引起的甲状腺毒症,出现以神经、循环、消化等系统兴奋性增高和代谢亢进为主要表现的一组临床综合征。单纯性甲状腺腺瘤是甲状腺组织的良性增生,是甲状腺结节的最常见病因。

（一）辨病

瘿病以颈前喉结两侧肿大结块为主症,临床应结合 T_3、T_4 和 TSH 检测及影像检查进一步明确诊断。

1.单纯性甲状腺肿

临床上一般无明显症状,甲状腺呈现轻、中度肿大,表面光滑,质地较软。重度肿大的甲状腺可引起压迫症状,如出现咳嗽、气促、吞咽困难或声音嘶哑。不伴甲状腺功能减退和亢进的表现,T_3、T_4 和 TSH 正常,T_4/T_3 比值常增高。

2.甲状腺功能亢进症

多数患者伴有不同程度的弥漫性甲状腺肿,伴有疲乏、多汗、心悸、消瘦、突眼、易激动、精神过敏等症状,T_3、T_4 升高。

3.单纯性甲状腺腺瘤

常见的甲状腺良性肿瘤,女性多见,甲状腺功能测定正常,超声、核素扫描、CT 和 MRI 检查可见增生的甲状腺结节,即可明确诊断。

（二）治疗

推荐处方 1

治法 理气化痰,消瘀散结。

穴方 阿是穴、天突、膻中、合谷、丰隆。单纯性甲状腺肿及腺瘤加水突、人迎;甲亢加平瘿穴(颈$_{4~5}$椎间旁开 0.7 寸)。心悸加内关、神门;汗多加复溜。

操作 ①毫针刺:天突穴先直刺 0.2~0.3 寸,然后针尖向下,沿胸骨后缘刺入 1~1.5 寸;瘿肿局部阿是穴选择 3~4 个,用 1 寸毫针以 45°角围刺,再于囊肿顶部直刺一针,直达底部,小幅度捻转提插,注意勿伤及颈总动脉和喉返神经;②结合电针法:毫针刺基础上,局部阿是穴可加电针,疏波或疏密波交替。

推荐处方 2

皮肤针方 瘿肿局部、胸$_{5~11}$夹脊、脊柱两侧膀胱经和翳风、肩井、曲池、合谷、足三里等穴。反复轻叩,以皮肤潮红为度。隔日 1 次。

（三）按语

(1)针灸对单纯性甲状腺肿、单纯性甲状腺腺瘤、甲状腺功能亢进有一定疗效,必要时配合药物治疗。

(2)在本病流行地区,应注意饮食调摄,食用加碘食盐。患者应保持精神愉快,防止情志内伤。

(3)甲状腺明显肿大而出现压迫症状时应考虑手术治疗。甲状腺功能亢进出现高热、呕吐、谵妄等症状者应考虑甲状腺危象,须采取综合抢救措施。

三、消渴

消渴以多饮、多食、多尿、形体消瘦,或尿有甜味为主症。中医学认为,消渴的发生多与禀赋不足、饮食不节、情志失调、劳欲过度等因素相关。本病病变脏腑主要在肺、胃、肾,又以肾为关键。基本病机是阴虚燥热。临床上根据患者症状可分为上、中、下三消。上消属肺燥,中消属胃热,下消属肾虚。肺燥、胃热、肾虚亦可同时存在。

西医学的糖尿病属于消渴范畴,认为本病是一组代谢内分泌病,分原发性和继发性两类,前者占绝大多数,有遗传倾向,以绝对或相对胰岛素分泌不足和胰高血糖素活性增高所引起的代谢紊乱为基本病理;临床上又分为胰岛素依赖型(1型)、非胰岛素依赖性(2型)等多种类型,胰岛素绝对分泌不足多见于1型,相对分泌不足多见于2型。尿崩症因具有多尿、烦渴的临床特点,与消渴病有某些相似之处,亦可参考本节治疗。

(一)辨病

以多饮、多食善饥、多尿、消瘦或尿有甜味为临床特征,空腹血糖≥7.0mmol/L或餐后2小时血糖≥11.1mmol/L。

1.1型糖尿病

发病年龄早,进展快,"三多一少"症状典型,易发生酮症酸中毒,大多数需要外源性胰岛素维持生存。

2.2型糖尿病

发病年龄迟,起病缓慢,大多数患者肥胖或超重,首发症状不典型,治疗可不依赖于外源性胰岛素。

3.糖尿病并发症

糖尿病患者可伴有周围神经病变、周围循环病变、眼底病变、胃轻瘫等。

(二)治疗

推荐处方1

治法 清热润燥,养阴生津。

穴方 胃脘下俞、肺俞、胃俞、肾俞、三阴交、太溪。上消加太渊、少府;中消加内庭、地机;下消加复溜、太冲;阴阳两虚加关元、命门。合并眼病加球后、睛明;胃轻瘫加中脘、足三里;上肢疼痛或麻木加肩髃、曲池、合谷;下肢疼痛或麻木加风市、阳陵泉、解溪;皮肤瘙痒加风池、曲池、血海。

操作 ①毫针刺:肺俞、胃俞用泻法;其余主穴用补法或平补平泻法。注意严格消毒,防止感染;②结合电针及灸法:在毫针刺基础上,肾俞、胃脘下俞可加电针,疏波或疏密波交替;阴阳两虚者,命门加灸法。

推荐处方 2

耳穴方　胰(胆)、内分泌、肾、三焦、耳迷根、神门、心、肝、肺、胃等。每次选 3 ～ 4 个穴,毫针用轻刺激,或用揿针埋藏,或用王不留行籽贴压。

推荐处方 3

穴位注射方　心俞、肺俞、脾俞、胃俞、肾俞、三焦俞或相应夹脊穴、曲池、足三里、三阴交、关元、太溪。每次选取 2 ～ 4 个穴,用当归或黄芪注射液,或小剂量胰岛素,每次每穴注射液为 0.5 ～ 2ml。

(三)按语

(1)针灸治疗消渴,对 2 型糖尿病轻、中型患者有一定疗效,并有助于预防和治疗神经、血管等并发症。因消渴患者的皮肤容易化脓感染,故针刺当严格消毒。

(2)患者应控制饮食,限制糖的摄入量,多食粗粮和蔬菜,适当参加体育锻炼。

CHAPTER SIXTEEN 第十六章

眼和附器病症

第一节　眼部感染性病症

一、目赤肿痛

目赤肿痛是以眼部红赤而痛、羞明多泪为主症的常见急性眼科病证,又称"天行赤眼"、"风热眼"、"暴风客热"。中医学认为,目赤肿痛的发生多与感受时邪疫毒或素体阳盛、脏腑积热等因素有关;风热时邪侵袭目窍,或肝胆火盛,循经上扰,以致经脉闭阻,血壅气滞而发病。本病病位在眼,与肝、胆二经关系密切,基本病机是热毒蕴结目窍。

目赤肿痛可见于西医学的多种眼病,尤其是各种因素导致的急性结膜炎。急性亚急性细菌性结膜炎具有很强的传染性,俗称"红眼病",多见于春秋季节,可散发感染,也可在学校、工厂等集体生活场所流行,主要由肺炎双球菌、金黄色葡萄球菌及流感嗜血杆菌等所致。流行性出血性结膜炎主要是由 70 型肠道病毒引起的一种暴发性流行的自限性眼部传染病。本节主要论述常见的上述两种急性结膜炎,其他类型的结膜炎及眼病出现的目赤肿痛可参照本节针灸治疗。

（一）辨病

（1）急性亚急性细菌性结膜炎:又称急性卡他性结膜炎。发病急骤,潜伏期 1~3 天,两眼同时或相隔 1~2 天发病,发病 3~4 天炎症最重,以后逐渐减轻,病程多少于 3 周。以眼结膜急性充血和结膜脓性、黏液性或黏液脓性分泌物增多,涩痛刺痒为主要临床表现。分泌物涂片或结膜刮片有助诊断。

（2）流行性出血性结膜炎:发病急,潜伏期短（14~48 小时）,病程 5~7 天,传染性强,刺激症状重,如眼痛、畏光、异物感、流泪、眼睑水肿。结膜下出血呈片状或点状,多数患者有结膜滤泡形成,伴有上皮角膜炎及耳前腺肿大;部分患者可有发热不适及肌肉痛等全身症状。

（二）治疗

推荐处方 1

治法　清泻风热，消肿定痛。

穴方　攒竹、太阳、风池、耳尖、关冲、行间。外感风热加外关、少商；肝胆火盛加太冲、侠溪。

操作　点刺出血结合毫针刺。太阳、耳尖、关冲、少商用短毫针点刺出血，对于热邪较重者，可用三棱针点刺出血 3 ~ 5 滴；其中以耳尖为重点，先将耳轮从耳垂向耳尖方向揉按 2 分钟，使耳尖处血脉充盈，行常规消毒后，左手折耳，右手持三棱针，对准耳尖穴迅速刺入后快速退出。出针后用双手拇、食两指包裹棉球将血挤出，使其出血 10 滴左右，用消毒干棉球压之片刻。余穴毫针常规操作，泻法。

推荐处方 2

三棱针方　在肩胛间按压过敏点，或大椎两旁 0.5 寸处选点。用三棱针挑刺，本法适用于急性结膜炎。

推荐处方 3

耳穴方　眼、肝、胆、耳尖。毫针刺，间歇运针；亦可在耳尖或耳后静脉点刺出血。

推荐处方 4

刺络拔罐方　大椎或太阳。用三棱针点刺出血后拔罐。

（三）按语

（1）针刺治疗目赤肿痛效果较好，可明显缓解病情。由于传染性结膜炎可造成流行性感染，因此要做好预防，患者应隔离，患者用过的盥洗用具必须采取隔离和消毒处理。医者检查患者后，要及时洗手消毒，防止交叉感染。

（2）大多数类型的结膜炎痊愈后不遗留并发症，少数因并发角膜炎可影响损害视力。严重或慢性结膜炎可发生永久性改变，如结膜瘢痕导致睑球粘连、眼睑变形或继发干眼。

（3）由于本病以点刺出血为主要方法，施治前应询问患者有无血液系统疾病。

二、针眼

针眼又称土疳，以眼睑边缘生小疖，形如麦粒，赤肿疼痛，继之成脓为主要表现的眼病。中医学认为，本病多因风热之邪客于胞睑，火灼津液，变生疖肿；或脾虚湿热，上攻于目，热毒壅于胞睑，而发硬结肿痛。

本病相当于西医学的外睑腺炎，多发于单侧眼睑，且有多次发作的特点，以青少年为多发人群。西医学认为，睑腺炎是化脓性细菌（大多为葡萄球菌）侵入眼睑腺体而引起的一种急性炎症，如果是睫毛毛囊或其附属的皮脂腺或变态汗腺感染，则称为外睑腺炎，以往称为麦粒肿；发生于睑板腺的感染称为内睑腺炎。本节主要论述外睑腺炎，内睑腺炎可参照本节治疗。

(二) 辨病

本病初起,胞睑微痒痛,近睑弦部皮肤微红肿,继之形成局限性硬结,并有压痛,硬结与皮肤相连;若病变发生于靠外眦部,红肿焮痛较剧。严重者可伴有耳前或颌下淋巴结肿大及有压痛,甚至伴有恶寒发热、头痛等症状。轻者可于数日内自行消散;重者 3~5 日后于睑弦近睫毛处出现黄白色脓头,形如麦粒;待脓头溃破后,炎症明显减轻,1~2 天逐渐消退,多数在 1 周左右可痊愈。

(二) 治疗

推荐处方 1

治法　祛风清热,解毒散结。

穴方　攒竹、太阳、耳尖、二间、内庭。风热外袭加风池、合谷;热毒炽盛加大椎、曲池、行间。麦粒肿在上睑内眦加睛明;在外眦部加瞳子髎、丝竹空;在两眦之间上睑加鱼腰,下睑加承泣、四白。

操作　毫针刺结合三棱针法。针刺攒竹宜透向鱼腰,太阳、二间、内庭均用强刺激重泻手法,留针 30 分钟;耳尖用三棱针点刺出血;或主穴均用三棱针点刺出血 3~5 滴,耳尖可适当多出血,参照"目赤肿痛"中的操作方法;大椎可刺络拔罐,曲池、行间可点刺出血。

推荐处方 2

挑刺方　在肩胛区第 1~7 胸椎棘突两侧查找淡红色丘疹或敏感点,用三棱针点刺,挤出黏液或血水(反复挤 3~5 次);亦可挑断疹点处的皮下纤维组织。

推荐处方 3

耳穴方　眼、肝、脾、耳尖。毫针强刺激,动留针 20 分钟;亦可在耳尖、耳背小静脉刺络出血。

(三) 按语

(1) 针灸治疗本病初期疗效肯定,成脓之后宜切开排脓。麦粒肿初起至酿脓期间,切忌用手挤压患处,以免引起脓毒向眼眶或颅内扩散,导致炎症后果。

(2) 早期睑腺炎应给予局部热敷,每次 10~15 分钟,每日 3~4 次,以促进眼睑血液循环、缓解症状,促进炎症消退。平时应注意眼部卫生,患病期间饮食宜清淡。

第二节　眼睑病变

一、胞轮振跳

胞轮振跳指上胞或下睑不能自控地搐惕瞤动，又称"眼睑瞤动""目瞤""脾轮振跳"，俗称眼皮跳或眼眉跳，是因眼部经脉气血不和而致眼睑不自主牵拽跳动的病症。中医学认为，本病的主要病因病机乃气血衰弱、筋脉失养、血虚生风所致。久病、过劳、情志不遂等损伤心脾，气血两虚，筋肉失养，以致筋惕肉瞤；或因肝脾血虚，日久生风，牵拽眼睑而跳动；足太阴、厥阴营卫不调，不调则郁，久郁生风，久风变热亦可致本病。

本病相当于西医学的眼睑痉挛，正常眨眼是一种保护性功能，是由眼轮匝肌（闭眼）和上睑提肌（睁眼）互相协调来完成的，眼睑痉挛是由眼轮匝肌不自主收缩引起的。从病因上可分为原发性和继发性，前者是指没有查到任何原因，又称特发性眼睑痉挛，是一种较常见的局灶性肌张力障碍；但近年国外研究表明，特发性眼睑痉挛90%以上与颅内血管硬化压迫面神经有关。继发性则指有明确的病因，如眼局部炎症、屈光不正、外伤，脑炎、脑肿瘤等所致者。良性原发性眼睑痉挛多以单眼快速颤动为主，不引起眼的闭合，一般难以察觉，患者自感眼睑跳动而心烦，这种情况多与精神紧张、过度疲劳、不良情绪等因素有关。偶尔出现、且能短时间自行停止者，无需治疗；若跳动过频，久跳不止者则须治疗。少数病例日久不愈，眼睑跳动时连同半侧面部肌肉抽动者，可波及面肌而诱发面肌痉挛。本节主要介绍良性原发性眼睑痉挛，其他病因所引起者可参照本节治疗。

（一）辨病

患者上胞或下睑不自主地牵拽跳动，或波及眉际、面颊，不能随意控制，且胞睑皮肤正常，无红肿热痛，眼外观无损；久视、过劳、睡眠不足时，则跳动频繁加重，休息之后症状可以减轻或消失。

（二）治疗

推荐处方 1

治法　舒调眼络，活血止瞤。

穴方　鱼腰、承泣、神门、合谷、太冲、足三里。上胞振跳加攒竹、丝竹空；下胞振跳加四白、颧髎。

操作　①毫针刺：鱼腰可向攒竹和丝竹空透刺。余穴常规操作；②结合灸法：心脾两虚心俞、脾俞、足三里可加灸法。

推荐处方 2

耳穴方　眼、肝、肾、心、神门。每次选 2～3 个穴，毫针中等刺激，动留针 30 分钟，隔日 1 次；或埋针、药丸贴压。

推荐处方 3

皮肤针方　眼周局部穴位及风池。轻度或中度叩刺，以皮肤微红为度。

（三）按语

（1）针灸对单纯性功能性的眼睑痉挛有肯定的疗效，但对病程较长及重症者需配合其他治疗。

（2）伴有脑神经受损症状者为继发性面肌痉挛，应查明原因，对症治疗。特发性眼睑痉挛经多次治疗无效者可进行肉毒素 A 注射及手术治疗。

二、上胞下垂

上胞下垂古称"睢目"，又名"眼睑垂缓"，重者称"睑废"，是上睑提举无力，或不能抬起，以致睑裂变窄，甚至遮盖部分或全部瞳仁，影响视力的一种眼病。中医学认为，本病有先天、后天之分，气虚不能上提，血虚不能养筋为其主要病因病机。可因先天禀赋不足，肝肾两虚；肌腠空疏，风邪客于胞睑，阻滞经络，气血不和；脾虚气弱，中气不足，筋肉失养，经筋弛缓，以致胞睑松弛无力而下垂。

西医学称本病为上睑下垂，是指提上睑肌（动眼神经支配）和 Müller 平滑肌（颈交感神经支配）功能不全或丧失，导致上睑部分或全部下垂，即目向前方注视时，上睑缘遮盖上部角膜超过 2mm。病因可分为先天性和获得性，先天性由于动眼神经核或提上睑肌发育不良所致，可有遗传性。获得性因动眼神经麻痹、提上睑肌损伤、颈交感神经病变、重症肌无力及机械性开睑运动障碍等所致。本节主要介绍针灸治疗获得性上睑下垂，先天性应以手术治疗为主，术后康复时可参照本节治疗。

（一）辨病

当患者以上睑提举无力、不能抬起为主症即可诊断为中医的眼睑下垂。临床应首先分清是先天性还是获得性眼睑下垂，并辨明病因。

1. 先天性疾病

常为双侧,但两侧不一定对称,有时也可为单侧,常伴有眼球上转运动障碍。

2. 获得性疾病

多有相关病史或伴有其他症状。①机械性:由于眼睑本身的病变,如炎性肿胀或新生物等,使开睑运动障碍;②肌源性:提上睑肌损伤有外伤史,进行性眼外肌麻痹有相应症状;③神经源性:动眼神经麻痹可能伴有其他眼外肌麻痹,交感神经麻痹有 Horner 综合征;④癔证性;⑤全身性疾病:重症肌无力眼肌型具有朝轻暮重的特点,注射新斯的明后可明显好转。

（二）治疗

推荐处方 1

治法 调和气血,疏调经筋。

穴方 鱼腰、阿是穴、攒竹、丝竹空、昆仑。机械性炎性肿胀加少商、耳尖;肌源性加阳白;神经源性动眼神经麻痹参照麻痹性斜视中的配穴,交感神经麻痹加颈夹脊;癔证性加水沟、神门;全身性疾病的重症肌无力加脾俞、肝俞、足三里。

操作 ①毫针刺:鱼腰、攒竹、丝竹空既可相互透刺,也可其余二穴均向鱼腰透刺;阿是穴在上眼睑选 1~2 个点,提起上眼睑平刺法,勿伤眼球;②结合电针及三棱针法:毫针刺基础上,攒竹、丝竹空,两个阿是穴点,分别接电针,可用疏波(2Hz),强度以患者耐受为度,每次 30 分钟;少商、耳尖可用三棱针点刺出血。

推荐处方 2

皮肤针方 攒竹、眉冲、阳白、头临泣、目窗、目内眦 - 上眼睑 - 瞳子髎连线。轻度叩刺,以皮肤微红为度。

推荐处方 3

神经干电刺激法治疗方 眶上神经、面神经刺激点(耳上切迹与眼外角连线中点)。针刺后接电针,眶上神经接负极,面神经接正极,疏波(2Hz),电流强度以患者能耐受为度。

（三）按语

本病病因复杂,针灸主要针对获得性疾病因素所致的眼睑下垂。针灸对本病有一定的疗效,但需明确诊断,查明眼睑下垂的原因,对症治疗。

第三节　斜视与视力病症

一、麻痹性斜视

麻痹性斜视是由于支配眼球运动的神经核、神经干或肌肉本身病变,使单条或多条眼外肌完全或部分麻痹,引起眼球向麻痹肌作用相反的方向偏位。本病有先天性及后天性两类,前者为先天性发育异常,后天性多为急性发病,由感染、炎症、中毒、血循环障碍、代谢病、外伤及肿瘤等引起,临床表现为突然偏斜,眼珠转动受限。眼外肌共有 6 条,都是骨骼肌,为视器的运动装置,司眼球的运动;4 条直肌是上直肌、下直肌、内直肌和外直肌;2 条斜肌是上斜肌和下斜肌。滑车神经支配上斜肌,展神经支配外直肌;动眼神经分为上、下两支,上支细小,支配上直肌和上睑提肌;下支粗大,支配下直、内直和下斜肌。斜视的患病率约为 3% ,病因及临床类型复杂,目前尚无完善的分类方法。本节主要讨论后天性即获得性麻痹性斜视常见的类型,其他斜视均可参照本节治疗。

本病属中医学的"风牵偏视"、"目偏视"、"神珠将反"等范畴,认为主要和风邪袭络、肝风内动及外伤等有关。患者素有脾胃之气不足,络脉空虚,风邪乘虚侵袭,气血不和;或肾阴亏虚,肝风内动,或风痰上扰入络;或外伤,经络受损,气血瘀阻;均可导致协调目珠的经筋弛缓或挛急,使目珠维系失衡而致本病。

(一)辨病

后天性麻痹性斜视最常见的类型为展神经麻痹、上斜肌麻痹和动眼神经麻痹。

1.展神经麻痹

可见大度数的内斜视,受累眼外转受限,严重时外转不能超过中线;有代偿头位。

2.上斜肌麻痹

复视是其主要临床特征,受累眼出现上斜视,向鼻下运动不同程度的受限制;有代偿头位,但不如先天性者典型;出现过指现象(投射失误)。

3. 动眼神经麻痹

受累眼上睑下垂，大度数外斜视，瞳孔正常或散大；受累眼内转明显受限，向上、外上、外下运动均有不同程度受限，开启时有复视。

（二）治疗

推荐处方

治法 疏调经筋，化瘀通络。

穴方 ①展神经麻痹（外直肌麻痹）：阿是穴（在眼球与目外之间）；②滑车神经麻痹（上斜肌麻痹）：增明1（上明外侧2分）；③上直肌麻痹：上明（眉弓中点、眶上缘下）；④下直肌麻痹：球后；⑤内直肌麻痹：睛明；⑥下斜肌麻痹：球后、阿是穴（球后内1分）；⑦动眼神经麻痹：上明、睛明、球后。

外直肌麻痹加瞳子髎、足临泣；上斜肌麻痹加丝竹空、外关；上直肌麻痹加鱼腰、申脉；下直肌麻痹加承泣、足三里；内直肌麻痹加攒竹、昆仑；下斜肌麻痹加上迎香、足三里；动眼神经麻痹加鱼腰、攒竹、承泣、上迎香、申脉、足三里。

操作 ①毫针刺：针刺眼部穴位，尤其是眼眶内的腧穴，应固定眼球，以捻转平补平泻为主，手法宜轻柔，避免伤及眼球或引起眼内出血，出针时较长时间按压针孔。余穴常规操作；②结合电针法：选攒竹与瞳子髎、光明与足三里、合谷与外关等，分别接电针，可用疏波（2Hz），强度以患者耐受为度，每次30分钟。

（三）按语

（1）斜视一旦确诊即应开始治疗，研究表明2岁左右矫正斜视预后较好，年龄越大，感觉异常的恢复越难。外斜视即使在年龄较大时手术，也有恢复双眼视觉功能的机会，但发病早的内斜视如果未能在5岁前双眼视觉发育尚未完成时矫正眼位，则几乎不能恢复双眼视觉功能。针刺治疗后天性麻痹性斜视有较好疗效，对病程短者疗效较为满意，针刺治愈后，远期疗效也较稳定。

（2）对获得性麻痹性斜视应尽量进行病因检查，以避免漏诊误诊。病因清楚，病情稳定，治疗半年后不能恢复的斜视可以手术矫正。对于偏斜度较大、复视持续存在者也需手术治疗。

二、近视

近视古称能近怯远症，至《目经大成》始称近视，是指视近物清晰，视远物模糊的眼病。中医学认为，本病常由青少年学习、工作时不善使用目力，劳瞻竭视，或禀赋不足，先天遗传所致。病机多系心阳衰弱，神光不得发越于远处；或为肝肾两虚，精血不足，以致神光衰微，光华不能远及。

西医学认为，当调节放松时，平行光线经过眼的屈光系统后聚焦在视网膜之前，称为近视;近视眼的远点在眼前某一点。近视的发生与遗传有一定关系,但其发生和发展与环境、用眼习惯等后天因素亦密切相关,可能受多种因素的综合影响,目前其确切发病机制仍不清楚。大部分近视发生在青少年时期,在发育生长阶段度数逐年加深,到发育成熟以后即不发展或发展缓慢;其近视度数很少超过6D,眼底不发生退行性变化,视力可以配镜矫正,称为单纯性近视。另一种近视发生较早(在5~10岁之间即可发生),且进展很快,25岁以后继续发展,近视度数可达15D以上,常伴有眼底改变,视力不易矫正,称为病理性近视。近视发生的原因大多为眼球前后轴过长(称为轴性近视),其次为眼的屈光力过强(称为屈光性近视)。

(一)辨病

临床表现为远距离视物模糊,近距离视力好,集合功能相应减弱,使用的集合也相应减少。初期常有远距离视力波动,注视远处物体时眯眼。由于看近时不用或少用调节,所有易引起外隐视或外斜视。近视度数较高者,还常伴有夜间视力差、飞蚊症、眼前漂浮物或闪光感等,并可发生不同程度的眼底改变。

1. 根据调节性分类

①假性近视:又称调节性近视,常见于青少年学生在看近物时,由于使用调节的程度过强和持续时间太长,造成睫状肌的持续性收缩,引起调节紧张或痉挛,因而在转为看远时,不能很快放松调节,而造成头晕,眼胀,视力下降等视力疲劳症状。这种由于眼的屈光力增强,使眼球处于近视状态,属功能性改变,并无眼球前后径变长;②真性近视:也称轴性近视,其屈光间质的屈折力正常,眼轴的前后径延长,远处的光线入眼后成像于视网膜前,近视程度多为中、高度近视,发生发展时间较长,眼球外观不同程度的外凸,难以自我调整恢复。

2. 根据屈光成分分类

①屈光性近视:由于角膜或晶状体曲率过大,屈光能力超出正常范围,而眼轴长度在正常范围;②轴性近视:眼轴长度超出正常范围,角膜和晶状体曲率在正常范围。

3. 根据近视度数分类

①轻度近视:< -3.00D;②中度近视:-3.00D ~ -6.00D;③高度近视:> -6.00D。

(二)治疗

推荐处方 1

治法 益肝明目,通络活血。

穴方 睛明、承泣、太阳、风池、养老、光明。

操作 ①毫针刺:睛明、承泣位于目眶部,针刺应注意选择质量好的细针,固定眼球,手法宜轻柔,出针时较长时间按压针孔,以免引起出血,出现黑眼眶;②结合灸法:光明、风池可加用灸法。

推荐处方2

皮肤针法 后颈部及眼区（眼眶周围）。梅花针叩刺，于颈椎两侧各叩3行，于眼眶上缘及下缘密叩3~4圈，同时在睛明、攒竹、鱼腰、四白、太阳、风池等穴进行叩刺；也可叩刺背俞穴。以皮肤微红为度。

（三）按语

（1）针灸对轻度、中度近视有一定的改善作用，尤其对青少年假性近视疗效显著。一般而言，近视起初常是由于眼睛疲劳引起的假性近视，逐渐地，部分真性近视与假性近视同步，在近视度数不断加深的人中，都是属于混合性近视，因此，积极防治假性近视意义重大。在针灸治疗的同时，必须注重用眼卫生。在用眼时间较长后，应闭目养神或向远处眺望；坚持做眼保健操，同时配合咀嚼肌运动锻炼等。

（2）国外学者研究认为，针刺治疗屈光不正的机制，主要是通过调节眼肌和晶状体韧带的张力实现的，许多患者针刺后有即时的视力提高，其机制除晶状体的聚焦改善外，可能与刺激作用于黄斑区，改善中央视敏度有关。早在50年代，有人以视网膜电流图B波为指标观察针刺对视网膜电流图的影响，发现针刺确实能提高视网膜的兴奋性，睛明和球后穴的影响作用较合谷为强，提示治疗视力障碍性疾病选取局部穴位的重要性。

三、青盲

青盲是指眼外观正常，出现视力逐渐下降，或视野缩小，甚至失明的内障疾病，多由视瞻昏渺、暴盲等病日久失治转变而来。中医学认为本病多因先天禀赋不足、肝肾亏损、精血不足、目窍萎闭、神光不得发越于外；或玄府郁闭、气血瘀阻、光华不能发越；或目系受损、脉络瘀阻、精血不能上荣于目所致。此外，头眼部外伤，或肿瘤压迫，致脉道瘀阻、玄府闭塞亦可导致青盲。

西医学的视神经萎缩属于中医学的青盲范畴，是指任何疾病引起视网膜节细胞及其轴突发生的病变，一般为发生于视网膜至外侧膝状体之间的神经节细胞轴突变性。本病主要由视网膜或视神经病变、颅内高压或炎症、颅脑与眶部外伤或肿瘤及出血压迫、代谢病、遗传病及维生素B缺乏等引起。

（一）辨病

临床上根据眼底表现，分原发性与继发性视神经萎缩两类。

1. 原发性视神经萎缩

为筛板以后的视神经、视交叉、视束以及外侧膝状体的视路损害，其萎缩过程是下行的。多见于视神经乳头炎、视网膜色素变性、青光眼等眼底病变之后期。眼底检查可见视盘色淡或苍白，边界清楚，视杯可见筛孔，视网膜血管一般正常。需做辅助检查以确诊，如视野、视力、视觉电生理、CT或MRI，必要时进行神经科检查，以寻找病因。

2.继发性视神经萎缩

原发病变在视盘、视网膜脉络膜,其萎缩过程为上行。眼底检查可见视盘色淡、晦暗,边界模糊不清,生理凹陷消失,视网膜动脉变细,血管伴有白鞘,后极部视网膜可残留硬性渗出或未吸收的出血,筛板不显。

(二)治疗

推荐处方1

治法 通络活血,养精明目。

穴方 球后、睛明、翳明、风池、商阳、光明。

操作 ①毫针刺:球后、睛明均位于眼眶内部,应注意避免伤及眼眶内重要组织和血管;商阳浅刺0.1寸;②结合刺络法:商阳可点刺出血。

推荐处方2

热敏灸法 在眼周、风池、风府、心俞、肝俞、肾俞等穴区,寻找热敏点。用热敏灸法,适用于临床各型。

(三)按语

(1)视神经萎缩的病因非常复杂,因此要在诊断明确的前提下,首先及时针对病因治疗。一旦视神经萎缩,要使之痊愈几乎不可能,但是使其残余的神经纤维恢复或维持其功能是完全可能的。目前西医治疗本病缺乏有效的方法,针刺可作为首选方法之一。相对而言,针刺对血管性病因效果最好,其余病因所致者在去除病因后的恢复期可采用针刺治疗。

(2)本病的针灸治疗周期较长,需要向患者做好解释,按疗程规范治疗才能取得较好的疗效。眼区周围穴位出针时要注意按压,以免内出血。

四、暴盲

暴盲是指突然出现一眼或两眼视力急剧下降,甚至失明的严重眼病。本病眼球外虽无明显异常,但瞳内病变却多种多样,病因病机则更为复杂。中医学认为,肝开窍于目,与目直接联系的经脉有心经、任脉、肝经。本病多因暴怒惊恐,气机逆乱,血随气逆;或情志抑郁,肝失调达,气滞血瘀,以致脉络阻塞;或嗜好烟酒,恣食肥甘,脾胃失运,痰热内生,上壅目窍;或外感热邪,内传脏腑,致邪热内炽,上攻于目;或肝肾阴亏,阳亢动风,风阳上旋;或阴虚火旺,上扰清窍。

西医学的多种急性视力障碍性眼病可导致暴盲,如视网膜自身血管病变是导致视力急剧下降的重要原因。视网膜血管病分为动脉阻塞、静脉阻塞及视网膜静脉周围炎,视网膜动脉阻塞包括急性阻塞(中央动脉阻塞、分支动脉阻塞、睫状视网膜动脉阻塞及毛细血管前动脉阻塞)和慢性中央动脉供血不足。视网膜静脉阻塞可分为中央静脉、分支静脉阻塞。视网膜静脉周围炎是导致青年人视力丧失的重要病变。另外视神经病变也是导致视力障碍的常见病因,如视神经炎及前部缺血性视神经病变等。本节主要介绍视网膜中央血管阻塞、视网膜静脉周围炎、视神经炎及前部缺血性视神经病变等导致的暴盲,其余眼病所致暴盲可参照本节治疗。

(一)辨病

以视力突然出现严重下降,甚至失明为主症可诊断为中医的暴盲。临床应进一步分析病因,常见导致暴盲的疾病如下。

1. 视网膜中央血管阻塞

①中央动脉阻塞:患眼突发性无痛性视力丧失,瞳孔散大,直接对光反射极度迟缓,间接对光反射存在。眼底表现:视网膜弥漫性浑浊水肿,以后极部为著,呈苍白色或乳白色,中心凹呈樱桃红斑,动脉变细,高度弯曲,呈线状或串珠状,甚至呈白色线条状,或部分动脉呈间断状,静脉亦变细;数周后水肿、红斑消失,遗留苍白色视盘和细窄的视网膜动脉;②中央静脉阻塞:多为单眼视力不同程度急剧下降。眼底各象限的视网膜静脉纡曲扩张,视网膜内出血呈火焰状,沿视网膜静脉分布,视盘及视网膜水肿,黄斑区尤为明显,久之多形成黄斑囊样水肿。

2. 视网膜静脉周围炎

多为青年男性,双眼多先后发病。早期表现视物模糊和眼前漂浮感,患眼可突然无痛性视力急剧下降,仅有光感或指数。出血可快速吸收,视力部分恢复,但玻璃体积血常反复发生,最终导致视网膜脱离而失明。眼底检查:病变主要位于周边区,视网膜小静脉纡曲扩张,管周白鞘,伴视网膜浅层出血。

3. 视神经炎

常为单眼发病,炎性脱髓鞘性视神经炎患者表现为视力急剧下降,可在 1~2 天内视力严重障碍,甚至无光感,通常在 1~2 周时视力损害最严重,其后视力逐渐恢复,多数患者在 1~3 个月恢复正常。感染性及自身免疫性疾病引起的视神经炎临床表现与前者相同,但无明显的自然缓解和复发的病程,通常随原发病的治疗而好转。眼底检查:①乳头炎表现为视盘充血,轻度水肿,视盘表面或周围有小出血点,但渗出物较少,视网膜静脉增粗;②球后段视神经炎眼底多无明显异常改变。

4. 前部缺血性视神经病变

突然发生无痛、非进行性的视力减退,开始为单眼发病,数周至数年可累及另侧眼,发病年龄多在 50 岁以上。眼底检查:视盘多为局限性灰白色水肿,周围可见线状出血,后期出现视网膜神经纤维层缺损,若早期视盘轻度肿胀呈淡红色者为毛细血管扩张所致。

（二）治疗

推荐处方 1

治法　活血通络,清肝明目。

穴方　睛明、球后、承泣、太阳、上星、翳明、风池、光明、太冲。

操作　毫针刺。眼区穴位操作要轻柔,防止伤及眼球或致眼眶内出血,余穴常规操作。

推荐处方 2

穴位注射法　①球后、合谷;②睛明、外关;②光明、风池。用维生素 B_1 或 B_{12} 加 0.5% 盐酸普鲁卡因 0.2ml 三组穴交替注射。

（三）按语

（1）本病发生后应及早明确诊断。因病情急重,为及时抢救视力,应由眼科专业人员主诊治疗,针灸可作为有效的治疗方法之一。

（2）避免惊恐,克制恼怒,可相应减少本病的发生。

五、视疲劳综合征

视疲劳综合征又称视力疲劳、眼疲劳综合征,是一种患者在用眼后自觉眼胀、头痛、头晕、眼眶胀痛等症状的疾病。西医学认为,视疲劳不是独立的一个疾病,而是由于各种原因引起的一组疲劳综合征,导致的原因非常复杂,常见的有眼睛本身的原因,如屈光不正、调节功能障碍、眼肌因素、眼病（如原发性开角型青光眼早期）、所戴眼镜不合适等;全身因素如神经衰弱、过度疲劳、癔证或更年期的妇女;环境因素如光照不足或过强,光源分布不均匀或闪烁不定,注视的目标过小、过细或不稳定等。总之,本病是由视觉器官长期过度的紧张活动超过其代偿能力而引起。

中医学认为,肝开窍于目,故本病属于肝劳范畴,多由久视劳心伤神,耗气伤血,目中经络气血空虚或运行不畅,目睛失于濡养所致。劳瞻竭视,经筋张而不弛,或肝肾精血亏耗,精血不足,筋失所养,调节失司,发为本病。

（一）辨病

患者用眼后自觉眼部不适,轻者视物模糊或昏花、眼珠胀痛、眼部干涩、烧灼感、压迫感、轻度钝痛、鼻根部或颞部酸胀感、畏光、流泪、视物双像,睑重欲闭等;重者自觉眼痛、头额闷痛,眼眶、眉棱骨痛,甚至胸部胀痛、面色苍白、心动徐缓、肩部酸痛、心烦恶心、眩晕或呕吐,常有精神萎靡、思睡、记忆力减退和失眠等精神症状。检查眼部无明显异常,或有近视、远视、老花眼或隐斜视等,眼压不高,视野正常。

（二）治疗

推荐处方1

治法 疏调眼络,益肝养血。

穴方 睛明、瞳子髎、翳明、合谷、养老、三阴交。头额闷痛加头维、印堂;眼眶、眉棱骨痛加攒竹、鱼腰、丝竹空;心烦欲呕加内关、劳宫;头晕目眩加风池、百会;心悸加内关、神门;眼睛干涩加太溪、水泉。

操作 毫针刺,常规操作。眼区穴操作手法宜轻柔,出针后用干棉球按压以防出血。

推荐处方2

按摩方 眼睑、眼周穴如攒竹、睛明、承泣、瞳子髎、丝竹空、阳白、鱼腰,用手指轻揉及指压,每次10~20分钟。

（三）按语

（1）针刺治疗视疲劳综合征有良好疗效,调节眼区的微血管舒缩功能,改善眼神经、视网膜及睫状肌等的血氧供应,促进其代谢,同时可将局部代谢产物迅速疏散,有助于眼疲劳的恢复;针刺眼部可产生较强的针感,可通过神经-肌肉接头反射性调节眼部肌肉的紧张性痉挛,从而使睫状肌和晶状体的疲劳得到改善,最终达到治疗眼疲劳的目的;尤其对神经衰弱、过度疲劳等引起的功能性视疲劳疗效优越。

（2）视疲劳由多种因素所致,治疗时要全面分析,首先应找出引起视疲劳的原因,并给予针对性治疗。如视疲劳与不科学的用眼关系密切,因此,在治疗期间患者要劳逸结合,避免长时间的过度用眼,用眼感觉疲劳时应闭目养神,同时可在眼区自行按摩,或用热毛巾热敷眼部,这些都对于预防视疲劳具有重要意义。

耳部病症

第一节　耳鸣和耳聋

耳鸣和耳聋是指听觉异常的两种症状。耳鸣以外界无相应的声源存在而自觉耳内鸣响为主症;耳聋则以听力减退或丧失为主症,其轻者又称为"重听",重者则称为"耳聋"。耳聋往往由耳鸣发展而来,两者在中医的病因病机及针灸治疗方面大致相同,故合并论述。中医学认为,本症病因可分内因、外因,内因多由恼怒、惊恐,肝胆风火上逆,以致少阳经气闭阻,或痰火壅结耳窍;或因肾精亏损,脾胃虚弱,精气不能上濡于耳而成。外因多由风邪侵袭,壅遏清窍,亦有因突然暴响震伤耳窍引起者。临床中耳鸣、耳聋可以单独出现、先后发生或者同时并见。足少阳、手少阳及手太阳经均与耳发生联系,肾开窍于耳,因此,各种内外因素导致上述经脉功能失调或气血瘀阻均可发生耳鸣、耳聋。

西医学认为,各种因素导致听神经损伤或先天听觉障碍可致耳聋,病变部位发生于外耳、中耳及内耳的传音装置者为传导性聋;发生在内耳耳蜗螺旋器者为感觉性聋;发生在螺旋神经节至脑干耳蜗核为神经性聋;发生在耳蜗核至听觉皮质者为中枢性聋(其中也包括一部分癔症性聋)。目前按病变部位主要分为传导性聋、感音神经性聋(感音性与神经性聋的统称)和混合性聋。此外,根据病变性质可分为器质性和功能性耳聋,按发病时间特点分为突发性、进行性和波动性耳聋。一些耳部相邻组织病变或全身疾病均可引起耳鸣,尚有一些耳鸣目前查不出实质性病变依据,常与休息、情绪有关,而内耳的血管痉挛常被认为是耳鸣发生的重要原因。各种耳病、脑血管疾病、高血压病、动脉硬化、贫血、糖尿病、感染性疾病、药物中毒及外伤性疾病等均可出现耳鸣、耳聋,可参照本节进行治疗。

（一）辨病

（1）耳鸣:以外界无相应的声源存在而自觉耳内鸣响为主症,传导性耳聋患者的耳鸣为低音调如机器轰鸣,感音神经性耳聋患者的耳鸣多为高音调如蝉鸣。总体上耳鸣可分为客观性和主观性。①客观性耳鸣:又称他觉性耳鸣,发病率不高,耳鸣患者及他人均能听到的耳鸣,主要由血管性、肌源性、气流性病变及其他病因引起;②主观性耳鸣:患者的一种主观症状,耳鸣可为一侧性或双侧性,其性质多样,可呈铃声、嗡嗡声、哨声、汽笛声、海涛声、唑唑声、吼声等,也可呈各种音调的纯音或杂音,杂音耳鸣占59%,纯音耳鸣占35%,混合性耳鸣占6%;主要由耳部疾病、全身疾病或其他因素等引起。

(2)耳聋:耳聋是耳的传音和感音系统发生病变所致的听力障碍。听力发生不同程度的障碍但未丧失者称重听或难听,听力严重减退,出现听不到声音时,即称为聋。分为以下几种:①传导性聋,病变主要在外耳和中耳,气导听力损失一般≤60dB,骨导听力基本属正常范围;在噪声较大的环境中接受语言的能力往往和正常者相仿;②感音神经性聋,因内耳、蜗神经、中枢通路及听觉中枢的病变致使不能感受声音而导致听力损失。有听觉过敏现象,即对突然出现的过响的声音不能耐受,听力检查有重振现象,其对响度增加的感受大于正常耳;以耳蜗性聋最为常见,单纯的神经性聋较为少见,脑干性聋不多见,单纯的中枢性聋也很少见。感音神经性聋主要包括老年性耳聋、突发性耳聋、药物性耳聋、噪声性耳聋、创伤性耳聋、病毒或细菌性耳聋、自身免疫性耳聋、蜗后性耳聋、全身慢性疾病相关性耳聋;③混合性耳聋,兼见传导性及感音神经性聋双重成分;④精神性耳聋,由精神因素导致的听力下降或丧失。

(二)治疗

推荐处方1

治法 疏风泻火,通利耳窍。

穴方 听宫、耳门、翳风、中渚、侠溪。

操作 ①毫针刺:常规操作。耳周腧穴的针感以向耳底或耳周传导为佳;②结合电针及三棱针法:听宫或耳门与翳风,接电针,密波,刺激10~20分钟;行间、内庭、太冲可点刺出血。

推荐处方2

治法 疏通耳窍。

穴方 听会、耳门、阿是穴、翳风、风池、外关。

操作 ①毫针刺:听会、耳门、翳风等耳周的腧穴宜深刺至1.5寸,手法宜轻柔,针感以向耳底或耳周传导为佳;②结合电针及灸法:毫针刺基础上,听会与翳风接电针,疏波,每次10~20分钟,强度以患者能耐受为度;阿是穴选耳腔,用艾条温和灸,使耳道感觉温热,注意勿灼伤或艾灰掉进耳内。

推荐处方3

调神针法治疗方 以调神宁心,通利耳窍为治法。选内关、神门、郄门、印堂、上星、百会、四神聪、申脉、照海、行间、三阴交。上星透百会,郄门直刺1.5寸,提插泻法,余穴常规操作,泻法为主。主要适用于精神性耳聋,伴随严重失眠及压力较大的亚健康状态出现的耳鸣耳聋。

推荐处方4

颈夹脊排刺法为主治疗方 颈夹脊、风池、完骨、天柱。颈夹脊穴位直刺1~1.5寸,捻转补泻,虚补实泻,不可进行强刺激的提插手法;也可在 $C_{4~7}$ 夹脊进行穴位埋线治疗,按穴位埋线常规操作。通过针刺颈夹脊穴位以兴奋外周听觉神经纤维,通过听觉通路中的丘脑外系传导至中枢,调节听觉中枢。同时,改善听觉通路中的丘脑外系部分的功能状态。

推荐处方 5

温通针法治疗方 风池、百会、听宫、率谷、翳风、外关、中渚、阳陵泉、太冲、太溪、三阴交、足三里。指切进针后,刺手刺入穴位,得气后,押手加重压力,刺手用力向前捻转 9 次,使针下沉紧,然后针尖拉着有感应的部位连续小幅度重插轻提 9 次,再向前连续捻转 9 次,针尖顶着有感应的部位推努守气,使针下继续沉紧。同时,押手施以关闭法,即押手拇指向同侧耳部推努,以促使针感传至病所,产生热感并传至耳中,守气 1 分钟,缓慢出针,按压针孔。余穴平补平泻,留针 30 分钟,隔日一次。适用于突发性耳聋。

推荐处方 6

穴位注射方 听宫、听会、阳陵泉、翳风等。每次取 1 ~ 2 个穴,用川芎嗪注射液、舒血宁注射液、神经生长因子或维生素 B_1、B_{12} 注射液,每穴注入 0.3 ~ 0.5ml,隔日 1 次。

推荐处方 7

耳穴方 内耳、外耳、脾、肝、胆、肾、皮质下、三焦、交感、神门。每次取 3 ~ 5 个穴,每次留针 30 ~ 60 分钟,间歇运针;或用王不留行籽贴压。

(三)按语

(1)针灸治疗耳鸣、耳聋有一定疗效,尤其适用于精神性耳鸣耳聋、感音性耳聋(突发性耳聋)、神经性或功能性的耳鸣、耳聋;病程短(发病 1 周内),症状轻,年龄轻,若医者掌握好耳周穴位的刺入深度,则疗效佳。引起耳鸣、耳聋的原因十分复杂,在治疗中应明确诊断,配合病因及原发病的治疗。对鼓膜损伤致听力完全丧失者疗效不佳。

(2)生活规律和精神调节对耳鸣、耳聋患者具有重要意义,应避免劳倦,调适情绪,保持耳道清洁。

(3)突发性耳聋可配合高压氧治疗,每日 1 次。

知 I 识 I 链 I 接

耳聋程度

正常:<25dB。①轻度聋:听微弱语声有困难,听力计检查听阈在 25 ~ 40dB;②中度聋:听普通言语有困难,听阈在 40 ~ 55dB;③中重度聋:听较响语声亦有困难,听阈在 55 ~ 70dB;④重度聋:只能听大声喊叫,听阈在 70 ~ 90dB;⑤极度聋:残存听力一般不能利于,儿童则为聋哑,听阈 >90dB。

第二节　耳胀及耳闭

耳胀及耳闭都是以耳内胀闷堵塞感为主要症状的耳窍疾病。耳胀多为疾病的初起阶段，以耳内作胀为主，可有轻微冷痛；耳闭是指病之久者，以耳内堵塞感为主，并因此影响听力。实质上耳胀与耳闭是同一疾病的不同阶段，耳胀为病之初，多为实证，由风邪侵袭、经气痞塞而致。耳闭是病之久，耳胀处理不当，治疗不彻底，可演变为耳闭；虽由耳胀演变而来，邪毒滞留而致，但与脾肾虚损有关，多为虚实兼杂之证。中医学认为，本病由风邪外袭，经气痞塞，寒暖不调，过度疲劳，风邪乘虚而袭；或肝胆湿热，上蒸耳窍，邪热内传肝胆；或七情内郁，肝气郁结，气机不调，内生湿热，循经上蒸耳窍而发为本病；或先天禀赋不足，素体虚弱，饮食失节，劳倦内伤，脾虚失运，水湿停聚，泛溢耳窍；或耳胀失治、误治或反复发作，致邪毒滞留、气血瘀阻、闭塞耳窍而为病。

西医学认为，分泌性中耳炎是以传导性聋和鼓室积液为主要特征的中耳非化脓性炎症疾病，中耳积液可为浆液性分泌物或渗出液，亦可为黏液；病因不明，目前认为咽鼓管功能障碍、中耳局部感染和变态反应等为主要病因。冬春季易发，是导致儿童、成人听力下降的常见原因之一。耳胀主要见于西医学的急性分泌性中耳炎，耳闭主要见于慢性分泌性中耳炎，其余耳部病变出现耳胀、耳闭者可参照本节进行治疗。

（一）辨病

分泌性中耳炎的分期：急性期病史小于 1 个月；亚急性期病史为 1～3 个月；慢性期病史大于 3 个月。

（1）急性分泌性中耳炎　病前多有上呼吸道感染病史，耳闷胀感及隐隐作痛，听力减退，垂直体位时明显，前倾或平卧位时改善；持续性或间歇性搏动性耳鸣，当打呵欠、擤鼻、张口时，耳内有气过水声。鼓膜检查可见松弛部或全鼓膜充血、内陷，鼓室积液时鼓膜失去正常光泽，呈淡黄、橙红油亮或琥珀色。

（2）慢性分泌性中耳炎　缓慢起病或由急性分泌性中耳炎反复发展，迁延转化而来。以耳鸣耳闷、闭塞感、渐进性耳聋为主要特征。多伴有持续性耳鸣，部分患者诉自听增强或在嘈杂环境中反觉听力好转或听力随气候变化而增减。鼓膜检查可见呈灰蓝或乳白色,鼓膜紧张部有扩张的微血管。

（二）治疗

推荐处方1

治法　疏风通窍,行气活血。要注意改善中耳通气引流及清除中耳积液,保持耳道引流通畅。慢性期配合咽鼓管吹张法如捏鼻鼓气法。

穴方　阿是穴、耳门、听宫、翳风、风池、外关。

操作　①毫针刺结合灸法:阿是穴在耳腔内,用悬灸法,使耳腔内有热感;耳区局部腧穴针感以向耳中传导为最佳。余穴常规操作;听宫、耳门、翳风等耳周的腧穴宜深刺至1.5寸,轻柔手法,针感以向耳底或耳周传导为佳。②结合电针法:听宫、翳风接电针,用疏波或疏密波,每次20~30分钟。

推荐处方2

耳穴方　内耳、外耳、肺、脾、肝、胆、皮质下、肾上腺,每次选3~5穴,针刺或埋针,或用王不留行籽贴压。耳尖可三棱针点刺放血。每周2次。

推荐处方2

激光照射方　翳风、听会、足三里、丘墟;配耳门、曲池、太溪及耳孔患处。每次选2~4穴,每穴用氦-氖激光仪照射5分钟。

（三）按语

（1）针灸治疗各种中耳炎均有一定疗效,特别在急性期疏风清热、解毒止痛的作用非常明显。对已化脓穿孔者,针灸作为辅助治疗可促进吸收、痊愈。急性化脓性中耳炎,应密切注意病情变化,若出现剧烈头痛、耳痛、发热及神志异常,及时处理。保守治疗3个月无好转者,考虑手术治疗。

（2）锻炼身体,增强体质。积极预防并及时治疗感冒、鼻及鼻咽部的慢性病变,保持鼻腔及鼓咽管通畅,及时清除耳内积脓或积液。生病期间避免不适当的擤鼻,避免水、泪进入耳中。

第三节 梅尼埃病

梅尼埃病是一种特发的内耳病,其基本的病理改变为膜迷路积水。临床以反复发作的旋转性眩晕,感音神经性听力损失,耳鸣、耳胀闷感,眼球震颤为主要症状,常伴有恶心、呕吐、面色苍白,甚至出冷汗等,在间歇期无眩晕。本病确切的病因目前尚不明确。一般认为可能由于某种原因使自主神经功能失调,引起内耳膜迷路动脉痉挛,局部缺血缺氧,导致内淋巴产生过多或吸收障碍,从而引起膜迷路积水。亦有人认为本病与全身代谢障碍或变态反应等因素有关。

本病属中医"耳眩晕"范畴,指本病系由耳窍病变所致的眩晕。中医学认为风邪外袭,引动内风,上扰清窍;或痰浊中阻,清阳不升,浊阴不降,清窍被蒙;或情志不遂,肝郁化火,风火上扰,或肝阴不足,肝阳上亢;或阳虚不能温化水湿,上犯清窍;或髓海不足,清窍失养等均可导致本病。

(一)辨病

反复发作的旋转性眩晕,持续 20 分钟至数小时,至少发作 2 次以上。常伴恶心、呕吐、平衡障碍。无意识丧失。可伴水平或水平旋转型眼颤。至少一次纯音测听为感觉性听力损失。早期低频听力下降,听力波动,随病情进展听力损失逐渐加重,可出现重振现象(具备下述 3 项即可判定为听力损失:①0.25、0.5、1kHz 听阈值较 123Kz 听阈均值高 15dB 或 15dB 以上;②0.25、0.5、1、2、3kHz 患耳听阈均值较健侧耳高 20dB 或 20dB 以上;③0.25、0.5、1、2、3kHz 平均阈值大于 25dB HL)。患者常有耳鸣,间歇性或持续性,眩晕发作前后多有变化,可有耳胀满感。排除其他疾病引起的眩晕,如位置性眩晕、前庭神经炎、药物中毒性眩晕、突发性聋伴眩晕、椎基底动脉供血不足和颅内占位性病变等引起的眩晕。

(二)治疗

推荐处方1

治法 清利头目,通络止眩。

穴方 百会、头维、耳门、听宫、风池、内关、外关。

操作　百会用捻转平补平泻法,内关强捻转手法,持续 1～3 分钟,风池用小幅度的提插泻法,使局部产生强烈的酸胀感。余穴常规操作。

推荐处方 2

治法　通窍活血,定眩止呕。

穴方　听宫、翳风、头维、百会、风池、扶突、内关、中渚。

操作　眩晕发作严重时,先针刺内关、中渚,用强刺激的泻法 1～3 分钟,使针感向上或下传导。耳部穴位针刺朝耳方向,小幅度行针 1～3 分钟,使针感向耳传导为佳。余穴常规操作。

(三)按语

(1)梅尼埃病多发生于青壮年 20～40 岁,老年少见,小孩及 20 岁以下者罕见,男性多于女性,本病约占眩晕患者的 9.7%～30%。由于病因不清,治疗方法较多但疗效并不满意,很难根治,常反复发作难以控制。目前西医的治疗也只是对症处理,如发作时迅速缓解眩晕、恶心、呕吐;间歇期治疗以争取听力好转和预防其复发为目标。

(2)针灸在缓解症状和预防复发方面有一定作用。一般建议患者尽量保守治疗。如果严重眩晕发作频繁,保守治疗不能缓解,失去工作能力者;每次眩晕发作均伴有显著听力减退,间歇期听力无明显恢复者。听力丧失,眩晕仍经常发作者,方可考虑手术治疗。患者平时宜保持安静,避免噪声干扰,注意劳逸结合。

某些特定的感染性疾病及传染病

第一节 疟 疾

疟疾是感受疟邪引起的以寒战、壮热、头痛、汗出热退而休作有时为临床特征的病症。中医学认为,本病的发生主要是感受疟邪、瘴毒,但与正虚抗病能力下降有关,兼感风、寒、暑、湿时令邪气,或复加饮食劳倦等诱发,尤以暑湿诱发多见。发作时寒热往来的称为正疟,但寒不热者称为牝疟,但热不寒者称为瘅疟,热多寒少者称为温疟。疟疾的病位总属少阳,感邪之后,邪伏于半表半里,出入营卫之间,正邪交争则发作;正邪相离,疟邪伏藏,则发作休止。休止时间的长短与疟邪伏藏的深浅有关,如每日发、间日发者,邪留尚浅;三日发者,邪留较深。若疟疾屡发不已,气血耗伤,正虚邪恋,则成劳疟;若血瘀痰凝,胁下结块,则形成疟母。

西医学认为,疟疾是经蚊虫叮咬等而感染疟原虫所致,在肝细胞和红细胞内寄生增殖,红细胞周期性大破坏而发病。临床以周期性寒战、发热、头痛、出汗和贫血、脾肿大为特征,可分为间日疟、三日疟、卵形疟、恶性疟等。儿童发病率高,大多于夏秋季节流行。在热带及亚热带地区一年四季都可发病,且易流行。

（一）辨病

以周期性发冷、发热、出汗和间歇期症状消失为主要临床特点,反复发作后可有脾脏肿大。在流行季节中,患者常有居住或去过流行地区的病史,或输入过疟疾患者的血液后发病。有疟疾病史的患者当出现不明原因的发热时,应考虑复发的可能。典型的疟疾发作时,血液涂片或骨髓涂片可发现疟原虫,血白细胞总数正常或偏低。

（二）治疗

推荐处方1

治法 和解少阳,截疟驱邪。

穴方 大椎、陶道、中渚、间使、后溪。高热加十宣、委中;神昏谵语加水沟、中冲、劳宫、涌泉。

操作 在发作前1~2小时进行治疗。①毫针刺:泻法为主,以较强针感为宜,留针期间多行针。脾肿大时,肿块处腧穴不可直刺或深刺,以防刺伤脾脏;②结合三棱针、灸法等:重症或发热明显者,大椎、陶道、委中用刺络拔罐,十宣点刺出血。寒疟可针后加艾条灸,大椎、陶道行雀啄灸法,使穴周皮肤潮红,且微微出汗为佳。余穴常规毫针刺法。

推荐处方 2

皮肤针方 大椎、陶道、身柱、风府、间使、合谷、太冲、大杼、胸$_5$至腰夹脊。发作前 1 小时反复叩刺至皮肤潮红。

推荐处方 3

穴位注射方 大椎、陶道、间使、合谷、太冲、曲池。发作前 2~3 小时,每穴注 1ml 注射用水。

(三)按语

(1)针灸治疗本病有一定疗效,尤其是间日疟疗效较好,恶性疟应配合药物治疗。

(2)发作时应卧床休息,做好降温、补液、抗休克和预防并发症等对症治疗。恶性疟中的脑型疟疾病情凶险,死亡率高,且易留后遗症,应及时采取综合措施救治。

(3)控制传染源,及时发现和治疗所有疟疾患者及无症状原虫携带者。加强防蚊、灭蚊措施,减少接触机会,进入疫区者应预防性服药。也可在高发季节用艾条灸足三里、关元、气海等穴,每次 10 分钟;或用大艾炷灸,每穴 3~5 壮。每日 1 次,有一定的预防作用。

第二节　流行性腮腺炎

流行性腮腺炎是病毒引起的急性腮腺非化脓性传染病,以耳下腮部肿胀疼痛为主要特征。主要通过飞沫传播。发病年龄以学龄前后小儿为多。绝大多数患者可获得终身免疫,也有少数反复发作者。四季均可发病,以冬、春两季多见。成人发病症状往往较儿童为重,如治疗不及时,部分患者可并发脑膜炎、睾丸炎、卵巢炎等。

本病属于中医学的痄腮范畴,是以发热、耳下腮部漫肿疼痛为主要表现的疾病,又称"蛤蟆瘟",中医学认为,本病是由于时行温热疫毒之气或外感风温邪毒从口鼻而入,夹痰火壅阻少阳、阳明之脉,郁而不散,结于腮部所致。

（一）辨病

一般有 2 周左右的潜伏期。前驱症状可见发热,头痛,口干,纳差食少,呕吐,全身疲乏等。继而一侧耳下腮部肿大、疼痛,咀嚼困难,触之肿块边缘不清、中等硬度,有弹性,压痛,4 ~ 6 天后肿痛或全身症状逐渐消失。一般为单侧发病,少数也可波及对侧,致两侧同时发病。实验室检查:早期有血清和尿淀粉酶增高,补体结合试验、酶联免疫吸附法及间接荧光检查 IgM 抗体均呈阳性。

（二）治疗

推荐处方 1

治法　泻火解毒,消肿止痛。

穴方　角孙、翳风、颊车、外关、合谷、关冲、内庭。热毒袭表加中渚、风池;火毒蕴结加大椎、曲池;热毒攻心加少冲、水沟;毒邪下注加行间、足临泣。高热加大椎、耳尖;睾丸肿痛加蠡沟、太冲。

操作　①毫针刺:常规操作,泻法;②结合三棱针法:关冲、内庭、大椎、少冲、耳尖、行间、足临泣、太冲、曲池可点刺出血。

推荐处方 2

灯火灸方　角孙。将穴区周围的头发剪去,用灯心草蘸麻油点燃后,对准穴位迅速点

灸皮肤,一点即起,听到响声即可。若未出现响声,应复点灸 1 次。

推荐处方 3

皮肤针方 合谷、耳门、颊车、翳风、外关、胸$_{1-4}$夹脊。先叩刺耳门经过颊车至翳风,然后叩刺合谷、外关、胸$_{1-4}$夹脊,使皮肤潮红或微微出血。

推荐处方 4

火柴火灸结合三棱针点刺法治疗方 角孙、耳尖、大椎、少商。将火柴点燃,对准角孙,用手迅速按上,火灭,将炭灰及局部发灰按于穴上须臾。一般不需处理,如有轻度感染,涂甲紫即可。耳尖、大椎及少商,常规消毒后点刺出血。

(三)按语

(1)针灸以本病初发时效果最佳,此时主要表现为腮腺的非化脓性肿胀,全身症状较轻,无并发症出现,针灸可较快见效,迅速改善症状,到达治愈。治疗时应重视预防可能出现的严重并发症。

(2)本病传染性很强,患病儿童应注意隔离。发病期间宜清淡饮食,多饮水,保持大便通畅。

第三节 痢 疾

痢疾以剧烈腹痛、腹泻、下痢赤白脓血、里急后重为主要特征,多发于夏秋季节。中医学认为,本病病因有外感时疫邪毒和饮食不洁之物两个方面。主要病机为邪蕴肠腑,气血壅滞,传导失司,肠络受伤而成痢。虽有外感、内伤之不同,但两者可相互影响,常内外交感,使寒湿、湿热、积滞、疫毒等壅塞肠中,气血与之搏结凝滞,肠道传化失司,脉络受伤,腐败化为脓血而成。病位在肠,与脾胃密切相关,可涉及肾。

本病相当于西医学的细菌性痢疾、阿米巴痢疾。细菌性痢疾是由痢疾杆菌引起的急性肠道传染病,以结肠化脓性炎症为主要病变特点,有全身中毒症状。临床根据病程可分为急性和慢性痢疾。急性细菌性痢疾,起病急,主要症状有全身中毒与肠道症状,潜伏期数小时至7天,多数为1～2天。慢性痢疾多由急性转变而来,或由于营养不良、合并慢性病、福氏菌感染。阿米巴痢疾是溶组织阿米巴引起的肠道感染,以近端结肠和盲肠为主要病变部位,病情轻重不一,典型的以痢疾症状为主,易于复发,变成慢性。本节主要论述细菌性痢疾,阿米巴痢疾应配合杀虫,对于阿米巴痢疾的症状可参照本节治疗。

(一)辨病

以腹痛、下痢脓血黏液、里急后重为主要表现。急性病例白细胞总数及中性粒细胞中等度升高,粪便培养可检出致病菌。

1. 急性菌痢

按临床表现分为四型。①普通型:急性起病,体温达39～40℃,伴有恶心呕吐、腹痛腹泻。每日大便10～20次,初为稀便或呈水泻,继呈脓血便,左下腹压痛伴肠鸣音亢进,里急后重明显;②轻型:较普通型全身毒血症状和肠道症状表现轻,里急后重等症状不明显,易误诊为肠炎或结肠炎;③重型:高热、呕吐、腹痛、里急后重明显,排脓血便,每日达数十次,严重者出现脱水和酸中毒症状;④中毒型:多见于3～7岁儿童。起病急剧,体温迅速升至40～41℃,伴有头痛、畏寒、惊厥或循环障碍等症状。常无上呼吸道感染症状,胃肠症状也不严重,且多在出现惊厥后6～12小时发生;多表现为以周围循环衰竭为主的休克型;以脑水肿与颅内压增加等脑部症状为主的脑型,以呼吸与循环衰竭同时存在为主的混合型。

2. 迁延性菌痢

病程在 2 周～2 个月,系急性菌痢迁延不愈所致。患者常无高热、腹痛或中毒症状,只表现为腹部不适、食欲不佳、大便次数多,有时脓血便和黏液便交替出现。便培养阳性率低于急性期。

3. 慢性菌痢

病程在 2 个月以上,除腹泻外,其他症状不典型,病程久者可出现消瘦、乏力、轻度贫血等现象。

(二)治疗

推荐处方 1

治法 理肠通腑,化湿导滞。

穴方 神阙、天枢、曲池、合谷、上巨虚、阴陵泉。寒湿痢加关元、三阴交;湿热痢加水分、内庭;疫毒痢加大椎、十宣;噤口痢加内关、中脘;休息痢加脾俞、足三里。久痢脱肛加长强、气海、百会。

操作 ①毫针刺结合灸法:神阙施以隔盐灸或隔姜灸,以腹内感觉温热为度。急性菌痢多属实证,腹部(除神阙)穴及肢体主穴,用毫针深刺 1.5～2 寸,提插捻转泻法,反复行针,加强针感,使腹部穴针感向四周扩散,四肢穴针感上下传导,留针 40～60 分钟,并间歇行针;余穴常规毫针刺;每日可治疗 2～3 次,甚至 6 小时 1 次,以挫病势,症状缓解后逐渐减少治疗次数。慢性痢疾常规针灸操作;②结合刺络拔罐及灸法:在上述针灸治疗基础上,湿热痢、疫毒痢热重者,内庭、大椎、十宣用三棱针点刺出血,大椎加拔火罐。寒湿痢、休息痢、久痢脱肛者,头部、肢体穴可加温针灸或艾条灸,腹部穴可用隔姜灸、隔附子灸等。

推荐处方 2

穴位注射方 天枢、上巨虚或足三里。将山莨菪碱(654-2)注射液 10mg,儿童0.2～0.4mg/kg,分别等量注入穴内。适用于急性细菌性痢疾。

推荐处方 3

穴位贴敷方 神阙。将党参、黄芪、酒制大黄、白芍按等比例配制,研为细末,每次取10g,用蜂蜜调为糊状,填入脐中,纱布覆盖,以胶布固定,每日换药 1 次(若出现过敏现象立即除去药物)。适用于慢性细菌性痢疾。

(三)按语

(1)针灸治疗急性菌痢的普通型、轻型为主,有显著疗效,不仅能迅速控制症状,而且能通过提高机体免疫功能,缩短痢疾杆菌转阴的时间;对慢性菌痢也有一定疗效,但疗程较长。

(2)中毒性菌痢病情急重,需采取综合治疗措施。急性菌痢发病期间应进行床边隔离,注意饮食。

CHAPTER NINETEEN 第十九章

损伤、中毒和外因的某些后果

第一节 中 暑

中暑是指在高温环境或机体散热不良所致的体温调节中枢功能障碍,以汗腺功能衰竭和水、电解质丢失过多为特点的一种急性疾病。在气候炎热下劳役,或在高温环境、通气不良及湿度较高的环境下,过度体力劳动,则易发生中暑。颅脑疾患的患者,老弱及产妇耐热能力差者,尤易中暑。中暑是一种威胁生命的急诊病,若不给予迅速有力的治疗,可引起抽搐和死亡,永久性脑损害或肾脏衰竭。根据临床表现的轻重,中暑可分为先兆中暑、轻症中暑和重症中暑,三者之间呈渐进关系。

本病属于中医学暑证范畴,主要由于夏日天气炎热,暴日劳作,暑热之邪内侵,或炎暑夹湿伤人,逼汗出而伤阴,导致本病。暑为火邪,若暑热入营,逆犯心包,则可出现高热烦躁,甚则神昏谵语之危候。本病发生的内因为正气不足、体虚劳倦、脾胃虚弱,或素体湿邪较重,易于感受暑热。

(一)辨病

在高温环境中生活和劳动时突然出现体温升高、肌肉痉挛和(或)晕厥,伴恶心呕吐,并排除其他疾病后即可诊断为中暑。临床根据病情轻重可分为先兆中暑、轻度和重度中暑。

1. 先兆中暑

在高温环境下,有全身疲乏无力,头昏,耳鸣,胸闷,恶心,心悸口渴,大量汗出等症状。体温正常或略升高,但一般不超过38℃。

2. 轻度中暑

有先兆中暑症状,体温在38.5℃以上,并伴有面色潮红、皮肤灼热,或面色苍白,恶心呕吐,大汗淋漓,皮肤湿冷,血压下降和脉搏细数等。

3. 重度中暑

多数患者突然剧烈头痛,眩晕,以致谵妄或出现昏厥,抽搐,皮肤干燥,灼热无汗,体温在40℃以上,呼吸急促,脉率增快,血压下降。

附根据发病机制和临床表现不同,西医通常将中暑分为热痉挛、热衰竭和热(日)射病三类。①热痉挛:高温环境中,人的散热方式主要依赖出汗。一般认为一个工作日的最高生理限度的出汗量为6L,但在高温中劳动者的出汗量可在10L以上。汗中含氯化钠约0.3%~0.5%。因此大量出汗使水和盐过多丢失,肌肉痉挛,并引起疼痛;②热衰竭:由于人体对热环境不适应引起周围血管扩张、循环血量不足、发生虚脱;热衰竭亦可伴有过多的出汗、失水和失盐;③热射病:由于人体受外界环境中热原的作用和体内热量不能通过正常的生理性散热以达到热平衡,致使体内热蓄积,引起体温升高。初期,可通过下丘脑体温调节中枢以加快心输出量和呼吸频率,皮肤血管扩张,出汗等提高散热效应。而后,体内热进一步蓄积,体温调节中枢失控,心功能减退、心输出量减少、中心静脉压升高,汗腺功能衰竭,使体内热进一步蓄积,体温骤增。体温达42℃以上可使蛋白质变性,超过50℃数分钟细胞即死亡。早期受影响的器官依次为脑、肝、肾和心脏。

(二)治疗

推荐处方1(轻症,无神志异常)

治法 清泻暑热。

穴方 大椎、曲泽、合谷、内关、耳尖。头痛头晕者加风池、太阳;恶心呕吐者加中脘、足三里。

操作 ①毫针刺:以泻法为主,强刺激;耳尖以短毫针点刺放血3~5滴;②结合三棱针、拔罐及灸法:大椎、曲泽可毫针刺行泻法后不留针,再用刺络拔罐法,出血5~10ml;耳尖可用三棱针点刺放血。

推荐处方2(重症,神志异常)

治法 开窍醒神。

穴方 水沟、内关、中冲、涌泉、耳尖、少商、中冲、十宣。

操作 毫针刺:水沟、涌泉、内关用提插捻转强刺激,留针至患者苏醒。中冲、十宣、其余井穴均用短毫针点刺出血。

推荐处方3

刮痧方 用刮痧板或边缘光滑的瓷汤匙,蘸少许植物油或清水,在脊柱两侧,颈项(哑门、风府上下),胸肋间隙(胸前第3、4、5肋间隙),肩胛上(左右两侧第7、8、9肋间隙)及肘窝、腘窝等处,自上向下或自背后向胸前刮之,先轻后稍重,以皮肤刮出紫色或红色痧点为止。

推荐处方4

拔罐方 大椎、肺俞、脾俞、胃俞。拔罐法,留罐5~10分钟。或沿背部足太阳经走罐。适用于中暑轻症。

推荐处方5

毫针刺结合热敏灸治疗方　足三里、阳陵泉、阴陵泉、外关、合谷、曲池、三阴交、巨阙。阴陵泉用提插捻转补法,余穴泻法,留针30分钟,每隔10分钟行针1次。出针后加艾条热敏灸,医者手持2支点燃的清艾条,在足三里、合谷附近用悬灸及雀啄灸探查热敏点,当出现扩热、透热、传热现象时则为热敏点,随即在该点距离皮肤3cm左右高度施以温和灸,灸到扩热、透热、传热现象消散为止,每穴灸20~50分钟。适用于热痉挛型中暑。

(三)按语

(1)夏令高温季节,暑气当令或高温环境工作,注意通风散热,降温预防,劳逸结合。

(2)中暑发生后,及时将患者移到通风阴凉的地方,解开衣襟,让患者安卧,给予物理降温,如酒精擦浴、放置冰袋、打开风扇等。

(3)先兆中暑及轻症中暑可以针灸治疗为主,重症中暑患者,病情危急多变,除针灸治疗外,应及时采取补液、抗休克等中西医综合措施。

第二节　晕动病

晕动病是指乘车、船、飞机时,由于交通工具的加、减速,或颠簸震动,刺激前庭迷路而出现的综合征。临床表现可见头晕、头痛、恶心、呕吐,甚至虚脱、休克等症状,伴有血色苍白、出冷汗、心动过速或过缓、血压下降以及眼球震颤、平衡失调等。本病主要发生于乘车、船、飞机途中或其后,可因情绪抑郁、精神紧张、过度饥饿、过度疲劳及嗅吸异常气味而诱发。

本病中医称为"注车""注船",其发生多与先天禀赋有关,尤其在体虚、疲劳、情绪不佳、闷热、饥饿或饱食情况下,经旋转、摇摆、颠簸等刺激,而致气机逆乱,清阳不升,浊阴不降,出现头晕目眩、恶心呕吐等。

（一）辨病

乘坐舟车或飞机时,因摇摆、颠簸、旋转等加速运动后所诱发,既往有反复多次类似发作史。一般在停止运行或减速后数十分钟到几小时内消失或减轻;初时感觉上腹不适,流涎及吞咽动作增多,继有恶心呕吐、面色苍白、出冷汗,眩晕;严重者可有血压下降、呼吸深而慢、眼球震颤。

（二）治疗

推荐处方1

治法　和胃降逆,安神定眩。

穴方　内关、神门、百会、风池。面色苍白、四肢冰冷加水沟、关元;心慌烦闷加少海、太冲。

操作　毫针刺,内关、风池可持续行针1~3分钟,余穴常规操作。

推荐处方2

耳穴方　胃、枕、神门、皮质下、交感。将贴有100高斯定向磁粒或王不留行籽的0.5cm×0.5cm的方形胶布贴于耳穴后稍加按压,并嘱患者在旅途中经常按压,每穴1~3分钟,以耳不感觉疼、胀、热为度,可用于预防性治疗。

推荐处方 3

埋针方 内关。于出发前严格消毒后行皮内针埋穴,并用创可贴固定。

推荐处方 4

穴位贴敷方 神阙、翳风。于出发前 30 分钟或 1 小时,敷贴晕车贴或生姜片。

(三)按语

(1)本病以预防为先,出行前可根据患者体质特点,进行相应的针灸治疗,旅行途中若无针灸条件,可采用穴位指压法以缓减症状。

(2)对有晕动病史的患者,经常进行体育锻炼和旅行锻炼,可提高机体对不规则运动的适应能力。

第三节　挥鞭综合征

挥鞭综合征或鞭击综合征是指在车祸和其他事故中,颈椎受到来自后方或侧向的冲击力,所产生的突然加速和减速运动作用于颈部,因头颅的惯性作用,使头颈部过伸或过屈,这种能量转化可导致颈部的骨及各种软组织的损伤,类似挥鞭动作所造成的颈髓及颈椎与周围软组织损伤所引起的一系列症状及体征,主要病理解剖改变位于脊髓中央管处,临床表现为颈部症状(颈部疼痛、活动明显受限以仰伸)和颈脊髓受损症状。

挥鞭样损伤最初于 1928 年首先由 Crowe 氏提出,专指机动车追尾撞车使乘员颈部软组织承受过度应力而造成的损伤,目前临床上将其他方式使颈椎产生类似动作所造成损伤也归于此类。本病属于中医学伤筋等范畴,认为是由外伤损伤筋脉,导致经脉气血瘀阻不通,而出现诸症。近年来,随着我国汽车进入家庭生活,车祸的发生率不断增加,本病的发生率也逐年增高。

(一)辨病

有明确颈部外伤史;伤后立即或几小时内出现神经系统定位症状,四肢呈上运动神经元或上肢呈下运动神经元、下肢呈上运动神经元麻痹,有时双侧肢体瘫痪不对称;可有感觉平面,有神经根刺激症状,早期尿潴留,晚期尿失禁。上述三大症状以瘫痪及神经根刺激症状最为突出。感觉及大小便障碍可有可无。少数患者可有瞳孔异常或霍纳氏征。腰椎穿刺,动力学试验正常,脑脊液中个别患者白细胞及蛋白量轻度升高。颈椎 X 光片及 CT 检查:无脱位及骨折。

有学者对挥鞭样损伤的临床表现和影像学进行了研究,认为挥鞭样损伤临床常见以下症状和体征:①颈痛为挥鞭样损伤最为常见的临床症状。典型的颈痛表现为颈后区的钝痛,颈部活动可使疼痛程度进一步加剧;②大约有 20% ～35% 的挥鞭样损伤患者在伤后第 1 个月有肩胛间区或腰背部疼痛;③上肢放射痛及感觉、运动功能障碍,尤其上肢放射痛或麻木症状也较为常见;④约 18% 的挥鞭样损伤患者有吞咽困难症状,咽后血肿、食管出血及咽部水肿为主要原因;⑤头痛在挥鞭样损伤中是仅次于颈痛的最常见症状,有时甚至是最为明显的症状。其典型表现为枕部或枕下疼痛,并可向前放射至颞部、眼眶及头顶部;⑥认知及心理异常,挥鞭样损伤后的脑部症状包括神经质和神经过敏;⑦头晕症状在文献中常有报告,其发生时常伴有听力或前庭损害症状;⑧间歇性视力障碍并非少见,伴有颈交感干损伤时可发生 Horner 综合征;⑨挥鞭样损伤患者可发生第Ⅵ、Ⅹ、Ⅺ、Ⅻ对颅神经损伤;⑩自主神经系统损害常见症状包括头痛、耳鸣、耳聋及头晕或眩晕等。另外,颞下颌关节功能障碍,典型症状为颞下颌关节区的持续性疼痛,寒冷及用力均可使疼痛加剧。疼痛可向额颞部放射并引起头痛。其他症状还有斜颈、前胸痛等,均比较少见。

(二)治疗

推荐处方

治法　舒筋通络,活血通经。

穴方　阿是穴、颈夹脊、风池、完骨、天柱、大椎、合谷。头痛加百会、太阳、玉枕;眩晕加百会、内关;肩背部痛上加肩井、天宗、秉风;肢疼痛或麻木加颈臂、极泉、曲池、外关;下肢感觉、运动障碍者选环跳、委中、阳陵泉、足三里、悬钟、三阴交、太冲;尿潴留或尿失禁加秩边、中极、三阴交。

操作　颈夹脊针刺方向向脊柱方向斜刺,颈部穴位可加电针,疼痛为主者用密波或疏密波,当肌力减弱时可用断续波。颈肩部可加刺络拔罐;并可用温针灸。

(三)按语

(1)由于本病症状多样,影响因素多,故治疗需要多学科,才能获得最佳的治疗效果。治疗以减轻疼痛和增强肌力为主,应鼓励患者尽早锻炼,必要时放弃颈围。针灸治疗对于损伤程度轻仅有局颈部的软组织损伤而以颈痛为主要症状者,疗效最好;如果出现上肢疼痛麻木等神经损伤或刺激症状,针灸也要很好疗效;如果出现严重的颈髓损伤,有感觉平面损伤、神经根刺激症状,早期尿潴留,晚期尿失禁,针刺有一定的疗效,但疗效远远不及前两种情况。有相当部分挥鞭伤没有经过任何治疗,在 6 个月内也能痊愈。

(2)本病以综合治疗为最佳方案,所有治疗方法的选择均应根据不同患者的症状和体征而定,心理医师、体育活动和作业疗法也具有一定的疗效。提倡患者要尽早进行颈部的活动和锻炼,这对于提高针灸疗效有重要意义。患者也常有精神异常,特别是一些慢性疼痛和致残的患者。慢性病变和疗效不佳与精神压力密切相关,因此,也应做好患者的心理治疗,针灸也有较好疗效。

第四节　脊髓损伤

脊髓损伤是指由于外界直接或间接因素损伤脊髓,在损害的相应节段出现各种运动、感觉和括约肌功能障碍,肌张力异常及病理反射等的相应改变,常见于车祸、坠落等。按脊髓损伤的部位和程度,可分为五类。①脊髓震荡:最轻微的脊髓损伤,组织形态学上无病理变化,但可立即发生弛缓性瘫痪,损伤平面以下感觉、运动、反射及括约肌功能暂时性丧失,在数分钟或数小时内即可完全恢复;②脊髓挫伤与出血:脊髓实质性破坏,外观完整但脊髓内部可有出血、水肿,神经系统破坏和神经传递纤维束的中断,预后与脊髓挫伤程度有关;③脊髓断裂:脊髓连续性中断,可为完全性或不完全性,预后差;④脊髓受压:是指骨折移位,碎骨片、破碎的椎间盘挤入椎管内直接压迫脊髓,或皱褶的黄韧带与急速形成的血肿压迫脊髓,若及时去除压迫物,脊髓功能可望部分或全部恢复,若压迫时间过久,预后差;⑤马尾神经损伤:马尾神经起自第二腰椎的骶脊髓,一般终止于第一骶椎下缘,第二腰椎以下骨折脱位可损伤本神经,完全断裂者少见。

根据脊髓损伤的临床表现,可归入中医学外伤所致"腰痛"、"痿证"、"癃闭"等范畴,中医学认为,肾经贯脊属肾,督脉贯脊入络脑,二脉与脊髓和脑的关系极为密切。因此,脊髓受损则阻遏肾、督二脉,气血运行不畅,筋骨失养,出现肢体瘫痪失用等。

（一）辨病

一般有明显的外伤史,急性损伤脊柱后出现肢体瘫痪、感觉障碍。脊髓损伤的水平、椎体脱位情况一般只需 X 线片即能判断,而骨折类型有时还需参照 CT 片、MRI 才能清楚观察脊髓形态。

1. 脊髓损伤

在脊髓休克期间,受伤平面以下表现为弛缓性瘫痪,运动、感觉、反射及括约肌功能丧失,2～4 周后逐渐演变成痉挛性瘫痪,肌张力增高,腱反射亢进,并出现病理性锥体束征。胸段脊髓损伤表现为截瘫,颈段脊髓损伤出现四肢瘫;上颈椎损伤的四肢瘫均为痉挛性瘫痪,下颈椎损伤的四肢瘫由于脊髓颈膨大部位和神经根的毁损,上肢表现为弛缓性瘫痪,下肢为痉挛性瘫痪。

2.脊髓圆锥损伤

脊髓终止于第一腰椎体下缘,此椎骨折可损伤脊髓圆锥,出现会阴部皮肤马鞍状感觉缺失,括约肌功能丧失致大小便不能控制和性功能障碍,双下肢感觉和运动功能正常。

3.马尾神经损伤

表现为损伤平面以下弛缓性瘫痪,肌张力降低,腱反射消失,病理征阴性;感觉功能障碍及括约肌功能丧失。

(二)治疗

推荐处方1

治法 调督强脊,疏通经络。急性损伤后应立即进行外科处理,针刺主要在术后恢复期应用。

穴方 损伤脊髓段相对应的上、下1~2个棘突的督脉穴及两侧夹脊穴

截瘫加环跳、阳陵泉、三阴交、悬钟、解溪、丘墟、太冲;四肢瘫,上肢加颈臂、极泉、肩髃、曲池、手三里、合谷,下肢加穴同截瘫。脊髓圆锥损伤加会阴、白环俞、会阳、肾俞、膀胱俞、大肠俞、中极、曲骨。马尾神经损伤加十七椎、次髎、会阳、肾俞、膀胱俞、大肠俞、环跳、中极、曲骨、阳陵泉、三阴交、解溪、丘墟、太冲。

操作 ①毫针刺:督脉穴向上斜刺1寸左右,如进针有阻力突然消失的感觉或出现触电样感向二阴及下肢放射,当终止进针,以免造成脊髓新的损伤;夹脊穴刺向椎间孔,使针感向脊柱两侧或相应肢体放射,或相应部位的体腔出现紧束感;②结合电针法:毫针刺基础上,督脉或瘫痪肢体选取2~3对穴位,针刺得气后接电针,以疏波之连续波或断续波中度刺激,以肌肉轻轻收缩为度,适用于弛缓性瘫痪。

推荐处方2

穴位注射方 损伤椎体上下两旁的夹脊穴、肾俞、次髎、血海、足三里、三阴交、腰俞。每次选2~3对穴位,维生素B_1、B_{12}或当归、川芎、丹参、人参、黄芪、红花注射液等,每穴0.5~1ml。

(三)按语

(1)针灸治疗脊髓损伤主要在术后的恢复期,对脊髓不完全损伤有一定的疗效,脊髓完全损伤者疗效差,其恢复的程度与损伤位置、程度、年龄、体质等多方面因素有关。

(2)治疗期间要注重自主锻炼和被动锻炼。病情严重者,要避免肺炎、褥疮等并发症的发生。

第五节　脑损伤

　　脑损伤指暴力作用于头颅引起的脑组织损伤,常见于交通事故、工伤或火器伤等,可分为原发性和继发性脑损伤,原发性是指暴力作用于头部立即发生的脑损伤,继发性指伤后一定时间后出现的脑损伤病变,主要有脑水肿和颅内出血等。脑损伤后多有意识丧失,意识恢复后大多数患者遗留躯体和认知方面的障碍,其严重程度与脑损伤的严重程度、性质和临床并发症有关。脑损伤临床上很复杂,本节主要介绍原发性脑损伤及脑损伤后出现植物状态、脑震荡后遗症的针灸治疗。

　　原发性脑损伤主要包括脑震荡、弥散性轴突损伤和脑挫裂伤。脑震荡是指头部外伤引起短暂的脑功能障碍。弥漫性轴突损伤是指头部遭受加速性旋转暴力时,由于脑的扭曲变形,脑内产生剪切或牵拉作用,造成脑白质广泛性轴突损伤。脑挫裂伤是指暴力打击头部造成脑组织器质性的损伤,脑挫伤脑组织损伤较轻,软脑膜尚完整,脑裂伤则指软脑膜、血管、脑组织同时有破裂,因二者常同时并存,不易区分,常合称脑挫裂伤。在重度脑损伤中,持续性植物状态占10%,是大脑广泛性缺血性损害而脑干功能仍然保留的结果。脑震荡后综合征是指脑震荡所见的部分症状持续数月乃至数年。

　　中医学认为,脑为元神之府,脑受损后,脉络闭阻,气机逆乱,气乱则神乱,神乱则气血运行受阻加重,结合临床表现,本病初期以实证为主,病机特点为气滞、血瘀、痰凝、水停;病程延长日久,终致气血阴阳失调,脏腑功能失调,心、脾、肝、肾呈现不同程度的虚证。针灸疗法主要用于脑损伤急性期促醒和恢复期康复。

　　(一)辨病

1. 原发性脑损伤

　　①脑震荡:脑外伤后有短暂的意识丧失,可为意识不清或完全昏迷,但常为数秒至数分,一般不超过半小时;有逆行性遗忘,即清醒后不能回忆受伤当时乃至伤前一段时间内的情况;常伴有头痛头昏、恶心呕吐等症状,短期内自行好转。神经系统检查、CT检查均阴性,脑脊液检查无红细胞;②脑挫裂伤:脑外伤后意识障碍持续时间较长,超过半小时,

从数小时甚至数月不等;有明显的阳性神经体征;继发颅内压增高,一般在伤后 3~7 天达到高峰,甚至发生脑疝;广泛脑挫裂伤可在数周后形成脑萎缩;CT 对诊断损伤部位、范围、程度等有意义;③弥漫性轴索损伤:创伤后持续昏迷超过 6 小时,CT 可见大脑皮质与髓质交界处、胼胝体、脑干或第三脑室附近有多个点状或小片状出血灶,颅内压多正常,但临床状况差。

2. 持续性植物状态

①认知功能丧失,无意识活动,不能执行指令;②保持自主呼吸和血压;③有睡眠 - 觉醒周期;④不能理解和表达言语;⑤能自动睁眼或刺痛睁眼;⑥可有无目的性眼球跟踪活动;⑦下丘脑及脑功能基本正常。以上 7 个条件持续一个月以上。

3. 脑震荡后综合征

脑震荡半年以后仍有头昏、头痛、记忆力减退、耳鸣、失眠等症状;神经系统检查无明显阳性体征,或存在轻度精神、心理、感觉与运动障碍;CT 或 MRI 检查,颅内一般无明显器质性病变。

（二）治疗

推荐处方 1（急性期）

治法 醒脑开窍。在外科急救基础上辅助针刺治疗,以促神志恢复。

穴方 水沟、内关、中冲、涌泉。

操作 毫针刺强刺激,水沟行雀啄法。

推荐处方 2（恢复期）

治法 化瘀通络,益神健脑。

穴方 百会、印堂、风府、风池、内关、悬钟。失眠加四神聪、安眠;健忘加神门、四神聪;头痛甚加合谷、后溪;烦躁加肝俞、神门;上肢不遂加颈臂、尺泽、曲池、合谷;下肢不遂加环跳、委中、阳陵泉、足三里、三阴交、太冲;语言障碍加廉泉、通里。

操作 ①毫针刺:常规操作;②结合电针及皮肤针法:毫针刺基础上,头部穴位可加电针,疏波或疏密波交替,刺激 20~30 分钟;阿是穴可梅花针叩刺。

推荐处方 3

穴位注射方 风池、百会、心俞、天柱、太阳、头维、内关、阳陵泉、足三里。每次选 1~2 对穴位,用当归注射液、维生素 B_1 及 B_{12},10% 葡萄糖液等,每穴 0.5ml,隔日 1 次。

三、按语

（1）脑损伤针灸治疗的效果主要取决于损伤的程度和治疗时机的把握,损伤程度越轻、病程越短,针灸疗效越好。

（2）临床上在针灸疗法的基础上,配合心理治疗、体育锻炼、中药等综合性治疗措施,能够增强治疗效果。

第六节　一氧化碳中毒迟发型脑病

一氧化碳中毒迟发性脑病是指急性一氧化碳中毒患者于昏迷苏醒,意识恢复正常后,经约2～60天的"假愈期",又出现一系列神经精神症状,症状广泛,包括从神经心理测试才能检测出的认知障碍、个性改变、记忆力下降、反应迟钝、无动性缄默、尿失禁、偏瘫、步态不稳、行为紊乱、甚至昏迷,偶有神经炎、舞蹈症等。

本病症状各异,中医很难归属一病一证,但病因病机相同,均为毒邪内攻,肺气闭塞,上焦之气不得宣发,浊气不出,清气难入,气机升降失常,以致浊气上犯脑窍,心神受蒙,神无所主,神气不使,拒阳于外而发诸症。

（一）辨病

急性一氧化碳中毒意识障碍恢复后,经约2～60天的"假愈期",又出现下列临床表现之一者:①精神及意识障碍呈痴呆状态,谵妄状态或去大脑强直状态;②锥体外系神经障碍出现帕金森氏综合征的表现;③锥体系神经损害(如偏瘫、病理反射阳性或小便失禁等);④大脑皮层局灶性功能障碍,如失语、失明等,或出现继发性癫痫;⑤头部CT检查可发现脑部有病理性密度减低区;脑电图检查可发现中度及高度异常。

（二）治疗

推荐处方1(神志障碍)

治法　醒神开窍。本病发生后,应立即将患者搬离中毒场所,吸入新鲜空气或氧气,并注意保暖,再施与针灸治疗。高压氧是目前治疗一氧化碳中毒的最重要手段之一。其治疗作用据认为是加快一氧化碳的清除率,削弱一氧化碳诱导的缺血再灌注损伤,并能促进新的线粒体氧化酶生成以替代失活的线粒氧化酶,使线粒体功能恢复,改善病情。临床常配合此法治疗本病。

穴方　人中、素髎、百会、内关、中冲。

操作　人中雀啄法,以患者有反应为度。

推荐处方2(无神志障碍)

治法　调理脑神,活血通络。

穴方　人中、百会、风府、风池、内关。伴震颤麻痹舞蹈样运动、瘫痪、共济失调者上肢加颈臂、尺泽合谷;下肢加委中、阳陵泉;失语加廉泉、金津、玉液;痴呆加四神聪、完骨、天柱。

操作　风府直刺1寸,小幅度轻捻转;人中雀啄泻法;风池、完骨、天柱进针1寸,小幅度捻转。

(三)按语

(1)一氧化碳中毒迟发性脑病具有一定程度的自限性,部分患者预后较好。其中迟发性运动障碍的预后一般较好,帕金森综合征多在6个月左右自行恢复,但仍有部分患者终身存在记忆障碍、精神异常等症状。目前本病尚无特效的治疗药物,临床常配合高压氧治疗。患者预后与其免疫力、年龄及昏迷时间有明显关系。年龄越大,免疫力越弱,昏迷时间越长,预后越差。影像学改变轻或无改变,脑电图异常程度轻者,则临床症状表现较轻,预后较好。部分精神障碍呈可逆性,而病变广泛,精神障碍明显者则不易完全治愈,可能与重度缺氧造成不可逆的损害有关。

(2)针灸治疗本病有一定疗效,对改善患者的临床症状如头痛、眩晕、表情淡漠、反应迟钝、痴呆、行走困难、偏瘫、大小便失禁、语言障碍以及震颤等症疗效显著。影像学改变轻或无改变及脑电图异常程度轻,血碳氧血红蛋白含量低,症状表现较轻者,针灸显效快,疗程较短,远期效果好。反之,针灸显效较慢,疗程长,可不同程度改善临床症状,但往往留有后遗症。本病重在预防,生活中要注意用煤安全,防止煤气中毒;生产中,随时掌握劳动环境空气中的一氧化碳浓度,防止中毒是根本举措。

第七节　放化疗后副反应

放化疗后常导致严重的副反应,主要表现在两个方面,即骨髓抑制和胃肠道反应。中医学认为,放化疗属于中医"热"、"毒"范畴,癌肿患者正气已亏,若再经受放化疗后,更致体内"热邪"、"大毒"内聚,耗气血、伤脏腑,并致脏器功能受损;其中放疗的毒副反应则以"热毒"伤阴耗气,并损伤脏器局部黏膜为最;而化疗因于"药毒"随血直入脏腑,既损气血,更伤脏腑及其功能,而以脾胃、肠道和肝肾损害为著。

（一）辨病

患者有原发的恶性肿瘤,在放化疗后出现胃肠道反应,包括食欲下降、恶心呕吐、腹胀腹泻等症状;骨髓抑制包括白细胞减少、贫血、血小板减少等。

（二）治疗

推荐处方1（胃肠道反应）

治法　和胃降逆,健脾益气。

穴方　中脘、天枢、内关、足三里。食欲下降加胃俞、脾俞;腹泻加脾俞、神阙;口腔咽喉反应加列缺、照海、廉泉。

操作　①毫针刺:常规操作;②结合电针及灸法:毫针刺基础上,内关、足三里可接电针,密波或疏密波交替,刺激20~30分钟;神阙可用灸法。

推荐处方2（骨髓抑制）

治法　益气养血,补肾填精。

穴方　气海、膈俞、脾俞、肾俞、大椎、足三里、悬钟。

操作　①毫针刺:针刺用补法为主,手法宜轻;②结合电针及灸法:毫针刺基础上,悬钟、足三里,膈俞、肾俞（或脾俞）接电针,疏波,刺激20~30分钟;可单用灸法或针后加灸,尤其是以大椎、膈俞、悬钟、足三里为重点,行重灸法。

推荐处方3

灸法方　大椎、足三里、三阴交、膈俞、脾俞、胃俞、肾俞、命门。用艾条温和灸,每次选

用2~3穴,每穴施灸15~20分钟。或用隔姜灸,艾炷如枣核大,每穴施灸7壮。用于放化疗后副反应。

(四)按语

(1)针灸治疗肿瘤疼痛、发热及放化疗后副作用有一定疗效,但对于肿瘤本身针灸只作为一种辅助治疗方法,在提高患者生活质量、延长生存期方面有一定意义。

(2)放化疗患者应均衡营养,摄入高热量、高蛋白、富含膳食纤维的各类营养素,多饮水,多进食水果、蔬菜。忌辛辣、油腻等刺激性食物及煎烤、腌制、霉变食物。

(3)负面情绪对机体免疫系统有抑制作用,可促进肿瘤的发生和发展,故肿瘤患者应保持乐观开朗的心境,避免情绪刺激,积极配合治疗,应早期进行功能锻炼,以利用功能重建和提高自理能力。

血液及造血器官病症

第一节　贫　血

贫血是指人体外周血红细胞容量减少，低于正常范围下限的一种常见临床症状。由于红细胞容量测定较复杂，临床上常以血红蛋白（Hb）浓度来代替。在我国海平面地区，成年男性 Hb < 120g/L，成年女性 Hb < 110g/L，孕妇 Hb < 100g/L 者，被我国专家认为有贫血。1972 年 WHO 制定的诊断标准，认为在海平面地区 Hb 低于下述水平诊断为贫血：大于 6 个月小于 6 岁儿童位 110g/L，6 ~14 岁儿童为 120g/L，成年男性为 130g/L，成年女性为 120g/L，孕妇为 110g/L。按贫血的严重程度不同，可分为轻度贫血（Hb 在 90g/L 与正常参考值下限之间）、中度贫血（Hb 在 60 ~90g/L）、重度贫血（Hb 在 30 ~60g/L）、极重度贫血（Hb < 30g/L）。临床常见有营养不良性贫血、缺铁性贫血、溶血性贫血、再生障碍性贫血等，本节主要介绍营养性贫血，其他类型的贫血可参照本节针灸治疗。

本病归属于中医学的"虚劳"、"血虚"、"黄胖病"等范畴，认为本病主要责之于脾胃，所谓"饮食入胃，中焦受气取汁，变化而赤是为血"，由于饮食中营养物质的缺乏，或脾胃失于健运而使气血生化无源；另外，精血同源，肾生髓藏精，肾气不足则生髓藏精的功能受损，精不足也可导致血虚。多种失血致血液损耗过多、妊娠、儿童生长期、诸虫症、毒性理化因素殃及诸脏虚损等也可致血虚。

（一）辨病

1. 营养性巨幼细胞贫血

临床表现主要是贫血和消化道功能紊乱，维生素 B_{12} 缺乏引起者还有神经系统症状。①贫血症状：虚弱无力、易疲劳、头晕、活动时心悸、气短、皮肤及黏膜苍白，可有轻微黄染，重者可发生心衰；②消化系统症状：食欲不振、恶心呕吐、腹泻、腹胀及其他消化不良等症状。病情迁延较长者，舌面乳头萎缩、光滑，出现"镜面舌"；③神经系统症状：维生素 B_{12} 缺乏导致的脊髓后、侧索周围神经受损所致，表现为乏力、手足对称性麻木、感觉障碍、下肢步态不稳、行走困难；小儿及老年人常表现为脑部受损后的精神异常、无欲、抑郁、嗜睡以及精神错乱；单独叶酸缺乏者无神经系统症状，多表现为精神症状。

2. 缺铁性贫血

缺铁性贫血是体内铁的储存不能满足正常红细胞生成的需要而发生的贫血。形态学表现为小细胞低色素性贫血。①贫血表现：头晕、头痛、面色苍白、乏力、易倦、心悸、活动后气短、眼花及耳鸣等，症状和贫血严重程度相关；②组织缺铁表现：儿童、青少年发育迟缓、体力下降、智商低、容易兴奋、注意力不集中、烦躁、易怒或淡漠、异食癖和吞咽困难；③小儿可有神经精神系统异常。

（三）治疗

推荐处方 1

治法　健脾益肾，调养气血。

穴方　脾俞、肾俞、膈俞、气海、血海、足三里、悬钟。心悸加内关；纳差加中脘；潮热盗汗、五心烦热加太溪、复溜；遗精阳痿加关元、志室；月经不调加关元、三阴交。

操作　①毫针刺：常规操作，补法为主；②结合灸法及电针法：可加灸法；脾俞、肾俞，或脾俞、膈俞，或肾俞、膈俞，足三里、悬钟，可分别接电针，疏波或疏密波交替，刺激 20 ~ 30 分钟。

推荐处方 2

穴位注射方　血海、膈俞、脾俞、足三里。用当归注射液或黄芪注射液，每穴 0.5ml；或维生素 B_{12} 注射液，每穴 100μg。

推荐处方 3

穴位埋线方　血海、肾俞、脾俞。用羊肠线埋藏。每月 2 次。

（三）按语

（1）针灸有较好的改善贫血症状作用，但必须首先明确病因，在针灸治疗的同时采取针对性治疗。如缺铁性贫血适当补充铁剂，营养不良性贫血则补充营养，出血性疾病应及时止血等。

（2）对于中、重度贫血应采取综合治疗措施，必要时可予以输血。

第二节　白细胞减少症

白细胞减少症是指外周血白细胞绝对计数持续低于 $4.0 \times 10^9/L$ 者,可分为原发性和继发性两类。原发性是指尚找不到病因者;继发性多由理化因素(细胞毒性药物、化学毒物及电离辐射等)、感染以及相关疾病所致,通过人体变态反应和对造血细胞的直接毒性作用,或抑制骨髓的造血功能,或破坏周围血液的白细胞而引起。白细胞减少通常是因中性粒细胞减少引起,大多数表现为中性粒细胞比例的降低,根据病因和发病机制可大致分为三类,中性粒细胞生成缺陷、破坏或消耗过多以及分布异常。本病多为慢性发病,甚至不表现任何临床症状,只在检查血常规时才发现异常,多发生于青壮年。平时患者常有神疲乏力、头晕目眩、腰膝酸软、失眠多梦、心悸怔忡、低热恶寒等。因白细胞减少,患者易发生感染性疾病。若白细胞减少为严重感染所致,则为急性起病,表现为高热畏寒、周身酸楚,感染部位常呈迅速进行性坏死,预后不良。

白细胞减少症属中医学"虚劳"、"虚损"等范畴,多因脾胃气虚,气血生化无源,不能化血生精,益肾生髓,致使精血不足,肌体失养所致。本病以本虚为主,由心、脾、肝、肾亏损所致,与脾肾关系最为密切。"血者,水谷之精也,生化于脾",若脾虚则血之生化无源。肾主骨,藏精生髓,血为精所化,若肾虚则髓不得满,血不能化。另外,血瘀在本病的发病中也有重要作用。

(一)辨病

外周血白细胞计数持续低于 $4.0 \times 10^9/L$ 者,统称为白细胞减少症。由于中性粒细胞是白细胞的主要成分,所以中性粒细胞减少常导致白细胞减少。当外周血中性粒细胞绝对值在成人低于 $2.0 \times 10^9/L$,在儿童≥10 岁低于 $1.8 \times 10^9/L$ 或 <10 岁低于 $1.5 \times 10^9/L$,为中性粒细胞减少症。按其减少程度可分为轻度 $[(1.0 \sim 1.95) \times 10^9/L]$,中度 $[(0.5 \sim 0.9) \times 10^9/L]$ 和重度 $(<0.5 \times 10^9/L)$,重度减少也称粒细胞缺乏症。中性粒细胞减少的临床表现常随其减少程度和发病原因而异。除原发病和感染的表现外,中性粒细胞减少本身的症状往往不具有特异性,可见头晕、乏力、食欲不振等。临床上应分清病因,鉴别原

发性和继发性。

(1)慢性特发性中性粒细胞减少:中性粒细胞轻度减少者多见,无明确诱因,患者一般情况良好,只有少数患者引起感染,又称为原发性白细胞减少症。

(2)继发性白细胞减少症:常由感染、药物、甲状腺功能亢进及放疗等诱发,病因明确。

(二)治疗

推荐处方1

治法 健脾益胃,补气生血。

穴方 气海、膏肓、大椎、膈俞、脾俞、足三里。

操作 ①毫针刺:常规操作,用补法;②结合灸法:主穴可针后加灸,或者单用灸法,尤其是膏肓、大椎以灸法为主,每次重灸30分钟以上。

推荐处方2

隔姜灸方 大椎、膈俞、胃俞、肾俞。每穴置生姜一片(直径2~3cm,厚0.3cm),上放一点燃艾炷(直径1.5cm,高2cm),至患者有烧灼感时,易炷再灸,每穴灸3壮。

推荐处方3

穴位敷贴方 中脘、血海、脾俞、胃俞、肝俞、足三里。取红参15g,补骨脂、当归、红花各10g,干姜、血竭各6g,共为细末,以生理盐水搅拌成泥膏状,取适量置于穴位,以胶布固定。

(三)按语

针灸对本病有一定疗效,但应同时治疗原发病。避免滥用药物,尽量减少理化因素的刺激。

知|识|链|接

附:各类中性粒细胞减少症

①感染相关性中性粒细胞减少症:病毒感染是粒细胞减少的常见原因,其他病原体如细菌、原虫、立克次体等感染也可引起。②药物相关性中性粒细胞减少:是骨髓造血能力下降的最常见原因,在美国有72%的粒细胞缺乏症与应用药物治疗有关。③慢性特发性中性粒细胞减少:是一类原因不明的慢性中性粒细胞减少症,病程超过3个月以上,任何年龄均可发病,以成年女性多见。④甲状腺功能亢进合并粒细胞减少:临床十分常见,其中近1/3的患者粒细胞减少出现在甲状腺功能亢进之前,也可同时发生或出现在甲亢之后,尤其是出现在抗甲状腺药物治疗之后。⑤免疫性中性粒细胞减少、遗传性、先天性粒细胞减少症。

参 考 文 献

[1] 杜元灏,石学敏.中华针灸诊疗规范[M].南京:江苏科学技术出版社,2007.

[2] 杜元灏,董勤.针灸治疗学[M].2版.北京:人民卫生出版社,2016.

[3] 王华,杜元灏.针灸学[M].北京:中国中医药出版社,2012.

[4] 朱兵.系统针灸学[M].北京:人民卫生出版社,2015.

[5] 陆再英,终南山.内科学[M].7版.北京:人民卫生出版社,2008.

[6] 乐杰.妇产科学[M].7版.北京:人民卫生出版社,2008.

[7] 贾建平.神经病学[M].7版.北京:人民卫生出版社,2008.

[8] 杜元灏.现代针灸病谱[M].北京:人民卫生出版社,2009.

[9] 杜元灏.针灸临床证据[M].北京:人民卫生出版社,2011.

[10] 杜元灏.循证针灸治疗学[M].北京:人民卫生出版社,2014.

[11] 杜元灏.中国针灸交流通鉴:临床卷[M].西安:西安交通大学出版社,2012.